急诊护理学

李宁宁　李惠娟　武素芸　主编

中国纺织出版社有限公司

图书在版编目（CIP）数据

急诊护理学 / 李宁宁, 李惠娟, 武素芸主编. -- 北
京 : 中国纺织出版社有限公司, 2023.6
护理学专业规范化培训教材
ISBN 978-7-5229-0574-7

Ⅰ. ①急⋯　Ⅱ. ①李⋯ ②李⋯ ③武⋯　Ⅲ. ①急诊—
护理—技术培训—教材　Ⅳ. ①R472.2

中国国家版本馆CIP数据核字（2023）第080631号

责任编辑：樊雅莉　　　责任校对：王蕙莹　　　责任印制：王艳丽

中国纺织出版社有限公司出版发行
地址：北京市朝阳区百子湾东里 A407 号楼　邮政编码：100124
销售电话：010—67004422　传真：010—87155801
http://www.c-textilep.com
中国纺织出版社天猫旗舰店
官方微博 http://weibo.com/2119887771
三河市宏盛印务有限公司印刷　各地新华书店经销
2023年6月第1版第1次印刷
开本：787×1092　1/16　印张：27.25
字数：625千字　定价：138.00元

主 编 简 介

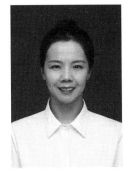

李宁宁，女，1986年出生，急诊科护士。毕业于长治医学院护理学专业。

从事急诊科护理工作13年，临床上，对急诊科各种常见病、多发病的护理有丰富经验，对药物中毒的护理有着独到见解，尤其擅长药物中毒的护理。

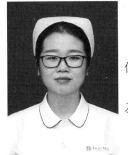

李惠娟，女，1989年出生，毕业于山西医科大学护理学专业，医学学士学位。

从事急诊科、神经外科护理工作10余年，临床上，对神经外科各种常见疾病及并发症的护理有丰富经验，尤其擅长脑出血疾病的护理。

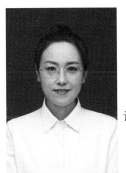

武素芸，女，1983年出生，毕业于长治医学院护理学专业。

现任晋城市人民医院急诊科护士。从事急诊科护理工作16年，临床上，对急诊科各种常见病、多发病的护理有丰富经验，尤其擅长常见急危重症的护理。

编 委 会

李宁宁　晋城市人民医院

李惠娟　晋城市人民医院

武素芸　晋城市人民医院

前　　言

随着急诊医学的发展,急诊护理也得到迅猛发展,从无到有,从弱到强,已初具规模。随着急诊诊疗技术的发展,培养高素质的急诊护理人才投身急诊护理实践,开创新的急诊护理模式,为更多急诊患者提供护理支持,已成为新时期面临的新课题。

本书以急诊常见疾病的临床诊疗为基础,重点阐述急诊护理问题,根据护理问题采取相应的护理措施。书中从临床实际出发,内容充分吸收近年来急诊护理的新知识、新理论和新技术,并结合临床实践行之有效的经验,条理清晰,重点突出,简洁实用。希望本书的出版能为临床医护人员及患者提供帮助。

本书编写具体分工如下:

主编李宁宁(第1章、第5章、第6章、第10章),共计21万余字;主编李惠娟(第2章、第11章、第12章、第14章),共计20.5万余字;主编武素芸(第3章、第4章、第7章、第8章、第9章、第13章),共计21万余字。

在编写过程中,由于编写时间较短及篇幅所限,本书难免存在疏漏之处,希望得到同仁的批评和指正。

编　者

2023 年 4 月

目　　录

第一章 急诊抢救技术

第一节 心肺脑复苏术

一、定义

心肺复苏(CPR)是针对呼吸、心跳停止的患者所采取的抢救措施,即用心脏按压或其他方法形成暂时的人工循环,恢复心脏的自主搏动和血液循环,用人工呼吸代替自主呼吸并恢复自主呼吸,达到恢复苏醒和挽救生命的目的,而其最终目的是脑功能的恢复,故心肺复苏现已发展成心肺脑复苏(CPCR)。

(一)基础生命支持

基础生命支持(BLS)是对发生呼吸、心搏骤停患者实施心肺复苏急救的初始技术,目的是能够维持人体重要脏器的基本血氧供应,直至延续到建立高级生命支持或恢复自主心跳和呼吸。

1.立即识别心搏骤停并启动急救系统

判断和避免各种存在和潜在的危险之后,判断患者反应,确认后立即启动急诊医疗服务系统(EMS)。

2.置患者于复苏体位

将患者仰卧、平放于硬质平面上。

3.胸外心脏按压

(1)体位:患者必须平卧,背部置于硬物上。

(2)部位:胸骨中下 1/3 交界处。

(3)姿势:施救者将一手掌根部置于按压点,另一手掌根部覆于前者之上,手指向上方翘起,双臂伸直,凭自身重力通过双臂和双手掌,垂直向下按压。

(4)按压深度大于或等于 5cm。

(5)按压与放松时间为 1∶1。

(6)频率大于 100 次/分。

(7)按压与人工呼吸比例为 30∶2。

4.开放气道

目的是维持呼吸道通畅,保障气体自由出入,是成功实施人工呼吸的基础。方法包括畅通

1

呼吸道和开放气道。畅通呼吸道方法为迅速清除患者口鼻内异物及分泌物,有义齿者应取出。

5.人工呼吸

(1)吹气约持续1秒。

(2)应避免过度通气,潮气量400~600mL。

6.电击除颤

除颤指征为心电图提示心室颤动(VF,简称室颤)或无脉性室性心动过速(VT)患者。

(1)电除颤时双相波和单相波的能量选择。①成人:双相波形电击的能量设定相当于200J,单相波形电击的能量设定相当于360J。②儿童:首剂量2J/kg,后续电击能量级别应至少为4J/kg,并可使用更高能量级别,但不超过10J/kg或成人最大剂量。

(2)电极板放置位置。①前侧位:一个电极板放置在左侧第五肋间与腋中线交界处,另一个电极板放置在胸骨右缘第2肋间。②前后位:一个电极板放置在胸骨右缘第2肋间,另一个电极板放置在左背肩胛下面。

7.心肺复苏的4个早期

(1)提倡早期除颤:如果在室颤发生的最初5分钟内进行电除颤,并随机进行有效CPR,将使复苏成功率成倍提高。

(2)有效不间断地心脏按压:从意外发生即刻就开始进行CPR。按压应有力、迅速,每次按压后胸廓应充分复位,尽量保持按压的连续性。

(3)有效人工呼吸。

(4)建立紧急医疗服务系统。

(二)高级生命支持

高级生命支持(ALS)是在BLS的基础上应用特殊仪器及技术,建立和维持有效的呼吸和循环功能,通过ECG的监护和心电图判断、识别及治疗心律失常,建立有效的静脉通路,改善并保持心肺功能及治疗原发病。

1.人工气道的建立与呼吸支持

(1)气管内插管。

(2)可选择的先进气道技术,如喉罩、食管,气管联合导管、咽气管导管。

(3)人工机械通气与氧疗。

2.静脉通道的建立与药物治疗

(1)给药及时,给药时不中断CPR。

(2)熟知常用抢救药物种类和方法。

3.脏器功能监测

应用12导联心电图、无创多功能监护、动脉血气分析、血流动力学监测及肝肾功能测定来进行监测。

(三)持续生命支持

持续生命支持是指建立与维持更有效的通气和血液循环后,使用药物、设备和其他手段维持机体内环境稳定,改善各器官的功能,维持各器官的功能,维持生命,最大限度加速神经系统功能的恢复,使患者重新获得生活和工作的能力。

1.持续生命支持主要技术

(1)脑复苏、药物治疗、温度控制。

(2)维持循环功能。

(3)维持呼吸功能。

(4)纠正酸中毒和电解质紊乱。

(5)抗感染治疗。

(6)防治肾衰竭。

(7)严密观察患者的症状和体征。

2.CPCR 的 5 个重要环节

(1)立即识别心搏骤停并启动急救系统。

(2)尽早进行心肺复苏,着重于胸外按压。

(3)快速除颤。

(4)有效的高级生命支持。

(5)综合的心搏骤停后治疗。

二、单人徒手心肺复苏术

(一)物品准备

复苏板、除颤仪或自动体外除颤器(AED)、手电筒、纱布(或 CPR 屏障消毒膜)、弯盘、护理记录单及踏脚凳(必要时)。

(二)患者准备

将患者(去枕)仰卧于坚实、平坦的平面上,必要时背部放置复苏板,头、颈、躯干在同一轴线上,双手放于两侧,身体无扭曲。松解患者衣裤,暴露胸部。

(三)操作方法

(1)评估:确认现场安全,判断患者有无意识,确认无反应。

(2)呼救:启动应急反应系统(呼救帮助,指定专人取除颤仪或 AED 以及其他急救设备),确认时间。

(3)判断脉搏、呼吸:触摸近端颈动脉搏动,确认无搏动,同时看胸廓,判断有无呼吸,确认无呼吸或仅为濒死叹息样呼吸,判断时间(5~10 秒)。

(4)复苏体位:患者(去枕)仰卧于坚实、平坦的平面上。头、颈、躯干在同一轴线上,双手放于两侧,身体无扭曲,颈部无外伤。

(5)胸外心脏按压:松解患者衣领、腰带,暴露胸腹部;按压位置:胸骨下半部(图 1-1);按压方法:双手掌根部叠放,双臂伸直,双肩位于双手正上方;按压幅度:胸骨下陷至少 5cm,但不超过 6cm;按压频率:100~120 次/分,连续按压 30 次,时间为 15~18 秒。

(6)开放气道(仰头抬颏法):一手放在患者前额,将手掌用力向后推额头,使患者头部后仰;另一手指放在下颏骨处,向上抬颏(图 1-2)。

(7)人工呼吸:一手捏住患者鼻子,施救者平静吸气后,用口唇包住患者口唇,向患者缓慢吹气2次,每次吹气持续1秒以上,使患者胸廓隆起,吹气完毕,松开捏鼻子的手,转头看胸廓起伏情况,频率:10~12次/分或者每5~6秒给予一次人工呼吸。

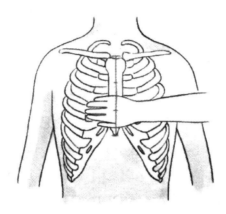

图1-1　按压部位

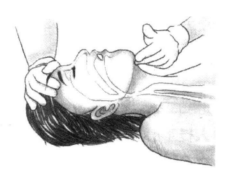

图1-2　仰头抬颏法

　　(8)除颤仪/AED:胸外心脏按压与人工呼吸比为30:2的周期进行复苏,如有可能应尽早使用除颤仪或AED。

　　(9)复苏效果:每5个循环(约2分钟)后,判断复苏效果。可触及颈动脉搏动,有自主呼吸,意识恢复,面色、口唇、甲床、皮肤等颜色转为红润,散大的瞳孔缩小、对光反射存在可判断为复苏有效。

　　(10)安置患者:恢复体位,注意保暖,进入下一步生命支持。

　　(11)整理用物:按要求处理用物和医疗废弃物。

　　(12)洗手:正确洗手。

　　(13)记录:记录复苏过程和时间。

三、多人心肺复苏术

(一)操作标准

1.操作前准备

　　(1)准备。①个人准备:仪表端正,服装整洁。②物品准备:模拟人1个、硬板1块、纱布、治疗碗、弯盘、手表、抢救记录单、笔。

（2）责任护士评估患者。①判断意识：轻拍、摇动或大声呼唤患者无反应。②判断呼吸：观察胸部有无起伏，将面颊部贴近患者口鼻感觉有无气体溢出，判断时间为10秒。③判断心跳：施救者示指和中指指尖触及患者气管正中部相当于喉结的部位，旁开两指，至胸锁乳突肌前缘凹陷处，触摸患者颈动脉有无搏动。判断时间为10秒。

（3）责任护士呼救并记录时间。

2.操作步骤

（1）责任护士胸外按压。①体位：平卧硬板床，头颈、躯干无扭曲，两臂放于身体两侧。患者背部垫小板或平卧地上，解开衣领及腰带，暴露胸部。②定位：胸骨中下1/3交界处，手掌根部为按压区。快速定位为胸骨正中双乳头之间胸骨上。③手法：右手重叠在左手背上，十指相扣，手心翘起，手指离开胸壁。实施有节律的胸外心脏按压。④姿势：施救者上半身前倾，双臂绷直，双肩位于双手的正上方，垂直向下用力按压。按压深度大于或等于5cm，按压与放松时间为1：1，频率大于100次/分。

（2）辅助护士开放气道，检查口鼻并清除分泌物，有义齿者取下义齿，用仰面举颏法打开气道。解除气道梗阻，保持气道通畅。

（3）辅助护士口对口吹气。①取单层纱布覆盖患者口部，口对口吹气2次。②按压/通气比为30：2，反复进行。③必要时配合医生给予患者气管插管。吹气有效，口鼻无漏气，胸廓隆起，潮气量400～600mL，吸呼比为1：1。

（4）第三护士通知医师及准备用物药品。①第三护士及时通知医师患者需要抢救，备好抢救用物及药品。②及时建立静脉通道，遵医嘱应用抢救药品。口头医嘱执行时严格查对，用药后保留安瓿及时记录，安瓿待双人核对后方可弃去。

（5）第三护士准备除颤仪，涂导电糊，调节参数遵医嘱选择能量，充电，除颤。需要时进行除颤。①均匀涂抹导电糊，打开除颤器电源。②调节除颤器能量并充电。③嘱所有人离开床旁，医生除颤。

（6）责任护士判断效果，操作5个循环后判断心肺复苏效果。如已恢复，进行进一步生命支持。如未恢复，继续上述操作5个循环后再次判断，直至高级生命支持人员及仪器设备到达。每次按压前都重新定位，检查瞳孔、面色、甲床、呼吸、颈动脉搏动及血压情况。

（7）整理患者用物，洗手，记录心搏骤停的时间，抢救过程中心肺复苏成功的时间详细记录。

（二）复苏要求

（1）闭式循环交流。

（2）清楚提示信息。

（3）明确分工和职责。

（4）知道自己的局限性。

（5）知识共享。

（6）重新评估和总结。

（7）相互尊重。

第二节　气管插管

一、定义

气管插管术是将气管导管经口或鼻通过声门置入气管内的技术,是每一个从事急诊工作的医护人员必须掌握的急救技能。其主要目的是维持气道通畅,保障有效的气体交换;有利于直接进行气管内吸引,保护气管减少误吸;提供气管内给药的途径。

二、适应证

所有全麻手术和需要给予呼吸功能支持的复苏治疗均是气管插管的适应证。当气管插管作为抢救患者生命所必须采取的抢救措施时,无绝对的禁忌证。

三、物品准备

(一)喉镜
喉镜是最常用的插管器械,主要用途是显露声门并进行照明。主要由喉镜柄和喉镜片组成。镜片有弯、直两种,分成人、儿童、婴幼儿3种规格,成人常用弯型。

(二)气管导管
目前多使用聚氯乙烯气管导管,气管导管套囊以大容量低压型最佳。导管管腔内径(ID)为 2.5～11.0mm,每一号相差 0.5mm。导管的选择应依据患者的性别、体重、身高等因素而定。紧急情况下无论男女,成人都可选用 7.5mm。小儿根据公式进行推算:ID(mm)＝4.0＋年龄/4 或 ID(mm)＝(16～18＋年龄)÷4。

(三)其他设备
导管芯、牙垫、注射器、胶布、插管钳、表面麻醉喷雾器、面罩、吸引器、简易呼吸器等。

四、操作方法(以经口明视插管为例)

(一)体位
患者平卧,枕部适度抬高使头后仰,保证口、咽和喉3条轴线尽量一致。

(二)吸氧
尽可能用面罩和呼吸器进行辅助通气(最好是纯氧)1～2分钟。术者站于患者头侧,以右手强迫患者张嘴。

(三)置入喉镜
操作者左手持喉镜从患者右侧口角斜形置入,将舌体推向左侧,此时可见到悬雍垂(此为声门暴露的第1个标志),顺舌背将喉镜片稍作深入至舌根,轻轻上提喉镜,即可看到会厌的边缘(此为声门暴露的第2个标志),继续稍作深入,将喉镜片前端置于会厌与舌根交界处,上提喉镜即可暴露声门(图 1-3)。

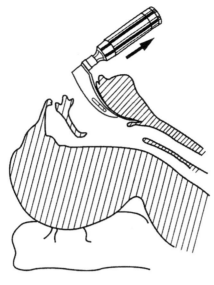

图 1-3　喉镜片置入位置

(四)置入导管

声门显露后左手固定喉镜,右手持气管导管(图 1-4),斜口对准声门轻轻插入至所需深度(如果使用导管芯,应在导管进入声门后及时退出导管芯)。导管的末端应位于气管隆突上方3～5cm。放置牙垫,退出喉镜。

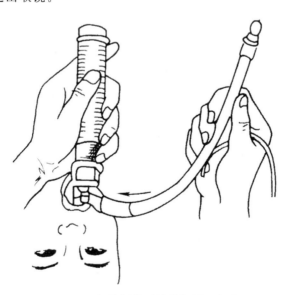

图 1-4　气管插管时持管与插入方法

(五)确定导管在气管内位置正确

通过轻压胸廓导管口感觉有气体流出;连接简易呼吸器压入气体,观察胸廓有起伏,同时听诊肺部有无对称呼吸音;连接呼气末二氧化碳监测仪等方法确认导管位置。

（六）固定

胶布固定导管和牙垫。用注射器向导管气囊内注气封闭气道，用吸引器吸引气道分泌物，保证呼吸道通畅。

五、插管后注意事项

（1）观察病情：注意观察患者神经精神症状及体征，注意观察血压和周围循环情况，注意体温、呼吸、尿量变化。

（2）体位：患者头部位置稍后仰，以减轻插管对咽后壁的压迫，并定时左右转动头部以变换导管压迫点，防止局部损伤。

（3）使用呼吸机的监护：全面掌握呼吸机的性能，如呼吸机的声音、节律是否异常，发现异常及时调节或更换。注意观察患者胸廓起伏、神志、面色、周围循环，观察有无自主呼吸，是否与呼吸机同步，否则应设法调整。注意避免脱管、堵管及气胸的发生，意识清醒或躁动者用约束带固定手脚。

（4）保持呼吸道通畅：吸痰是气管插管后保持呼吸道通畅的主要措施。如操作不当可致缺氧或低氧血症，吸引时间过长压力过高或吸管太粗等都可能导致肺不张、气管痉挛、心律失常、血压变化、颅内压增高和气道损伤。因此，护士要掌握吸痰的技巧及吸痰的时机，呼吸时导管内传出响声，表示气管内有不易咳出的分泌物，需吸痰。吸痰应严格无菌操作，先吸导管内后吸口鼻分泌物，吸痰前后高浓度吸氧 1～2 分钟，每次吸痰不超过 15 秒，吸引负压不要太大，吸痰管要插入气管内，边旋转、边吸引向上提，动作一定要轻柔。注意观察痰量、颜色、黏稠度。

（5）呼吸道湿化：气管插管后，患者原有湿化功能丧失，加上通气又会使气道水分丢失，导致气道干燥，痰液干结，形成痰阻气道而造成患者窒息。因此呼吸道湿化是气管插管中不可忽视的环节，湿化方法如下。①雾化器雾化：是应用气体射流原理，将水滴撞成小颗粒，输入呼吸道，对下呼吸道和支气管的分泌物有更好的稀释作用。②湿化器湿化：呼吸机湿化器湿化起到一个人工鼻的作用，它包含一个可自动控温加热装置，可将湿化器中的蒸馏水加热，改善气流的湿度和温度，并能直接补充患者蒸发丢失的水分，温度 34～35℃。

（6）气管导管要固定牢固，并保持清洁，胶布每天更换 1 次。插管深度经医生确认后方可固定。导管固定不牢时可出现移位，当下移至侧主支气管时可致单侧通气，若上移至声门外即可丧失人工气道的作用。因此，要随时观察固定情况和导管外露的长度。

（7）口腔护理：插管刺激口腔黏膜，可使分泌物增多，因此要加强口腔护理，保证每天 1～2 次，依据患者情况可适当增加。

六、气管插管的并发症

（1）操作粗暴可致牙齿脱落或损伤口鼻腔和咽喉部黏膜，引起出血，造成下颌关节脱位。

（2）浅麻醉下进行气管插管可引起剧烈咳嗽、憋气或支气管痉挛。有时由于迷走神经过度兴奋而产生心动过缓、心律失常，甚至心搏骤停。

（3）导管过细、过软易变形，使呼吸阻力增加，甚至因压迫、扭曲而使导管堵塞。导管过粗、过硬，容易引起喉头水肿，甚至引起喉头肉芽肿。

（4）导管插入过深误入支气管内，可引起缺氧和一侧肺不张。

第三节　电除颤

一、定义

心脏电复律是指在严重快速性心律失常时，使外加的高能量脉冲电流通过心脏，致全部或大部分心肌细胞在瞬间同时除极，造成心脏短暂的电活动停止，然后由最高自律性的起搏点（通常为房结）重新主导心脏节律的治疗过程。心室颤动时的电复律治疗也常被称为电除颤。按电复律时发放的电脉冲是否与心电图 R 波同步，可分为同步电除颤与非同步电除颤。

二、目的

用较强的脉冲电流通过心脏来消除心律失常，使之恢复窦性心律。

三、适应证

（一）非同步电除颤

心室颤动、心室扑动，此时心脏无整体有效的收缩，血液循环停止，是电复律的绝对指征，应立即予以非同步电除颤。

（二）同步电除颤

1.室性心动过速

其中非阵发性室速心室率常在 100 次/分左右，不影响血流动力学改变，不必复律。一些洋地黄中毒引起的室速也不宜复律。而对于一些反复发作、持续时间长、心室率快，且用药物不易控制者，应尽早进行电复律。

2.阵发性室上性心动过速

一般首先使用刺激迷走神经的方法及使用药物治疗，如疗效不显著，又无起搏设施且心率快、影响心功能者，有电复律的指征。

3.心房扑动

电复律可作为治疗心房扑动（简称房扑）的首选措施，且成功率高。但房扑若伴有病态窦房结综合征或完全性房室传导阻滞者，则不宜做电复律。

4.心房颤动

为目前使用电复律最多的心律失常。伴有下述情况的房颤应考虑电复律的治疗。

（1）心房颤动（简称房颤）时室率过快，药物控制室律不满意或伴有心绞痛频繁发作或心力衰竭，电复律后有希望改善者。

(2)房颤持续时间不足 1 年,心脏无显著增大者。

(3)近期有栓塞史者。

(4)去除基本病因后房颤仍持续,如甲状腺功能亢进症治愈后,心脏瓣膜病或缩窄性心包炎术后 4～6 个月仍为房颤者。

四、禁忌证

(1)风湿性心脏病(简称风心病)严重瓣膜病和巨大左心房、心脏增大明显、心功能极差者,转复率低且复律过程中出现并发症的机会多。

(2)心房颤动持续 5 年以上者,转复率低,且所需复律功率高,并发症亦多。

(3)冠心病、心肌病的心室率缓慢者(小于 60 次/分)或有房室传导阻滞者。完全性房室传导阻滞,有时会发生室速而诱发阿—斯综合征。在有安装起搏器的条件下才能复律。

(4)病态窦房结综合征除非发生异常快速的心律失常,才考虑电复律,但必须在有预先安装好起搏器的条件下进行。

(5)洋地黄中毒引起的心律失常或严重水与电解质紊乱、酸碱中毒等,特别是低血钾都不宜电复律。

(6)病毒性心肌炎的急性期以及风湿活动时伴发快速心律失常者。

五、患者评估

(1)了解患者的病情状况、意识、合作程度、心电图情况。

(2)除颤部位皮肤情况及是否装有起搏器。

六、操作过程

(一)非同步电除颤

(1)场景描述:抢救室内有 1 名心搏骤停正在行 CPR 的患者,遵医嘱立即除颤。

(2)患者体位:患者复苏体位(去枕仰卧于硬板床上,除去金属物),充分暴露胸壁,左臂外展。

(3)评估:评估患者心电图情况,心律失常类型,检查皮肤有无异常,有无植入起搏器,保持除颤部位皮肤干燥,环境无尘,患者周围无导电物接触,地面无潮湿。

(4)准备用物:除颤仪、导电糊或盐水纱布(6～8 层)、手消、护理记录单、医用及生活垃圾桶。

(5)除颤前准备:电极板均匀旋转涂抹导电糊或垫盐水纱垫。

(6)开机,选择能量:成人心室颤动或无脉室性心动过速使用单相波的能量为 360J,双相波为 150～200J。

(7)电极板安放位置:①患者右上胸壁(锁骨下方);②左乳头外侧,上缘距腋窝 7cm 左右,电极板贴紧患者皮肤。

(8)再次观察心电示波器,确认需要除颤。

（9）充电：术者拇指按压充电钮。

（10）放电：操作者两臂伸直固定电极板，自己身体离开床边，确认充电至所需能量，双手同时按压放电按钮。除颤三部曲：①我准备好了；②大家准备好了吗；③开始除颤。

（11）放电后立即开始从胸外心脏按压开始的 5 周期 CPR。

（12）评价：心电示波恢复窦律。

（13）继续心电监护，密切观察患者病情变化，给予进一步生命支持。

（14）安置患者：擦拭患者身上的导电糊，检查皮肤有无红肿、灼伤，为患者摆舒适体位。

（15）整理仪器及用物：擦净电极板上的导电糊，仪器及用物长期置于完好备用状态。

（16）洗手，记录。

（二）同步电除颤

（1）患者平卧于木板床上或背部垫木板，空腹或术前排空小便，建立静脉通路。给予患者心电监护，记录 12 导联心电图以了解心律失常和 ST 段情况。

（2）选择 R 波较高的导联进行观察，测试同步性能，将电钮放于同步位置，则放电同步信号应在 R 波降支的上 1/3。除颤电极板的放置位置和方法同前。

（3）常用地西泮或丙泊酚麻醉。缓慢推注地西泮 20～30mg，同时嘱患者报数“1、2、3……”直至患者入睡，睫毛反射消失。

（4）按充电按钮，根据不同心律失常类型选用不同能量充电。

（5）所有工作人员离开床边，放电方法同前，但应持续按压放电按钮，待放完电后再松手。

（6）首次电复律失败后间歇 5～10 分钟后进行第 2 次放电，若再不行可第 3 次电击。一般来说，择期电复律一天内不超过 3 次。

（7）复律后密切观察患者的生命体征直到患者清醒。清醒后观察患者四肢活动情况，观察有无栓塞现象。术后给予维持剂量的抗心律失常药物，可继续服用 3～6 个月，也可用几年。

七、注意事项及护理要点

（1）患者皮肤清洁，保持干燥，胸毛浓密者应刮除。

（2）电极板应涂导电糊（膏），院前急救时如无耦合剂，可以用 0.9％氯化钠注射液浸泡的纱布代替。紧贴皮肤并施加一定压力，以减少胸部阻抗；两块电极板之间的距离不能小于 10cm。除颤时电极板左右位置不要混淆。

（3）断开与患者相连的其他仪器设备，如心电图机（除非这些仪器设备具有“抗除颤”功能）。

（4）正确选择除颤时机，如心电监护显示为心室细颤，则应将 1mg 肾上腺素用 0.9％氯化钠注射液稀释成 5mL 做气管内注射或肘前静脉或颈外静脉穿刺并弹丸式静脉注射（用 20mL 液体冲入并抬高该侧肢体 10～20 秒）1mg 肾上腺素，同时为患者胸外心脏按压，待细颤转为粗颤时再行除颤。

（5）尽量避免在潮湿环境下操作。

（6）在室颤的两次除颤间隔期，当除颤器充电时应为患者实施胸外心脏按压，维持患者的基本血液循环。

（7）严格确认电击复律的适应证和禁忌证，如无脉电活动（心电—机械分离）和心电静止时电击除颤无用且有害，故不应进行，应该实行常规心肺脑复苏；洋地黄中毒和严重的低钾血症导致的室颤电击效果较差，且容易造成心脏电活动丧失，故不宜立即电击除颤等。

第四节　创伤患者止血、包扎、固定及搬运

一、止血

正常成人全身血量占体重的 7%～8%。如一个体重 60kg 的成人，全身血量为 4200～4800mL。若失血量≤10%（约 400mL），可有头晕、交感神经兴奋症状或无任何反应；失血量达 20% 左右（约 800mL），出现失血性休克的症状；失血量≥30%，患者将发生严重的失血性休克，不及时抢救，短时间可危及伤员的生命或发生严重的并发症。因此，在保证呼吸道通畅的同时，应及时准确地进行止血。

根据损伤血管不同，外伤出血大致可分为以下 3 种。①动脉出血：出血压力高，出血可随心搏从伤口向外喷射，呈鲜红色，如在短时间内出血量大，可危及生命。②静脉出血：血液缓慢持续从伤口流出，暗红色，一般可找到出血点。③毛细血管出血：多看不见明显伤口，量较少，可自行凝固止血，但若创面或伤口较大，不及时处理出血，也可引起出血性休克。因此，应根据不同性质、不同部位的出血采取紧急止血措施，在现场最常用的止血方法是局部压迫止血。

（一）目的
出血是创伤后的主要并发症之一，现场及时止血能预防休克发生。

1.适应证
凡是出血的伤口都需要止血。

2.操作前准备
根据出血性质不同，就地取材，采用不同止血措施。止血可用的器材很多。现场抢救中可用消毒敷料、绷带，甚至干净布料、毛巾等进行加压止血。充气止血带、止血钳等专用止血器械是较可靠的止血方法。

（二）操作步骤
1.指压止血法
指压止血法是一种简单有效的临时止血方法。它根据动脉走向，在出血伤口的近心端，通过手指压迫血管，使血管闭合而达到临时止血的目的。适用于头、面、颈部和四肢的动脉出血。具体操作步骤为：

（1）找出暴露的伤口。
（2）直接压迫伤口并加压包扎。
（3）如无禁忌证，可抬高损伤肢体，以减轻出血。

（4）寻找相关的指压点，触摸到动脉搏动后用示指、中指指腹压向骨侧并逐渐加压，直至动脉搏动停止。

（5）用手指压住动脉经过骨骼表面部分，以达到暂时止血的目的。

1）颞动脉压迫止血法：适用于头顶部出血。用拇指或示指在耳前正对下颌关节处用力压迫同侧耳屏前方颧弓根部颞浅动脉搏动点止血。

2）头后部出血：压迫同侧耳后乳突下稍往后枕动脉搏动点止血。

3）颌外动脉压迫止血法：用于肋部及颜面部的出血。压迫同侧下颌骨下缘、咬肌前缘面动脉搏动点止血。

4）颈总动脉压迫止血法：常用在头、颈部大出血而采用其他止血方法无效时使用。方法是在气管外侧，胸锁乳突肌前缘，将伤侧颈动脉向后压于第5颈椎上。绝对禁止双侧同时压迫，因为：颈总动脉分出的颈内动脉为脑的重要供血动脉；颈内动脉和颈外动脉分叉处，有颈动脉窦压力感受器，压力增高时会反射性血压降低，心率减慢。

5）锁骨下动脉压迫止血法：用于腋窝、肩部及上肢出血。方法是：用拇指在锁骨上凹摸到动脉搏动处，其余4指放在患者颈后，以拇指向下内方压向第1肋骨。

6）肱动脉压迫止血法：用于手、前臂及上臂下部的出血。方法是：在患者上臂的前面或后面，用拇指或其余4指压迫上臂内侧动脉血管。

7）手掌、手背出血：压迫手腕横纹稍上处尺动脉、桡动脉搏动点止血。

8）大腿出血：压迫大腿中部腹股沟中点股动脉搏动点止血。因动脉粗大，可用双手拇指重叠用力压迫。

9）小腿出血：在腘窝中部压迫腘动脉。

10）足部出血：可用双手拇指压迫位于足背中部近脚腕处的胫前动脉或位于足跟或内踝之间胫后动脉搏动点止血。

2.加压包扎止血法

此法多用于静脉出血和毛细血管出血，局部用0.9％氯化钠溶液冲洗，消毒，再用较厚的无菌大纱垫或无菌纱布展开衬垫，用绷带或三角巾加压包扎，一般即可止血，包扎止血同时抬高伤肢以利静脉回流。

3.填塞止血法

此法主要用于较深部位出血时，单纯加压包扎效果欠佳，用无菌敷料填于伤口内，外加大块敷料加压包扎，如大腿、腋窝等处。

4.止血带止血法

如大出血不能用加压包扎止血时，应在伤处部位或在伤处附近上端，加适当衬垫后，用充气或橡皮止血带止血，一般用于四肢大动脉出血。具体操作步骤为：

（1）检查或暴露伤口。

（2）在使用直接压迫，改变肢体位置及指压止血法无效时方可使用此法。

（3）选择止血带的位置。

（4）抬高患肢，使静脉血回流一部分。

（5）在止血带的部位以衬巾或纱布衬垫，使压力均匀分布并减少对软组织的损害。

（6）绑扎止血带。

5.钳夹或结扎止血法

如转送时间过长或开放性损伤后,可先清创后再将血管结扎或钳夹,可以避免长时间使用止血带所带来的合并症和伤口的感染。结扎线应留足够的长度及标记。

6.抬高肢体止血法

抬高四肢,以减缓血流速度,并与压迫止血法联合使用以达到止血的目的。操作步骤:首先将受伤肢体抬高至心脏水平,然后继续采用以上方法止血。

7.屈肢加压止血法

屈肢加压止血法适应于四肢止血。操作方法:用纱布垫或棉花放在腋窝、肘窝或腹股沟处,用力屈曲关节,并以绷带或三角巾固定,以控制关节远端血流而止血。

（三）注意事项

（1）抬高肢体止血法:四肢有骨折时禁忌抬高;脊髓损伤时严禁抬高。

（2）有骨折和骨折可疑或关节损伤的肢体,不能用加垫屈肢止血,以免引起骨折端错位和剧痛。

（3）加压包扎止血法:伤口有碎骨,禁止用此法。

（4）使用止血带止血时的注意事项。

1）止血带使用的部位:止血带要缠在伤口的上方,尽量靠在伤口处。不能直接缠在皮肤上,必须用三角巾、毛巾、衣物等垫在皮肤上,上臂避免扎在中 1/3 处以免损伤神经,上肢应扎在上 1/3 处,下肢应扎在大腿中、下 1/3 交界处。

2）止血带的选择:气性止血带最好,因其压迫面积大,可以控制压力且便于定时放气,对组织损伤小。其他常用的止血带有橡皮管、宽布条等,严禁使用电线、铁丝、绳索等止血。

3）止血带的压力:使用气性止血带的压力上肢为 250～300mmHg,下肢为 300～500mmHg,无压力表时以刚达到远端动脉搏动消失、出血停止且止血带最松状态为宜。气性止血带过紧、压力过大则压迫神经、血管、肌肉和皮肤,过松、压力过小则不能控制动脉出血,静脉血又不能回流,反而加重出血,并可造成骨筋膜间隙综合征。

4）止血带的使用时间:使用时,应记录开始的时间。为防止远端肢端缺血坏死,应越短越好,一般不应超过 1 小时,最长不宜超过 3 小时;每隔 1 小时放松 1～2 分钟,放松期间在伤口近心端局部加压止血。

5）做好标记:使用止血带的患者,必须在患者的体表做出明显的标记,注明开始时间、部位、放松时间,并严格交接班。

6）保暖:使用止血带的患者,要注意肢体保暖,冬季更应该防寒,因肢体阻断血流后,抗寒能力下降,容易发生冻伤。

7）止血带的使用:应在输液、输血及准备好有效的止血手段后缓慢松开,防止肢体突然增加血流,损伤毛细血管及影响血液的重新分布,甚至使血压下降,并应观察是否仍有出血。

二、包扎

伤口包扎在急救中应用范围较广,可起到保护创面、固定敷料和夹板、防止污染和止血、止痛作用,有利于伤口早期愈合。

（一）适应证

体表各部位的伤口除采用暴露疗法者,一般均需包扎。

（二）用物准备

卷轴绷带、三角巾或无菌纱布,某些特殊部位可用多头绷带或丁字带。在急救情况下,可用洁净的毛巾、衣服及被单等代替。

（三）操作方法

1.环形包扎法

这是绷带包扎中最基本、最常用的方法。

(1)适应证:适用于绷带包扎开始与结束时,固定头端及包扎颈、腕、胸及腹等粗细相等部位的小伤口。

(2)操作方法:将绷带作环形的重叠缠绕,下周将上周绷带完全遮盖,最后用胶布将带尾固定或将带尾中部剪开分成两头,打结固定。

2.螺旋形包扎法

(1)适应证:用于包扎直径基本相同的部位如上臂、手指、躯干及大腿等。

(2)操作方法:先环形缠绕数圈,然后倾斜螺旋向上缠绕,每周遮盖上一周的 1/3～1/2。

3.螺旋反折包扎法

(1)适应证:用于直径大小不等的部位,如前臂及小腿等处伤口的包扎。

(2)操作方法:每周均把绷带向下反折,遮盖其上周的 1/3～1/2,反折部位应相同,使其成一条直线。注意不可在伤口上或骨隆突处反折。

4."8"字形包扎法

(1)适应证:用于直径不一致的部位或屈曲的关节如肩、髋及膝等部位伤口的包扎。

(2)操作方法:在伤处上下,将绷带由下而上,再由上而下,重复做"8"字形旋转缠绕,每周遮盖上周的 1/3～1/2。

（四）注意事项

(1)包扎前应尽可能暴露伤口,尽量保持伤口干净,保持伤口内刺入异物的原状。

(2)包扎伤口时,先简单清创并盖上消毒纱布,然后用绷带。操作应小心谨慎,不要触及伤口,以免加重疼痛或导致伤口出血及污染。

(3)包扎时松紧要适宜,过紧会影响局部血液循环,过松易致敷料脱落或移动。

(4)包扎时要使患者的位置保持舒适。皮肤皱褶及骨隆突处应用棉垫等保护。需要抬高肢体时,应给适当的扶托物。包扎的肢体必须保持功能位。

(5)根据包扎部位选用宽度适宜的绷带和大小合适的三角巾。

(6)包扎方向为自下而上、由左向右、从远心端向近心端包扎,以助静脉血的回流。绷带固定时,应在肢体的外侧面打结,忌在伤口上、骨隆突处或易于受压的部位打结。

(7)解除绷带时先解开固定结或取下胶布,然后以双手互相传递松解。紧急时或绷带已被分泌物浸透干涸时,可用剪刀剪开。

三、固定

（一）适应证

所有的四肢骨折、脊柱骨折等。

（二）操作前准备

木制夹板、钢丝夹板、充气夹板、负压气垫，塑料夹板、带子、棉垫，其他材料如特制的颈部固定器、股骨骨折的固定紧急时就地取材的竹棒、木棍、树枝等。

（三）操作步骤

1. 上肢固定法

固定前包扎伤口，临时固定用的夹板要超过断骨两端的关节。

2. 下肢固定法

自体固定法是将伤肢固定于健肢。夹板固定法同上肢固定法，但要求有足够长度，并应注意伤肢的骨隆突处加厚垫，以防止摩擦和压疮。

3. 颈部固定法

颈椎骨折患者取仰卧位，枕后垫一小软枕，头的两侧各垫一软枕（或沙袋、衣物等）固定，限制头部前后或左右晃动。

4. 胸腰椎固定法

患者平卧于硬木板或硬质担架上，伤处垫软枕，另用布带等将患者固定于担架或木板上，以防患者躯体晃动。

（四）护理注意事项

（1）应先处理危及生命的伤情、病情，如心肺复苏、止血包扎等，然后才是固定。

（2）固定的目的是防止骨折断端移位，而不是复位。不要尝试矫正并拉直畸形的受伤部位。

（3）固定肢体时应做到固定牢靠，松紧适当。一般可用预制的夹板固定伤肢的上下关节，现场急救可就地取材，如木板、树枝等，上肢可贴胸固定，下肢可采用健侧下肢固定患侧下肢等。

（4）固定应包括骨折处上下关节，固定作用可靠，利于搬运和转送伤员。在运送途中，如条件允许可适当定时抬高患肢，以利于肢体血液回流，减轻疼痛与肿胀。

四、搬运

（一）适应证

（1）交通意外事故现场人多，不利于急救，必须马上把受伤者转移到安全地方处理。

（2）火灾和煤气中毒现场，温度高和温度低对受伤者影响较大，易使病情恶化，也必须马上转移到能进行急救处理的地方。

（3）紧急转送医院手术或抢救治疗：1小时内需施行手术抢救的危重患者，如严重的胸部损伤、严重出血、严重烧伤，伴有昏迷的颅脑损伤等以及可暂缓数小时手术的紧急病例，如不严重的烧伤、不伴有昏迷的颅脑损伤。

（二）操作前准备

施救人员进入灾害性现场发现伤者后，应迅速携带伤者脱离充满毒气的房间、失火的楼房或即将倒塌的建筑物等危险现场。

（三）操作步骤

在搬运过程中,掌握正确的救护方法既可保证救护人员的生命安全,也可避免因搬运造成伤者更大的损伤。下面介绍 3 种搬运伤者的方法。

1.徒手搬运法

施救人员不使用工具,只运用技巧徒手搬运伤病员,包括背负法、抱持法、拖拉法、双人搬运椅托法、双人拉车法等。

2.脊柱损伤搬运法

对于损伤严重的患者,加头颈部骨折、脊柱骨折、大腿骨折、开放性胸腹外伤等,必须有多名施救人员协同参加并应用器械,才能防止因搬运不当而造成的伤残或死亡。对疑有脊柱骨折的伤者,均应按脊柱骨折处理。脊柱受伤后,不要随意翻身、扭曲。正确的搬运方法:先将伤者双下肢伸直,上肢也要伸直放在身旁,硬木板放在伤者一侧(用手搬运伤者的必须为硬木板)。至少 3 名施救人员水平托起伤者躯干,由一人指挥整体运动,平起平放地将伤者移至木板上。在搬运过程中动作要轻柔、协调以防止躯干扭转。对颈椎损伤的患者,搬运时要有专人扶住伤者头部,使其与躯干轴线一致,防止摆动和扭转。伤者放在硬木板上后,可将衣裤装上沙土固定住伤者的颈部及躯干部,以防止前往医院转运过程中发生摆动,造成再次损伤。对有大腿骨折的伤者,要先将伤肢用木板固定后再行担架搬运,以防止骨折断端刺破大血管加重损伤。其他一些较严重的损伤也要使用担架搬运,以减轻伤者的痛苦。

3.火灾现场的搬运法

在浓烟密布的火灾现场或充满一氧化碳的房间内,救护人员要用湿毛巾捂住口鼻匍匐进入,发现被浓烟毒气熏倒的伤者后,应迅速将伤者的前臂重叠捆绑套在救护者的颈部迅速将伤者拖出危险之地。

（四）护理注意事项

(1)搬运时注意患者的安全,动作要轻稳,不可触及患部;将伤(病)员抬上担架后必须扣好安全带,以防止坠落;上、下楼梯时应保持头高位,尽量保持水平状态;担架上车后应予固定,伤(病)员保持头朝前脚向后的体位;对不同病情的伤(病)员要求不同的体位,使其舒适。

(2)密切观察生命体征,保持各种管道通畅,较长时间和远距离的运送应定时翻身,调整体位,协助大小便、饮食等。

(3)伤者及正在使用的抢救仪器、设备须与担架固定牢固,必要时行心肺复苏术。在转运过程中,无论用汽车、船还是飞机,应防止途中颠簸、摆动造成的损害。同时密切注意伤者的面色、呼吸、心搏,出现异常立即抢救。对扎止血带的伤者,每隔 30～60 分钟放松 1 次,每次 1～2 分钟。抽搐的伤者上、下牙齿间垫多层纱布防止咬伤舌部。危重伤者要做好明显的伤情标志,以便入院后尽快抢救。在等待转运的过程中,原则上不要给予伤者任何饮料和食物,最好经过详细检查后再做决定。特别是神志不清的重伤者,如果强行给予饮料,可能会因吞咽困难,呛入气管而发生窒息。头、胸、腹或四肢受到严重创伤需要手术治疗的伤者,也不要给予饮料和食物。

第五节　穿刺技术及配合

一、胸腔穿刺术

(一)适应证

1.诊断性穿刺

胸部外伤后怀疑有血气胸,需要进一步明确者;胸腔积液性质待定,需穿刺抽取积液做实验室检查者。

2.治疗性穿刺

大量胸腔积气积液影响呼吸、循环功能,且尚不具备条件施行胸腔引流术者。

(二)操作步骤

(1)患者反向坐在椅子上,健侧手臂搭在椅背,头枕在手臂上或取半侧卧位,患侧向上,患侧手臂上举过头,以使肋间相对张开。

(2)穿刺抽液宜取叩诊实音处,一般在肩胛下角第7~8肋间或腋中线第5~6肋间。包裹性积液穿刺部位应根据X射线透视或超声检查定位。

(3)气胸抽气,患者一般取半卧位,穿刺点取锁骨中线第2~3肋间处或腋前线第4~5肋间处。

(4)严格执行无菌操作,戴口罩、帽子及无菌手套,穿刺部位皮肤用碘酊、酒精常规消毒,铺手术巾。局部麻醉应浸润至胸膜。

(5)与穿刺针相连的乳胶管应先以止血钳夹闭,进针时应沿下一肋骨之上缘缓慢刺入,当穿过壁层胸膜进入胸腔时,可感到针尖抵抗突然消失的"落空感",然后连接注射器,放开乳胶管上的止血钳,即可抽液或抽气(抽气时也可在证实抽出胸腔积气时连接人工气胸器,行连续抽气)。

(6)抽液完毕,拔出穿刺针,针孔处以无菌纱布按压1~3分钟,并用胶布固定。嘱患者卧床休息。

(7)危重症患者穿刺时一般取平卧位,不宜为穿刺而过于移动体位。

(三)注意事项及护理要点

(1)穿刺抽液量:以诊断为目的时,一般抽液量为50~100mL;以减压为目的时,第1次抽液量不宜超过600mL,以后每次不超过1000mL。创伤性血胸穿刺时,随时注意血压,并加快输血输液速度,以防抽液过程中突然发生呼吸、循环功能紊乱或休克。

(2)穿刺过程中应避免患者咳嗽及体位转动,必要时可先服可待因。术中若出现连续咳嗽或胸闷、眼花、出冷汗等表现,应立即停止抽液,必要时皮下注射肾上腺素。

(3)液气胸胸腔穿刺后,应继续临床观察,可能数小时或1~2天后胸腔液体、气体又增多,必要时可重复穿刺。

二、腹腔穿刺术

(一)适应证

(1)腹腔脏器损伤导致腹腔内积血:经腹膜腔穿刺后可抽出不凝血液以协助诊断。

(2)腹部感染性疾病:如结核性腹膜炎导致腹水者、化脓性腹部感染等,抽取腹腔积液;肝脓肿患者进行脓肿穿刺抽取液体以便实验室检查,查找病原菌或药敏试验等。

(3)各种疾患导致大量腹水引起腹部胀痛或呼吸困难者:抽取腹水以减轻压迫症状,如肝腹水或肿瘤患者所致大量腹水等。

(4)某些化疗患者或其他:需向腹腔内注射药物的疾病以联合全身治疗。

(二)操作前准备

1.用物准备

无菌腹腔穿刺包(其中物品同胸腔穿刺包)。

无菌手套、清毒盘、酒精灯、无菌试管、1%～2%普鲁卡因溶液(或2%利多卡因溶液)及所需治疗性药物,0.1%肾上腺素针,20～40cm长胶管及可夹于胶管上的调节夹。

2.患者准备

操作前向患者说明穿刺目的,解释操作过程中可能出现的不适,消除顾虑;精神紧张者可手术前给予镇静或止痛,嘱患者排尿以防穿刺损伤膀胱。

(三)操作步骤

(1)体位神志清者取坐位,衰弱者可取半卧位、平卧位或侧卧位等舒适体位。

(2)选择穿刺点:①左下腹脐与左髂前上棘连线中、外1/3交点,此处不易损伤腹壁动脉;②脐与耻骨联合连线中点上方1cm,偏左或偏右1.5cm处,此处无重要器官且易愈合;③侧卧位时,在脐水平线与腋前线或腋中线相交处,此处常用于诊断性穿刺;④少量积液,尤其有包裹性分隔时,须在B超指导下定位穿刺。

(3)常规消毒,戴无菌手套,盖消毒洞巾,自皮肤至腹膜壁层以1%～2%普鲁卡因或利多卡因做局部麻醉。

(4)术者左手固定穿刺部皮肤,右手持针经麻醉处垂直刺入腹壁,待针锋抵抗感突然消失时,说明针尖已穿过腹膜壁层,即可抽取腹水,并抽样送检,诊断性穿刺可直接用20mL或50mL注射器及适当针头进行;大量放液时,可用8号或9号针头,并与针栓接一橡皮管,助手用消毒血管钳固定针头,并用夹子夹住胶管,调整速度,将腹水引入容器中,记录量并送检。

(5)放液后拔出穿刺针,覆盖消毒纱布,以手指压迫数分钟,用胶布固定。大量放液后,需要以多头腹带固定,以防因腹压骤降内脏血管扩张而引起血压下降或休克。

(四)护理注意事项

(1)手术过程中应密切观察患者,如出现头晕、恶心、心悸、气短、脉搏增快及面色苍白等应立即停止操作,并做适当处理。

(2)一次放液不宜过快、过多,肝硬化患者一次放液一般不超过3000mL,过多放液可诱发肝性脑病和电解质紊乱或腹压骤然下降而引起血压下降或休克。

（3）放液前、后均应测量腹围、脉搏、血压,检查腹部体征,以观察病情变化。

（4）放腹水时若流出不畅,可将穿刺针稍做移动或稍变化体位。

（5）术后嘱患者平卧,使穿刺孔位于上方,以防腹水漏出。对腹水较多者,穿刺时应注意勿使自皮肤至腹膜壁层的针眼位于同一直线上,以防腹水漏出。

（6）注意遵守无菌操作原则,防止继发感染。

三、阴道后穹隆穿刺术

（一）适应证

（1）盆腔积液、积脓经阴道后穹隆穿刺取液送检。

（2）异位妊娠或盆腔脏器损伤,可经阴道后穹隆穿刺出不凝血液。

（二）操作前准备

（1）用物包括无菌垫巾、扩阴器、络合碘、长短棉签、无菌棉球、持物钳、无菌扩阴器、10mL或20mL注射器及适当针头,无菌试管。

（2）操作前向患者解释手术穿刺目的、过程及手术中可能出现的不适,消除顾虑及取得配合。

（三）操作步骤

（1）将床头摇高20°~30°或使用专用的妇科诊断床,铺无菌垫巾于患者臀部。

（2）取截石位,患者褪去一侧裤腿仰卧于床上,将双脚分开撑起或将双腿置于妇科诊断床尾的脚托上,暴露会阴部。

（3）用持物钳夹沾有消毒液的棉球清洗消毒外阴。

（4）术者戴无菌手套后,用扩阴器缓慢插入阴道口,然后撑开暴露宫颈。

（5）用络合碘长棉签消毒阴道后穹隆。

（6）取无菌注射器及针头从阴道后穹隆最薄处刺入,突感阻力消失后抽取液体,置于无菌试管送检。

（四）护理注意事项

（1）术中密切观察患者神志、面色,如出现头昏、心悸、面色苍白等现象后立即停止操作,并做相应处理。

（2）注意穿刺方向应稍向上,防止损伤直肠。

（3）要认真追问婚史。

（4）注意遵守无菌操作原则,防止继发感染。

第六节　机械通气

一、使用范围

机械通气是在呼吸机的帮助下,代替、控制或改变自主呼吸形态,保持通气、改善氧合,防止缺氧和二氧化碳潴留,适用于治疗呼吸功能衰竭。根据有无高级人工气道建立,分为有创机械通气和无创机械通气。

二、有创机械通气

(一)操作流程和步骤

(1)评估患者病情及人工气道,包括人工气道的类型、固定、呼吸音及气道分泌物情况。

(2)连接呼吸机,检查呼吸机模式及参数、报警限设置,接模拟肺试机。

(3)打开湿化器,湿化和温度设定合适。

(4)连接患者与呼吸机,观察呼吸波形,调整参数及报警限。

(5)听诊呼吸音,监测氧合,观察通气效果。

(二)观察要点与提示

(1)告知患者有创机械通气期间的配合及可能存在的不适,指导患者正确使用非语言交流工具,如图片、手势或文字等。

(2)若无禁忌,保持床头抬高 30°,防止反流及误吸。

(3)按医嘱执行镇静镇痛治疗,无禁忌者每日唤醒。

(4)每日评估是否需要继续留置气管导管,间歇进行脱机训练,避免呼吸机依赖。

(5)及时处理报警,若机械故障所致报警,先脱开呼吸机给予呼吸球囊辅助通气。

(6)确保积水杯位于管路的最低处,及时处理管路积水,避免抬高管路使导管高于气管导管口,以防积水逆流入气道。

三、无创机械通气

(一)操作流程和步骤

(1)评估患者病情、意识、咳嗽咳痰能力及配合程度。

(2)连接面罩、呼吸机管路、湿化器,设置呼吸机模式、参数及报警范围。

(3)向患者解释无创通气的目的、配合要点,取得患者配合。

(4)协助患者端坐位或半卧位。

(5)为患者佩戴鼻罩或口鼻罩或面罩,调节头带松紧度,确保接触严密无漏气。

(6)打开呼吸机,指导患者调整呼吸与呼吸机协调同步。

(7)观察患者的配合度,监测氧合,评估通气效果。

(二)观察要点与提示

(1)预防面部皮肤受压引起的损伤,避免头带过紧或事先在面部接触部位使用减压贴。

(2)协助患者翻身叩背,鼓励患者有效咳嗽、咳痰。

(3)一般在餐后 1 小时进行无创通气,避免在饱餐后执行。

(4)无创通气期间,若患者出现胸闷、气促、头痛、耳鼻痛等不适症状或患者烦躁不能配合,应停止无创通气。

第七节 环甲膜穿刺术及海姆立克手法

一、环甲膜穿刺术

环甲膜穿刺术是临床上对有呼吸道梗阻、严重呼吸困难患者建立人工气道所采用的急救方法之一。它可为气管切开术赢得时间,是现场急救的重要组成部分。环甲膜穿刺术是一种临时性抢救措施,一般用粗针头、穿刺套针等穿破环甲膜来改善通气,也可以切开环甲膜插入合适的导管,是一种简便、快速建立人工气道的有效措施。

(一)适应证

(1)各种原因引起的上呼吸道完全或不完全阻塞者。

(2)牙关紧闭、经鼻插管失败者。

(3)需紧急气管插管或气管切开而无条件实施者。

(4)3岁以下小儿不宜做环甲膜切开者。

(二)禁忌证

(1)已明确呼吸道阻塞发生在环甲膜水平以下者。

(2)有出血倾向者。

(三)用物准备

消毒手套、治疗盘(酒精、棉签、局部麻醉药物等)、环甲膜穿刺针或18号采血用粗针头、无菌注射器、给氧装置。

(四)操作方法

1.体位

患者病情允许时应尽量取仰卧位,头后仰、肩下垫枕。不能耐受上述体位者,可取半卧位。

2.穿刺点定位

环甲膜穿刺点即颈正中线甲状软骨下缘与环状软骨弓上缘之间(图1-5)。

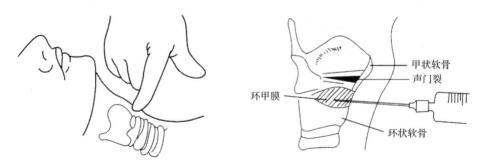

图1-5 环甲膜穿刺点定位

3.消毒

常规用酒精进行皮肤消毒。

4.检查

操作者戴无菌手套,检查穿刺针是否通畅。

5.麻醉

穿刺局部可用2%普鲁卡因麻醉,紧急情况下可省略。

6.穿刺

术者左手触摸穿刺部位,拇指和中指绷紧穿刺点两侧皮肤,右手持环甲膜穿刺针或粗针头垂直刺入,注意用力不宜过猛,当针头通过皮肤、筋膜及环甲膜有落空感时,即表示针尖进入气管,取出针芯,挤压两侧胸廓时有气体自针头喷出表明穿刺成功,适当固定穿刺套管。

7.术后处理

(1)可经穿刺针接简易呼吸器或呼吸机给患者供氧或辅助呼吸治疗。

(2)患者病情稳定后,尽早行气管切开。

8.创口处理

移去穿刺套管后,行局部皮肤常规消毒、包扎即可,创口会自行愈合。

(五)注意事项

(1)穿刺时进针不宜过深,避免损伤气管后壁黏膜。

(2)需经环甲膜穿刺点注射药物前,必须先回抽确定针尖在喉内才能注入。注入药物应以等渗盐水配制,pH要适宜,以减少对气管黏膜的刺激。

(3)注射药物时嘱患者勿吞咽及咳嗽,快速注射,注射毕迅速拔出注射器及针头。

(4)以消毒干棉球压迫穿刺点片刻,针头拔出以前应防止喉部上下运动,否则容易损伤喉部的黏膜。

(5)环甲膜穿刺仅是呼吸复苏的一种急救措施,不能作为确定性处理,在初期复苏成功后应改做正规气管切开或立即做消除病因处理。

(6)环甲膜穿刺通气用的针头及T形管应作为急救常规设备,消毒备用,接口必须紧密不漏气。

(7)个别情况下穿刺部位有较明显的出血时应注意止血,以免血液反流入气管内。

(8)该手术是一种急救措施,应争分夺秒,在尽可能短的时间内实施并完成。

二、海姆立克手法

上呼吸道异物梗阻是最危急的急症,迅速解除梗阻是抢救成功的关键。在事故现场无任何抢救器械的情况下,可采用海姆立克(Heimlich)手法(立位腹部冲击急救法),婴幼儿可采取背部拍击联合胸部冲击法或倒提拍背法。

(一)目的

迅速清除上呼吸道异物,解除气道梗阻,挽救患者生命。

(二)适应证

突然发生气道异物梗阻造成窒息或严重呼吸困难。

(三)操作前准备

评估环境安全。

(四)操作步骤

简单询问病史,快速判断气道阻塞情况,一旦确认立即实施急救技术。

1.立位腹部冲击法

抢救者站在患者背后,两臂环绕伤患者的腰,双脚一前一后站好,调整好重心,站稳,一只手握拳,拇指侧顶住其脐上2cm,远离剑突,另一只手抱拳,连续向内、向上迅速冲击6~8次,使异物在快速气流的冲击下从喉喷向口腔,冲出体外,此法不适用于孕妇患者。

2.清醒(坐位)的患者

抢救者可在椅子后面取站立位或跪姿,施用上述手法。

3.卧位腹部冲击法

抢救者应首先将患者摆放为仰卧位,然后跪在患者大腿左侧或骑跪在患者两大腿外侧,一只手的掌跟顶住患者脐上2cm,远离剑突,另一只手放在第一只手的手背上,连续向上、向腹内冲击患者腹部6~8次,使异物在快速气流的冲击下从喉喷向口腔,冲出体外。

4.妊娠后期或过度肥胖的患者可采用胸部冲击法

(1)对于意识清醒者可采取站位或坐位胸部冲击法。抢救者站在患者背后,两臂从患者腋窝下环绕其胸部,一只手握拳将拇指侧置于患者胸骨中部,注意避开肋骨缘与剑突,另一只手紧握此拳向后冲击数次,直至异物排出。

(2)对意识不清的患者则可采用仰卧位胸部冲击法。将患者摆放于仰卧位,抢救者跪于患者胸侧,将一只手置于胸骨中下1/3,另一只手重叠放好,向下、向上用力冲击数次。异物到达口腔后用手取出。

5.患者自救时可采用自我腹部冲击法

以自己握拳的拇指侧置于腹部,另一只手握紧这只手,同样快速地向上、向内冲压腹部,利用冲击力将异物喷向口腔而排出体外。

6.背部拍击联合胸部冲击法(适用于1岁以下婴儿)

背部拍击联合胸部冲击法主要适用于婴幼儿。施救者取坐位或蹲位,前臂置于大腿上,将患者俯卧于施救者的前臂上,一只手掌托住患者的脸部和下颌,露出口鼻,另一只手掌根于患者的两肩胛间连续向下、向前快速拍击背部4~6次,将患者由俯卧变为仰卧于另一只前臂上,使患者头部低于躯干,于胸骨下段,两乳头连线稍下方用两指快速向下冲击胸部4~6次。如此反复,直到异物排出体外(图1-6)。

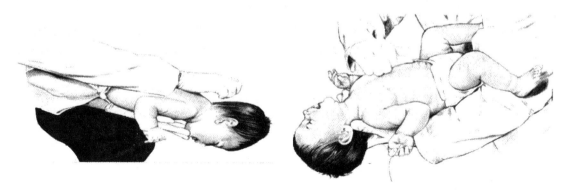

图1-6 背部拍击联合胸部冲击法

7.倒提拍背法(适用于1岁以下的婴儿)

施救者一只手握住患者的双足提起,使患者倒立,另一只手用适当的力量拍其背部,使异物从口腔排出。

(五)注意事项

(1)救治有效的指标:①异物咳出,对于意识不清者,应检查其口腔看异物是否被冲出,如已被冲出,立即用手将异物取出;②呼吸逐渐顺畅;③面色恢复正常;④咳嗽症状逐渐减轻或消失。

(2)在实施过程中,如果患者意识丧失,则立即启动心肺复苏流程。

第八节 临时心脏起搏

临时心脏起搏是通过体外脉冲发生器发放节律性的脉冲电流,利用心内临时起搏电极、胸壁电极板或食管电极等进行心脏电生理诊断、急救或预防性保护的一项技术。主要用于顽固性缓慢心律失常和快速心律失常的治疗以及心脏电生理的诊断。该技术操作便捷,实用性强,在临床上应用广泛。

一、目的

经静脉、皮肤或胸腔等途径置入起搏电极,通过起搏器发放节律性的电脉冲,电流通过电极刺激心肌产生异位兴奋灶,引起心脏收缩。

二、适应证和禁忌证

适应证包括:①急性心肌梗死相关性心动过缓;②窦房结功能障碍、高度房室传导阻滞等难治性的症状性心动过缓;③某些不适合电复律、药物治疗无效或药物治疗有禁忌证的快速心律失常;④植入永久性起搏器前;⑤预防性应用,如急性主动脉瓣心内膜炎患者新发房室传导阻滞或束支传导阻滞以及有双束支传导阻滞或晕厥史的围手术期患者等。

临时心脏起搏无绝对禁忌,相对禁忌证如下:①开放性胸部损伤、心肌大面积创伤;②心脏搏动长时间停止、电机械分离;③出血性疾病、凝血功能障碍;④严重低体温患者。

三、操作方法

(一)操作前准备

(1)操作前向患者及其家属交代操作全过程,告知可能存在的风险和一旦发生意外和风险所采取的积极应对措施,以取得合作并签署知情同意书。

(2)准备心电图机、深静脉穿刺包、局麻药、生理盐水、起搏器、气囊起搏电极管、除颤器等。

(二)操作流程(以经颈内静脉置入心室电极管为例)

1.穿刺体位

患者取仰卧位或轻度头低足高位,肩胛骨间放置厚约 15cm 的软垫,头转向穿刺对侧,使颈内静脉充盈。

2.心电监测

胸前导联的心电监护和直接进行肢体导联或将心电图机的肢体导联与患者连接,球囊起搏电极管的阴极与 V_1 导联连接。

3.建立无菌区,局部麻醉

穿刺部位定位后常规消毒皮肤,戴无菌手套,铺洞巾。用 2% 利多卡因溶液做皮肤、皮下组织浸润性麻醉。

4.检查预充

用注射器抽吸生理盐水向起搏电极的气囊注射,检查气囊完整无破裂后抽出生理盐水;用生理盐水预充穿刺针、扩张管和静脉鞘管,并检查穿刺针是否通畅。

5.静脉穿刺、置管

用 5mL 注射器抽取生理盐水后连接穿刺针;穿刺针与中线平行并指向患者足端,在患者锁骨上缘 3～5cm 处穿刺,进针 1.5～2cm 出现落空感后,回抽注射器,见回血同时注入通畅表明穿刺针已进入颈内静脉。取下注射器,一只手压住穿刺针针柄防止空气进入,另一只手将导丝自穿刺针尾孔插入 12～20cm,退出穿刺针,用扩张器扩张皮肤及皮下切口;通过钢丝送入静脉鞘管。

6.安装起搏器,调节参数

退出钢丝,将起搏电极管从静脉鞘管内插入颈内静脉,根据心电图特征推送电极管至右心房时,气囊充气 1.5mL,使电极管顺着血流进入右心室。当 V_1 导联的 P 波直立,QRS 波幅增加表明电极进入右心室,抽出气囊内气体,推送电极管进入右心室尖部(ST 段抬高);连接导线与体外脉冲发生器的心室输出端,根据起搏电流和心电图调整电极的位置,直至起搏阈值<1.0mA 且引起稳定心室收缩,然后调节起搏方式、频率、电流和感知度等参数。

7.缝合固定并记录

抽出起搏电极气囊内气体,退出静脉鞘管,将电极导线缝合固定于穿刺部位皮肤,无菌敷料覆盖。拍摄胸部 X 线片,记录 12 导联心电图。

四、监护要点

(1)每天检查起搏器电池电量是否充足。

(2)密切监测患者有无心律、起搏功能的异常。若出现起搏频率减慢、脉率和心率不一致、起搏周期不固定和心律失常等现象,护士应及时检查导线连接情况和电极位置是否正确。

(3)穿刺侧肢体应避免屈曲,妥善固定导线,变换体位时应避免牵拉导线,以防导线脱落或折断,同时密切观察患者局部肌肉有无刺激性痉挛,一旦发生及时更换导线。

(4)起搏频率应以维持患者的血压为准,心室起搏频率为 70～80 次/分或低于患者自身频率 10～20 次/分。

(5)安置临时起搏器后常规应用抗生素预防感染,同时注意保持穿刺部位清洁,定期更换敷料,注意观察有无渗血、血肿、疼痛、感染等情况。

(6)观察患者有无顽固性呃逆、腹部痉挛等起搏电压过高表现,一旦出现及时汇报医生妥善处理。

(7)临时起搏器放置时间以 1～2 周为宜,最长不超过 4 周。需长期起搏者可在 2 周左右更换血管,重新安置电极或安置永久性心脏起搏器。停用临时起搏器时,先按需减慢频率,将电极脱离起搏器,导管电极仍保留在体内,自主心率下观察 24～48 小时。如自主心率稳定,可拔除起搏电极。

(8)常见并发症。

1)心律失常:机械性刺激心肌有可能出现室性心动过速甚至室颤。因此,应在术前纠正电解质紊乱,术前和术中给予适当镇静药物以降低心律失常发生率。一旦发生室性心律失常,应立即调整导线,根据情况应用利多卡因或电复律。

2)心肌穿孔:心肌穿孔可能会导致起搏失灵、胸闷、胸痛等表现,X 线透视可见导线顶端位于心影之外。此时回撤导线入心腔内,穿孔心肌可自行闭合。撤回导线后及时观察有无心脏压塞,如出现明显临床症状,应进行心包修补或引流,并重新更换导线位置。

3)其他:可能出现血栓栓塞、气胸、出血、感染、微电流漏电和起搏器失灵等情况。

(李宁宁)

第二章 体内置管与护理

第一节 外周静脉置管与护理

一、目的

减少患者的痛苦,保持静脉通畅,以便于抢救。

二、操作过程中的护理配合

(1)用物准备:静脉留置针、肝素帽、透明敷料,余同静脉输液。

(2)选择血管:选择柔软、富有弹性且行走较直的静脉。

(3)扎止血带、消毒。

(4)准备肝素帽,透明敷料,选择套管针(成人输液 22～20G,成人输血 20～18G,儿童输液、输血 24～22G)。

(5)旋转松动外套管,以消除套管与针芯的粘连。

(6)若为封闭式套管针应先将输液器和套管针连接,然后排气,再进行穿刺。

(7)左手绷紧皮肤,右手拇指与示指握住套管针针尾,以 15°～30°角进针。

(8)进针速度要缓慢,见回血后压低角度再进 0.2cm。

(9)送管方法:方法一,左手固定针芯,以针芯为支撑,右手将外套管送入静脉内;方法二,将针尖部退入导管内,借助针芯导管与针芯一起送入静脉。

(10)松止血带,以左手无名指按压导管尖端处静脉,抽针芯,连接肝素帽,再连接输液器。

(11)固定透明敷料,注明穿刺时间。

(12)调节滴速,安置患者,整理用物。

三、护理注意事项

(1)严格三查七对,药液检查内容有:查对药物的名称、浓度、剂量、有效期;袋装液体有无漏液,瓶盖有无松动,瓶体有无裂缝;液体有无浑浊、沉淀、絮状物、结晶。注意药物间的配伍禁忌。

(2)应该根据治疗方案、治疗时间、留置时间、血管的完整性、患者的意愿以及护理装置的现有资源,选择适宜患者血管需要的导管类型。在满足治疗方案的前提下,选择管径最细、长度最小的导管,应该是所需的创伤性最小的装置。

(3)静脉穿刺前检查:对皮肤不清洁的患者先行皮肤清洁,皮肤消毒后不能再行触摸,除非再次消毒。

(4)输注抗肿瘤药物时避免使用外周静脉。输注血管活性药物等其他静脉高危药,首选粗、直、弹性好、近心端静脉,有条件者尽可能选择中心静脉导管(PICC/CVC 等),原则上不选用手背静脉和下肢静脉。如确因近心端静脉穿刺困难且病情抢救需要或患者及其家属拒绝接受中心静脉留置,需与患者签署"刺激性药物经外周静脉输液知情同意书"。

(5)不应在输液侧肢体上端使用血压袖带和止血带。不能在输液的同侧手臂采血。

(6)非一体化密闭输液装置每 24 小时更换 1 次;输血装置每 4 小时更换 1 次。

(7)全胃肠外营养(TPN)应现配现用,应在 24 小时内输注完成,1 个单位的全血或成分血应在 4 小时内输完。

(8)发现穿刺部位异常,上报护士长及时处理并严格交接班。

(9)外周静脉留置时,应注意以下 4 点。①无菌敷料观察:每天应观察或者触摸导管与皮肤连接处有无异常。如果敷料的完整性受损、变得潮湿、有渗出液或者血液,应立即更换敷料。假如穿刺部位存在感染症状和体征时,应立即拔管,另择部位穿刺。②敷料的更换:透明的半透膜敷料(TSM)应至少每 7 天更换 1 次,纱布敷料应该每 2 天更换 1 次;透明敷料下放置纱布敷料应被视为纱布敷料,应该每 2 天更换 1 次;更换敷料时,应进行严格手卫生消毒。敷料、无针接头或肝素帽的更换及固定均应以不影响观察为基础。③冲管:给药前后宜用生理盐水脉冲式冲管。冲管液量:冲管液的最小量应为导管和附加装置容量的 2 倍。对于采血或者输血而言,可能需要更大容量的冲洗液。如果遇到阻力或者回吸无回血,应进一步确定导管的通畅性,不应强行冲洗导管。④封管:必须正压封管。

(10)做好患者及其家属宣教工作。①告知患者及其家属静脉穿刺前清洗穿刺部位,保持清洁干燥。②不可随意调节滴速。③穿刺部位的肢体避免用力过度或剧烈活动。④留置针拔除后,避免挤压,保持穿刺点清洁干燥,洗澡时避免进水。⑤出现肿胀疼痛等异常不适,及时告知医护人员。

第二节　中心静脉置管与护理

一、适应证

(1)需长期输液、化疗、频繁留取血标本者。

(2)周围循环衰竭的危重患者。

(3)各种休克患者。

(4)心肺功能不全,需监测中心静脉压者。

(5)静脉内高营养治疗,需快速输血、输液,输注刺激性溶液者。

(6)置入肺动脉导管、安装心脏起搏器等患者。

二、用物

输液盘,中心静脉导管穿刺包1套。5mL无菌注射器,2%利多卡因、生理盐水各1支。

三、穿刺途径及操作方法

(一)颈内静脉穿刺置管术

颈内静脉位置固定,在休克的情况下不易塌陷。右侧颈内静脉与右心房几乎成一条直线。

1.颈内静脉的解剖位置

颈内静脉起自颅后窝后部,最初在颈内动脉外侧行走,然后转至前外侧,在胸锁乳突肌下段位于其两脚间,在胸锁关节后方与锁骨下静脉汇合成无名静脉,全长几乎均为胸锁乳突肌覆盖。右侧颈内静脉较左侧粗而直,故为中心静脉置管首选的穿刺部位。

2.操作方法

(1)平卧,头低20°~30°或肩项下垫一薄枕以暴露颈部。头转向穿刺对侧(一般多取右侧穿刺)。

(2)确定穿刺点,进针方法如下。①低位进针法:进针点在胸锁乳突肌的两脚之间或其后脚的前缘,即胸锁乳突肌的锁骨头、胸骨头和锁骨三者所组成三角区的顶点为穿刺点,方向指向剑突(胸锁关节)。②高位进针法:进针点在胸锁乳突肌(外侧缘)的中点或稍上方,方向指向同侧乳头。

(3)消毒皮肤,戴手套,铺无菌方巾。

(4)检查中心静脉导管是否完好。

(5)用利多卡因进行局麻。

(6)先探针,右手持穿刺针与皮肤成30°~40°,向下向后及稍向外进针,边进针边抽吸,见有明显的静脉回血表明进入颈内静脉。

(7)根据探针方向和角度,再用中心静脉套管针,以相同的方法静脉抽出回血后,一只手固定穿刺金属针,另一只手轻轻地将外套管沿金属针头向前推进,取下注射器,左手拇指堵住针柄,以防空气进入静脉,右手插入导引钢丝,退出穿刺针,使用扩张器扩张皮肤,在导引钢丝引导下插入中心静脉导管,取出导引钢丝,抽回血并连接液体,用透明薄膜固定,对固定困难者可进行缝合固定。

(二)锁骨下静脉穿刺置管术

1.锁骨下静脉的解剖位置

锁骨下静脉位于锁骨中段后方,其自腋静脉跨第1肋骨上方,经锁骨中段的后方,在胸锁关节后与颈内静脉汇合形成无名静脉进入胸腔。锁骨下静脉位于肋骨—锁骨—斜方肌三角内,其前方为锁骨,后方隔前角肌与锁骨下动脉相伴行,锁骨下静脉在前而锁骨下动脉在后。

2.操作方法

(1)经锁骨上穿刺法。①定位:采用头低肩高位,一般选右侧进针,因左侧易损伤胸导管

（或床脚抬高 15°～25°），使静脉充盈，提高静脉内压力，不易发生空气栓塞。头转向对侧，显露胸锁乳突肌外形，用 1% 甲紫划出胸锁乳突肌锁骨端外侧缘与锁骨上缘所形成的夹角，该角平分线之顶端或其后 0.5cm 左右处为穿刺点。②常规消毒皮肤，铺消毒洞巾。③检查中心静脉导管是否完好，用生理盐水冲洗，排出空气。④用 2mL 注射器抽吸利多卡因，对穿刺点部位进行局部浸润麻醉。⑤术者右手持穿刺针进行穿刺，针点指向胸锁关节，进针角度 30°～40°，边进针边回抽血，一般进针 2.5～4cm 即达锁骨下静脉。⑥见静脉回血后，用左手固定穿刺针，右手插入导引钢丝，退出穿刺针，使用扩张管扩张，在导引钢丝引导下插入中心静脉导管，取出导引钢丝，抽回血并连接液体，用透明薄膜固定，对固定困难者可进行缝合固定。

（2）经锁骨下穿刺法。①体位：两肩胛间及穿刺侧垫一薄枕。②其余准备同上。③锁骨下静脉的定位：标志取锁骨中点内侧 1～2cm 处（或锁骨中点与内 1/3 之间），锁骨下缘下方 1～2cm；锁骨中 1/3 段范围的下方也可为穿刺点，一般多选用右侧（如选左侧穿刺点应稍偏内侧），沿锁骨下缘进行。④局部用利多卡因浸润麻醉，在选定穿刺点处进针，做试探性穿刺，针尖指向锁骨内侧头上缘，穿刺针与胸壁约成 30°，不超过 45°，以免刺伤胸膜。进针时使注射器内保持轻度负压，一般进针 4cm 左右可见回血，记下进针的深度与方向。⑤插入导管的方法有两种：无鞘（有导丝）和有鞘。

（三）股静脉穿刺置管术

1. 股静脉的解剖位置

在腹股沟韧带的下方，紧贴腹股沟韧带，髂前上棘和耻骨联合连线的中点是股动脉，其内侧是股静脉。

2. 操作方法

（1）患者仰卧，将大腿外展与身体长轴成 45°。

（2）定位：方法一，腹股沟韧带中点下方股动脉搏动最明显处的内侧；方法二，髂前上棘和耻骨结节连线中点即是股动脉，其内侧为股静脉。

（3）局部常规消毒，待干，戴手套，铺无菌方巾。

（4）检查中心静脉导管及套管针是否完好。

（5）术者立于穿刺侧，以左手示指在腹股沟韧带下方中部扪清动脉搏动最明显部位。

（6）右手持穿刺针，在腹股沟韧带中点下 2～3cm、股动脉内侧，与皮肤成 30°～45°刺入，抽得静脉大量回血后其余操作同颈内静脉置管。

四、护理

（1）局部必须严格消毒，不要选择有感染的部位做穿刺。气胸患者避免行颈内静脉及锁骨下静脉穿刺，腹内出血患者避免行股静脉穿刺。同时，置管时还应注意以下 3 点。①如技术操作不当，可发生气胸、血肿、血胸、气栓、感染等并发症，故不应视作普通静脉穿刺，应从严掌握适应证。②躁动不安而无法约束者、不能取肩高头低位的呼吸急促患者、胸膜顶上升的肺气肿患者，均不宜施行此术。③避免反复多次穿刺，以免形成血肿，如抽出鲜红血液即示穿入动脉，应拔出，紧压穿刺处数分钟至无出血为止。

（2）每周更换肝素帽1次，每3～5天更换透明敷料1次，注意严格无菌操作。

（3）由于置管入上腔静脉，故常为负压，输液时注意输液瓶绝对不应输空，更换接头时应先夹住导管，以防空气进入，发生空气栓塞。

（4）10～100U/mL稀释肝素液正压封管，每次2～5mL，每12小时1次，防止血液在导管内凝固。

（5）疑有导管源性感染，须做导管头培养。

（6）如为颈内静脉穿刺，拔管时嘱患者屏气，轻缓地将导管拔出，注意按压。拔管后24小时内用无菌敷料覆盖。

五、并发症及处理

（一）血气胸

由操作者对解剖部位不熟、操作不仔细、患者躁动、进针过长所引起，可按肺压缩情况处理，抽气或胸腔闭式引流，必要时摄X线胸片。

（二）局部血肿

误伤动脉或刺穿静脉按压不够，应迅速拔针，局部压迫5～10分钟。

（三）气栓

由于气体进入静脉而引起。置管时应嘱患者屏气，脱开注射器时拇指加纱布压住针尾；输液时及时更换液体，保持管道密封；拔管时迅速用无菌敷料压迫穿刺处，同时嘱患者屏气；更换肝素帽，加用三通，应夹住导管。

（四）血栓

以长期置管、高营养疗法、高凝状态常见，尤以股动脉为甚。穿刺时不要将针筒里已凝固的血注入静脉；封管时应推2～5mL肝素稀释液；输液不畅时不可用力推注。

（五）感染

由于无菌操作不严格而引起。应严格无菌操作；24小时更换输液器；3～5天更换透气薄膜，注意消毒；如疑有导管源性感染，应做导管前端培养和血培养。

（六）导管阻塞

应防止导管扭曲、受压。输血前后用生理盐水充分冲洗，用稀释肝素液封管，尽量选用内径较粗的导管。

（七）导管脱出的预防

用缝针固定，经常观察，及时更换已失去黏性的薄膜。

（八）误伤神经、动脉、胸导管

可出现动静脉瘘、乳糜胸。应停止输液，置管于心脏平面下，应熟悉解剖部位，注意操作手法。

（九）导管断裂

穿刺遇到阻力时，应及时找原因并退出重新置管，置管时用扩张器松解皮肤，如用手术刀应谨慎。

（十）心脏穿孔

少见但极为严重。穿刺时为了预防心脏穿孔,置管不宜过深,一般在上腔静脉与右心房入口处最合适;导管应妥善固定,尽量不使其移位;选用的导管质量应优良。

第三节 经外周静脉置入中心静脉导管

经外周静脉穿刺置入的中心静脉导管(PICC)置管术是指将一种特质导管由肘前或上臂的外周静脉穿刺置入,经腋静脉、锁骨下静脉、无名静脉使导管尖端进入心脏附近大血管(如上腔静脉下1/3处或上腔静脉和右心房交界处)内的一种治疗手段。PICC有3种置管技术:传统PICC置管技术、超声引导下PICC置管技术、改良的塞丁格置管技术。最常用的是传统PICC置管技术和超声引导下PICC置管技术。

一、操作目的及意义

临床上常用来为患者提供中、长期的静脉输液治疗,减少频繁穿刺的痛苦,保护患者外周静脉,避免高渗性、有刺激性的药物输入而引起静脉炎。

二、操作流程

(一)操作准备

1.护士准备

(1)仪表端庄,衣帽整洁,卫生手消毒,戴口罩。

(2)了解患者病情及生命体征,安抚患者,取得患者合作并签署知情同意书。

(3)查看医嘱。

2.物品准备

(1)PICC置管穿刺包:内有口罩两个、手套两副、防水治疗巾、孔巾、大单、手术衣、置物盘、溶液碗、分隔消毒盘、镊子两把、2%氯己定乙醇消毒棉球10个(1包)、纱布6块、小纱布两块、输液贴两贴、10mL注射器两支、1mL注射器1支、直剪。

(2)0.9%氯化钠注射液250mL、肝素12 500U/支。

(3)PICC穿刺套件、10cm×12cm透明贴膜、输液接头、无菌止血带、手消毒液。

(4)皮尺、胶布、治疗巾、弯盘、弹力绷带、医嘱本、置管记录表格、长期护理手册、记号笔、签字笔、手消毒液。

(5)血管超声仪1台。

3.患者准备

(1)周围环境清洁,安静,关闭门窗,屏风遮挡,充分暴露穿刺部位,注意保暖。

(2)做好患者的思想准备,取得合作。

(3)教会患者做配合动作,如当导管到达腋静脉时要向穿刺侧转头并低头;使下颌抵住锁骨,以防止导管误入颈静脉。

(4)术前清洁置管侧肢体,嘱患者戴口罩,必要时戴手术帽。

(二)操作方法一(传统 PICC 置管技术)

1.术前准备

(1)物品准备:PICC 穿刺包及治疗包各 1 个,具体包括:撕裂套管针、导管含导丝及导丝锁、洞巾、方巾、10mL 注射器 2 个、1mL 注射器 1 个、皮肤消毒剂、无菌敷料、胶布、止血带、纸尺、纱布、剪刀、镊子、1 副无菌(无粉)手套、正压接头或肝素帽、无菌棉签 1 包、无菌生理盐水、无菌肝素盐水、2% 利多卡因 1 支、无菌隔离衣 1 件。

(2)患者准备:平卧位,手臂外展成 90°角,手臂与身体在同一水平面。

2.血管选择

(1)贵要静脉:PICC 首选静脉,血管粗直、静脉瓣较少,当手臂与躯干垂直时,导管经腋静脉、锁骨下、无名静脉汇入上腔静脉,是最短的血管途径。

(2)肘正中静脉:PICC 次选静脉,血管粗直、静脉瓣较多。个体差异性较大,理想状态下,肘正中静脉汇入贵要静脉,但也有部分汇入头静脉。

(3)头静脉:PICC 第三选择静脉,血管前粗后细、高低起伏不定,在锁骨下方汇入腋静脉。进入腋静脉处有较大的角度,可能有分支与颈静脉或锁骨下静脉相连,易导致送管困难或导管反折进入腋静脉或颈静脉。

3.测量长度

(1)导管置入长度:从穿刺点量起,沿静脉走向至右胸锁关节内缘反折至第 3 肋间隙。肥胖患者可用传统方法测量 3 次并取平均值,再将此平均值减去 3cm 为置管长度。

(2)臂围:自肘窝上 10cm 处测量臂围,儿童在肘窝上 5cm 处测量。

4.操作步骤

(1)做好解释工作,使患者放松,以确保穿刺时血管的最佳状态,选择合适的血管,测量导管尖端预期所在的位置。

(2)常规消毒皮肤面积为 20cm×20cm,建立无菌区,铺巾,预冲导管并修剪导管。

(3)由助手扎止血带,穿刺点局部麻醉后,左手绷紧皮肤,右手持穿刺针,穿刺时进针角度 15°~30°,见回血时可降低角度再进少许,固定穿刺针,将导入鞘送入静脉,助手松开止血带后左手中指按压导入鞘前端静脉,拇指固定导入鞘针柄,右手撤出穿刺针,将导管经导入鞘匀速送入静脉,置入导管至肩部位置时(置入长度 25cm),嘱患者下颌紧靠术侧肩膀,将导管顺利送到上腔静脉后,请患者头部恢复原位。撕开导入鞘均匀缓慢地将剩余导管置入静脉至 0 刻度,抽回血,确认导管置入成功,移去导引钢丝,正压封管,用透明贴膜覆盖固定导管。

(4)如有少量渗血,用弹力绷带包扎置管处。

(5)连接输液装置或用正压接头封管,固定导管,注明穿刺日期及操作者。

(6)PICC 穿刺后的记录。①记录置入导管的型号、规格、批号、长度。②穿刺静脉的名称、臂围。③穿刺过程描述(穿刺是否顺利、患者有无不适等主诉)。④胸片结果显示导管位置。

5.操作要点

(1)建立最大无菌区域,严格无菌操作技术,充分消毒皮肤,注意让消毒剂自然待干。

（2）充分预冲导管利于亲水性导引钢丝退出,切忌修剪到导引钢丝。

（3）送管过程中动作要轻柔,不宜粗暴送管,用力均匀,避免对血管内膜的损伤,防止导管尖端进入颈内静脉。

（4）经胸片结果示导管位于正确的位置后可用于静脉治疗。

（三）操作方法二（超声引导下 PICC 置管技术）

（1）备齐物品至患者床旁,血管超声仪摆放在操作者对面,方便操作者双手操作。

（2）核对患者床号、姓名、性别、年龄。

（3）卧位:协助患者去枕平卧,上肢外展并与躯干成 90°,充分暴露操作区域。

（4）确定穿刺点:首选贵要静脉,次选肘正中静脉及头静脉,先摸到肘窝处的动脉搏动,然后在肘窝上约 2cm 处找肱动脉与肱静脉。涂抹少量的耦合剂,用探头轻轻压迫,可见其搏动的为肱动脉,与之伴行的可被压扁的为肱静脉。因肱静脉汇合于内侧的贵要静脉,所以将探头向内侧、向上慢慢移动,找到内径较大的血管,用探头压迫,可以压扁,不见搏动的就是首选的穿刺血管——贵要静脉。松开止血带,在预穿刺点处做好标记。

（5）测量置管长度:测量从预穿刺点至右胸锁关节再向下至第 3 肋间的长度。注意体外测量的长度不可能与体内的静脉解剖完全一致。

（6）测量臂围:从穿刺点至肩峰的距离中点处测量,以后每次测量应于同一位置进行,记录测量数值（注:测量双侧臂围）。

（7）卫生手消毒。

（8）打开 PICC 穿刺包,戴无菌手套,用 2％氯己定乙醇消毒棉球消毒患者置管上肢的皮肤,用力摩擦消毒,消毒范围为穿刺点上、下各 10cm 左右到整臂一圈。顺时针和逆时针方向交互进行三遍消毒并待干。

（9）臂下铺无菌治疗巾,铺无菌大单覆盖患者全身,铺孔巾并暴露穿刺点,将患者的前臂及手全部盖在无菌巾下,遵守最大无菌屏障原则。

（10）操作者穿手术衣,更换无菌手套,在助手帮助下用 0.9％生理盐水将手套上的滑石粉冲洗干净（冲洗至水清为止）,用无菌纱布擦干,将余下的盐水倒入溶液碗中。助手按无菌原则投递 10cm×12cm 透明贴膜 1 贴、6cm×7cm 自粘敷贴 1 贴、无菌止血带 1 根、导针器套件 1 套（内有导针架、无菌耦合剂、无菌探头套、2 个无菌橡皮圈）、微插管鞘穿刺套件 1 套（内有 21G 穿刺针和 20G 穿刺针各 1 个、导丝、扩皮刀、血管鞘）、抽吸好利多卡因的 1mL 注射器。

（11）预冲管路:用注射器抽吸盐水,先预冲导管,注意观察导管的完整性。预冲延长管、连接器、减压套筒和正压接头,使之浸于生理盐水中。

（12）安放无菌探头罩:取无菌耦合剂少许涂在探头上,部分涂于穿刺点附近,然后在探头上罩上无菌罩,无菌罩和探头之间不可有气泡,最后用橡胶圈固定牢固。

（13）安装导针器:根据血管深度选择导针器规格,并安装在探头上的突起处。

（14）操作者或扎无菌止血带。

（15）穿刺前在超声下再次定位血管,并将选好的血管影像固定在标记点的中央位置。左手固定好探头,保持探头位置垂直立于皮肤上。

（16）穿刺:右手取穿刺针,针尖斜面向上插入导针器沟槽,操作者双眼看着血管超声仪屏幕进行静脉穿刺。超声显示屏上可在血管内看见一个白色亮点,血从针尾处缓缓流出,即为穿刺针已进入血管。

(17)送导丝:穿刺成功后固定穿刺针保持不动,慢慢地移开探头。左手固定好穿刺针,右手取导丝置入穿刺针,导丝入血管后,降低穿刺角度,继续送导丝,松开止血带。体外导丝保留10~15cm,遇到阻力不可用力推送导丝。

(18)撤除穿刺针,保留导丝在原位。

(19)扩皮:穿刺点处用2%利多卡因0.1~0.2mL局部喷洒,用扩皮刀沿导丝上方,与导丝成平行的角度做皮肤切开以扩大穿刺部位,导丝下方垫无菌纱布。

(20)沿导丝送入插管鞘,固定好导丝,边旋转插管鞘边持续向前推进,使插管鞘完全进入血管。

(21)拧开插管鞘上的锁扣,分离扩张器、插管鞘,同时将扩张器和导丝一起拔出,随即用左手拇指堵住鞘口,并检查导丝的完整性。

(22)固定好插管鞘,插管鞘下方垫无菌纱布,将导管自插管鞘内缓慢、匀速置入。当送入10cm左右时,嘱患者将头转向静脉穿刺处,并低头使下颌贴近肩部,以防止导管误入颈静脉。

(23)插管至预定长度后,取无菌纱布在鞘的末端处压迫止血并固定导管,从血管内撤出并撕裂插管鞘。

(24)在助手协助下进行超声检查。超声检查同侧及对侧的锁骨下静脉和颈内静脉处,判断导管有无进入颈内静脉。

(25)校对插管长度,将导管与支撑导丝的金属柄分离,缓慢平直撤出支撑导丝。

(26)先将减压套筒套在导管上,再将导管连接到连接器翼形部分的金属柄上,一定要推进到底,导管不能起褶,否则导管与连接器固定不牢。将连接器翼形部分的倒钩和减压套筒上的沟槽对齐,锁定两部分。

(27)用带有生理盐水的10mL注射器轻抽回血,不要用力过大,在透明延长管处见到回血即可,不要把血抽到注射器内,然后用生理盐水脉冲式冲管,安装输液接头并正压封管。

(28)撤孔巾:无菌方式撤除孔巾,将导管外部用无菌纱布全部覆盖,一只手固定,另一只手无菌方式撤除孔巾。用2%氯己定纱布清洁穿刺点及周围皮肤的血迹,并注意按压止血。

(29)固定导管:固定翼放置在距穿刺点1cm处,并用无菌纱布输液贴固定,穿刺点上方放置小纱布块,再用无菌输液贴固定,皮肤保护剂擦拭固定部位,完全待干,摆好思乐扣,将延长管上的缝合孔安装在支柱上,将锁扣锁死,体外导管逆血管方向摆放呈弧形,将思乐扣固定在皮肤上。用10cm×12cm透明贴膜完全覆盖在思乐扣上,胶布蝶型交叉固定,再用胶布横向固定,贴上置管时间。用弹力绷带包扎加压止血1小时,凝血功能差的患者可适当延长时间。

(30)置管结束协助患者做置管侧肢体的屈肘活动。

(31)整理用物:垃圾分类处理,脱手套。

(32)协助患者取舒适体位,整理床单位,再次核对患者信息,清醒患者询问感受,向患者及其家属交代注意事项。

(33)拍X线片,确定导管位置。

(34)填写PICC置管护理手册,嘱患者及其家属妥善保管。

（四）操作评价

（1）操作方法正确，严格遵守无菌操作原则。

（2）确定导管位置：拍 X 线片，确定导管尖端位置。

（3）医嘱及知情同意书签署完整。

（4）患者了解 PICC 置管的目的及意义并配合。

三、并发症

（1）导管错位、导管阻塞、导管折断、意外脱出。

（2）静脉炎、导管相关性败血症。

四、护理

（一）换药

穿刺后第 1 个 24 小时更换敷料 1 次，以后每周常规更换敷料 3 次。操作时应注意沿导管的方向向上揭去敷料，以防导管拔出。

（二）更换肝素帽

每周 1 次。

（三）封管

用 10～100U/mL 稀释肝素液正压封管，每次 2～5mL，每 12 小时 1 次。

（四）记录

进行动态观察与记录。

（五）拔管

轻缓地将导管拔出，注意按压。拔管后 24 小时内用无菌敷料覆盖伤口。

第四节　中心静脉压的监测与临床意义

一、定义

中心静脉压（CVP）是指血液流经右心房及上下腔静脉胸段时产生的压力。正常值为 5～12cmH_2O，主要反映右心室前负荷。CVP 值的高低与血管内容量、静脉壁张力和右心功能有关，是评价重危患者血流动力学的重要指征之一。

二、目的

（1）评价右心功能。

（2）评价全身循环血量的多少。

(3)观察心功能不全或休克过程,决定治疗方案。

(4)输液或静脉全营养。

(5)插入漂浮导管及心脏起搏器。

三、操作方法

(1)测压用物:标有 cmH_2O 的 CVP 尺、CVP 尺固定架、三通、测压管、生理盐水、输液器。

(2)测 CVP 简易装置。

(3)生理盐水插入输液器,排气备用。

(4)确定零点位置,零点位置在患者仰卧位时第 4 肋间腋中线处(相当于右心房水平)。

(5)固定好 CVP 木尺,木尺成直角,尺尖与患者第 4 肋间腋中线平齐(即右心房水平)。

(6)用三通连接 CVP 导管、输液器和测压管。

(7)测压时,先将三通转向生理盐水和测压管(阻断 CVP 导管),待测压管内液体流至高于预计的 CVP 之上时,阻断生理盐水并放松 CVP 导管,使测压管内液体下降,到降至一定水平不再下降时,测压管液面在 CVP 尺上的刻度数即为 CVP 值(中心静脉压或右心房压)。

(8)停止测压时,在测压软管末端盖上盖(可用三通上的小盖)。

四、影响 CVP 的因素

(一)病理因素

可使 CVP 升高的因素有右心及全心衰竭、心房颤动、心包填塞、缩窄性心包炎、张力性气胸及血胸、肺动脉高压及肺水肿、缺氧性肺血管收缩、支气管痉挛、肺梗死、纵隔压迫、腹内高压、输血或输液过量等;使 CVP 下降的病因有失血引起的低血容量、脱水、周围血管张力下降等。

(二)神经体液因素

交感神经兴奋导致静脉张力升高,体内儿茶酚胺、抗利尿激素、肾素、醛固酮分泌升高可使 CVP 上升。

(三)药物因素

应用血管收缩药使 CVP 升高,而血管扩张药或强心药的应用可使 CVP 下降,用高渗液测压可使 CVP 下降,因此一般应用等渗盐水测压。

(四)其他因素

零点位置不正确、体位的改变、插管的深浅都会影响 CVP 的结果;若患者正在使用间歇正压通气(IPPV)或呼气末正压通气(PEEP),则可使 CVP 升高 $2 \sim 5cmH_2O$。

五、监测注意事项

监测中心静脉压时,要做到"三防三注意"。

1.三防

防栓塞、防感染、防心力衰竭。

2.三注意

(1)心血管手术后,应每半小时或每小时测量1次并及时记录,病情不稳定时随时测量并记录。

(2)当患者体位改变时,测压前应重新定零点。

(3)若发生异常,应准确判断患者的病情变化,并及时报告医师进行处理。

第五节　动脉穿刺置管术与护理

一、定义

经体表穿刺至动脉,插入各种导管到大血管腔内或心腔。用于测定各种生理学参数,同时也可为各种治疗提供直接便利路径。

二、适应证和禁忌证

(一)适应证

(1)采动脉血进行血气分析。

(2)危重及大手术患者进行有创血压监测。

(3)重度休克患者加压输血、输液,提高冠状动脉灌注量及增加有效血容量。

(4)施行某些治疗,如经动脉注射抗癌药物行区域性化疗。

(5)施行某些特殊检查,如选择性动脉造影及左心室造影。

(二)禁忌证

有出血倾向、局部有感染、侧支循环差者禁忌动脉穿刺。

三、操作步骤

(一)评估患者

1.全身情况

年龄、病情、意识状态、营养状况等。

2.局部情况

穿刺部位的皮肤、血管状况及肢体活动度等。

3.心理状态

情绪、心理状态及配合程度等。

4.健康知识

评估患者对动脉穿刺插管术的目的、方法及配合要点的了解情况。

(二)准备

1.操作者准备

衣帽整齐,修剪指甲,洗手,戴口罩;熟悉动脉穿刺置管术操作流程,熟悉基本知识及注意事项。

2.患者准备

穿刺前排空大小便,取平卧位。

3.用物准备

注射盘、无菌注射器、肝素注射液;动脉穿刺插管包(包内有弯盘 1 个、洞巾 1 块、纱布 4 块、2mL 注射器 1 支、动脉穿刺套管针 1 根),无菌三通开关及相关导管、无菌手套、2%利多卡因溶液、动脉压监测仪。

4.环境准备

环境整洁、安全、安静、舒适且符合操作要求。

(三)实施步骤

(1)核对患者,做好动脉穿刺插管术的解释、安慰工作,取得患者合作。

(2)选择动脉:常用桡动脉、肱动脉、股动脉等,以左侧桡动脉为首选。

(3)患者体位:取平卧位,左手臂外展成 90°角,充分暴露穿刺部位。

(4)选择穿刺点并定位:穿刺点是动脉搏动最明显处。

(5)消毒与麻醉:常规皮肤消毒、铺洞巾、戴无菌手套、用利多卡因局部麻醉。

(6)穿刺或穿刺置管:于左侧桡动脉搏动最明显处,用两指上下固定欲穿刺的动脉,两指间隔 0.5~1cm 供进针。右手持注射器或动脉插管套针,将穿刺针与皮肤成 15°~30°角朝向近心方向斜刺向动脉搏动点,如针尖部传来搏动感,表示已触及动脉,再快速推入少许,即可刺入动脉。若为动脉采血,可待注射器内动脉血回流至所需量即可拔针;若为动脉插管,应取出针心,如见动脉血喷出,应立即将外套管继续推进少许,使其深入动脉内以免脱出,而后根据需要,接上动脉压监测仪或动脉加压输血装置等。

(7)固定:用无菌透明敷贴覆盖穿刺点并固定。

(8)术后处理与健康指导:洗手,整理用物,垃圾按要求分类处理。向患者交代置管后的注意事项。

四、注意事项

(1)严格消毒穿刺部位,操作过程要保持无菌,以防感染发生。

(2)动脉穿刺及注射术仅在必要时使用(如采血送细菌培养及动脉冲击性注射疗法等)。

(3)穿刺部位应选择动脉搏动最明显处。

(4)放置导管时间原则上不超过 4 天,以防止导管源性感染发生。

(5)若发现血凝块应抽出,不可注入。

(6)导管位置应固定牢靠,防止移动。

(7)留置导管用加压袋将肝素液持续冲洗(滴速 3mL/h,浓度 2U/mL),以保证管道通畅,避免导管内血液凝固、局部血栓形成和远端栓塞发生。

第六节　三腔二囊管的使用与护理

一、定义

三腔二囊管是一种应用于食管胃底静脉曲张破裂出血时局部压迫止血治疗的医疗器械。三腔是指管内有 3 个彼此分割的管腔：一通胃囊,可向胃气囊内注入气体或注水;一通食管囊,可向食管气囊注入气体或注水;另一通胃腔,可以用来注入药物,起到止血作用或者抽吸胃内积液(血)、积气减轻胃扩张。二囊是指前端有 2 个气囊:一个圆形或椭圆形的胃气囊,注水或充气后可压迫胃底;另一个圆柱形的食管气囊,注水或充气后可压迫食管下段,共同达到止血目的(图 2-1)。

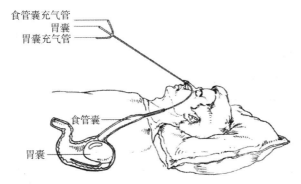

图 2-1　三腔二囊管

二、适应证

(1)适用于一般止血措施难以控制的门静脉高压合并食管胃底静脉曲张破裂出血。
(2)经输血、补液、药物治疗难以控制的出血。
(3)手术后、内镜下注射硬化剂或套扎术后再出血,一般止血治疗无效者。
(4)不具备急诊手术条件的患者。
(5)不具备急诊内镜治疗条件或内镜下紧急止血操作失败的患者。

三、禁忌证

(1)胃穿孔、食管狭窄梗阻者。
(2)病情垂危或深昏迷不合作者。
(3)咽喉食管肿瘤病变或近期胃、食管连接部手术者。
(4)胸、腹主动脉瘤者。
(5)严重冠心病、高血压及心功能不全者慎用。

四、操作流程

(一)物品准备

三腔二囊管、牵引绳、滑轮、小纱绳、500g重物、压舌板、纱布、治疗巾、60mL注射器、药碗、止血钳3把、棉垫、液状石蜡、棉签、弯盘、无菌手套、血压计、听诊器、胶布、治疗盘、胃肠减压器、输液架、弹簧夹、绷带、剪刀、生理盐水、手电筒、手消毒液及护理记录单。

(二)患者准备

(1)向清醒患者解释置管的目的和操作过程以及注意事项,取得配合。

(2)指导、训练患者做吞咽及深呼吸动作。

(3)烦躁者适当予以约束,必要时给予镇静、镇痛。

(4)协助患者取平卧位或半卧位。

(三)操作方法

(1)评估解释:评估患者年龄、病情、意识、生命体征、鼻黏膜、鼻中隔有无弯曲、心理配合程度,向患者及其家属解释操作目的、注意事项。

(2)用物准备:检查所有用物的有效期。

(3)核对:核对医嘱,采用两种身份识别方式确认患者身份信息。

(4)安置卧位:协助患者取平卧或半卧位。

(5)检查三腔二囊管:用60mL注射器分别向胃囊、食管囊注入一定量的空气,把气囊放入盛有生理盐水药碗中,检查气囊有无漏气。检查无误后抽尽两个气囊内的气体,用血管钳夹闭,置于弯盘内备用,并分别标记出3个管腔的通道。

(6)清洁鼻腔:用棉签清洁、湿润鼻腔,清除血痂。在下颌处垫治疗巾,置弯盘。

(7)戴手套:洗手,戴手套。

(8)润滑导管:用液状石蜡润滑导管备用。

(9)测量长度:测量前额发际至胸骨剑突处或鼻尖经耳垂到胸骨剑突处的距离,在此距离的基础上再增加10cm作为置管深度,一般为60～65cm,做好标记。

(10)置管:嘱患者头后仰,将三腔二囊管缓慢地插入约15cm,通过咽喉部时,指导患者做吞咽动作,昏迷患者可将其头部尽量向前屈,使其下颌靠近胸骨柄,再缓慢插入食管,直至65cm标记处。

(11)证实在胃内:①抽胃液,见血性液体或抽出胃内容物,提示管端已达幽门部;②向胃腔内注气10mL,用听诊器在胃部可听到气过水声;③胃管末端置于盛水杯中,未见气泡溢出。

(12)气囊注水:遵医嘱先向胃底气囊注入生理盐水250～300mL,再向食管气囊注入生理盐水100～150mL,并打双套结固定。胃腔根据患者病情连接胃肠减压器或反折固定。

(13)牵引:三腔二囊管外端用纱绳连接牵引绳,经过输液架,成40°角进行牵引,并用500g重物做牵引,起到压迫止血作用。使躯干、牵引绳及牵引物成一条直线,且牵引物悬空,距离地面30cm。

(14)观察:观察患者面色、神志;胃管内液体的颜色、性质、液量;生命体征等情况,判断有无再出血情况。

（15）安置患者：协助患者取舒适体位，告知患者及其家属置管期间注意事项。

（16）整理用物：按要求处理用物和医疗废弃物。

（17）洗手：脱手套，洗手。

（18）记录：记录置管时间，胃气囊、食管气囊注水的总量和时间，患者生命体征等情况。

五、护理注意事项

（1）观察胃肠减压引流袋中引流物，判断止血是否有效。若2~3小时后引流袋内仍有鲜血，应及时检查气囊内压力。如有漏气而致压力下降，应补充注气。

（2）每2~3小时检查气囊内压力1次，如压力不足应及时注气增压，每8~12小时放松牵引和放气1次，半小时后重复充气及牵引。

（3）应密切观察生命体征，胃内容物及大便次数、色、量并记录，如见胃肠减压器内有新鲜血，立即做必要的处理并记录出血量。

（4）置管期间禁止饮水，每天口腔护理2~4次；保持鼻腔黏膜清洁湿润，及时清除分泌物。用液状石蜡滴入插管的鼻腔内，每天3次，减少管道对黏膜的刺激。

（5）放置48~72小时后，如胃内无血性胃内容物吸出，则可放气12小时观察，确认无继续出血则可拔管。拔管前吞服液状石蜡20~30mL并抽尽气囊内空气，拔管时不宜用力过猛。通常置管3~5天，一般最长不超过10天。

六、并发症及处理

（一）食管黏膜溃疡、出血及穿孔

1.预防

（1）清醒患者插管前做好解释，取得患者配合；烦躁者可适当使用镇静剂；轻度昏迷者可肌内注射阿托品0.5mg，减轻恶心后方可插管。

（2）插管前用液状石蜡充分润滑三腔二囊管，插入时动作轻柔，避免过度刺激及反复插管。

（3）做好鼻腔护理，每日2次向鼻腔内滴入少量液状石蜡。

（4）放置时间不宜超过72小时，出血停止后定时放松牵引。

（5）控制牵引重物为500g，严格控制气囊注水量，食管气囊注水不超过150mL。

（6）拔管前口服液状石蜡。

2.处理

（1）及时查找出血原因，必要时请五官科会诊。

（2）已有食管黏膜损伤者，应予以禁食，使用抑酸药物。

（3）对已出血者，立即予以止血处理。

（4）食管穿孔者，立即送外科手术。

（二）呼吸困难或窒息

1.预防

（1）插管时注意观察患者有无恶心、呛咳及发绀等不适。

（2）正确测量长度,保证胃管通过贲门处。

（3）插管后及时清除口鼻腔分泌物。

（4）插管后在导管出鼻腔处分别做好标记,以便观察导管是否有滑出。

（5）置管期间加强观察,注意患者有无呼吸困难等表现。

2.处理

一旦出现,应立即通知医生,迅速剪断导管放水,并给予对症处理。

（三）误吸、吸入性肺炎

1.预防

（1）做好健康宣教,告知患者置管期间禁食、禁水,并讲解其重要性,嘱患者勿吞咽唾液、痰液等分泌物,避免误吸。

（2）每日2次做好口腔护理,及时吸尽口腔、咽喉部分泌物。

（3）患者呕血时,立即给予头低侧卧位,清除口鼻腔内血块,保持呼吸道通畅。

2.处理

已发生误吸、吸入性肺炎者,留取痰液、血液标本,及时送检,鼓励患者咳嗽排痰,有肺部感染迹象者及时使用抗生素,同时给予对症、支持治疗。

（四）气囊漏气、破裂

1.预防

（1）插管前检查三腔二囊管气囊有无破损、粘连、漏气及管腔堵塞。

（2）掌握胃底气囊、食管气囊达到适宜压力所需的注水量。

（3）注气后用细绳将注水口反折后夹紧,防止漏水。

（4）定时观察有无漏水等情况发生。

2.处理

（1）确定气囊破裂,不宜立即拔管,根据患者出血控制情况,采取不同处理方法,并做好解释工作。

（2）出血已控制者,可给予拔管。

（3）出血基本控制或出血量明显减少者,可直接从胃管内注入止血药,待出血控制后再拔管。

（4）出血未控制者,需立即拔管,重新置管或者改用其他抢救方法。

（五）拔管困难

1.预防

（1）每2小时抽吸胃管一次,保持通畅。

（2）拔管前口服液状石蜡,使黏膜与气囊粘连松解后再拔管。

（3）置管时间不超过72小时,无出血后应定时放松牵引,避免牵引时间过长。

2.处理

(1)遇拔管困难不可强行拔管,应分次少量口服液状石蜡10～20mL,再拔管。

(2)如遇无法抽出囊内气体导致拔管困难,需经摄片确认后,可剪去三腔二囊管三叉端或行内镜下气囊穿破术等处理后进行拔管。

(3)拔管后需密切观察有无再次出血。

(六)心律失常、心搏骤停

1.预防

(1)置管时,抽吸到胃内容物后再将导管插至65cm处,使气囊完全通过贲门后再进行注水。

(2)置管后,在导管上做好标记,定期检查导管末端有无液体外漏。

(3)出现胸骨后不适、恶心或频繁早搏等症状时立即调整三腔二囊管的位置,必要时,放水拔管后重新置管。

2.处理

如出现心搏骤停,立即剪断三腔二囊管,放出液体,开放气道,遵医嘱用药,必要时实施胸外心脏按压和人工呼吸。

(李惠娟)

第三章 急性中毒

第一节 一氧化碳中毒

一、定义

一氧化碳俗称煤气,为无色、无臭、无味、无刺激性的气体,是含碳物质燃烧不全的产物。一氧化碳中毒最常见的原因是生活用煤气外漏或用煤炉取暖时空气不流通,其他如炼钢、化学工业及采矿等生产过程中操作不慎或发生意外事故等均可引起煤气中毒。

二、病因与发病机制

一氧化碳经呼吸道吸入后,与血红蛋白结合成碳氧血红蛋白($HbCO$),失去携氧能力。一氧化碳与血红蛋白的亲和力较氧与血红蛋白的亲和力大 $250\sim300$ 倍,且解离速度为氧合血红蛋白(HbO_2)的 $1/3600$,因而可使组织缺氧,使氧离曲线左移。组织缺氧严重,中枢神经首先受累,严重者出现脑水肿、继发性脑血管病变、缺氧性脑病及形成后遗症或迟发性脑病、心肌损害和各类心律失常。

三、临床表现

一氧化碳中毒表现为头晕、头痛、无力、恶心、呕吐、心慌、站立不稳。中度中毒患者出现意识模糊或谵妄、浅昏迷,重者抽搐、大小便失禁、昏迷,呈去大脑皮质状态(可睁眼,但无意识,不语、不动),血压下降、呼吸困难等,口唇及两颊呈樱桃红色。

四、辅助检查

(1)毒物分析:提供可疑的剩余食品、药品、呕吐物、血、尿、便等进行毒物鉴定。

(2)检测某些特异性生化指标或细胞形态:如亚硝酸盐中毒时,测定高铁血红蛋白;一氧化碳中毒时,测定碳氧血红蛋白;有机磷中毒时,测定胆碱酯酶活性等。

(3)常规检查:根据病情,检查血常规、电解质、动脉血气分析等,以了解各器官功能情况。

五、治疗

(一)迅速脱离中毒现场
将患者移送至空气新鲜处,如为密闭居室应立即开窗通风,松开患者衣领、裤带,保持呼吸道通畅,注意保暖。呼吸、心搏停止者应立即进行心肺复苏。

(二)纠正缺氧
立即给予鼻导管吸氧,对于昏迷或碳氧血红蛋白>25%,即使未出现昏迷症状者,也应立即进行高压氧治疗。高压氧治疗应在早期,最好在 4 小时内进行,中毒超过 36 小时效果甚微。高压氧治疗的压力为 2~3 个绝对大气压单位,每日治疗 1~2 次,每次 1~2 小时,清醒后改为每日 1 次,疗程为 5~20 天。如无高压氧设备,应采用氧浓度>60%的面罩给氧或氧流量 8~10L/min 的鼻导管给氧,一般不超过 24 小时,以免发生氧中毒。

(三)改善脑组织代谢
对昏迷时间较长、高热或频繁抽搐者,可采用以头部降温为主的冬眠疗法,以减少脑代谢率,增加脑对缺氧的耐受性。早期给予 ATP 40mg、辅酶 A 100U、细胞色素 C 30mg 加入 10% 葡萄糖注射液中静脉滴注,以促进脑细胞功能恢复。应用脱水剂、利尿剂以防止脑水肿,脑水肿控制后可给予低分子右旋糖酐 500mL 加酚妥拉明 10mg 缓慢静脉滴注,以解除脑血管痉挛,改善脑血液循环。

(四)对症治疗
低血压休克者给予扩容抗休克,抽搐者给予地西泮、苯巴比妥,肺部感染者给予有效抗生素。

六、护理

(一)常规护理
一旦怀疑患者为一氧化碳中毒,迅速将患者抬离现场,移至空气新鲜处,解开领口,清除口鼻分泌物,保持呼吸道通畅,给予吸氧或高压氧治疗。昏迷患者定时翻身,预防压疮、肺炎及泌尿系统感染。

(二)专科护理
昏迷伴高热、抽搐者应给予以头部降温为主的冬眠疗法,降温和解痉的同时要注意保暖,防止自伤和坠伤。

(三)病情观察
观察患者的体温、脉搏、呼吸、血压、面色和症状、体征改善情况。抽血查碳氧血红蛋白宜尽早进行。注意神经系统表现及皮肤、肢体受压部位的损害情况,如急性痴呆性木僵、癫痫、失语、肢体瘫痪、惊厥、皮肤水疱等,观察有无腺苷三磷酸过敏等药物反应。

(四)健康教育
加强预防一氧化碳中毒的宣传,居室需通风良好,家庭用火炉要用烟囱,有煤炉生火或使用液化气时门窗不能紧闭,严防煤气管泄露。厂矿应认真执行安全操作规程。

第二节　急性酒精中毒

一、定义

急性酒精中毒,俗称酒醉,是机体一次性摄入大量乙醇(酒精)引起的中枢神经系统由兴奋转为抑制的状态,严重者出现呼吸抑制及休克。大量乙醇首先作用于大脑皮质,其后皮质下中枢和小脑也受累表现为先兴奋后抑制,最后,抑制脑血管运动和呼吸中枢。

二、病因与发病机制

(一)病因
多因一次饮入过量的酒精或酒类饮料所致,中毒量有个体差异。

(二)发病机制
摄入的酒精 80% 由十二指肠及空肠吸收,已吸收的酒精 90% 在肝内经酶作用氧化为乙醛,最后氧化为二氧化碳和水,仅有微量由尿排出。酒精是中枢神经系统抑制剂,初始作用于大脑,皮质功能受抑制,患者处于兴奋状态,继之影响延髓和脊髓,抑制血管运动中枢,使血管扩张,血压下降;严重中毒可引起呼吸和循环衰竭。

三、临床表现

(一)症状与体征
早期面红或苍白、脉速、多言、精神激动、自控力丧失、恶心、呕吐,继而嗜睡。共济失调期,走路步态蹒跚,动作拙笨,言语含糊不清,常有神志错乱,语无伦次。嗜睡期,昏睡不醒,皮肤苍白、冷漠、瞳孔散大。呼吸慢、带鼾声,可有轻度发绀和心跳慢、脉弱呈休克状态,严重者昏迷,伴抽搐和大小便失禁,最终可发生呼吸麻痹致死。短时间内大量摄入酒精可直接进入抑制期。可发生低血糖,出现脑水肿、高热、惊厥等,严重者出现呼吸麻痹、循环衰竭而死亡。其血液、尿液、呕吐物中均含有酒精。

(二)心理状况
患者烦躁不安、过度兴奋,有饮酒史,呼吸有强烈酒味。早期面色潮红、精神兴奋、语无伦次,继而恶心、呕吐、心率增加。重者呈现昏迷,呼吸浅慢,有鼾声。患者不能积极配合治疗。

四、辅助检查

(一)血、尿酒精浓度的测定
有诊断及中毒程度评估意义。

(二)其他血液检查
包括血生化、肝功能、肾功能、出凝血功能等。

（三）其他辅助检查

心电图、脑电图、脑 CT 或 MRI 检查,有鉴别诊断及中毒程度评估意义。

五、治疗

（一）急性中毒的治疗

轻型患者,一般无须特殊治疗。可使其卧床休息、保暖,即可逐渐恢复。但对重症患者应迅速采取下述措施。

(1)清除毒物:由于乙醇吸收快,一般洗胃意义不大;如在 2 小时内的重度中毒患者,可考虑应用 1% 碳酸氢钠或生理盐水洗胃。对昏迷、呼吸抑制、休克的严重病例或同时服用甲醇或其他可疑药物时,应尽早行血液透析治疗,可成功挽救患者生命。

(2)纳洛酮的应用:纳洛酮对乙醇中毒所致的意识障碍、呼吸抑制、休克有较好的疗效。用法:0.4～0.8mg 加入 25% 葡萄糖注射液 20mL 中静脉注射,必要时 15～30 分钟重复 1 次或用 1.2～2mg 加入 5%～10% 葡萄糖注射液中持续静脉滴注,直至达到满意效果。

也可选用醒脑静注射液和胞磷胆碱治疗重度乙醇中毒。成人为醒脑静注射液 20mL 加入 5%～10% 葡萄糖注射液 250mL 中静脉滴注;胞磷胆碱 0.5～1g 加入 5%～10% 葡萄糖注射液 500mL 中静脉滴注。

(3)促进乙醇氧化代谢:可给 50% 葡萄糖注射液 100mL,同时肌内注射维生素 B_1、维生素 B_6 和烟酸各 100mg,以加速乙醇在体内氧化代谢。

也可选用美他多辛注射液(0.3g/5mL),本品为乙醛脱氢酶激活剂,能促乙醇的代谢,降低乙醇摄入时的血浆乙醇水平。

(4)迅速纠治低血糖:部分病例可出现低血糖昏迷,应注意与乙醇直接作用所致的昏迷鉴别。故急性中毒的重症患者应检测血糖,如有低血糖,应立即静脉注射高渗葡萄糖注射液。

(5)对症支持疗法。

（二）戒断综合征的治疗

患者应安静休息,保证睡眠。加强营养,给予维生素 B_1、维生素 B_2。有低血糖时静注高渗葡萄糖注射液。重症患者宜选用短效镇静药控制症状,常选用地西泮,依病情每 1～2 小时口服 5～10mg,症状稳定后可给予维持镇静的剂量,8～12 小时一次。有癫痫病史者可用苯妥英钠。

六、护理

（一）常规护理

1.心理护理

观察患者的情绪变化,了解患者的心理状态。根据不同的心理状态,给予相应的护理。

2.注意保暖

洗胃后患者容易感到寒冷,甚至寒战,应给予保暖并补充能量。重度中毒患者常有大小便失禁,要及时更换尿湿的衣裤,必要时留置导尿,烦躁不安者可用床档保护或用绷带约束四肢,防止坠床。

（二）专科护理

1.及时清除毒物

根据医嘱洗胃、催吐、透析等方法尽快清除体内酒精。洗胃、催吐过程中要防止患者误吸。

2.呼吸监测

对使用呼吸机辅助呼吸的患者应注意监测血气分析。每2小时做血气分析1次，根据血气分析结果，调节呼吸机的参数，以避免体内的酸碱平衡失调。

3.观察纳洛酮反应

纳洛酮为特异阿片受体拮抗药，主要解除β_2内啡肽的中枢神经系统抑制作用，消除酒精中毒时产生的自由基，使其迅速恢复清醒状态，但个别患者用药后可有头晕、收缩压升高等症状，故应注意观察。

（三）病情观察

重度中毒者常伴有昏迷或昏睡，生命体征也随之发生改变，甚至危及生命。应定时监测意识、瞳孔、血压、呼吸、脉搏，做好记录，发现异常及时报告医师。

（四）健康教育

(1)加强卫生宣教，强调长期过量饮酒的危害性。

(2)对工业用酒精、医用酒精要加强管理，避免误饮或滥用。

第三节　巴比妥类药物中毒

一、定义

巴比妥类药物为应用较普遍的催眠药物，按其作用时间可分为长效、中效、短效三大类，一般口服2～5倍催眠剂量的巴比妥类药物即可发生轻度中毒；口服用药为催眠剂量的5～9倍可引起中度中毒；15～20倍则可引起重度中毒，甚至有生命危险。

二、病因与发病机制

本类药物抑制神经细胞的兴奋性，阻断脑干网状结构上行激动系统的传导，抑制大脑皮质及丘脑，使反射功能消失，影响呼吸系统功能及呼吸运动的节律性，对心肌及血管床有直接抑制作用，可导致休克、心电图异常等，并使胃肠道张力及运动降低。

三、临床表现

初期可出现兴奋症状，如躁狂、惊厥，随后转为嗜睡、昏迷，出现呼吸浅慢、脉搏微弱、血压下降、瞳孔缩小、肌肉松弛、腱反射减弱或消失。重度中毒早期可有四肢肌张力增强，腱反射亢进,病理反射阳性。后期全身肌肉弛缓,各种反射消失,呼吸及循环衰竭而死亡。

四、辅助检查

取患者的胃内容物、血、尿做安眠镇静药定性及定量检查。

五、治疗

有明确的药物接触史及有意识障碍、呼吸抑制、血压下降等临床症状,并排除相似疾病和中毒可以临床诊断,胃液、血液、尿液中检出镇静药并达到中毒浓度可以确诊。对于有意识障碍,但不能提供药物接触史的患者应与下列疾病鉴别。

(1)精神抑制状态:常见于癔症或强烈精神刺激后,患者不动、不语、双目紧闭、屏气、对轻度刺激无反应,但翻开眼睑可见眼球转动,有眼颤、生命体征平稳,强刺激有反应。

(2)与各种原因所致的昏迷相鉴别,通过详细询问病史、认真查体、进一步做有关辅助检查,常不难诊断。严重意识障碍者通常在诊断完善检查过程中需吸氧及心电、血压、血氧饱和度无创监测,处理如下。

(一)清除毒物

(1)服毒量大者尽快用1∶5000高锰酸钾溶液或清水洗胃,洗胃后胃内灌入药用活性炭50～100g,然后给予硫酸钠30g导泻,服毒量小者可单用口服活性炭。以碱化尿液促进巴比妥类由肾脏排泄,可静脉滴注5%碳酸氢钠200mL。

(2)血液透析或血液灌流适用于下列情况。①中枢抑制状态逐渐加重,表现为昏迷、呼吸缓慢。②摄入已达致死量的毒物,且估计大部分药物已吸收,病情危重者。③合并肾功能不全者。血液透析对苯巴比妥有效,对苯二氮䓬类效果较差。血液灌流对各类镇静催眠药物有效。

(二)解除抑制,促进意识恢复

巴比妥类药物中毒无特效解毒药。氟马西尼(安易醒)是苯二氮䓬类拮抗剂,通过竞争置换苯二氮䓬类中枢神经受体,逆转其中枢镇静作用,在没有癫痫发作史及风险时可用于逆转苯二氮䓬类药物的镇静作用。用法:1.0mg(=10mL)以等量生理盐水或5%葡萄糖注射液稀释,静脉推注,首次推0.2mg(15秒),隔1分钟后,如未达到效果,可再推注0.3mg;以后依次每分钟推注0.2mg、0.3mg,最大总量可用至2mg,一般总用量达0.5～1.0mg时即可见效。因本药半衰期短,约1小时,故对有效者每小时应重复给药0.1～0.4mg,以防症状复发。纳洛酮可迅速拮抗内源性阿片肽所致的意识障碍及呼吸抑制,促进苏醒,改善脑代谢,适用于各类镇静催眠药导致的中枢抑制,剂量:0.4～0.8mg静脉注射,可反复使用,直到呼吸抑制解除或清醒。

(三)对症处理,维持生命功能

(1)保持气道通畅:对处于昏迷患者注意气道保护,及时清除分泌物,有呼吸衰竭、呼吸浅表或不规则行气管插管,机械通气辅助呼吸。

（2）维持血压：急性中毒出现低血压多由血管扩张所致，应首先输液补充血容量，如无效，可给予多巴胺、去甲肾上腺素等升压药，维持收缩压在 90～110mmHg 为宜。

六、护理

（一）常规护理

（1）安静卧床休息，做好自杀者的心理护理。

（2）躁动患者做好安全护理，防止坠床和外伤。

（3）昏迷患者应常翻身、拍背，针对病原菌选用抗生素治疗，预防肺炎。

（4）防止肢体压迫，清洁皮肤，防止皮肤大疱出现。

（5）饮食护理：应给予高热量、高蛋白、易消化的流质饮食。昏迷时间超过 3～5 天，应予鼻饲补充营养及水分。

（6）预防并发症：指导患者有效咳嗽，经常变换体位，昏迷患者应定时翻身、拍背、吸痰，遵医嘱应用抗生素预防肺炎；防止肢体压迫，及时清洁皮肤以预防皮肤大疱；输液速度不可过快以防肺水肿。

（7）心理护理：多与患者沟通，了解中毒的原因，保守患者的秘密，加以疏导、教育，对服药自杀者，不宜让其单独留在病房内，应加强看护，防止患者再度自杀。加强心理疏导和心理支持工作。

（二）专科护理

1.迅速消除毒物

（1）口服中毒者，以 1∶5000 高锰酸钾溶液或清水洗胃，对于昏迷者，应先证实胃管在胃内再行洗胃，以免灌洗液误入气管。

（2）洗胃后灌入硫酸镁 30g 导泻，并用碳酸氢钠溶液加速药物排泄。

2.保持呼吸道通畅

（1）及时给予吸氧。

（2）及时清除口腔及气管内分泌物，必要时行气管插管或气管切开。

（3）呼吸中枢抑制者可给予呼吸中枢兴奋剂。每 2 小时翻身拍背 1 次，防止坠积性肺炎发生。

3.促进药物排泄

（1）静脉补液，每天 3000～4000mL(5％葡萄糖注射液或生理盐水)，密切观察尿量。

（2）碱化尿液，促进药物由肾排出。

（3）静脉滴注呋塞米，每次 40～80mg，每小时要求尿量在 250mL 以上。准确记录出入量，防止水、电解质和酸碱平衡失调。

（4）血压降低者可给予升压治疗。

（5）对于严重中效类药物中毒所致肾功能不全患者。可考虑血液或腹膜透析疗法。

第四节　急性有机磷农药中毒

一、定义

急性有机磷农药中毒（AOPP）在临床上最常见。有机磷农药多为暗棕色具有蒜臭味的微挥发性的油状液体，少数为结晶。一般难溶于水（美曲磷酯除外），易溶于多种有机溶剂，遇碱分解失效（美曲磷酯除外），常用剂型有乳剂、油剂、粉剂和喷雾剂等。

二、病因与中毒机制

（一）病因

1.生产性中毒

在农药生产过程中因自我防护不当造成意外接触而中毒。

2.生活性中毒

多为误食、误服或自服。应了解毒物的种类、剂量、中毒时间、中毒经过及中毒途径。有机磷农药可经消化道、皮肤和呼吸道吸收。

（二）中毒机制

有机磷农药中毒的机制一般认为是抑制胆碱酯酶活性。正常情况下，胆碱能神经兴奋所释放的递质——乙酰胆碱，可被胆碱酯酶水解为乙酸和胆碱而失去活性，有机磷进入人体后与体内胆碱酯酶迅速结合形成磷酰化胆碱酯酶，使胆碱酯酶失去水解乙酰胆碱的能力，导致组织中乙酰胆碱大量蓄积，引起胆碱能受体活性紊乱，使有胆碱能受体的器官功能发生障碍，中毒患者表现为先兴奋后抑制。

三、临床表现

急性中毒发病时间与毒物种类、剂量和侵入途径密切相关。口服中毒者多在5～10分钟内发病，经皮肤吸收者多在4～8小时后出现症状。

（一）毒蕈碱样症状

毒蕈碱样症状又称M样症状，出现最早，主要是副交感神经末梢兴奋所致。临床表现有平滑肌收缩、腺体分泌增加，如瞳孔缩小、恶心、呕吐、腹痛、腹泻、多汗、流涎、流泪、心率减慢、呼吸困难，甚至肺水肿、大小便失禁等。

（二）烟碱样症状

烟碱样症状又称N样症状，为乙酰胆碱在横纹肌神经肌肉接头处过度蓄积和刺激，使眼睑、面、舌、四肢和全身横纹肌发生肌纤维颤动，甚至全身肌肉强直性痉挛。表现为肌束颤动、牙关紧闭、抽搐，而后发生肌力减退和瘫痪，呼吸肌麻痹致周围性呼吸衰竭。

（三）中枢神经系统症状

中枢神经系统症状为中枢神经系统细胞突触间胆碱能受体兴奋所致，表现为头痛、头晕、烦躁不安、共济失调、谵妄等兴奋症状,严重时出现言语障碍、抽搐、昏迷等。

(四)中毒后"反跳"、迟发性神经病变及中间肌无力综合征(IMS)

AOPP 患者,经治疗后临床症状好转,但在数日至 1 周后突然急剧恶化,重新出现有机磷中毒的症状,甚至发生肺水肿、昏迷或猝死,此为中毒后"反跳现象。"这与残留在皮肤、毛发、胃肠道的毒物重吸收或解毒药停药过早、过快有关。急性中毒一般无后遗症,但也有个别患者在中毒症状消失后 2～3 周可发生迟缓性神经损害,出现感觉、运动型多发性神经病变表现,主要累及肢体末端,可发生下肢瘫痪、四肢肌肉萎缩等,称为迟发性神经病变。少数病例在急性症状缓解后和迟发性神经病变发生前,在中毒后 1～4 天突然发生以呼吸肌麻痹为主的症状群,称为中间肌无力综合征。这与胆碱酯酶长期受到抑制,影响神经肌肉接头处突触后功能有关。

四、辅助检查

(1)血胆碱酯酶测定是诊断有机磷农药中毒的标志酶,一般胆碱酯酶活性降至正常人均值 70% 以下有意义。

(2)血、尿、胃内容物或洗胃液中检出有机磷农药或尿中检出其分解产物三氯乙醇或对硝基酚。

五、治疗

(一)迅速清除毒物

将中毒者移离染毒环境,脱去污染衣物,用清水彻底清洗染毒的皮肤、甲下和毛发。经口中毒者尽早洗胃,原则是宜用粗胃管反复洗胃,持续引流,即首次洗胃后保留胃管,间隔 3～4 小时重复洗胃,洗至引出液清澈、无味为止,洗胃液总量一般需要 10L 左右。洗胃液可用清水、2% 碳酸氢钠溶液(敌百虫忌用)或 1:5000 高锰酸钾溶液(对硫磷忌用)。应待病情好转、ChE 活力基本恢复正常方可拔掉胃管。洗胃后注入 20% 甘露醇 250mL 或 50% 硫酸钠 60～100mL 导泻。如因喉头水肿或痉挛,不能插入胃管或饱食后胃管阻塞,可胃造瘘洗胃。

(二)特效解毒剂的应用

在清除毒物过程中,应同时使用胆碱酯酶重活化剂和抗胆碱药治疗。用药原则是:根据病情早期、足量、联合和重复应用解毒药,并且选用合理用药途径及择期停药。

1.ChE 复能药

国内常用的有氯解磷定(氯磷定)和碘解磷定(解磷定),前者为首选。氯磷定的首次用量为:轻度中毒 0.5～1.0g,中度中毒 1.0～2.0g,重度中毒 2.0～3.0g,肌内注射或静脉注射。解磷定的剂量按氯解磷定剂量折算,1g 氯解磷定相当于 1.5g 解磷定,本品只能静脉应用。碘解磷定的首次用量为:轻度中毒 0.4～0.8g,中度中毒 0.8～1.2g,重度中毒 1.2～1.6g。首次给药要足量,旨在使解毒剂短时间内尽快达到有效血药浓度。应用 ChE 复能药后,N 样症状如肌颤等消失和全血 ChE 活性恢复至 50%～60% 以上时,显示 ChE 复能药用药剂量足,可暂停给药。如未出现上述指标,应尽快补充用药,再给首次半量。如洗胃彻底,轻度中毒无须重复用药;中度中毒首次足量给药后一般重复 1～2 次即可;重度中毒首次给药后 30～60 分钟未出现药物足量指征时应重复用药。

对 AOPP 中间综合征致呼吸衰竭患者,推荐用突击量氯解磷定静脉或肌内注射;1g 每小时 1 次,连用 3 次;接着 2 小时 1 次,连用 3 次;以后每 4 小时 1 次,直到 24 小时;24 小时后,每 4 小时 1 次,用 2~3 天为一疗程;以后按 4~6 小时 1 次,时间视病情而定。胆碱酯酶活力达到 50%~60% 时停药。

ChE 复能药对甲拌磷、对硫磷、内吸磷、甲胺磷、乙硫磷和肟硫磷等中毒疗效好,对敌敌畏、敌百虫中毒疗效差,对乐果和马拉硫磷中毒疗效不明显。对中毒 24~48 小时后已老化的 ChE 无复活作用。对 ChE 复能药疗效不佳者,以抗胆碱药和对症治疗为主。

2.抗胆碱药

(1)外周性抗胆碱药:主要作用于外周 M 受体,能缓解 M 样症状,对 N 受体无明显作用。常用阿托品。首次用量为:轻度中毒 2.0~4.0mg,中度中毒 5.0~10.0mg,重度中毒 10.0~20.0mg,依病情每 10~30 分钟或 1~2 小时给药一次,直至患者 M 样症状消失或出现"阿托品化"。阿托品化指征为口干、皮肤干燥、心率稍快(90~100 次/分)、瞳孔较前扩大和肺湿啰音消失,显示抗胆碱药用量足,此时,可暂停给药或给予维持量。如未出现上述指标,应尽快补充用药至出现上述指标为止。当中毒晚期 ChE 已"老化"或其活性低于 50% 时,应给予适量抗胆碱药维持"阿托品化",直至全血 ChE 活性恢复至 50%~60% 以上为止。如出现瞳孔明显扩大、神志模糊、烦躁不安、抽搐、昏迷和尿潴留等为阿托品中毒,立即停用阿托品。

(2)中枢性抗胆碱药:如东莨菪碱、苯那辛、苯扎托品等,对中枢 M 受体和 N 受体作用强,对外周 M 受体作用弱。东莨菪碱首次用量为:轻度中毒 0.3~0.5mg,中度中毒 0.5~1.0mg,重度中毒 2.0~4.0mg。盐酸戊乙奎醚(长托宁)对外周 M 受体和中枢 M 受体、N 受体均有作用,但选择性作用于 M_1 受体、M_2 受体亚型,对 M_2 受体作用极弱,对心率无明显影响;较阿托品作用强,有效剂量小,作用时间(半衰期 6~8 小时)长,不良反应少。首次用量为:轻度中毒 1.0~2.0mg,中度中毒 2.0~4.0mg,重度中毒 4.0~6.0mg。首次用药需与氯解磷定合用。

当中毒患者经急救治疗后,主要的中毒症状基本消失,全血 ChE 活性恢复至 50%~60% 及以上时,可停药观察;如停药 12~24 小时及以上,其 ChE 活性仍保持在 60% 以上时,可出院。但重度中毒患者通常至少观察 3~7 天再出院。

(三)对症支持治疗

1.保持呼吸道通畅

吸除气道分泌物,给氧;对昏迷患者,须气管插管,呼吸衰竭时进行人工通气。

2.维持循环功能

包括抗休克治疗、纠正心律失常等。

3.镇静抗惊

早期使用地西泮,能间接抑制中枢乙酰胆碱的释放,并通过阻滞钙通道抑制神经末梢发放异常冲动,保护神经肌肉接头。AOPP 使用地西泮可起到镇静、抗焦虑、肌肉松弛、抗惊厥和保护心肌的作用。可用于经解毒治疗后仍有烦躁不安、抽搐的患者,用法为 10~20mg 肌内注射或静脉注射,必要时可重复。

（四）血液净化疗法

对重度中毒,尤其是就医较迟、洗胃不彻底、吸收毒物较多者,可行血液灌流或血浆置换治疗。

六、护 理

（一）密切观察生命体征和神志、瞳孔

呼吸衰竭是首要死因。中毒早期,呼吸道有大量分泌物且可伴有肺水肿的发生,应予以吸氧,备吸痰盘于床旁,开放气道,必要时行气管插管、气管切开,呼吸抑制时用呼吸机辅助呼吸。发生循环衰竭时立即心肺复苏。重度中毒者病情变化快,应随时观察神志、瞳孔的变化,保证输液畅通,以保证抢救的成功。

（二）洗胃护理

毒物种类不明确时,用清水或0.9%氯化钠溶液洗胃,非敌百虫中毒者可用2%碳酸氢钠溶液洗胃,非1605、1059、乐果中毒者可用1：（5000～10 000）的高锰酸钾溶液洗胃。洗胃液的温度以35～38℃为宜。第一次洗胃后应保留洗胃管24小时以上,以便进行反复洗胃。原因为:①首次洗胃不彻底,洗胃后的呕吐物仍有有机磷农药味;②有机磷毒物吸收后,血液中的毒物浓度高于洗胃后胃肠道的浓度,毒物可重新弥散到胃液中;③胃皱襞内残留的毒物随胃蠕动再次排入胃腔。

（三）用药观察和护理

复能剂如应用过量、注射太快或未经稀释用药均可产生中毒,抑制胆碱酯酶,发生呼吸抑制;复能剂在碱性环境中不稳定,易水解成有剧毒的氰化物,所以禁止与碱性药物配伍。应用阿托品时要随时观察患者的皮肤湿润度、颜色、心率、瞳孔等情况,准确把握"阿托品化",防止出现阿托品中毒。"阿托品化"的临床表现为瞳孔较前散大、口干、皮肤干燥、颜面潮红、肺部湿啰音消失及心率加快,体温正常或轻度升高。按照新的观点,阿托品用到口干、无汗、肺部啰音消失即可,不必用到瞳孔散大,颜面潮红。"阿托品化"与阿托品中毒的剂量接近,临床上一般很难准确把握。当患者出现谵妄、躁动、幻觉,甚至抽搐、昏迷时,应考虑为阿托品中毒,应酌情减量。

（四）加强病情观察

保证呼吸道的畅通,维持生命体征的稳定,详细记录出入量。追踪胆碱酯酶活力的测定结果。如胆碱酯酶活力无好转,应重复给药,重复测定。连续3次胆碱酯酶活力保持在50%以上才可以出院。还要警惕中毒"反跳"现象和中间期肌无力综合征的发生,所以要延长观察时间。

（五）心理护理

有机磷中毒的一个重要原因是自杀,自杀原因很多,有家庭的、个人的和社会的。在患者苏醒后应密切观察患者的表情、言行和情绪反应,把握时间主动与患者沟通,针对自杀原因予以心理辅导,防止再次自杀。

（六）加强基础护理

做好口腔护理,每日1～2次,以消除口腔异味,减少感染机会。有留置导尿的患者要行会

阴部护理,定期更换引流袋。床单位干净、舒适,注意营养,科学饮食。

(七)健康教育

普及预防有机磷农药中毒的有关知识,特别是向接触农药的相关群体广泛宣传各类有机磷农药可经皮肤、呼吸道、胃肠道吸收,会导致人体中毒。喷洒农药时要遵守操作规程,加强个人防护,穿长袖衣裤及鞋袜,戴口罩、帽子及手套,使用后需用清水反复清洗后才方可进食等。对于出院患者应强调在家休息 2～3 周,不要单独外出,以免因发生迟发性神经损害而导致意外。自杀中毒者要告知患者亲属加强陪伴和心理疏导,帮助其学会积极应对。

第五节　百草枯中毒

一、定义

百草枯(PQ)又名对草快,是一种速效、触杀型除草剂,为白色结晶,不易挥发,易溶于水,微溶于乙醇。在生产和使用过程中主要经胃肠道和皮肤吸收,严重中毒多由口服途径引起,由于其不易挥发,一般不易经吸入发生中毒。急性 PQ 中毒患者以多脏器功能损害为临床表现,其中以肺损伤最具特征性。总病死率为 20%～75%,且存活人群中绝大多数存在肺间质纤维化,无特效解毒药,预后很差。

二、病因与中毒机制

(一)病因

百草枯可经胃肠道、皮肤和呼吸道吸收,因其无挥发性,一般不易经吸入发生中毒。其中毒的主要途径是口服中毒。口服致死量为 2～6g,口服吸收率为 5%～15%,存留时间较久。

(二)中毒机制

百草枯口服后吸收快,排泄缓慢,毒性作用可持续存在,肺是其主要靶器官。百草枯能产生过氧化物离子,损害Ⅰ型和Ⅱ型肺泡上皮细胞,引起肿胀变性和坏死,抑制肺表面活性物质的产生,其结果发生广泛的肺纤维化。由于肺泡细胞对 PQ 具有主动摄取和蓄积特性,故肺损伤为最突出表现。同时还可引起肾小管坏死,肝中央小叶细胞损害、坏死,心肌炎,肺动脉中层增厚,肾上腺皮质坏死等。

三、临床表现

(一)局部刺激症状

皮肤黏膜出现红斑、水疱和溃疡等接触性皮炎表现,眼部接触可引起结膜和角膜灼伤。

(二)呼吸系统症状

呼吸系统损害最为突出。主要表现为咳嗽、咳痰、咯血、呼吸困难等,常于 24 小时内迅速出现肺水肿及出血,并出现弥散性进行性肺纤维化所导致的低氧血症。患者最终死于呼吸衰竭。

（三）消化道症状

口服中毒者可引起舌、口腔、食管黏膜糜烂、溃疡及灼痛等化学烧伤症状,继而出现吞咽困难、声音嘶哑等症状,同时还伴有发热、恶心、呕吐、腹痛、腹泻、便血等症状。

（四）其他系统损害

泌尿系统可损害肾小管,产生蛋白尿、血尿,血中尿素氮肌酐升高,引起急性肾衰竭;患者还可出现心肌损害以及严重的中枢神经系统抑制症状。

四、辅助检查

（一）明确PQ的摄入量

测定患者血液、尿液中的PQ浓度,尿检测为阴性时可于患者摄入PQ 6小时再次测定,如仍为阴性,则出现严重后遗症的可能性小。

（二）血气分析

在抢救过程中连续进行血气分析检测,中毒者可表现为低氧血症。

（三）影像学检查

影像学检查随时间变化而变化:中毒早期表现为肺纹理增多,毛玻璃样改变,重者可形成"白肺";中毒中期肺大部分实变,肺泡结节,部分肺纤维化;中毒后期可表现为肺网状纤维化及肺不张。

五、治疗

（一）阻止毒物继续吸收

接触量大者立即脱离现场。皮肤污染时立即用流动清水或肥皂水冲洗15分钟,眼污染时立即用清水冲洗10分钟,口服者立即给予催吐和洗胃,然后采用"白＋黑方案"进行全胃肠洗消治疗,"白"即蒙脱石散,"黑"即活性炭。具体方法:蒙脱石散30g溶于20％甘露醇250mL,分次服用,活性炭30g(粉剂)溶于20％甘露醇250mL,分次服用。首次剂量2小时内服完,第2天及以后分次服完即可。第3、第4天甘露醇剂量减半,可加适量矿泉水稀释。在没有上述药品的情况下,中毒早期现场给予适量泥浆水口服有助于改善预后。

（二）清除已吸收的毒物

血液灌流是清除血液中百草枯的有效治疗手段。早期血液灌流可以迅速清除毒物,宜在洗胃后马上进行,6小时内完成效果较好,超过上述时限血液灌流仍可有效清除毒物。但是,由于百草枯经胃肠道吸收快,且迅速分布到身体各组织器官,血液净化较难减轻体内各器官的百草枯负荷量,毒物检测结果对血液灌流治疗具有指导意义。目前尚无令人信服的临床证据证明持续血液净化及反复血浆置换有益。

（三）使用糖皮质激素

糖皮质激素是治疗百草枯中毒的主要治疗药物,早期足量糖皮质激素治疗首选甲泼尼龙,重症患者可给予甲泼尼龙每日500～1000mg冲击治疗,连用3～5天后,根据病情逐渐减量。

（四）对症及综合治疗

普萘洛尔可与结合于肺组织的毒物竞争,使其释放出来,用法为每天10～30mg;及早应用自由基清除剂,如维生素 C、维生素 E、维生素 A,还原型谷胱甘肽,超氧化物歧化酶(SOD)等;保护胃黏膜,防治感染,对症、支持治疗,一般不主张氧疗,以免加重肺损伤,除非 $PaO_2 <$ 40mmHg 或发生急性呼吸窘迫综合征(ARDS)时可吸入 $>21\%$ 氧气或用 PEEP 机械通气;中医中药:丹参、川芎、银杏叶提取物、大黄等能对抗自由基、抑制纤维化,可以试用。

(五)防治晚期肺纤维化,合理使用环磷酰胺

传统的加勒比方案包括环磷酰胺、地塞米松、呋塞米、维生素 B 和维生素 C,但是鉴于百草枯中毒可以引起严重的肝肾损害,而环磷酰胺作为一种烷化剂具有明显的肝肾毒性,重症患者并没有因为早期使用环磷酰胺而受益。目前对于百草枯中毒,特别是重度中毒是否使用环磷酰胺及何时使用尚存在不同意见。有观点认为肝肾功能恢复(一般 2 周)后,如果仍有肺损伤,可以使用环磷酰胺 800mg,加入生理盐水中静脉滴注 1 次,1 个月后根据肺 CT 情况决定是否重复使用。

六、护理

(一)常规护理

关心体贴患者,耐心倾听患者主诉。应保护服毒自杀患者隐私,加强正确引导,防止患者再次自杀。与患者家属积极沟通,取得理解。

(二)专科护理

应实施 24 小时监护,密切观察病情变化和并发症的发生,做好口腔卫生,及时吸痰、防止肺部感染。

(三)病情观察

观察血压、呼吸,掌握出入量及心电监护等。

(四)健康教育

(1)严格执行农药管理的有关规定,实行生产许可和销售专营制度,避免农药扩散和随意购买。

(2)开展安全使用农药教育,提高防毒能力。

(3)改进生产工艺和喷洒装备,防止跑、冒、滴、漏。

(4)遵守安全操作规程,如站在上风向退行喷洒,穿长衣长裤,戴防护眼镜,使用塑料薄膜围裙,一旦皮肤受到污染应及时清洗。

(5)严格管理,避免药品流失,个人不存药;在药液中加入警告色、恶臭剂或催吐剂等以防误吸。

第六节　强酸中毒

一、定义

强酸类主要指硫酸、硝酸、盐酸 3 种无机酸,三者均有腐蚀作用,中毒原因有经口误服,呼

吸道吸入大量酸雾、皮肤接触而致腐蚀性灼伤。

二、病因与发病机制

强酸可经皮肤、消化道、呼吸道进入体内,经血循环分布到全身,造成中毒性损害,尤以肝、肾损害明显。强酸的主要毒害作用是使蛋白质凝固,造成凝固性坏死,接触局部可发生充血、水肿、坏死和溃疡,肝、肾常有脂肪变性和坏死。

三、临床表现

(一)局部表现

1.呼吸道化学性烧灼伤

见于吸入中毒。强酸类酸雾吸入呼吸道有刺激作用,呛咳、咳泡沫状痰,痰带血丝等;浓度较高时可发生喉痉挛或支气管痉挛、水肿,发绀、呼吸困难,甚至可致急性窒息而死亡;可致化学性肺炎,重症者导致多器官功能障碍综合征(MODS)。高浓度硝酸烟雾与空气接触释出二氧化氮,吸入后直接刺激支气管黏膜和肺泡细胞,导致肺水肿。此外,眼也会同时被强酸烟雾刺激而发生急性结膜、角膜或全眼炎,甚至导致失明。

2.皮肤化学性烧灼伤

见于接触性中毒。皮肤接触强酸后即发生灼伤、腐蚀、坏死和溃疡形成,其程度因接触的时间、面积和强酸液的数量而不同。因强酸与皮肤接触后引起细胞脱水,蛋白凝固,故灼伤后创面干燥,边缘分界清楚,肿胀较轻;不同种类的酸与皮肤蛋白形成不同的蛋白凝固物,故灼伤的痂皮或焦痂色泽,随酸的种类而异,如硝酸为黄色,硫酸为黑色或棕色,盐酸为灰棕色,氢氟酸为灰白色。以后瘢痕形成,甚至导致颜面、躯干或肢体的畸形和功能障碍。

3.消化道化学性烧灼伤

见于口服中毒。口服强酸后,口腔黏膜糜烂,可产生不同色泽痂皮。患者口、咽、喉头、食管、胃均有剧烈灼痛,恶心呕吐反复不已,呕吐物内含有血液和黏膜组织。食管及胃黏膜严重腐蚀,受损组织收缩变脆,严重时1~2天可发生穿孔,继发弥散性腹膜炎。虽有口渴,但因喉头水肿和痉挛,吞咽困难。急性中毒过后,常遗留食管瘢痕狭窄、幽门狭窄和消化道器质性或功能性紊乱等后遗症。

(二)全身性中毒表现

(1)局部剧痛引起反射性精神神经症状或痛性休克。

(2)大量强酸吸收入血,可致严重的酸中毒,肝、肾均呈明显损害征象,甚至发生急性肾损伤。部分患者逐渐出现意识障碍,终至呼吸中枢麻痹而死亡。少部分患者可并有高铁血红蛋白血症。

氢氟酸中毒常可合并急性氟中毒,高渗性的氟离子可渗透组织深层,溶解细胞膜,造成表皮、真皮及皮下组织及肌层液性坏死,损害可深达骨膜,甚至骨骼无菌性坏死。氟离子与体内的钙、镁离子结合,形成不溶的氟化钙、氟化镁,出现低血钙、低血镁,可引起室性心律失常,甚至出现心搏骤停,心肌酶谱检查可明显升高。因设备意外及爆炸引起的氢氟酸外溢,可发生闪电样死亡。

四、辅助检查

中毒后呕吐物或清洗液中可测到相应的毒物,尿中可有蛋白、红细胞、白细胞、管型。

五、治疗

(一)吸入性中毒

有喉头水肿、痉挛或窒息者,应及早施行气管切开术,并清除气管腔内的分泌物、脱落黏膜组织,确保呼吸道通畅和通气功能,并加压给氧或机械通气。有肺水肿或休克则予以相应处理。对于一般轻症病例可用 2%～4%碳酸氢钠溶液雾化吸入。

(二)皮肤接触灼伤

立即用大量流动水冲洗,至少 15 分钟。然后局部用中和剂,如 2%～5%碳酸氢钠、1%氨水或肥皂水,以后再用水冲洗,以防酸进一步渗入。草酸及氢氟酸灼伤,局部及静脉注射 10%葡萄糖酸钙。有文献报道化学性灼伤可使用"万能洗消液"敌腐特灵冲洗,其对酸、碱两性物质均有中和作用,尤其与酸中和时不产生热量,避免因清洗产生的热量而加剧损伤;对酸、碱灼伤均有良好治疗作用。

眼灼伤应以生理盐水或清水彻底冲洗结膜囊,用量为每只眼至少 500mL,冲洗时间为 5～10 分钟。眼局部给予透明质酸钠溶液可减轻严重的眼并发症。

(三)经口中毒

一般禁忌催吐和胃管洗胃,以免加重食管和胃损伤或导致穿孔;也不能口服碳酸氢钠溶液,以免因产生 CO_2 气体而增加胃穿孔的危险。应即刻口服 10%氢氧化铝凝胶、2.5%氧化镁溶液或 7.5%氢氧化镁混悬液 60mL。内服润滑剂如生蛋清 60mL 调水或牛奶 200mL,再服植物油 100～200mL。立即补液,除 5%葡萄糖氯化钠溶液外,还应用碱性药物如 5%碳酸氢钠 250～500mL 或 1.87%乳酸钠 500mL 静脉滴注以拮抗酸中毒。铬酸中毒用 5%硫代硫酸钠静注,氢氟酸或草酸中毒用 10%葡萄糖酸钙 10mL 静注,并纠正电解质紊乱。为预防消化道瘢痕形成,在服酸后第 2 天起可给泼尼松口服每次 10mg,每日 3 次,共 2 周。为预防食管狭窄应及早考虑扩张术。

(四)对症支持疗法

包括镇静止痛,补液,纠正酸中毒,防治休克,使用广谱抗生素预防感染,对重症患者加强对心肺和腹部情况的监护,及时发现和处理严重合并症。

六、护理

(一)常规护理

1.口腔护理

吞服强酸类毒物,易致口腔黏膜糜烂、出血、坏死,即刻需用清水、中和剂冲洗。已引起口腔黏膜灼伤者,口腔分泌物增加,再加上食管痉挛易致吸入性肺炎,因此要加强口腔护理,可用

1％～4％过氧化氢溶液擦洗口腔,防止厌氧菌感染,动作宜轻柔,尽量避免新鲜创面。急性期宜少漱口,以减少疼痛,避免再出血。

2.营养支持

中毒早期严格禁食,经中心静脉胃肠外营养,中毒恢复期宜改为流质饮食,少量多餐,逐渐过渡到半流食、普食,避免干、硬、刺激性、不易消化食物的摄入。吞咽障碍者可考虑鼻饲供给营养,应注意过早插入胃管有引起食管狭窄延长的可能,应慎用。

3.心理护理

由于此类患者极度痛苦,尤其出现食管狭窄不能进食者,再加上经济的负担,极易产生悲观绝望情绪。因此,应加强与患者的沟通,取得患者的信赖,及时给予疏导和心理支持,树立战胜疾病的信心和生活的勇气,实行24小时监控,防止患者的过激行为。

（二）专科护理

1.对强酸、强碱类毒物接触皮肤的患者

清洗毒物首选以清水为宜,并要求冲洗时间在15～30分钟或稍长一些,然后选用合适的中和剂,如酸灼伤,局部用2％～5％碳酸氢钠或1％肥皂水中和,碱灼伤用1％醋酸或4％硼酸中和。

2.口服强酸、强碱的患者

禁止洗胃,可给予胃黏膜保护剂如牛奶、蛋清、米汤、植物油等经胃管缓慢注入胃内,注意用力不要过大,速度不宜过快,防止造成穿孔。

第七节　强碱中毒

一、定义

强碱包括氢氧化钠、氢氧化钾、次氯酸钠、氧化钠、氧化钾以及腐蚀作用较弱的碳酸钠、碳酸钾、氢氧化钙、氧化钙、氢氧化铵等。漂白粉内含3％～6％次氯酸钾,强碱类化合物用途甚广,亦含于日常所用的去污剂、沟渠清洁剂、擦亮剂、去除油漆剂及烫发剂中。小儿中毒大多由于误服所致。

二、病因与发病机制

强碱可接触皮肤或通过消化道进入,与组织蛋白结合形成可溶性、胶样的碱性蛋白盐,皂化脂肪,使组织脱水,碱吸收后可引起碱中毒和肝、肾脂肪变性与坏死,并出现全身症状。

三、临床表现

（1）皮肤黏膜接触强碱,可有局部灼痛、充血、水肿、糜烂或形成先为白色、后变为红棕色的痂,脱落后可形成溃疡。严重碱灼伤可引起体液丢失而发生休克。眼损害时可发生结膜炎、角膜炎、角膜溃疡。

（2）吸入氢氧化铵释出的氨,有氨中毒表现和呼吸道刺激性症状。吸入高浓度氨气,少数因反射性声门痉挛而呼吸骤停。支气管损害严重,可咯出大量泡沫样痰及坏死组织,很快出现肺水肿,如不积极抢救,迅速发生休克和昏迷。

（3）口服强碱后,口腔黏膜呈红色或棕色,有水肿、溃疡。口腔、咽喉、食管和胃有强烈烧灼痛,腹部绞痛。反复呕吐,呕吐物中有血性液体,常有腹泻和血性大便。声音嘶哑、语言障碍和吞咽困难。严重病例可发生食管、胃穿孔。强碱吸收后可引起碱中毒和肝肾功能损害,出现手足搐搦。重症发生休克和昏迷,为早期死亡原因。后期可因继发感染、胃肠道出血及急性肾衰竭而危及生命。食管和胃黏膜病变较深,后遗狭窄很常见。

四、辅助检查

中毒后呕吐物或清洗液中可测到相应的毒物。

五、治疗

（一）皮肤接触者

要争取在现场立即用大量流动水冲洗,在清洗的同时即可清除腐皮,以防碱性物质继续皂化加深创面。冲洗时间至少 20 分钟,再用 1% 醋酸冲洗创面。冲洗期间应不断用试纸测定创面的中和情况,直到创面的碱性逐渐减弱后停止冲洗。切勿在冲洗前应用弱酸中和剂,否则产生中和热量,加重灼伤。Ⅱ度以上灼伤用 2% 醋酸溶液湿敷,眼灼伤时冲洗更应彻底,至少冲洗 15～30 分钟。石灰灼伤时,应先将石灰粉末拭干净,再用大量流水冲洗,以免石灰遇水生热,加重灼伤;禁用生理盐水冲洗,以免生成碱性更强的氢氧化钠。

（二）口服中毒者

应迅速应用弱酸溶液中和,如口服食用醋、1% 醋酸或 5% 稀盐酸,但碳酸盐(如碳酸钠、碳酸钾)中毒时禁用,应改服硫酸镁,以免产生过多 CO_2 导致胃肠胀气、穿孔。接着给生蛋清及橄榄油。由于强碱作用迅速,不可拘泥于用上述灌胃液,最简便迅速的方法是立即口服1000～1500mL 清水,稀释强碱的浓度。禁忌洗胃及导泻。支持疗法为补液纠正脱水,补充钙剂,防治休克及肾功能衰竭。当穿孔危险期过后,应尽早做食管扩张术。如吞咽困难发生较早,可先放置保留胃管,以阻止食管完全狭窄。早期应用1～2周的皮质激素,可减少食管瘢痕狭窄的发生。

（三）吸入性中毒者

吸氧,如发生急性肺水肿应及早做气管切开,因氨吸入后大量的呼吸道分泌物及脱落之假膜,可经气管切开处吸引管内吸出,以保持呼吸道通畅,预防窒息。早期施行雾化吸入,可减轻呼吸道灼伤程度。

六、护理

（一）常规护理

1.口腔护理

吞服强碱类毒物,易致口腔黏膜糜烂、出血、坏死,即刻需用清水、中和剂冲洗。已引起口腔黏膜灼伤者,口腔分泌物增加,再加上食管痉挛易致吸入性肺炎,因此要加强口腔护理,可用1‰~4‰过氧化氢溶液擦洗口腔,防止厌氧菌感染,动作宜轻柔,尽量避免新鲜创面。急性期宜少漱口,以减少疼痛,避免再出血。

2.营养支持

中毒早期严格禁食,经中心静脉胃肠外营养,中毒恢复期宜改为流质饮食,少量多餐,逐渐过渡到半流食、普食,避免干、硬、刺激性、不易消化食物的摄入。吞咽障碍者可考虑鼻饲供给营养,应注意过早插入胃管有引起食管狭窄延长的可能,应慎用。

3.心理护理

由于此类患者极度痛苦,尤其出现食管狭窄不能进食者,再加上经济的负担,极易产生悲观绝望情绪。因此,应加强与患者的沟通,取得患者的信赖,及时给予疏导和心理支持,树立战胜疾病的信心和生活的勇气,实行 24 小时监控,防止患者的过激行为。

(二)专科护理

(1)皮肤灼伤:立即用大量流动水冲洗,然后用弱酸中和,中和剂切勿在冲洗前使用,否则产生中和热,加重烧伤。

(2)眼部灼伤:立即用大量清水或生理盐水冲洗 20 分钟,再用 3‰硼酸溶液冲洗,然后用抗细菌及抗病毒的眼药水滴眼。

(3)消化道灼伤:严禁洗胃和催吐,可给予蛋清、牛奶等口服保护胃黏膜。

(4)吸入性氨中毒应给予吸氧,保持呼吸道通畅,必要时气管切开。

(5)补液,纠正电解质紊乱,防止休克及肾衰竭。

第八节　食物中毒

一、定义

食物中毒是由于进食被细菌或毒素所污染的食物而引起的急性感染中毒性疾病。临床上可分为胃肠型与神经型肉毒中毒两大类。

二、病因与发病机制

食物中毒是指摄入了含有生物性、化学性有毒有害物质后或把有毒有害物质当作食物摄入后所出现的而非传染性的急性或亚急性疾病,属于食源性疾病的范畴。食物中毒既不包括因暴饮暴食而引起的急性胃肠炎、食源性肠道传染病(如伤寒)和寄生虫病(如囊虫病),也不包括因一次大量或者长期少量摄入某些有毒有害物质而引起的以慢性中毒为主要特征(如致畸、致癌、致突变)的疾病。

含生物性、化学性有害物质引起的食物中毒的食物包括以下 5 类:致病菌或其毒素污染的食物;已达急性中毒剂量的有毒化学物质污染的食物;外形与食物相似而本身含有毒素的物质,如毒蕈;本身含有毒物质,而加工、烹调方法不当未能将其除去的食物,如河豚、木薯;由于贮存条件不当,在贮存过程中产生有毒物质的食物,如发芽土豆。

三、临床表现

潜伏期 6~72 小时。临床表现为腹痛、腹泻、恶心、呕吐、发热,大便多为水样便,少数为黏液血便。严重者可出现烦躁、抽搐、血压下降、缺氧等脓毒症休克表现。肉毒杆菌中毒可出现神经系统症状,表现为软弱无力、视物模糊、眼肌瘫痪、共济失调、吞咽困难等。可死于中枢性呼吸衰竭。

四、辅助检查

(1)病原菌培养。
(2)血清凝集试验:取急性期和恢复期患者的血清与相应的细菌进行凝集试验。

五、治疗

当确诊食物中毒后,应立即催吐、洗胃、导泻、抗感染和对症支持治疗。

六、护理

(一)常规护理

1.心理护理

中毒早期以迅速清除体内毒素为主,患者中毒后 48 小时内应严格禁食;应耐心向患者及其家属解释原因,寻求患者配合和患者家属的监督;待病情好转后,经医生认可再进食清淡易消化的饮食,做到少食多餐。

2.饮食护理

食物中毒表现为突发性急症,患者及其家属面对突发情况时多紧张、焦虑甚至情绪激动,担忧抢救预后;尤其是集体中毒的混乱场面会加重患者的心理负担,在这种情况下,医护人员更要以沉着冷静的态度应对抢救工作。急救护理的同时,护士要以温和的态度向患者解释食物中毒相关知识并告知治疗方法,尽量安抚患者紧张焦虑的情绪,获得患者的信任与配合。抢救过程中做到动作轻巧娴熟、抢救工作有条不紊,用谨慎的态度和精湛的技术消除患者的恐惧感;待抢救工作顺利进行后及时为患者家属答疑。

(二)专科护理

(1)首先确保生命体征正常平稳,肉毒中毒可因呼吸中枢麻痹而危及生命,因此,对肉毒中毒者应加强呼吸道管理,必要时行气管切开,呼吸机辅助呼吸。

(2)胃肠型食物中毒,脱水严重者应积极补充液体、电解质,进行抗休克治疗。

(3)抗生素的应用。

(4)肉毒中毒者早期给予多价抗毒血清,在起病 24 小时内或肌肉瘫痪前使用效果最佳。

(5)补充足够营养及水分,必要时可鼻饲。

第九节 亚硝酸盐中毒

一、定义

亚硝酸盐中毒又称为肠源性发绀,是指进食了亚硝酸盐含量较高的腌制品、肉制品及变质的蔬菜或误食了工业用亚硝酸盐而导致的,以组织缺氧为主要表现的急性中毒。

二、病因与发病机制

新鲜腌制咸菜或变质陈腐的韭菜、菠菜、卷心菜、萝卜、莴苣等含有较多的硝酸盐,这些腌制和变质蔬菜中硝酸盐被肠道细菌还原为亚硝酸盐,亚硝酸盐是氧化剂,吸收后使血红蛋白氧化为高铁血红蛋白,后者无携氧功能,使组织缺氧。

三、临床表现

亚硝酸盐中毒往往急性发病,摄入 0.2～0.5g 亚硝酸盐即可引起中毒,摄入 1～2g 即可致死。因误食亚硝酸盐中毒时,潜伏期一般为 10～15 分钟;因大量摄入存储过久的青菜引发中毒时,潜伏期为 1～3 小时,长者可达 20 小时。

(一)特征表现

有组织缺氧导致的青紫现象,如口唇、指甲、舌尖青紫,重症眼结膜、面部及全身皮肤出现青紫。

(二)其他表现

1.轻度中毒

表现为头晕、头痛、耳鸣、乏力、心跳加速、嗜睡或烦躁、恶心、呕吐、腹痛、腹泻、四肢麻木、呼吸困难等。

2.重度中毒

除以上症状外,可伴神志不清、抽搐、昏迷、心律失常、大小便失禁、休克甚至发生循环衰竭及肺水肿,常因呼吸衰竭而死亡。

四、辅助检查

血液中高铁血红蛋白的定量检验和剩余食物中亚硝酸盐的定量检验。

五、治疗

(一)迅速排除毒物

采取催吐、洗胃、使用药用炭及导泻等方法清除毒素。进食时间短且神志清楚者,可用筷子或其他物品轻轻刺激咽喉部催吐或饮用大量温水诱发反射性呕吐。再用生理盐水或

1：5000高锰酸钾溶液反复洗胃,直至洗出液澄清无味为止。洗胃后由胃管注入20％甘露醇250～500mL溶液导泻,加速毒物的排泄,减少肠道内毒素吸收。

(二)吸氧

呼吸麻痹是亚硝酸盐中毒死亡的主要原因之一。因此保持呼吸道通畅,纠正缺氧是抢救成功与否的关键。置患者于通风良好的环境中,适当保暖,及时清除口腔、呼吸道分泌物,给予高流量吸氧,有条件者可采用高压氧舱治疗。

(三)使用特效解毒药

亚甲蓝(又称美蓝)是亚硝酸盐中毒的特效解毒药,能使高铁血红蛋白还原成血红蛋白,促进氧的释放,纠正组织缺氧。小剂量1％亚甲蓝1～2mg/kg加入10％葡萄糖注射液250mL静脉缓慢滴注,1～2小时后未见好转或症状再次出现可重复使用直至发绀消失。禁忌快速大剂量(10mg/kg)应用亚甲蓝。因大剂量应用可使血红蛋白被氧化为高铁血红蛋白。亚甲蓝注射过快,可出现恶心、呕吐及腹痛等不良反应。所以亚甲蓝在应用时一定要注意不要过量,重症患者按上述剂量用药12小时后发绀不退重复1次,每天总剂量不超过260mg。高渗葡萄糖注射液可提高血浆渗透压,增加解毒功能并短暂利尿。维生素C也具有还原功能,可与亚甲蓝合用增强效果。

(四)输新鲜血或红细胞置换治疗

中毒严重者可输入新鲜血300～500mL或行血液净化疗法,必要时可考虑行换血疗法。

(五)对症治疗,防治并发症

维护重要脏器功能,积极控制休克、抽搐、呼吸衰竭等并发症,如使用呼吸兴奋药、纠正心律失常药物等。

六、护理

(一)常规护理

1.监测生命体征

根据患者病情及收集到的资料做好评估,迅速建立有效的静脉通道,各种抢救措施同时、快速、有序进行,争取抢救时间,提高抢救成功率。

2.保持呼吸道通畅,预防窒息

患者平卧位,头偏向一侧,有利于分泌物及时排出,并及时清除口、鼻腔内分泌物,预防呕吐物、呼吸道分泌物过多导致吸入性窒息。

3.氧疗

对轻、中、重度食物中毒的患者,均给予高流量氧气吸入,5～8L/min可提高血氧饱和度,改善组织细胞的缺氧症状。必要时面罩吸氧,密切观察氧疗效果。

4.营养支持

病情平稳后,可给予能量合剂、维生素C等支持疗法,鼓励患者多饮水,有利于毒物排出。

5.心理护理

亚硝酸盐中毒时,患者及其家属普遍存在紧张、恐惧情绪,护理人员应及时并适时地向患者及其家属讲述毒物的性质、常见症状以及主要治疗方法,取得患者信任。根据病情向患者及其家属交代注意事项,安慰、稳定患者及其家属情绪,给患者以鼓励和关心。

(二)专科护理

1.清除毒物

症状轻,神志清楚且能合作者,口服外用生理盐水 300~500mL 及饮温矿泉水后,刺激咽后壁或舌根发生呕吐,通过反复催吐洗胃,至呕吐物澄清无味为止。症状较重者进行电动洗胃,洗胃应尽早进行,一般在服毒后 6 小时内洗胃有效,应尽快通过洗胃迅速排出胃内毒物,洗胃过程中保持呼吸道通畅。此外,口服具有清热、解毒、通便作用的大黄,每次 10g,每天 3 次,以清除进入肠道内的毒物,促使毒物排出。

2.保持呼吸道通畅

呼吸麻痹是亚硝酸盐中毒死亡的主要原因之一。保持呼吸道通畅,纠正缺氧,对于预防呼吸麻痹有积极作用。置患者于通风良好的环境中,适当保暖,及时清除口腔及呼吸道的分泌物,立即给予 4~8L/min 的氧气吸入,并根据患者情况调整流量。经过吸氧,患者的缺氧状态可得到明显改善。

第十节　毒蕈中毒

一、定义

毒蕈为有毒的野生蘑菇,形状与食用菌相似,常被误食导致中毒。

二、病因与发病机制

毒蕈所含毒素随品种不同而异,其发病机制亦不同。如含毒蕈碱,主要是刺激兴奋神经节后胆碱能神经;含溶血毒素(如马鞍蕈酸等),作用于红细胞使之溶解;含肝毒素(如毒肽和毒伞肽等)则作用于肝细胞,引起肝坏死;而神经毒素(如异噁唑类衍生物、蟾蜍素等)作用于神经系统,出现神经精神症状;含有吲哚的毒蕈,可致振荡和幻觉,是由于致幻素所致。

三、临床表现

(一)胃肠炎型

潜伏期 10 分钟至 6 小时,表现为剧烈恶心、呕吐、腹泻、腹痛等,经治疗后可迅速恢复。

(二)神经型

潜伏期 1~6 小时,除胃肠炎症状外尚有副交感神经兴奋的表现,如流涎、流泪、多汗、瞳孔缩小、脉搏缓慢等,严重者可出现肺水肿、呼吸抑制、谵妄、昏迷,甚至死亡。早期应用阿托品类药物治疗效果较好。

（三）溶血型

除胃肠炎外能引起溶血性贫血、黄疸、血红蛋白尿等，积极治疗后可恢复。

（四）精神异常型

除胃肠炎症状外以精神异常为主，多有幻觉，部分患者有迫害妄想，类似精神分裂症，也可出现头晕、精神错乱、神志不清、昏睡等，经治疗可恢复，病死率低。

（五）肝坏死型

此型中毒病情凶险，变化较多，一般食后 15～30 小时突然出现吐泻等胃肠炎表现，常在 1 天内自愈，进入"假愈期"。然后 1～2 天出现肝功能损害，可累及肝、脑、肾、心脏等，可有肝肿大、黄疸、出血、烦躁不安或淡漠、嗜睡，甚至惊厥、昏迷，常因神经中枢抑制或肝性脑病而死亡。

四、辅助检查

可将剩余食蕈喂动物后观察或做毒物鉴定，也可从胃内容物或残余蕈中提取溶于水的毒蕈碱，注入青蛙体内观察有无毒蕈碱症状。

五、治疗

（1）清除毒物：立即用 1∶10 000～1∶15 000 高锰酸钾或 0.5％鞣酸反复洗胃，再灌入特效解毒剂或活性炭，以清除和沉淀毒物，最后灌入硫酸镁导泻，也可甘草绿豆汤口服或灌肠帮助解毒。

（2）应用阿托品等抗胆碱药：适用于含毒蕈碱的中毒，对中毒性心肌炎所致的房室传导阻滞和中毒性脑炎所致的呼吸衰竭具有治疗作用，可用 0.5～1mg 皮下注射，每 0.5～6 小时 1 次，必要时加大剂量，并改静脉注射。如表现为类阿托品样中毒作用的临床征象，则不宜用阿托品。

（3）应用巯基解毒药：对肝损害型毒蕈中毒有一定疗效，常用有二巯丙磺酸钠、二巯丁二钠或 L-半胱氨酸，成人用 5％二巯丙磺酸钠 5mL 肌内注射或用葡萄糖盐水 20mL 稀释后静脉滴注，每天 2 次，连用 5～7 天。

（4）应用糖皮质激素：适用于严重毒蕈中毒，患者发生溶血反应，中毒性心肌炎，中毒性脑病，肝损害和出血倾向时，一般以短程大量用药为好。

（5）输血。

（6）采取支持治疗。

（7）采取透析治疗。

六、护理

（一）常规护理

详细做好各项记录，加强基础护理，防止并发症。

（二）专科护理

二巯丁二钠可有口臭、头痛、恶心、乏力、胸闷等不适，应缓慢注射并现配现用，肾功能不良者应慎用或禁用。

（三）病情观察

（1）密切观察各种中毒症状,采取相应的措施,观察药物反应。

（2）清除毒物洗胃时要保持呼吸道通畅,防止窒息。

（四）健康教育

应通过科学普及教育,使群众能识别毒蕈而避免采食。一般而言,凡色彩鲜艳,有疣、斑、沟裂,生泡流浆,有蕈环、蕈托及奇形怪状的野蕈均不能食用,但部分毒蕈包括剧毒的毒伞,白毒伞等与可食蕈外形极为相似,故如无充分把握,仍以不随便采食野蕈为宜。当发生毒蕈中毒病例时,对同食而未发病者也应加以观察,并做相应的排毒、解毒处理。

（武素芸）

第四章 理化因素所致疾病

第一节 中暑

一、定义

中暑是指在高温和湿度较大的环境下,机体发生体温调节功能障碍,水、电解质紊乱及酸碱失衡,心血管和中枢神经系统功能紊乱等为主要表现的急性疾病。中暑多见于年老体弱者、产妇等。临床上按照症状轻重将中暑分为先兆中暑、轻度中暑和重度中暑,重度中暑又分为热痉挛、热衰竭和热射病。

二、病因与发病机制

(一)病因

1.机体产热过多

在高温环境下长时间从事体力劳动或运动,机体产热增加,若没有良好的降温措施,容易发生热蓄积而引起中暑。

2.机体散热减少

在通风不良和湿度较高的环境下从事重体力劳动或穿紧身不透气的衣裤或先天性汗腺缺乏症患者,引起机体散热障碍,容易发生热蓄积而引起中暑。

3.机体热适应能力下降

年老、体弱、颅脑疾病患者热调节能力差,当外界环境温度增高,机体热负荷增加时,机体调节能力下降,对热的适应能力下降,容易发生代谢紊乱而引起中暑。

(二)发病机制

正常人的体温在下丘脑体温调节中枢控制下,产热和散热处于平衡状态,维持体温在37℃左右。体表的散热方式有辐射、传导、对流及蒸发。在周围环境温度超过体表温度时,通过辐射、传导及对流散热发生困难,人体只能借助汗液蒸发进行散热。若机体产热增加,大量出汗不足以散热或空气中湿度大,通风不良及汗腺功能障碍,使出汗减少、散热受阻以及对热的适应能力下降,均可造成体内热的积蓄而引起中暑,机体可发生一系列生理功能变化。

1.水、电解质代谢

当外界环境温度增高时,机体大量出汗,引起失水、失盐。当机体以失盐为主或仅补充大量水而补盐不足造成低钠血症、低氯血症,导致肌肉痉挛,发生热痉挛。

2.心血管系统

高热导致皮肤血管扩张,血压降低,血容量不足,从而导致周围循环衰竭,若此时不及时补充水与电解质,可发生热衰竭。此外,高热可引起心肌缺血,导致心律失常和心力衰竭。

3.中枢神经系统

高热可降低中枢神经系统的兴奋性,导致体温调节功能下降。高热还可引起脑细胞水肿,导致颅内压升高甚至昏迷。

三、临床表现

(一)热痉挛

主要表现有严重的肌痉挛伴有收缩痛。肌痉挛以四肢肌、咀嚼肌及腹肌等经常活动的肌肉为多见,痉挛呈对称性,时发时愈,轻者不影响工作,重者疼痛急剧,体温多正常。

(二)热衰竭

常发生在老年人及对高热不适应者。

(三)热射病

典型的临床表现为高热、无汗和意识障碍。体温可升高至41℃以上。皮肤干热,无汗,呈现潮红和苍白,周围循环衰竭时出现发绀。脉搏加快,脉压增宽,休克时血压下降,可有心律失常。出现嗜睡、谵妄和昏迷。呼吸快而浅,后期呈潮式呼吸,四肢和全身肌肉可有抽搐,瞳孔缩小、后期散大、对光反射迟钝或消失。严重者出现休克、心力衰竭、肺水肿、脑水肿、肝肾功能衰竭和弥散性血管内凝血。

(四)伴随症状

(1)伴头晕、胸闷、口渴、大汗,见于先兆中暑。

(2)伴发热(38℃以上)、皮肤湿冷、血压下降,见于轻症中暑。

(3)伴高热(40℃以上)、皮肤干燥、无汗、抽搐,见于重症中暑。

(4)伴剧烈头痛、恶心呕吐、昏迷,见于热射病。

(5)伴肌肉疼痛、腹绞痛、呃逆,见于热痉挛。

四、辅助检查

(一)血液检查

中暑时应行紧急血生化检查及动脉血气分析,热射病可见白细胞总数和中性粒细胞比例增高,血清氯、钾、钠异常,血 pH 和二氧化碳结合力可降低,严重病例常出现肝、肾、胰腺和横纹肌损害的实验室改变,血尿素氮增高,谷丙转氨酶(ALT)、谷草转氨酶(AST)、乳酸脱氢酶(LDH)活性升高,热痉挛可因严重钠缺失,血清钠、氯降低,血清肌酸激酶明显升高。热衰竭可见血液浓缩,血细胞比容增高,血清钠增高,血尿素氮增高及肝功能异常。

(二)尿常规检查

尿中可见蛋白质和管型。

（三）心电图检查

热射病可见心肌损害、ST 段改变和心律失常相应表现。

五、治疗

（一）先兆中暑与轻度中暑

1.脱离高温环境

立即将患者撤离高温环境，移至阴凉通风处或装有空调（20～25℃）的房间平卧休息，帮助患者松解或脱去外衣。

2.迅速降温

轻症患者可反复用冷水擦拭全身，直至体温低于 38℃；也可用风扇、空调等辅助降温。口服含盐清凉饮料或淡盐水，也可服用藿香正气水等。体温持续在 38.5℃以上者可口服水杨酸类解热药。可用清凉油、风油精擦拭太阳穴、风池穴、合谷穴等穴位。必要时进行补液治疗，首选平衡盐溶液。降温以患者感到清爽舒适为宜。

（二）重度中暑

迅速降温是抢救重度中暑的关键，降温速度决定患者的预后，通常应在 1 小时内使直肠温度降至 38℃左右。同时应积极纠正水、电解质紊乱和酸碱失衡，防止发生循环衰竭等并发症。

1.热痉挛

热痉挛主要为低钠血症所致，给予含盐饮料，若痉挛性肌肉反复发作，可静脉滴注生理盐水或葡萄糖氯化钠注射液。在补足液体的情况下，如仍出现阵发性肌肉痉挛和疼痛，则用 10％葡萄糖酸钙 10～20mL 缓慢静脉注射。

2.热衰竭

快速大量补液，纠正血容量不足，静脉补充葡萄糖氯化钠注射液 1000～3000mL，必要时补钾和钙。对年老体弱者，要严格控制输液速度，防止发生急性肺水肿和左心衰竭。

3.热射病

降温速度决定患者预后，迅速采取各种降温措施，包括物理降温和药物降温。

（1）物理降温：降温方法包括环境降温、体表降温和体内降温。环境降温是将患者安置在阴凉通风环境中，使用电风扇、空调等进行降温。体表降温可采用冷水或乙醇擦浴，并不断按摩四肢皮肤，使血管扩张，促进散热；头部戴冰帽，颈、腋下、腹股沟等处放置冰袋；也可将患者浸于 15～16℃冷水中降温，不能耐受冷水浸浴者除外。体内降温使用 4～10℃葡萄糖氯化钠注射液口服、胃管注入胃内、保留灌肠或静脉滴注，当直肠温度降至 38℃时，降温措施应暂时停止。

（2）药物降温：重度中暑患者物理降温的同时配合药物降温效果更好，可有效防止肌肉震颤、血管扩张，常用药物如下。①氯丙嗪：可给予 25～50mg 氯丙嗪加生理盐水 500mL 静脉滴注，1～2 小时滴完。其可调节体温中枢、扩张血管、加速散热、降低器官代谢及耗氧。②地塞米松：可给予 10～20mg 地塞米松静脉注射，既可改善机体反应性，又有利于降温，对轻度脑水肿有脱水作用。③人工冬眠：异丙嗪 8mg 加氯丙嗪 8mg 加哌替啶 25mg 缓慢静脉注射。④纳洛酮:0.4～0.8mg 纳洛酮肌内注射或静脉注射,可用于治疗高热、超高热、血压偏低及意识不清的重度中暑患者。

(三)对症治疗

重度中暑可能引起多器官功能衰竭,因此对重度中暑患者应严密监测,保持呼吸道通畅,吸氧,纠正水、电解质紊乱和酸碱失衡,积极防治休克、脑水肿、心力衰竭、急性肾衰竭、弥散性血管内凝血等。

六、护理

(一)现场急救护理

迅速将患者脱离高温环境,快速评估生命体征。中暑心力衰竭者取半卧位,血压过低者取平卧位。昏迷者保持呼吸道通畅,及时清除口鼻分泌物,充分给氧。

(二)降温护理

(1)环境降温时室温最好维持在 20～25℃,通风良好。

(2)药物降温时避免突然大量出汗而发生虚脱或休克。4℃ 5%葡萄糖氯化钠注射液静脉滴注降温时,开始滴速应稍慢,30～40 滴/分钟,待患者适应低温后再增快速度,且密切观察,防止发生急性肺水肿和左心衰竭。

(3)物理降温时冰袋放置位置应准确,注意及时更换,避免冰袋在同一部位长时间直接接触皮肤,防止冻伤。冷水或乙醇擦浴时,擦拭顺序应沿着动脉走行方向进行,大动脉处适当延长擦拭时间,提高降温效果,忌擦拭胸部、腹部和阴囊处。降温过程中可按摩患者四肢及躯干,防止周围血管收缩,导致皮肤血流淤滞。老年人、新生儿及昏迷、休克、心力衰竭、体弱或有心血管基础疾病者,不能耐受4℃冰浴,应禁用。必要时可选用15℃冷水浴或凉水淋浴。

(三)病情观察

1.观察降温效果

(1)在使用人工冬眠药物时,观察有无寒战发生。如有呼吸抑制、深昏迷、血压下降(收缩压低于 80mmHg),则停用药物降温。

(2)降温过程中每 15～30 分钟监测 1 次肛温,待肛温降至 38℃ 左右即可终止降温。

(3)观察末梢循环情况,以确定降温效果。如患者治疗后体温下降,四肢末梢转暖,发绀减轻或消失,提示治疗有效;反之,则提示病情加重。

2.并发症的监测

(1)监测水、电解质和酸碱失衡情况,注意输液速度,对老年人和原有心脏病者,输液速度要适中,避免发生左心衰竭。

(2)监测肾功能:监测尿量、尿色、尿比重,以判断肾功能状况,深茶色尿和肌肉触痛往往提示横纹肌溶解。

(3)监测血压、心率:降温时,血压应维持收缩压在 90mmHg 以上,注意有无心律失常出现。

(4)监测动脉血气、意识、瞳孔、脉搏、呼吸的变化。

（5）严密监测凝血酶原时间、凝血活酶时间、血小板计数和纤维蛋白原,以防发生弥散性血管内凝血。

（四）对症护理

（1）口腔护理:高热患者因唾液腺分泌唾液减少,口腔黏膜干燥而易发生口腔感染,应加强口腔护理,以防发生感染与溃疡。

（2）皮肤护理:高热大汗者应及时更换衣裤及被褥,保持皮肤清洁干燥,定时翻身,以防发生压疮。

（3）惊厥护理:高热惊厥者应防止坠床,预防舌咬伤,床边备开口器和舌钳,遵医嘱应用地西泮静脉注射或肌内注射。

（4）双下肢腓肠肌痉挛时,可协助患者按摩局部以减轻疼痛。

（5）昏迷者头偏向一侧,保持呼吸道通畅。

（五）健康教育

（1）避免烈日下剧烈运动或劳动,必要时用遮阳伞或戴防晒帽,穿宽松透气的浅色衣服。

（2）高温作业工人、夏季田间劳动的农民,要增加饮水量,补充含盐清凉饮料。

（3）在高温季节,工农业生产场所应加强通风、降温和防暑措施,合理调整夏季作息时间。

（4）对高温气候耐受性差的老年人、产妇、慢性疾病患者,更应做好中暑的预防。

第二节　电击伤

一、定义

电击伤俗称触电,是物理因素引起的一种损伤性疾病。一定量的电流通过人体后引起组织损伤和功能障碍,重者可致呼吸、心搏骤停而死亡。高电压还可引起电热灼伤。闪电（雷击）伤属于电击伤的一种。

二、病因与发病机制

（一）触电的原因常见为

1.主观因素

不重视安全用电,自行检修电线、电器,用湿手接触电器,在大树下躲避雷雨等。

2.客观因素

电器漏电,电线破损,高湿、化学腐蚀剂使电器的绝缘性能降低。

3.意外事故

地震、火灾、大风雪、严寒等使电线断裂下落。

（二）发病机制

1.电流强度

电击伤在很大程度上决定了组织损伤的程度。现已证明,多数人能忍受 1mA 的电流,接触 5mA 电流时有刺痛感,15mA 电流则刺激神经和肌肉,引起肌肉强直性收缩,呼吸困难;若 60mA 电流从一上肢传向另一上肢,则心脏内的电流量足以导致心室颤动;100mA 电流经过脑组织时,触电者立即失去知觉。

2.电流类型

电流分直流和交流两种类型,人体对它们的耐受力各不相同。对交流电的耐受程度要差得多,其中以低频(15~150Hz)的危险性较大,低频中又以 50~60Hz 的交流电危险性最大,由于它易落在心脏的易损期,而致心室颤动或心搏骤停。

3.电压

电压越高,电能越大,致伤的机会也越大。一般认为,12V 以下为绝对安全电压,36V 以下为安全电压。曾有 60~65V 交流电致人死亡的报道。高压交流电引起呼吸骤停较多,但易于恢复;而高压直流电引起心室颤动、心搏骤停者居多,常致人死亡。

4.电阻

人体可以看作是一个由各种电阻不同的组织组成的导体,外面是一层导电能力很差的皮肤,皮肤里面有导电能力很强的体液。皮肤的湿度和清洁度也影响电阻,潮湿或油腻的皮肤比干燥清洁的皮肤导电能力强 1000 倍。电阻的大小决定了通过人体的电流强度。当电流刚接触皮肤时,皮肤的电阻阻碍了电流进入体内,部分电流在此处转化为热能,使该处皮肤凝固炭化。皮肤凝固炭化后电阻减少,于是电流进入人体,并沿体内电阻最小的组织血液和神经组织行进,造成血管壁和神经组织变性坏死,血管内血栓形成。

5.接触电流的时间

电压为 50~80V 时,20 秒内接触电流的皮肤可发生水疱;接触 200V 电流时,电流在体内达最大值只需 1 秒左右;而接触 500V 电流时,1~2 秒皮肤即可发生Ⅲ度烧伤。实际上人体触电受伤时真正触电时间均以秒计算,遭雷击者触电时间甚至只有几十毫秒。

6.电流在人体中的通路

电流进入及流出的部位以及在体内流经的途径,都与机体损伤的程度有关。同样强度的电流只流过肌肉、肌腱等组织时,即造成重度电灼伤甚至局部炭化,也不致影响生命,但若电流经心脏、延髓、脊髓等重要组织和脏器时危险极大,常为致命性电损伤。

三、临床表现

(一)全身表现

轻度电击伤仅出现痛性肌肉收缩、惊恐、头晕、心悸、面色苍白、口唇发绀、四肢乏力等;中度电击伤表现为惊恐,面色苍白,表情呆愣,触电肢体麻木感,部分患者甚至昏倒,暂时意识丧失,但瞳孔、血压无明显变化,患者呼吸浅而速,可出现偶发或频发期前收缩,心动过速;重度电击伤立即出现意识丧失、呼吸心搏骤停。电击后常出现严重室性心律失常、肺水肿、胃肠道出血、凝血功能障碍、急性肾损伤等。应特别注意伤者有多重损伤的可能性,包括强制性肌肉损伤、内脏器官损伤和体内外烧伤。此外,由于肢体的急剧抽搐动作可引起骨折。

(二)局部表现(电热灼伤)

一般低电压电流的烧伤面小,直径一般为 0.5~2cm,呈圆形、椭圆形或蚕豆状,边缘规则整齐,与健康皮肤分界清楚,一般无痛,为焦黄色、褐色或灰色干燥创伤面,偶可见水疱形成。此类烧伤多见于电流进出口处,如手、臂或脚。

高压电流烧伤,面积较大,损伤的深度甚至深达肌肉和骨骼。轻者仅表现为皮肤干燥及烧焦的创面,面积较大,损伤较深,可达真皮层或皮下组织;较重者可有大片焦痂,组织坏死,以后脱落,感染和渗出,伤口愈合较为缓慢,形成慢性皮肤溃疡。少数患者体表皮肤烧伤并不严重,甚至无明显皮肤改变,但电流更多地通过血管、淋巴管、肌肉、神经等,造成沿着其行向的灼伤,受伤当时可能表现不明显,早期常难以从外表确定损伤范围和程度,24～48 小时后周围组织开始发红、肿胀、炎症反应;随病程进展,由于肌肉、神经或血管的凝固或断裂,可在一周或数周后逐渐表现坏死、感染、出血等,甚至发生败血症,后果严重。腹部电热灼伤可导致胆囊坏死、肠穿孔、胰腺炎、肠麻痹、肝脏损害、肾损伤等。电击创面的最突出特点为皮肤的创面很小,而皮肤下的深度组织损伤却很广泛。临床上对深部组织电灼的程度估计不足是诊断普遍存在的问题。

(三)并发症及后遗症

电击伤后 24～48 小时常出现并发症及后遗症,如心肌损伤、严重心律失常和心功能障碍;吸入性肺炎或肺水肿;消化道出血或穿孔、麻痹性肠梗阻;DIC 或溶血;肌球蛋白尿或肌红蛋白尿和急性肾损伤;骨折、肩关节脱位或无菌性骨坏死;部分电击伤者有单或双侧鼓膜破裂、听力丧失;烧伤处继发感染。电击伤后数天到数月可出现上升或横断性脊髓炎、多发性神经炎或瘫痪等;角膜烧伤、视网膜剥离、单侧或双侧白内障和视力障碍。孕妇电击伤后常发生流产、死胎或宫内发育迟缓。

(四)闪电损伤

当人被闪电击中,心搏和呼吸常立即停止。皮肤血管收缩呈网状图案,为闪电损伤特征。

四、辅助检查

对所有电击伤的基本检查应包括:心电图、心肌酶、全血细胞计数、尿液分析,特别是肌球蛋白测定。若有任何心肌受损的征象、心律不齐或胸痛则应做 12 小时心脏监护。

五、治疗

(一)切断电源与现场处置

首要任务是迅速切断电源。按当时的具体环境和条件采用最快、最安全的办法切断电源或使患者脱离电源,一般有下述 4 种方法。①关闭电掣:若电掣就在附近,立即关闭电掣是最简单、安全而有效的行动。并尽可能把保险盒打开,总电闸扳开,并派人守护总电掣闸,以防止忙乱中第三者重新合上电闸,导致其他人触电。这是一种十分重要而简便易行的安全措施。②斩断电线:若在野外或远离电掣的地方,尤其是下雨时,不便接近触电者或挑开电源线者用之;或高压输电线断落,可能附近电场效应而会产生跨步电压者,应于 20 米以外斩断输电线(注意:斩断端的电线又可能触地形成新的中心,形成跨步电压,导致救护者触电)。所用的利器因地制宜选用,如绝缘钳子、干燥锄头、铲子、有干燥木柄的刀、斧等。③挑开电线:对于高处垂落电源线触电,电掣不在附近,可用干燥木棒或竹竿挑开电源线。并注意挑开的电源线要放置好,避免他人触电。④拉开触电者:如上述方法都不易用上,可用干木棒将触电者拨离触电处。如触电者趴在漏电的机器上,可用塑料绳、干绳子或衣服拧成带子,套在患者身上,将其拉出。

在使触电者离开电源的整个过程中,应注意以下3点。①必须严格保持救护者与触电者的绝缘,包括不直接接触触电者,选用的器材必须有可靠的绝缘性能。若对所用器材绝缘性能无把握,则要在操作时,脚下垫放干燥的木板、厚塑料块等绝缘物品,使自己与大地绝缘。②在下雨天气野外抢救触电者时,一切原先有绝缘性能的器材都因淋湿而失去绝缘性能,因此更需注意。③野外高压电线触电,注意跨步电压的可能性并予以防止,最好是选择20m以外进行切断电源;确实需要进出危险地带,需保持单脚着地的跨跳步进出,绝对不容许双脚同时着地。

(二)立即进行心肺复苏

对呼吸、心搏停止者立即行CPR。因为电击后存在"假死"状态,CPR必须坚持不懈进行,直至患者清醒或出现尸僵、尸斑为止。不可轻易放弃。

(三)复苏后的处理

主要是维持呼吸、血压稳定,积极防治脑水肿、急性肾损伤等并发症,早期使用降温疗法,纠正水电解质及酸碱失调,防治继发感染。这些措施不单是在呼吸、心搏恢复后使用,而应在复苏开始时使用,并贯穿于抢救全过程。

(四)局部电热灼伤处理

创伤面周围皮肤用碘酒、酒精处理后,加盖消毒敷料包扎,减少污染。常规注射破伤风抗毒素。已有坏死肢体采用暴露疗法,伤后3~5天坏死分界线清楚后,进行坏死组织清创术。并注意创口继发性出血,并给予相应处理。如有骨折、颅脑外伤等,则在复苏的基础上同时进行积极处理。选用有效抗生素防治继发感染,特别要注意厌氧菌感染的防治。

(五)其他

电击伤后引起机体严重缺氧者较多见,一般氧疗不能奏效者可用高压氧治疗,以提高氧含量,增加氧分压和血氧的弥散,有效纠正缺氧。对神志清楚,伴有乏力、心慌、全身软弱的患者,一般卧床休息数天后即能恢复,必要时对症支持治疗。并应注意深部烧伤及可能的远期并发症。

六、护理

(一)常规护理

清醒者给予高热量、高蛋白、富含维生素的饮食,昏迷者给予鼻饲流质饮食1500~2000mL/d。

(二)专科护理

(1)电击伤常常是深部组织破坏严重,因此补液量需较同等面积火烧伤者为多。可根据患者的全身状况、末梢循环、心率、中心静脉压、尿的颜色、尿比重、血细胞比容、血气分析和每小时尿量来调整补液的质、量和速度。肢体部分严重电击烧伤时应考虑输血。然而,对严重电烧伤合并有严重心肌损害或心搏骤停复苏后或伴有颅脑损伤时,应适当限制输液量,以防止心力衰竭或肺水肿、脑水肿的发生。

(2)按时准确地使用强心药、升血压药、利尿药、抗生素,用药物后观察有无不良反应,特殊用药最好用微量泵泵入,算好每小时进入的用量。注意用药的配伍禁忌,输入多种药物最好不要在一条通路上进入,以防止出现局部配伍禁忌。

(3)电击伤患者一旦发现有血红蛋白尿,应及时用呋塞米、甘露醇等利尿剂,使尿色变清,并且同时碱化尿液。对严重酸中毒者,可应用5%碳酸氢钠溶液静脉滴注(2~4mg/kg)。对已发生急性肾衰竭者,血尿素氮超过58mg/dL时即采用血液透析或腹膜透析。

(4)电击伤时心肌遭到强大电流刺激而损伤严重,护士应密切观察生命体征变化,特别是心率、心律的变化。复苏后有可能再发生或持续存在心律失常,应立即给予电击除颤、药物除颤,并转入重症加强护理病房(ICU)监护与治疗,监测心率、心律的动态变化;每天做标准的12导联心电图,观察ST-T波的变化,以了解心肌缺血的情况;监测心肌酶谱变化,了解心肌受损害的程度并应用保护心肌的药物。

(5)伴有高处坠落伤者或伴有昏迷者应严密监测意识、瞳孔的变化,防止脑水肿加重发生脑疝,并做好昏迷患者的护理,防止呼吸系统、泌尿系统感染,压疮等并发症的发生。

(6)电击伤后,在复苏治疗不充分、通气不足的情况下,深部受损组织特别是坏死肌肉可释出大量毒性物质和异性蛋白(肌红蛋白、血红蛋白),在酸血症情况下更易沉积和堵塞肾小管,极易造成急性肾衰竭,必须早期应用利尿剂。在护理上必须重点观察尿量、尿色、性状、尿比重和肌酐、尿素氮变化以了解肾功能变化。

(7)个别患者会出现电击后综合征,表现为轻度胸部及手臂不适等症状,系肌肉极度收缩后所致;个别患者有脱发或毛发过多,女性有月经紊乱;个别患者还会有历时数月的轻度性格改变。碰到这些问题护士要做好患者的心理疏导工作,以减轻或消除电击后综合征的发生。

(三)病情观察

(1)密切观察患者的神志、瞳孔、呼吸、脉搏、血压变化。

(2)保持呼吸道通畅,面罩或鼻塞吸氧,用呼吸机者保证气道湿化,给予动态血气监测。

(3)给予持续心电监护,密切观察心率、心律变化。

(4)对于轻型触电者,神志仍清醒仅感心慌乏力、四肢麻木者,也应该在心电监护下观察1~2天。

(5)详细记录24小时出入量。

(6)观察伤口渗血、渗液及局部血液循环情况,并准确记录在重病护理单上。

(四)健康教育

(1)深达骨骼的电击伤引起肢体坏死时需及早截肢,很多人难以接受截肢而产生悲观情绪,应从以下5方面进行心理指导。①耐心向患者解释截肢的目的,电烧伤释放大量血红蛋白及肌红蛋白易沉积和堵塞肾小管,导致急性肾衰竭,此外大出血、全身感染并发症随时可能危及生命,必须截肢。②介绍身体残疾的人一样可以干任何事情的事例,激励患者树立生活的勇气,愉快地接受治疗和护理。③饮食指导:进食高热量、高蛋白、富含维生素、易消化的饮食,以供给充足的营养,提高机体抵抗力,以利于创面的修复。④休息指导:卧床休息,防止因活动使血管内血栓脱落造成重要脏器血管栓塞。⑤预防与保健指导：组织逐渐坏死侵蚀至血管时,可能发生突然出血危及生命。

（2）床旁备止血带、无菌纱布或棉垫,一旦发生出血,可应急。如果是四肢出血,先使用止血带,捆扎位置应接近伤口（减少缺血组织范围）,其他部位用无菌纱布或棉垫压迫出血部位,同时立即通知医生处理。皮瓣移植术后指导如下。①术后患肢或全身固定为一个姿势,以使皮瓣不受压和不受牵拉,注意不要随意改动姿势,患肢抬高,稍高于心脏平面,有利于静脉回流,减轻水肿。②皮瓣为一暂时性血运不良的组织,感觉和活力较差,局部加温时（如用烤灯照射）,温度不宜超过38℃。③应保持室温恒定在25~28℃,以避免气温太低导致全身血管特别是皮瓣血管痉挛,影响血液循环。④皮瓣转移术后使用止血药物时,如出现皮肤有出血点、瘀斑及其他创面的出血,应立即报告医务人员处理。⑤勿挤压、扭曲、摩擦皮瓣,以利皮瓣成活。⑥术前皮瓣愈合时间长（较正常组织长2~3倍）,影响患肢关节活动,故需做其他关节的功能锻炼,以防止肌肉萎缩。

（3）出院指导。①安全用电教育：大多数电击伤是由于操作不慎所致,应严格操作规程,加强对儿童的教育,学会急救方法。②训练皮瓣功能：皮瓣为一移植物,应有意识地加强局部的功能训练,如手指皮瓣移植后训练抓握功能。③已截肢的患者,半年后可定配假肢,以适应伤残后生活。

第三节　淹溺

一、定义

淹溺又称为溺水,是指人淹没于水或其他液体中,由于液体、污泥、杂草等物堵塞呼吸道或反射性引起喉痉挛,引起缺氧和窒息,使机体处于危急状态。淹溺后窒息合并心跳停搏称为溺死。心跳未停搏称为近乎淹溺。如得不到及时抢救,几分钟内即可死亡。

二、病因与发病机制

（一）病因

淹溺常见原因如下。①长时间游泳,气力不足,体力消耗殆尽。②肢体因冷水刺激发生抽搐或被水草缠绕。③无溺水自救能力的意外落水,常见于儿童、青少年和老年人。④不熟悉河流池塘的水流和地形而误入险区。⑤遭遇意外事故如洪水、沉船。⑥原有心脑血管疾病等,在游泳时因病情发作致意识障碍。⑦投水自杀或浅水区跳水头部被撞击发生颅脑意外。⑧潜水反射而导致心搏停止。⑨入水前过量饮酒或服用过量镇静药物等。

（二）发病机制

溺水后,人体会本能地出现反射性屏气和挣扎,以避免水进入呼吸道。但由于缺氧时间过长,被迫深呼吸,导致大量水进入呼吸道和肺泡,从而阻滞气体交换,加重缺氧和二氧化碳潴留,造成严重缺氧、高碳酸血症和代谢性酸中毒。根据发生机制不同,淹溺可分为两类:干性淹溺和湿性淹溺。

1.干性淹溺

干性淹溺是指人入水后,因惊慌、恐惧、骤然寒冷等强烈刺激,引起喉痉挛导致窒息,呼吸道和肺泡很少或无水吸入。干性淹溺常以低氧血症和代谢性酸中毒为主,一般不出现严重的呼吸性酸中毒。干性淹溺者占溺水者的10%。

2.湿性淹溺

湿性淹溺是指人淹没于水中,由于缺氧不能坚持屏气而被迫深呼吸,吸入大量水分,充塞呼吸道和肺泡,导致通气、换气功能障碍而窒息。水大量进入呼吸道数秒后即可丧失意识,发生呼吸和心搏停止。湿性淹溺者占溺水者90%。

根据发生的水域不同,淹溺又分为淡水淹溺和海水淹溺两种类型。淡水和海水成分及渗透压不同,引起的病理生理改变也不同(表4-1)。

表 4-1　海水淹溺与淡水淹溺的病理改变特点比较

分类	血容量	血液性质	红细胞损害	血浆电解质变化	室颤	主要致死原因
海水淹溺	减少	血液浓缩	很少	高钠、高钙、高镁	极少发生	急性肺水肿、急性脑水肿、心力衰竭
淡水淹溺	增加	血液稀释	大量	低钠、低氯、高钾	常见	急性肺水肿、急性脑水肿、心力衰竭、室颤

(1)淡水淹溺:江、河、湖、泊、池中的水渗透压一般较血浆渗透压低,属于低渗,统称为淡水。淡水吸入肺泡后,大量低渗液体进入血液循环,导致血容量剧增,可引起肺水肿和心力衰竭,并可稀释血液引起低钠、低氯、低蛋白血症。低渗液体使红细胞肿胀、破裂,发生溶血,出现高钾血症和血红蛋白尿。高钾血症可使心搏骤停,血红蛋白堵塞肾小管可引起急性肾衰竭。水进入呼吸道后影响通气和换气功能,造成全身严重缺氧,可导致脑水肿;缺氧及电解质紊乱可导致患者出现代谢性酸中毒。

(2)海水淹溺:海水约含3.5%氯化钠及大量钙盐和镁盐,为高渗性液体。当高渗性液体进入呼吸道和肺泡后,出现阻塞性气体交换障碍,高渗性海水使大量液体从血管腔渗出到肺泡,产生肺水肿,减少气体交换,引起缺氧,严重者导致脑水肿;同时血容量降低、血液浓缩,血钠、钙、镁和氯化物浓度增加。高钙血症可导致心动过缓和传导阻滞,甚至心搏骤停。高镁血症可抑制中枢和周围神经,导致横纹肌无力、扩张血管和降低血压。

三、临床表现

(一)全身症状

寒战、体温降低、双眼充血、面部肿胀、面色发绀或苍白、四肢厥冷、全身水肿。

(二)神经系统

头痛、狂躁、谵妄、惊厥、记忆力减退或消失、视觉障碍、牙关紧闭、肌张力增加。

(三)循环系统

脉细速或不能触及,心率、血压变化及心律失常。

（四）呼吸系统

发绀、喉痉挛、病理性呼吸、呛咳、血性泡沫痰、肺部湿啰音。

（五）消化系统

胃扩张、腹部膨胀、口鼻内充满泥沙和泡沫、呕吐、口渴。

（六）血液系统

出现溶血、血红蛋白血症、高钾血症。

（七）泌尿系统

少尿甚至无尿、血红蛋白尿。

（八）并发症

可有肺炎、肺脓肿、脑功能不全、骨折、颈椎脱位等。

四、辅助检查

（一）白细胞计数

中性粒细胞百分比升高。

（二）尿常规

可有短时间管型尿及蛋白尿。

（三）动脉血气分析

明显低氧血症及代谢性酸中毒。

（四）血清电解质测定

淡水溺水者血清钾增高，血清钠、钙、氯降低。海水溺水者血清钾、钠、钙、镁、氯均增高。

（五）心电图

常见窦性心动过速和非特异性 ST 段、T 波改变，还可有室性心律失常、完全性束支传导阻滞。

（六）X 线检查

胸部 X 线检查，轻者可有对称性肺门周围浸润，重者弥散性肺水肿，也可见片状炎性阴影。

五、治疗

（一）现场救护

缺氧时间和程度是决定淹溺预后最重要的因素。如果现场缺少有效的倒水和复苏，由于组织缺氧，将导致心搏、呼吸骤停和多器官功能衰竭。因此，快速、有效的现场救护及尽快对淹溺者进行通气和供氧是最重要的紧急抢救措施。

1.迅速将淹溺者救出水面

急救的首要步骤是脱离出水。救援者应镇静，尽可能脱去衣裤，尤其要脱去鞋靴。下水时不应正面接触淹溺者，防止被其紧紧抱住而无法施救，如被抱住，应放手自沉，使淹溺者手松开，以便再次进行救护。救援者应从淹溺者背后接近，一只手托着淹溺者头颈部，将面部托出水面或抓住腋窝使其呈仰泳状；另一只手划水游向岸边。若救援者不会游泳，切不可下水，应边呼救边寻找木棍、竹竿或绳子等,以便抛掷给淹溺者。

2.保持呼吸道通畅

将淹溺者救出后,立即清除其口、鼻腔内淤泥、杂草及呕吐物,有义齿者取下义齿,并将舌拉出。对牙关紧闭者,可捏住两侧颊肌,然后用力将口开启,松解领口和紧裹的内衣和腰带等,保持呼吸道通畅。

3.倒水处理

采用头低脚高的体位将淹溺者肺内和胃内积水排出,常用的倒水方法有3种。

(1)膝顶法:救援者取半蹲位,一腿跪地,另一腿屈膝,将淹溺者腹部横置于救护者屈膝的膝盖上,使其头部下垂,呈俯卧状,并用手按压背部,使呼吸道及胃内的积水倒出。

(2)肩顶法:救援者抱起淹溺者的双腿,将其腹部置于救援者的肩部,使淹溺者背部朝上,头胸部下垂,救援者快速抖动,使积水倒出。

(3)抱腹法:救援者从淹溺者背后双手抱住其腰腹部,使其背部在上,头胸部下垂,尽力抱起摇晃淹溺者,迅速排出积水。

注意事项:①动作敏捷,尽量避免因倒水时间过长而延误心肺复苏等措施的实施;②倒水时注意使淹溺者头胸部保持下垂,以利于积水倒出。

4.现场心肺复苏

对呼吸和心搏骤停的患者,快速倒水后应立即进行现场心肺复苏。吹气力量要大,吹气后双手按压淹溺者胸廓,以加大呼吸道通气量,克服肺泡阻力。

5.迅速转运

搬运患者过程中注意有无头颈部损伤,怀疑有损伤者给予颈托保护,然后将患者迅速转运至医院,转运途中应继续抢救。

(二)院内救护

对心肺复苏成功但还存在缺氧、酸中毒或低温者,应继续观察和治疗;对呼吸、心搏没有恢复或已恢复但不稳定者,应送入 ICU 抢救。

1.防治低温

迅速将患者置于抢救室内,换下湿衣裤,盖被保暖,冷水淹溺者及时复温对预后非常重要,可酌情采用体外或体内复温措施。

2.维持呼吸功能

给予高浓度、高流量吸氧,保持呼吸道通畅是维持呼吸功能的前提。无自主呼吸者,可行气管插管,使用人工呼吸机来间断正压呼吸或呼气末正压通气,使塌陷的肺泡重新扩张,必要时行气管切开术。静脉注射呼吸兴奋剂,如洛贝林、尼可刹米等,促使患者恢复自主呼吸。

3.治疗肺水肿

在加压给氧的同时,湿化瓶内加入 $40\% \sim 50\%$ 的乙醇,降低肺泡泡沫的表面张力,使肺泡复张改善换气功能。可选用强心、利尿药物控制肺水肿和左心衰竭。迟发型肺水肿是淹溺者主要的死亡原因,应积极预防。

4.维持循环功能

快速建立静脉通道,使用多功能心电监护仪监测生命体征,发生室颤时立即行非同步直流电除颤。患者心搏恢复后常有血压不稳或低血压状态,注意监测有无低血容量的表现,有条件的做中心静脉压监测,结合中心静脉压、血压和尿量调节输液的量和速度。

5.脑复苏

病情严重者可出现脑水肿,使用脱水剂和激素给予治疗。肾上腺皮质激素如地塞米松,对心搏骤停后出现的脑水肿有较好的防治作用,还可减少血管内溶血。20%的甘露醇有防止脑水肿和降低颅内压的作用。

6.对症处理

(1)维持水、电解质和酸碱平衡:根据淹溺者水源的性质,选用不同的补液方法。如为海水淹溺,大量液体渗入肺组织,导致血容量偏低,应及时补充液体,可选用5%葡萄糖注射液、血浆或低分子右旋糖酐,纠正血液浓缩,切忌输入生理盐水,及时纠正高钾血症和酸中毒。如为淡水淹溺,适当限制入水量,应用20%甘露醇250mL及肾上腺皮质激素静脉滴注,防治脑水肿;静脉滴注3%氯化钠溶液500mL或输入全血、浓缩血浆白蛋白,减轻肺水肿,纠正血液稀释和阻止红细胞溶解。代谢性酸中毒者给予5%的碳酸氢钠,其除治疗酸中毒外兼有纠正淹溺后血液低渗、减少溶血的作用。

(2)抗感染治疗:淹溺时气管内吸入大量污物,加之机体抵抗力下降,容易引起肺部感染,应给予抗生素预防和治疗。

(3)其他:防止急性肾衰竭的发生,保护肝肾功能,应用对肝肾无损害的药物。如有合并伤和并发症,应进行相应处理。

六、护理

(一)保持呼吸道通畅

及时、安全地清除患者口鼻异物,以保持呼吸道通畅,高流量吸氧,配合气管插管并做好机械通气准备,做好湿化气道和吸痰的护理。

(二)输液护理

淹溺者极易发生肺水肿,故应加强输液护理。淡水淹溺者,应严格控制输液速度,从小剂量、低速度开始,防止短时间内进入大量液体,从而加重肺水肿和血液稀释。海水淹溺者,切忌输入生理盐水。

(三)复温护理

冷水淹溺者及时复温,使患者体温恢复到30~32℃。复温方式分为两种。①被动复温:为患者覆盖保暖棉被、棉毯或将室温调高。②主动复温:可应用热水袋、热辐射等方法进行体外复温或采用加温加湿给氧、加温静脉输液(43℃)等方法进行体内复温。复温速度要求稳定、安全,重度低温患者复温速度应加快。

(四)观察病情

(1)密切观察体温、脉搏、呼吸、血压的变化。

(2)观察意识、瞳孔对光反射是否存在。

(3)观察有无咳痰,痰液的颜色和性质,听诊肺部啰音。

(4)观察尿的颜色、性质,注意是否出现血红蛋白尿,准确记录尿量。

(五)心理护理

淹溺患者特别是出现急性肺水肿的患者常因严重呼吸困难而烦躁不安,护理人员应消除患者焦虑与恐惧心理,解释治疗措施及目的,使其能积极配合治疗。对自杀淹溺的患者,护理人员要引导他们正确对待人生,提高心理承受力,同时做好家属的思想工作,协同帮助患者消除自杀念头。

(六)健康教育

(1)小儿游泳时必须有成人看护。

(2)游泳场所要有救护员,水深要有明显的警示标志。

(3)学会游泳是预防淹溺的有效措施,教育落水者学会自救和他救。

(4)对自杀淹溺者,嘱家属多陪伴开导,以消除患者自杀的念头。

(5)建议心脑血管疾病、癫痫患者饮酒后或服用镇静药物后避免游泳。

第四节　冻伤

一、定义

冻伤是指由于受冻引起的组织损伤。分为全身性冷损伤和局部性冷损伤。全身性冻伤称"冻僵"。局部性冻伤,轻度仅有皮肤及皮下组织受累,深度冻伤累及较深组织,出现感觉异常及僵直。

二、病因与发病机制

在寒冷的环境中、长时间在户外时,因环境条件限制,被迫保持一定的体位或因受冷、醉酒、患病、年老、体弱等原因,加之疲劳与饥饿,遇意外低温、风和潮湿的作用,在既无御寒条件又无防冻常识的情况下发生。主要发病机制是血液循环障碍和细胞代谢不良。

三、临床表现

(一)全身性冷损伤

开始时表现为头痛、头昏、四肢肌肉关节僵硬、皮肤苍白冰冷、心搏呼吸加快、血压升高。体温<33℃时,有嗜睡、健忘、心搏呼吸减慢、脉搏细弱、感觉和反应迟钝。

(二)局部性冷损伤

1.冻结性冷损伤(冻伤)

常发生在手指、足趾、耳郭和鼻,也可发生在腕、前臂、足、面、肘、踝等部位。根据损害程度临床分为四度,第一、第二度主要为组织血液循环障碍,第三、第四度有不同深度的组织坏死。

一度:皮肤浅层冻伤。初起皮肤苍白,继之为蓝紫色,以后有红肿、发痒、刺痛和感觉异常。

二度：皮肤全层冻伤。除红肿外，出现水疱，疱破后易感染。如无感染，经2～3周后水疱干枯成痂愈合，一般不留有瘢痕。

三度：冻伤累及皮肤全层和皮下组织。

四度：皮肤、皮下组织、肌肉，甚至骨骼均被冻伤。

2.非冻结性冷损伤

冻疮表现为受冻处暗紫红色隆起的水肿性红斑，边缘呈鲜红色，界限不清，痒感明显，受热后更甚。

四、辅助检查

表皮和真皮水肿。血管充血，可见红色血栓形成，继之血管内膜增生，管腔变窄。皮肤附件萎缩或变性。脂肪组织呈现结晶及坏死，血管内有时有游离的和细胞内的脂肪滴（为冻伤独有特征）。随冻伤程度的加重，组织细胞变性坏死程度也更重，可表现为干、湿性坏疽的组织病理变化。

五、治疗

首先使患者脱离寒冷环境，并进行保暖，然后解除寒冷潮湿或紧缩性的衣物，如靴子、手套、袜子等。对于反应迟钝或昏迷者，保持气道通畅，吸入加热的湿化氧气。可以给患者以热饮料、高热量的流质或半流质食物。休克患者复温前要首先恢复有效循环容量。中心体温＜30℃者，对阿托品、电除颤或置入心脏起搏器常无效。心搏呼吸停止者，若体温升至28℃以上仍无脉搏，应行CPR及相关药物治疗。体温升至36℃仍未恢复心搏呼吸者，可中止复苏。

迅速复温是急救的关键。①被动复温：即通过机体产热自动复温。适用于轻度冻僵患者。将患者置于温暖环境中，用较厚毛毯或被褥裹好身体，逐渐自行复温，复温速度为0.3～2℃/h。②主动复温：即将外源性热传递给患者。适用于：体温＜32℃或心血管功能不稳定，或高龄，或有中枢神经功能障碍，或有内分泌功能低下，或疑有继发性低体温等时，可行主动体外复温：应用电热毯、热水袋或40～42℃温水浴升温等，复温速度为1～2℃/h。应将复温热源置于胸部，避免四肢单独加温，否则大量冷血回流，致中心温度下降，损害脏器功能。也可行主动体内复温：静脉输注加热（40～42℃）液体或吸入加热（40～45℃）湿化氧气或应用40～45℃灌洗液进行胃、直肠、腹膜腔或胸腔灌洗升温，复温速度为0.5～1℃/h。也可经体外循环快速复温，复温速度为10℃/h。复温以肢体红润、循环恢复良好，皮温达到36℃左右为妥。若无温水，可将伤肢置于救护者怀中复温。以冰雪擦拭冻伤部位不仅延误复温并会加重组织损伤。有条件时尚可采用血液或腹膜透析，从体外用温暖（37℃）的透析液加温内脏和大血管。同时，要加强对症处理措施，例如抗感染治疗、纠正电解质紊乱、防治脏器功能损伤等。

六、护理

（一）常规护理

（1）将患者安置在温暖的环境里，平卧位，脱掉湿衣服，动作轻柔、缓慢，避免粗暴移动和过度活动引起软组织损伤与骨折。

(2)对神志清醒的患者,给热饮料及高营养、高热量饮食,做好心理护理,并消除紧张情绪。

(二)专科护理

(1)保持静脉通道畅通,及时给予抢救药物如强心剂、呼吸兴奋剂、升压药等,观察药物疗效,并做好气管插管、除颤的准备。

(2)温水浸泡疗法适用于冻肢融化后,将冻肢浸泡于40℃的0.1%氯己定溶液中,每天1～2次,每次20分,连续浸泡5～6天,用以促进局部血液循环和达到清洁杀菌目的,从而可减轻组织损伤,增加组织保持率。

(3)改善局部微循环,应用低分子右旋糖酐(分子量7000～10 000为宜)静脉滴注,用以降低血液黏稠度,防止血栓形成,给药时间越早越好,每天500～1000mL,持续7～10天。用药前必须做过敏试验,阴性者方可用药。必要时也可采用血管扩张剂(如罂粟碱30mg肌内注射,每6小时1次或静脉滴注)。

(4)局部处理,外用冻伤膏,局部用药应涂厚1cm左右,指(趾)间均需涂药。根据创面情况每天换药1～2次,并以无菌纱布包扎至肿胀消退、创面愈合,注意伤部保暖。

第五节　运动病

一、定义

运动病又称为晕运病,是晕车、晕船、晕机和由摇摆、颠簸、旋转、加速运动等各种原因所致疾病的统称。

二、病因与发病机制

(一)感觉冲突学说

人的三维空间定向建立在4种感觉输入的基础上。①感受重力和直线加速度的耳石信息。②感受角加速度的半规管信息。③视觉信息。④本体感受信息。在静止环境中和在地面自然运动环境中,四种感觉器官存在协同作用,即对身体所处在的状态,它们都向大脑传递一致的信息。但当身体处于某些运动环境中,它们传入中枢的信息有某些是畸变的空间定向信息,与原有的模式不同,各感觉器官传入的信息发生矛盾而产生冲突,致使协同作用受破坏,引起机体平衡系统功能紊乱而发生运动病。例如人坐在旋转的椅中,视觉传入的是运动的信息,但前庭传入的是静止的信息,视觉与前庭感觉冲突而发生运动病。这种冲突可发生在上述四种感受器所感知的定向信息之间。有些学者认为不同平面的前庭中枢之间不协调也可以引起运动病。目前许多学者同意此学说。

(二)神经不匹配学说

视觉、前庭、本体感觉系统的输入信息与中枢储存的经验信息不匹配。在中枢系统内有某种形式的储存记忆,同时对上述3个系统输入的信息进行互相对照比较。在地面自然运动环境中,从各感受器来的输入信息与储存的"期望"信息一致,则反应正常。但如在新的或不熟悉的运动环境中,输入信息与"期望"信息不一致,即发生不匹配而引起运动病。同时这种不匹配作用可改变储存的信息,成为一种新的信息联合,即储存信息重新排列。宇航员在进入宇宙空间初期,宇宙运动病发病率高达40%～70%,这是由于进入宇宙后所感受到的信息与储存的信息不匹配,经数日适应后建立了新的信息联合,但当他们经长期航天飞行环境回到地面环境时,由于过去在地面环境中建立的储存信息在宇宙航行环境中已重新编排,变为一种新的储存信息,与回到地面环境所感受的信息不匹配而发生运动病。近年来许多学者认识到行为感觉经验与长期记忆中的不匹配比来自视觉或前庭部分的感觉冲突更重要,因此神经不匹配学说已逐渐替代感觉冲突学说而被人们所接受。

(三)前庭器官敏感性过高学说

前庭末梢感受器由3个半规管和球囊、椭圆囊构成,半规管感受角加速度,球囊和椭圆囊统称耳石器,感受重力和直线加速度。当人体在地面行走、跑步或跳跃时,由于这些运动产生的角加速度或直线加速度均在人体生理阈限内,因此不会发生运动病。当乘汽车、飞机或轮船等交通工具时,人处于快速运动环境中,这些交通工具有时产生的加速度超过人体生理阈限,当达到一定的时间积累,就可发生运动病。

(四)血流动力学改变学说

前庭器官受刺激后,自主神经中枢发生失调引起脑血管紧张度改变,进而导致大脑各中枢的血液及氧的供应发生改变,当供应颞、顶叶等部位的血管收缩时,这些部位的血液及氧供应出现短缺,使位于这些区域的神经中枢功能发生紊乱,引起运动病。有学者提出副交感神经兴奋,引起蛛网膜和皮质血管扩张,血流量增大,造成颅内平衡失调,颅内压上升,迷路水肿,导致运动病。

(五)神经递质假说

该学说认为运动病为中枢神经系统的一种应激反应,一些神经递质的平衡失调参与这一应激反应,如去甲肾上腺素、5-羟色胺、乙酰胆碱等。当晕船时肾上腺素水平愈高者抵抗强烈运动刺激的能力也愈强。运动病的发生取决于中枢胆碱能系统与去肾上腺素能系统之间的平衡关系。当受运动刺激时,引起中枢神经系统内乙酰胆碱(Ach)系统激活而去甲肾上腺素系统(NE)受抑制,导致Ach、NE系统的平衡失调,抗运动刺激能力下降,出现运动病。

(六)耳石失重假说

此学说认为有的人双侧耳石膜重量不等,相等的力将引起双侧耳石器输入中枢的信息不对称。这种人长期生活在地球引力下,对双侧耳石器的不对称刺激已适应,不会发生异常的前庭反应。进入失重状态时,耳石失去重量,失去重力条件下的刺激,从而解除了对半规管的正常抑制作用,半规管的兴奋性增强,中枢不能适应,此时轻微头部运动都可能成为阈上刺激而引起运动病。

三、临床表现

运动病表现为恶心、呕吐、面色苍白、出冷汗及眩晕,有血压下降,呼吸深慢,眼球震颤等。

症状在停止运行后减轻或消失。

四、辅助检查

（一）主观预测法

1.症状诊断法

检查者根据发生运动病患者的临床症状和表现来对运动病的易感性进行预测。

2.病史问卷调查法

通过广泛收集运动病问卷并集中运动病易感性患者的信息来预测运动病易感性的一种方法。

3.刺激诱发试验

刺激诱发试验法是指通过暴露在陆地已知的诱发刺激下，使用各种诱发设备，假设通过降低受试者的运动病耐受性来反映个体对于另外一种特异模式下运动环境的敏感性。

（二）客观预测法

（1）旋转试验。

（2）自主神经功能检测。

五、治疗

最好的矫治办法是经常进行旅行锻炼以提高平衡器官和神经系统对不规则运动的适应能力。此外，经常参加有助于调节人体位置平衡的体育锻炼，如做原地深蹲起、前后滚翻、荡秋千、登软梯、打球、游泳等也可提高平衡器官对不规则体位改变的适应能力。有运动病的人在旅行时只要做好防护措施，就能预防症状的发生或减轻症状。

六、护理

（1）患者应闭目仰卧或坐位时头有支靠，闭目或水平远视。

（2）环境要安静和通风良好。

（3）用抗组胺及镇静药物。

（4）在旅行 1 小时前服抗运动病药物。

（5）乘车时保持镇静，头有支靠，闭目或水平远视。

第六节 化学毒气损伤

一、定义

化学毒气损伤多数发生在工业生产中，对某些原料、中间产物或废物处理不当或防护不当而发生，也可因自杀或谋害而造成。各种毒气在短时间内大量进入人体并发生损害，引起一系列症状甚至致死,称为急性中毒。最常见的化学毒气是一氧化碳,另外还有铅烟或铅尘、锰蒸气、汞蒸气、砷化氢、硫化氢、氰化氢和一些刺激性气体如氯气、氨气、硝烟等。

二、病因与发病机制

主要发生在工业生产和运输过程中,化学原料燃烧不完全、设备和管道不严密、操作者自我防护不足或发生意外事故造成大量化学毒气外溢,毒气经呼吸道、皮肤黏膜进入人体引起中毒。主要通过5个方面导致机体有关器官组织发生器质性损害及功能障碍:①造成组织或器官缺氧;②可抑制神经细胞的生理功能;③某些蛋白酶缺活性,使这些酶无法推动正常的生理作用;④干扰某些细胞的亚微结构,破坏细胞膜或细胞器的生理功能;⑤变态反应和易感性,某些金属毒气、烟尘作为变应原在体内发生特异性反应。

三、临床表现

(一)主要症状

1.轻度中毒

有头晕、头痛、乏力、恶心呕吐、耳鸣眼花、心悸,部分毒气由于对呼吸道及消化道的刺激作用,可发生咽喉部烧灼感、喉头水肿、腹痛、腹泻,有的毒气造成对皮肤黏膜的灼伤而出现流泪、流涕、咳痰,甚至出现皮肤黏膜溃疡和糜烂。吸入新鲜空气后,症状能迅速缓解。

2.中度中毒

患者头痛明显、烦躁不安或嗜睡状态、步态不稳、发绀、胸痛胸闷、呼吸增快或呼吸困难,如能及时救治很快苏醒,一般不留后遗症和无明显并发症。

3.重度中毒

患者呈昏迷状态,常并发脑水肿、肺水肿、心肌损害、肝肾功能损害等,可留有不同程度的神经、精神障碍后遗症,严重中毒者可致死。

(二)主要体征

(1)呼吸和心率增快、心律失常、血压降低或休克,严重者出现心力衰竭和呼吸衰竭的相应体征。

(2)有瞳孔增大、对光反射迟钝等脑水肿的体征。

(3)双肺听诊可闻及哮鸣音和啰音。

(4)不同毒物的特殊体征:一氧化碳中毒口唇呈樱桃红色;氰化氢中毒呼气为杏仁味,皮肤黏膜及静脉呈鲜红色;锰中毒出现齿轮状肌肉张力增强(锰毒性震颤麻痹);黄磷烟雾中毒有特殊蒜臭味,呕吐物及大便在暗处可发光;铅和汞中毒口腔内有金属味,齿龈可见铅线;氨气中毒呼气中有氨味等。

四、辅助检查

(1)各种毒物的特殊定性定量检查,如碳氧血红蛋白测定、尿铅及血铅浓度、尿汞测定等。

(2)心电图检查可见心肌损害征象。

(3)脑电图检查重度中毒者可呈中度或高度异常。

(4) X 线胸片可见肺纹理增粗,双肺可出现模糊阴影。

(5)血气分析示电解质紊乱、缺氧或呼吸衰竭征象。

(6)血常规检查可有血红蛋白明显下降,网织红细胞显著增多,铅中毒时点彩红细胞、嗜碱性粒细胞明显增多。

(7)肝功能可见不同程度的异常。

五、治疗

迅速将患者抬离中毒现场,移至空气新鲜通风良好的地方,解开衣服,注意保暖。

六、护理

(一)常规护理

(1)将患者安置在空气流通的病室,注意保暖。

(2)给高热量、高维生素饮食,昏迷患者应及早鼻饲,以保证生理需要量。

(二)专科护理

(1)注意观察药物的疗效和不良反应。使用金属螯合剂前要查肝、肾功能,肝、肾功能不全时慎用或禁用,并注意观察胃肠道反应;使用脱水剂时应注意水电解质、酸碱平衡,严格记录出入量;输血或输血浆时应观察有无输血反应,在应用细胞色素 C 之前需常规做过敏试验。

(2)不少化学毒物可从呼吸道、消化道吸入,甚至可经健康皮肤、黏膜吸收而中毒,同时局部损害往往有一渐进过程,不一定立即显露出来。因此,询问病史时要注意意识、面色、呼吸等,并密切观察,不可因局部损害不严重而有所忽视。如有全身中毒的可能,应根据该化学物质的性质和毒理及早防治,不要待临床表现明显后才进行处理,以免贻误时机。如一时无法获得解毒剂或肯定致毒物质时,可先用大量高渗葡萄糖和维生素 C 静脉注射,给氧,输注新鲜血液、输液等。如无禁忌,可及早开始使用利尿剂,然后根据病情选用解毒剂。

(3)中毒性脑病伴有昏迷者,要密切注意神志、瞳孔等变化,防止脑水肿加重发生脑疝。抽搐严重时给予镇静剂,并控制滴速,观察用药效果,加用床栏,防止坠床。

(4)防止并发症:做好口腔护理,加强皮肤护理,保持皮肤清洁干燥,减少受压。定时翻身、拍背,防止肺部感染。

(5)对清醒患者加强心理护理,鼓励或协助患者锻炼四肢功能,昏迷者给肢体被动运动或行肢体按摩,防止中毒后遗症。

(武素芸)

第五章　常见症状

第一节　发热

一、定义

当体温调节中枢受热原作用或本身功能紊乱,使人体体温升高超过正常范围的高限时,称为发热。

二、病因与发病机制

引起高热的原因很多,通常分为感染性发热和非感染性发热两大类。

(一)感染性发热

以细菌和病毒感染较常见。占发热的大多数,包括各种急慢性传染病和局部或全身感染。

(二)非感染性发热

1.中枢性发热

见于脑创伤、脑出血、脑肿瘤等。由于体温调节中枢直接受到损害而发生高热。

2.变态反应性发热

如药物热、静脉输液中含有致热原、误输异型血等所致,主要是由于抗原-抗体复合物激活白细胞释放内生致热原所引起。

3.内分泌疾病引起的发热

见于甲状腺功能亢进(简称甲亢)、嗜铬细胞瘤高血压发作。

4.物理因素引起的发热

如夏季中暑,可因体温调节中枢功能障碍而引起高热,温度高、通风不良或在强体力劳动时尤为多见。

三、临床表现

(一)热度

(1)低热:体温为38℃以下。

(2)中度热:体温为38~39℃;

(3)高热:体温为39.1~40℃。

(4)超高热:体温＞40℃。

(二)热型

1.稽留热

多见于传染性非典型肺炎、败血症、伤寒、大叶性肺炎。

2.弛张热

多见于脓毒血症、肝脓肿、败血症、感染性心内膜炎、粟粒型结核、恶性组织细胞病等。

3.间歇热

多见于疟疾、胆管感染、回归热、Still病等。

4.回归热

体温急骤升高至39℃以上,持续数日后又骤然下降至正常水平,高热期与无热期各持续若干日,即规律性地互相交替1次,见于回归热、霍奇金病、周期热等。

5.波状热

体温逐渐升高至39℃或以上,数日后逐渐下降至正常水平,数日后又逐渐升高,如此反复多次,常见于布氏菌病、恶性淋巴瘤等。

6.不规则热

发热持续时间、体温波动无一定规律,可见于结核病、风湿热、流感、普通上呼吸道感染、支气管肺炎、渗出性胸膜炎、感染性心内膜炎等。

(三)伴随症状

1.寒战

先寒战后高热见于大叶性肺炎,输血、输液反应;反复寒战高热见于败血症、感染性细菌性心内膜炎。

2.淋巴结肿大

全身淋巴结肿大有压痛见于传染性单核细胞增多症;局部淋巴结肿大有压痛见于炎症,无压痛见于转移瘤。

3.伴昏迷

先发热后昏迷见于乙型脑炎、斑疹伤寒、流行性脑脊髓膜炎,先昏迷后发热多见于脑出血、巴比妥类药物中毒。

4.伴黄疸

多见于急性病毒性肝炎、肝脓肿、化脓性胆管炎、胆管癌、胰头癌、急性溶血、疟疾、传染性单核细胞增多症等。

5.伴心脏增大、心脏杂音

多见于风湿热、亚急性感染性心内膜炎、心包炎等。

6.伴有皮疹

发热后出疹时间猩红热大致为第2天,麻疹为第3~5天,风疹为第1~2天,斑疹伤寒为第4~6天,水痘为第1天,天花为第3天,登革热为第4~6天,伤寒为第7天后,幼儿麻疹为第3~4天,传染性单核细胞增多症为第4~10天。

7.伴特殊面容

伤寒病患者常有表情淡漠;斑疹伤寒、流行性出血热有醉酒样面容;猩红热见口周苍白圈及草莓舌;麻疹常见眼睑水肿,结膜充血,眼分泌物增多。

四、辅助检查

可补充病史和体检的不足,尤其对一些以发热为主要症状而无明确反映脏器损害症状和体征的患者,往往有重要的诊断和鉴别诊断意义。

(一)血常规检查

白细胞总数及中性粒细胞左移或出现中毒颗粒等对感染性疾病的诊断有重要的参考价值。

(二)尿、便常规检查

有助于泌尿系统、消化系统感染性疾病的诊断。

(三)X线、超声心动图、腹部B超检查

可协助诊断呼吸、循环及消化系统疾病。如超声心动图可诊断急性渗出性心包炎和感染性心内膜炎等。

(四)其他检查

包括抗溶血性链球菌"O"、RBC沉降率,胸腔积液、腹水、脑脊液、骨髓等常规检查,细菌培养,药物敏感试验等。

五、治疗

急性发热治疗的根本是病因治疗。对生命体征稳定的低热和中等度发热,应在动态观察体温的同时积极查找病因;对高热和超高热应在查找病因的同时予以积极降温和对症处理,以稳定病情和缓解患者的痛苦;对生命体征不稳定的急性发热患者应在动态观察的同时开始经验性治疗。

六、护理

(一)常规护理

(1)将患者置于安静、舒适、通风的环境,如空调室,室内放置冰块、电扇通风等。

(2)口腔护理:高热患者易发生舌炎、齿龈炎等,应注意口腔清洁,防止感染和黏膜溃烂等。

(3)皮肤护理:高热患者在降温过程中伴有大汗,应及时更换衣裤和被褥,注意皮肤清洁卫生和床单干燥、舒适。有出血倾向的患者,应防止皮肤受压与破损。

(4)饮食以清淡为宜,给细软、易消化、高热量、富含维生素及蛋白、低脂肪的饮食。鼓励患者多饮水,多食用新鲜水果和蔬菜。

(二)专科护理

(1)30%～50%乙醇擦拭颈部、四肢处。

(2)用一次性冰袋置于额、枕后、颈、腋或腹股沟等处。

（3）对过高热患者可置于空调病房中。

（4）药物降温：①选用水杨酸制剂；②糖皮质激素；③对过高热或伴惊厥者尚可应用冬眠疗法；④高热引起脑水肿者，在积极治疗原发病同时可用20％甘露醇加地塞米松静脉滴注。

（三）病情观察

（1）严密观察体温、脉搏、呼吸、血压、神志变化：了解病情及观察治疗反应。在降温过程中，应持续测量体温或每5分钟测量1次，注意防止体温突然下降而造成虚脱或休克。

（2）观察末梢循环情况：高热而四肢末梢厥冷、发绀者，往往提示病情更为严重，经治疗后体温下降和四肢末梢转暖，发绀减轻或消失，则提示治疗有效。

（3）高热惊厥的护理：注意保护，防止坠床和碰伤，床边备开口器与拉舌钳，防舌咬破，及时吸除鼻咽腔分泌物，保持呼吸道通畅。

（4）用药观察：①应用激素时，注意有无恶心、呕吐、心律失常、电解质紊乱等不良反应；②应用吲哚美辛（消炎痛）时，常见的不良反应有胃肠道反应、中枢神经系统症状、变态反应等；③在应用由哌替啶、氯丙嗪、异丙嗪组成的冬眠合剂时，应注意观察有无呼吸抑制、血压下降、休克等情况。

（5）预见性观察：观察有无伴随症状，如寒战、大汗、咳嗽、呕吐、腹泻、出疹或出血等，有无颅内压增高、惊厥等，以协助诊断，防止并发症。

（四）健康教育

卧床休息，补充足够的水分和营养，超高热或高热伴有惊厥、谵妄者可应用镇静药物，必要时应用保护器具，防止患者坠床、抓伤等。

第二节　昏迷

一、定义

昏迷是指由于各种病因导致的高级神经中枢结构与功能活动受损所引起的严重意识障碍。表现为意识丧失，对外界刺激不起反应或伴有病态的反射活动，患者失去对自身和环境的感知力。昏迷是急诊科常见的急重症之一，具有发病急、不易诊断、病情牵涉面广（涉及各学科及机体的各系统）、病情严重、病死率高等特点。急诊护士正确、迅速进行病因分类，了解昏迷的程度，使患者得到及时有效的急救与护理是抢救成功的关键。

二、病因与发病机制

（一）病因

所有颅内局限性或弥散性病变或各种病因所致的代谢性脑病均能引起昏迷。导致昏迷的病因众多，可将导致昏迷的病因分为颅内疾病和颅外疾病两大类。

1.颅内疾病

（1）脑血管病：脑出血，蛛网膜下隙出血（动脉瘤、脑动脉畸形、动脉硬化引起的出血等），大面积脑梗死,脑干梗死,小脑梗死等。

(2)颅内占位性病变:如各种脑肿瘤、脑囊肿等。

(3)颅内感染:如乙型脑炎、森林脑炎、化脓性脑膜炎、病毒性脑炎等及其他各种原因引起的脑炎、脑膜炎、脑脓肿、脑干脓肿以及严重脑囊虫病,脑血吸虫病,脑原虫病,脑弓形体病,脑内结核,隐球菌性脑炎等。

(4)颅脑外伤:脑震荡、脑挫裂伤、脑弥散性轴性损伤、颅内血肿等。

(5)癫痫:全身性强直阵挛性发作。

2.颅外疾病

(1)系统性疾病(代谢性脑病)。①急性和慢性肝性脑病。②肺性脑病。③肾性脑病:如尿毒症、平衡失调综合征、透析脑病等引起。④心性脑病:心脏停搏、心肌梗死、严重心律失常等所致。⑤胰性脑病。⑥糖尿病性昏迷。⑦内分泌疾病:如甲状腺危象、垂体性昏迷、黏液性水肿昏迷、肾上腺危象。⑧物理性缺氧性损害:中暑、触电、淹溺、一氧化碳中毒、休克、阿—斯综合征、高山性昏迷等。⑨水、电解质紊乱,酸碱平衡失调。

(2)中毒性脑损害。①感染中毒:中毒性菌痢、中毒性肺炎、Reye综合征、流行性出血热、伤寒和败血症等。②药物中毒:镇静、催眠药,抗精神病药,阿片类药中毒等。③乙醇中毒。④农药中毒。⑤有害气体中毒。⑥有害溶剂中毒(苯、汽油、氰化物、四氯化碳等)。⑦金属中毒(铅、汞等)。⑧动物及植物毒素中毒(鱼胆、毒蛇、河豚鱼、木薯、白果、霉变的甘蔗等)。

(二)发病机制

意识清醒状态的维持依靠网状结构和大脑皮质。网状结构分布在脊髓、中脑、丘脑,以脑桥、中脑的网状结构最重要,主要靠上行网状激活系统维持意识的清醒状态,其神经传递作用主要是去甲肾上腺素(NE)和5-羟色胺(5-hT)受体。昏迷的发病机制主要是由于种种原因引起这些结构和功能受损或发生障碍。病因不同,产生意识障碍的机制也不同。

1.颅内占位性和破坏性损伤

颅内占位性病变常见于外伤性颅内血肿、脑肿瘤、脑脓肿、肉芽肿等;颅内破坏性病变多见于脑梗死、脑干梗死、脑出血等。颅内占位性和破坏性损伤引起意识障碍的主要机制是脑受压,特别是脑干网状结构受压,各种颅内占位性病变常常因引起颅内压升高,使脑干移位、受压,形成不同的小脑幕裂孔疝,压迫网状上行激活系统,引起昏迷。破坏性损伤还可因直接伤及脑干网状结构或引起大脑皮质广泛性梗死而造成意识障碍或昏迷,当损伤位于脑桥—中脑的网状结构上行激活系统时,即使损伤小而局限,也可导致深度的昏迷。

2.颅内弥散性疾病

脑急性损伤常见于颅内弥散性疾病,可引起大脑半球弥散性炎症、水肿、坏死、血管扩张等反应,导致急性颅内压升高,后者一方面可导致脑血管受压而使脑供血减少;还可使间脑、脑干受压下移,使脑干网状结构被挤压于小脑幕切迹与颅底所围成的狭窄孔中,从而导致上行网状激活系统功能受损,出现意识障碍。

3.代谢及中毒

(1)内源性代谢紊乱:颅外重要脏器功能衰竭或急性严重的感染,其代谢过程中产生各种代谢产物,透过血脑屏障可能选择性地抑制大脑皮质或脑干网状结构的易损害结构,导致脑功能受损,引起神经递质合成及释放异常、脑能量代谢障碍,神经细胞膜和突触传递异常,从而导致意识障碍。

(2)神经递质异常:γ-氨基丁酸(GABA)是最重要的抑制性神经递质,在正常意识的维持中发挥重要作用,CABA 含量异常增高或降低均可引起意识障碍。此外,5-hT 也是中枢神经上行投射神经元的抑制性递质。其次在急性缺血、缺氧性脑病,神经递质谷氨酸的耗竭,丙酮酸合成乙酰胆碱减少在意识障碍中也可能发挥作用。

(3)能量代谢异常:脑急性能量代谢异常引起意识障碍,最常见的有低血糖性脑病和急性缺血、缺氧性脑病。其发生机制主要是低血糖引起脑组织中高能磷酸酯,如三磷酸腺苷(ATP)和磷酸肌酸(PCr)含量急剧下降,使脑组织能量缺损。急性缺血、缺氧性脑病,由于急性全脑血液灌流或氧供障碍,患者在数分钟甚至立即出现昏迷。

(4)脑细胞损害:脑正常生理活动所需的氧、糖、维生素、氨基酸等出现严重不足时,可以引起脑细胞受损,进而引起昏迷。细胞内钙超载、自由基损害、兴奋性氨基酸毒性作用、乳酸性酸中毒、膜磷脂代谢障碍、激肽释放酶的损害等是引起缺血、缺氧性脑细胞损伤的相关机制。

(5)外源性中毒:外源性中毒是指因摄入过量的药物或有毒的物质而引起的昏迷。其发病机制主要有两点。①毒性直接作用于中枢神经系统引起其高级中枢过度抑制,如麻醉药、催眠药等。②继发性损害:神经冲动传递过程中,最易受药物、毒物影响的部位是突触,许多神经系统类药物都是选择性作用于某一类型突触而影响神经功能的。由于网状结构的多突触传递特性,使网状结构成为特别易受药物、毒物影响的位点,大脑皮质的广泛突触结构也是药物和毒物攻击的重要部位。如有机磷农药通过对胆碱酯酶的抑制和破坏,阻断胆碱能神经突触的传递,最终导致意识障碍。

此外,一些精神性疾病,如癔症、精神分裂症等,可通过影响脑干网状结构和大脑皮质的代谢和功能,导致不同程度的意识障碍。

三、临床表现

(一)血压

1.低血压

平均动脉压低于 60mmHg(脑血流可自动调节的范围,长期患高血压者可超过此值)可发生昏迷。见于血容量不足、失血(注意内出血)、心肌梗死、心包压塞、主动脉夹层动脉瘤破裂、乙醇或药物(巴比妥等)、艾迪生(Addison)病、败血性休克及延髓损伤。

2.高血压

高血压可致昏迷(高血压脑病),也可作为脑病变的继发反应(脑出血、脑梗死、蛛网膜下隙出血、脑干梗死、颅内压增高等)。Kocher-Cushing 反应系指颅高压所继发的血压增高、心动过缓和呼吸不规律。

(二)心率

心动过缓见于 Kocher-Cushing 反应、心脏传导阻滞、中毒或药物(β受体阻滞剂等);心动过速见于发热、血容量不足、贫血、甲亢、中毒及药物(阿托品等),心率超过 140 次/分常提示快速心律失常。

（三）呼吸

呼吸减慢见于中毒、代谢紊乱（二氧化碳麻醉等）、药物过量（中枢抑制剂）等。呼吸加快则可因缺氧、高碳酸血症、酸中毒、发热、肝病、中毒、药物（甲醇、水杨酸等）、败血症、肺栓塞等，也可见于癔症。脑干病也可致呼吸频率过快或过缓。

（四）体温

发热见于感染（考虑腰穿）、中枢性发热（蛛网膜下隙出血、间脑病变）、中暑、甲状腺功能亢进危象、药物（阿托品等）。低体温见于败血症（低血压、血管收缩）、甲状腺或垂体功能低下、Wernicke 脑病、暴露于寒冷环境、药物（巴比妥类）及其他毒物。体温低而不伴寒冷及血管收缩，反而出汗提示中枢性低体温。

（五）外貌

衣着凌乱（外伤）、呕吐物（高颅压、药物过量、中毒、代谢紊乱）、尿便失禁（癫痫）、库欣综合征（激素撤停致急性艾迪生危象）、恶病质（癌症、慢性感染、艾迪生病、Wernicke 脑病）。乙醇性肝硬化者可呈蜘蛛痣，女性阴毛过少。

（六）头颈部

颅骨凹陷、头皮血肿、裂伤、眼眶部瘀斑（前颅窝颅底骨折）、乳突部瘀斑（颅底骨折延及颞骨乳突部）、甲状腺手术瘢痕（甲亢、甲低等）、甲状腺肿大。脑膜刺激征（脑膜炎、脑膜癌病、蛛网膜下隙出血等）在蛛网膜下隙出血的最初 12～24 小时可不明显，小脑出血、脑疝形成、颈部外伤及去脑强直等也可表现有颈部活动的受限。

（七）眼

结膜水肿（心力衰竭、肾病）、眼球凹陷（脱水）、巩膜黄染（肝病）、Kayser-Fleischer 环（Wilson 病）。甲醇中毒者可见眼底充血、水肿及视神经乳头边界模糊；蛛网膜下隙出血有时可见玻璃体后出血；视神经乳头水肿提示颅内压增高（颅内占位、高血压脑病）。

（八）耳、鼻

鼓膜积血及脑脊液鼻漏（颅底骨折）、中耳溢脓（中耳乳突炎，肝脓肿的主要感染途径之一）。

（九）口腔

乙醇气味、酮臭（酮症酸中毒）、肝臭（肝性脑病）、大蒜臭味（有机磷农药、砷中毒）、鼻及上唇脓疱（感染性海绵窦血栓形成）、舌咬伤（癫痫）、齿龈蓝黑色色素沉着（铅中毒）。

（十）皮肤

灼热干燥（中暑），多汗（休克、低血糖）、前臂注射痕迹（静脉吸毒）、苍白（出血、贫血）、发绀、黄染（肝病、溶血）、樱桃红色（一氧化碳中毒）、瘀点、瘀斑（流行性脑脊髓膜炎等败血症）。

（十一）心脏

房颤（脑栓塞）、二尖瓣杂音（心脏瓣膜病、细菌性心内膜炎的瓣膜赘生物），音调多变的杂音见于心房黏液瘤及心脏乳头肌病变。

（十二）腹部

肠鸣音减弱或消失（急腹症、阿托品类药物）、增强（肠梗阻、有机磷中毒）；肝肿大（肿瘤、心力衰竭）、质硬、结节；脾肿大（门脉高压、血液病、胶原病、感染等）、腹腔肿物、腹腔积液（肝病、肿瘤、右心衰竭）。

四、辅助检查

（一）化验检查

1.常规检查

应检查血常规、血电解质、血糖、尿素氮、肌酐、肌酸磷酸激酶及其 MB 同工酶等。

2.有助于昏迷的鉴别诊断的检查

凝血酶原时间（肝病、弥散性血管内凝血）、血气分析（肺性脑病、昏迷伴呼吸困难的鉴别诊断）、肝功能及血氨（肝性脑病、Reye 综合征）、血浆渗透压（血液高渗状态）、甲状腺功能等。

3.药物及毒物分析

昏迷原因不明，可能涉及法律纠纷，尤其是有服毒可能时，应取血、胃液、尿液等做药物筛选及（或）监督测定。

（二）腹腔穿刺

疑有腹腔脏器穿孔或破裂出血者，昏迷时可不出现腹肌紧张。

（三）腰椎穿刺

适用于高热伴脑膜刺激征者。颅内压增高者腰穿后脑疝发生率为 1%～12%。切记小脑幕切迹疝或枕大孔疝均可伴颈强。应先行脑 CT 扫描；备好静脉注射甘露醇以防穿刺后发生脑疝；颅压显著增高者仅需放 2～3mL 脑脊液供涂片、培养及细胞计数。此外，有皮肤瘀斑和出血点者提示有出血倾向，穿刺可能诱发脊髓硬膜外血肿。

（四）意识状态

观察患者对各种刺激的反应。应从言语命令开始（如嘱其睁眼等），如无相应的反应，则可依次采用由弱至强的疼痛刺激，最后记录刺激种类、部位及最佳的反应。由于脑干、脊髓或周围神经病可能导致肢体感觉减退、压迫眶上孔有时是必要的痛觉刺激。令患者做睁闭眼动作可以闭锁状态。

（五）呼吸

1.潮式呼吸

呼吸呈静止状态十余秒，而后渐深渐速，达到高潮后，逐渐变浅变慢，复归静止，如此周而复始。见于双侧大脑半球至脑桥上部任一水平的病变，也可见于心脏病变伴循环时间延长时。

2.短周期呼吸

似潮式呼吸，但周期较短，且频率更快。由增强（1 次或 2 次）、高潮（2～4 次）、减弱（1 次或 2 次）及暂停构成。见于高颅压、脑桥下部病变或后颅窝占位病变。

3.中枢性神经源性过度换气

频率可达 40～70 次/分，可导致低碳酸血症及呼吸性碱中毒。见于脑桥被盖病变。颅内压增高亦可致自发性过度换气。但神经中枢重度损伤亦可致神经源性肺水肿，出现低氧血症及呼吸增快。当血氧分压低于 80mmHg 或血二氧化碳分压高于 40mmHg 时不能将过度换气归因于中枢病变。

4.酸中毒大呼吸

呼吸深大,见于代谢性酸中毒。

5.长吸呼吸

吸气延长,吸气末有短暂屏息。多见于脑桥下部背外侧病变。

6.丛集性呼吸

节律深浅不等的呼吸呈丛集出现,间隔以长短不等的间歇。多见于延髓上部病变。

7.失调性呼吸

呼吸之深浅、快慢节律完全丧失。见于延髓病变或后颅窝病变压迫脑干。继之可能出现枕骨大孔疝,故常为临终前的呼吸形式。

(六)瞳孔

眼或神经系统旧有疾患(眼外伤、手术等)以及眼局部或全身用药(缩瞳、散瞳药物)可影响瞳孔的大小及光反应。

(1)双侧瞳孔缩小,对光反射存在:丘脑病变、代谢障碍或中毒。

(2)针尖样瞳孔,对光反射存在:脑桥病变。

(3)一侧瞳孔缩小,对光反射存在:霍纳综合征,可伴同侧上眼睑下垂及面部无汗,见于同侧下丘脑、脑干、颈髓或外周交感神经通路病变。

(4)中间位瞳孔,对光反射消失,大小可变:调节及睫脊反射存在,见于中脑顶盖病变。

(5)中间位瞳孔,对光反射消失,外形不规整,可能不等大:中脑核性病变。

(6)瞳孔散大,对光反射消失:动眼神经的脑干内外损害。一侧瞳孔散大可见于小脑幕切迹疝、后交通动脉瘤、脑干梗死等。

(七)眼球运动

1.眼球位置

观察眼球静止状态的位置。眼球向外下方偏斜提示该侧动眼神经受压或损害;眼球内收见于同侧外展神经受累,常见于颅内压升高所导致的该神经在颅底部受压迫或牵拉。

2.凝视麻痹

(1)水平凝视麻痹:双眼同轴向麻痹的相反侧注视,可见于自大脑皮质至脑桥水平凝视中枢之间任一水平的病变。

(2)垂直凝视麻痹:上视麻痹时双眼向下注视,见于丘脑、丘脑底部或中脑顶盖病变,但也可见于肝性脑病。双眼上视可见于睡眠、晕厥、癫痫发作及脑干病变。双眼垂直分离表现为两眼一高一低,一般见于脑干或小脑病变。

3.自发性眼球运动

眼球缓慢的左右往复运动为眼球浮动,提示脑干结构相对完整。昏迷患者出现眼震往往提示幕上(额叶眼动区)刺激性病变,实属癫痫性眼动,应注意观察有否眼睑及面肌的抽动。乒乓球眼为垂直性双眼同轴运动,由双眼快速下视及其后的缓慢回复中间位所构成,伴双眼水平活动受限,见于脑桥病变。

4.反射性眼球运动

头眼反射(玩偶眼)由迅速转动或俯仰头部以刺激内耳迷路,通过较复杂的脑干内眼动中枢,再经眼球运动神经传出反射,引致双眼做与头部运动方向相反的共轭运动。昏迷患者头眼反射的保留提示脑干结构的完整;而本反射的消失则见于脑干病变、双侧内耳迷路病变、麻醉或药物(镇静、抗癫痫、抗胆碱、抗抑郁药,神经—肌肉接头拮抗药等)。一侧脑桥凝视中枢病损时,头部向病变侧转动时引起头眼反射,但向对侧转动时反射消失。一侧眼球反射性活动的减弱或消失提示该侧眼动神经的麻痹,例如:一侧眼球内收障碍(动眼神经或内侧纵束受损),外展障碍(外展神经),上视或下视障碍(动眼神经病变)等。

(八)运动系统

注意肢体的姿势及运动(目的性或非目的性),并对两侧进行比较。

1.姿势

头眼向一侧转动,并伴对侧偏瘫,提示同侧大脑半球病变;若伴同侧偏瘫,则为对侧脑干病变。一侧下肢呈外旋位提示偏瘫或髋关节损伤。去大脑强直:自发或由痛刺激诱发。双肩关节内收,伸肘伸腕,双下肢伸直。多见于中脑、脑桥双侧病变,少数为双大脑半球病变或代谢性脑病。去皮质姿势:双肩关节内收,屈肘屈腕,双下肢伸直,通常提示脑干以上病变。

2.异常动作

(1)强直—阵挛或其他刻板性动作:提示可能系癫痫全面性或部分性发作的持续状态。

(2)肌阵挛性抽动:单一或多个肌群的非节律性快速抽动,见于乏氧性或代谢性脑病如肝性脑病。

(3)节律性肌阵挛:通常为脑干病损的表现,需与癫痫相鉴别。

(4)小脑发作:阵发性意识障碍加深,角弓反张,呼吸减慢而不规则,瞳孔散大,为间断性小脑扁桃体疝的表现。

3.痛刺激的运动反应

观察痛刺激时的反应,并注意反应有否目的性。四肢的屈曲通常不具有目的性。捏上臂内侧时出现的肩关节外展则肯定为目的性反应。

4.肌张力

两侧肢体肌张力不对称提示脑器质性病变。一侧肌张力减低提示对侧脑干以上部位的急性病变;代谢性脑病则常表现对称性肌张力低下。

(九)心电图

可提示急性心肌梗死、心律失常等。

(十)神经放射学检查

待生命体征相对稳定,初步检查完成后,根据病情可选择进行脑CT或磁共振断层扫描(MRI)。

1.脑CT

脑出血诊断效率极高,且为目前最快捷的脑影像获取方法。不足之处为对幕下结构显示不佳,对早期脑梗死(24小时以内)、脑炎、等密度的硬膜下出血等易漏诊,需加以注意。

2.脑 MRI

幕下结构显示良好。但对急性脑出血检出不如 CT 检查时间仍嫌过长,其间因躁动或呼吸困难常使头部移动而影响图像质量,且不易观察病情。

(十一)脑电图

癫痫发作后昏迷状态。昏迷与闭锁综合征、癔症、紧张症等的鉴别,脑死亡的判定。

五、治疗

昏迷是急性脑衰竭的表现,如不及时救治,可危及患者的生命或造成不同程度的神经功能障碍。因此,对昏迷患者的救治应遵循以下原则。

(一)基本生命支持

1.维持呼吸

迅速清除呼吸道分泌物,保持呼吸道通畅,给予吸氧;对自主呼吸微弱或停止、有呼吸衰竭征象者,应立即行气管插管或气管切开给予人工辅助呼吸;有中枢性呼吸抑制者,给予呼吸兴奋药。

2.维持循环

建立静脉通路,迅速纠正体液容量不足及心律失常,维持水、电解质、酸碱平衡。

(二)对因处理

有些病因通过询问病史即可明确,如电击、窒息、中毒、外伤等情况;病因难以确定时需进一步系统检查和必要的辅助检查。针对病因采取有效措施是抢救成功的关键,如一氧化碳中毒患者,在保持生命体征平稳的前提下迅速行高压氧舱治疗;颅脑疾病引起颅高压危象者应立即静脉滴注 20% 甘露醇注射液或行脑室穿刺,并尽快手术治疗原发病;由低血糖引起者,应立即给予 50% 葡萄糖注射液 50mL 静脉注射;有机磷中毒者,宜立即使用胆碱酯酶复能药和阿托品等特效解毒药。

(三)对症支持处理

1.控制抽搐

首选地西泮 10～20mg 静脉缓慢注射或用地西泮 100～200mg 溶于 5% 葡萄糖氯化钠注射液中,于 12 小时内静脉缓慢滴注;用药期间应注意对呼吸的观察。

2.控制高热

对有发热的患者,应物理降温,可用冰帽、冰毯、乙醇拭浴或进行人工冬眠疗法。

3.维持水、电解质及酸碱平衡

遵医嘱准确记录出入量,检测血电解质、血气分析,并及时根据检查结果给予纠正。

(四)病情观察

昏迷患者病情变化快,有条件者应入住监护病房,根据患者病情的严重程度确定测量生命体征、意识、瞳孔的时间,昏迷初期病情严重者每 15～30 分钟测量 1 次;病情好转者 30～60 分钟测量 1 次,病情稳定者逐渐延长测量的间隔时间,测量结果应及时准确。

1.意识的观察

意识是大脑皮质和脑干网状结构功能的反映,意识障碍程度与脑损伤的严重程度成正比。

意识的评判一般采用传统分级法与格拉斯哥昏迷评分法(GCS)两种,护士可通过呼叫患者的名字,简单的对话,用手轻拍、捏、针刺患者的皮肤,压迫眶上神经、刺激角膜等反射,判断患者的意识状态,在临床护理观察过程中,要坚持连续动态地观察。

2.生命体征监测

生命体征的变化可提示病因及病情的发展趋势。采用多功能监护仪监测并记录血压、心率、呼吸、血氧饱和度及体温的情况,以便及时发现病情变化,并为病因诊断提供依据。

3.水、电解质、血生化监测

准确记录 24 小时出入量,定时检测电解质、血气分析,防止因水、电解质、酸碱平衡紊乱而加重病情。

4.颅内压监护

颅内压监护常用于颅脑外伤所致器质性昏迷患者,颅内压变化对判断颅内伤情、估计预后等方面有重要参考价值。

六、护理

(一)保持呼吸道通畅

患者取侧卧头低位或平卧头侧位,取下义齿,及时吸引呕吐物及痰液,防止呕吐物和分泌物进入呼吸道造成梗阻或肺炎发生;舌根后坠者放置口咽通气管,防止舌后坠阻塞呼吸道;必要时行气管插管或气管切开;持续低流量吸氧。

(二)根据病情选择体位

窒息、严重出血、休克或脑疝者不宜搬动患者,以免造成呼吸心搏骤停;颅内高压无禁忌证的患者,给予抬高床头 15°～30°,以利颅内静脉回流,减轻脑水肿;休克患者采取头低足高位,以保证脑的血液供应。

(三)加强安全护理

伴有抽搐、躁动、精神错乱症状的患者,应加强保护措施,使用床栏和约束带,防止患者坠床。

(四)加强基础护理

(1)压疮预防护理:给予卧气垫床,每 2 小时翻身 1 次,骨突处贴减压贴保护,预防压疮发生。

(2)失禁性皮炎预防护理:便后及时清洁处理,腹泻时用烧伤湿润膏或氧化锌软膏保护肛周,防止肛周及会阴部糜烂。

(3)留置导尿管者加强会阴部护理,防止尿路感染;男性尿失禁患者可予假性导尿。

(4)加强口腔护理,每日 2～3 次,清洁口腔,保持口腔卫生。

(5)其他:眼睑闭合不全者涂眼膏,防止口腔炎、角膜炎等并发症。

(五)加强营养支持

遵医嘱静脉补充营养的同时,给予鼻饲流质饮食;不可经口喂饮食,以免发生窒息、吸入性肺炎等意外。鼻饲饮食应严格遵守操作规程,对于胃液反流的患者,每次喂食量减少,并注意抬高床头,喂食时和喂食后 30 分钟内尽量避免给患者翻身、吸痰,防止食物反流。

(六)肢体功能锻炼

在病情许可的情况下,协助并指导患者家属进行肢体按摩和被动运动,保持肢体功能位置,防止肢体废用性萎缩及关节挛缩、变形。一般被动运动及按摩肢体每日 2～3 次,每次 15～30 分钟。

(七)并发症防治

肺部感染和上消化道出血是昏迷患者最常见的并发症。保持呼吸道通畅、防止误吸、加强口咽部清洁是预防肺部感染的关键。上消化道出血的防治包括抗酸药物的应用、胃液及粪便性状的观察、止血处理等。

第三节 头痛

一、定义

头痛一般是指眉弓、耳轮上缘和枕外隆突连线以上的头颅上半部之疼痛,而面痛指上述连线以下到下颌部的疼痛。急性头痛为内科急症中最常见的症状,它可以是劳累、精神紧张和焦虑的一般表现或是许多全身性疾病的一种伴随症状;也可能是高血压脑病、脑卒中或颅内肿瘤等颅内严重疾病的一种较早期信号。在临床急诊工作中,应首先确定就诊的急性头痛患者是否由颅内病变如蛛网膜下隙出血、脑出血、颅内肿瘤等引起,因为这些疾病若处理不及时,常危及生命。

二、病因

引起头痛的病因颇多,大致可分为原发性和继发性两大类。前者不能归因于某一确切病因,也可称为特发性头痛,常见的如偏头痛、紧张型头痛;后者病因可涉及各种颅内病变如脑血管疾病、颅内肿瘤、颅内感染、颅脑外伤,全身性疾病如发热、内环境紊乱以及滥用精神活性药物等。2013 年国际头痛协会(IHS)推出了国际头痛疾病分类第 3 版(ICHD-3)试用版:Ⅰ类:原发性头痛:包括偏头痛、紧张型头痛、其他三叉自主神经头面痛、其他原发性头痛等。Ⅱ类:继发性头痛:包括:①头颈部外伤引起的头痛;②头颈部血管性病变引起的头痛;③非血管性颅内疾病引起的头痛;④某一物质或某一物质戒断引起的头痛;⑤感染引起的头痛;⑥内环境紊乱引起的头痛;⑦头颅、颈、眼、耳、鼻、鼻窦、牙齿、口腔或其他颜面部结构病变引起的头痛或面痛;⑧精神疾病引起的头痛。Ⅲ类:痛性脑神经病及其他面痛和其他头痛。

三、临床表现

头痛的主要临床表现为全头或局部的胀痛或钝痛、搏动性疼痛、头重感、戴帽感或勒紧感等,同时可伴有恶心、呕吐、眩晕和视物障碍等。临床上,引起头痛的原因不同,其临床表现也可能不相同。

(一)偏头痛

偏头痛是临床常见的原发性头痛,其特征是发作性,多为偏侧,中重度,搏动样头痛,一般持续 4~72 小时,可伴有恶心、呕吐,光、声刺激或日常活动均可加重头痛。包括无先兆偏头痛和有先兆偏头痛。

(二)丛集性头痛

发作无先兆,头痛突然开始,为一连串密集的头痛发作,多从一侧眼窝及其周围开始,向同侧颞顶部及耳鼻扩散,也可扩散至枕、顶部;疼痛为钻痛或搏动性痛,特别地剧烈,在头痛达高峰时患者极其烦躁,坐卧不安。头痛时部分患者有同侧眼结膜充血、流泪、鼻塞和流涕、面部潮红、眼睑水肿以及恶心、厌食、畏光等。常在午睡时或凌晨发作,患者可从睡眠中痛醒。每次头痛持续时间 0.5~2 小时,然后很快消失。头痛发作期间每天发作数次,时间及部位较固定,可持续数周至数月。

(三)紧张性头痛

头痛部位不定,可为双侧、单侧、全头部、颈项部、双侧枕部、双侧颞部等部位。通常呈持续性钝痛,许多患者可伴有头晕、失眠、抑郁或焦虑等症状。

(四)低颅内压性头痛

以双侧枕部或额部多见,也可为颞部或全头痛,但很少为单侧头痛,呈轻至中度钝痛或搏动样疼痛。头痛与体位有明显关系,立位时出现或加重,卧位时减轻或消失。

四、辅助检查

应根据患者的具体情况和客观条件来选择性地应用。如做头颅 X 线检查、脑电图、CT 扫描或 MRI、腰穿脑脊液检查等以及内科与五官科方面的检查。

五、治疗

头痛的防治原则包括病因治疗、对症治疗和预防性治疗。对于病因明确的病例应尽早去除病因,如颅内感染应抗感染治疗,颅内高压者宜脱水降颅压等。任何头痛在急性发作时均应尽可能寻找潜在的病因进行治疗;对于病因不能立即纠正的继发性头痛及各种原发性头痛急性发作,可给予止痛等对症治疗以终止或减轻头痛症状。对慢性头痛呈反复发作者应给予适当的预防性治疗,以防头痛频繁发作。

常见头痛的诊断与处理如下。

(一)偏头痛

偏头痛是临床常见的原发性头痛,其特征是发作性,多为偏侧,中重度,搏动样头痛,一般持续 4~72 小时,可伴有恶心、呕吐,光、声刺激或日常活动均可加重头痛,安静环境、休息可缓解头痛。女性多见,多起病于青春期,月经期容易发作,妊娠期或绝经后发作减少或停止。约 60% 患者有家族史。精神紧张、过度劳累、气候骤变、强光刺激、烈日照射、低血糖、应用扩血管药物或利血平、食用高酪胺食物(如巧克力、乳酪、柑橘)及酒精类饮料,均可诱发偏头痛发作。

1.临床表现特点

偏头痛有多种类型,但以下两型常见。

(1)无先兆偏头痛(普通型偏头痛):是最常见的偏头痛类型,约占80%。临床表现为反复发作的一侧或双侧额颞部搏动性疼痛,常伴有恶心、呕吐、畏光、畏声、出汗、全身不适与头皮触痛等症状。通常在发作开始时仅为轻至中度的钝痛或不适感,数分钟至数小时后达到严重的搏动性痛或跳痛。有时疼痛放射至上颈部及肩部。部分女性患者发作常与月经有关,通常为经期前2天到经期的第3天之间发病,若90%的发作与月经周期密切相关称为月经期偏头痛。出现上述发作至少5次,除外颅内外各种器质性疾病后方可做出诊断。

(2)有先兆偏头痛(典型偏头痛):约占偏头痛患者的10%。一般在青春期发病,多有家族史,头痛发作前数小时至数日可有倦怠、注意力不集中和打哈欠等前驱症状。在头痛之前或头痛发生时,常以可逆的局灶性神经系统症状为先兆,表现为视觉、感觉、言语和运动的缺损或刺激症状。最常见为视觉先兆,常为双眼同向症状,如视物模糊、暗点、闪光、亮点亮线或视物变形;其次为感觉先兆,感觉症状多呈面—手区域分布;言语和运动先兆少见。先兆症状一般在5~20分钟逐渐形成,持续不超过60分钟;不同先兆可以接连出现。头痛在先兆同时或先兆后60分钟内发生,表现为一侧或双侧额颞部或眶后搏动性头痛,常伴有恶心、呕吐、畏光或畏声、苍白或出汗、多尿、易激怒、气味恐怖或疲劳感等,可见头面部水肿、颞动脉突出等。活动能使头痛加重,睡眠后可缓解头痛。头痛可持续4~72小时,消退后常有疲劳、倦怠、烦躁、无力和食欲差等,1~2日后常可好转。

有上述典型偏头痛症状,虽经治疗头痛时间持续在72小时以上(其间可能有短于4小时的缓解期)的称为偏头痛持续状态。

大多数偏头痛患者的预后良好,随年龄的增长症状可逐渐缓解,部分患者可在60~70岁时偏头痛不再发作。

2.治疗要点

偏头痛的治疗目的为减轻或终止头痛发作,缓解伴发症状,预防头痛复发。

(1)发作期的治疗:治疗药物包括非特异性止痛药如非甾体抗炎药(NSAIDs)和阿片类药物,特异性药物如麦角类制剂(麦角胺每次1~2mg,日最大剂量6mg;二氢麦角胺肌内注射每次1~2mg,日最大剂量4mg或口服每次1~3mg,日最大剂量9mg)和曲普坦类药物,后者包括舒马曲普坦(皮下注射:每次6mg,日最大剂量12mg;口服每次25~100mg,日最大剂量300mg)、那拉曲普坦(口服每次2.5mg,日最大剂量5mg)、利扎曲普坦(口服每次5~10mg,日最大剂量30mg)、佐米曲普坦(口服每次2.5~5mg,日最大剂量10mg)和阿莫曲普坦(口服每次6.25~12.5mg,日最大剂量25mg)等。通常应在症状起始时立即服药。药物选择应根据头痛程度、伴随症状、既往用药情况等综合考虑,可采用阶梯法、分层选药,进行个体化治疗。①轻度至中度头痛:单用NSAIDs如对乙酰氨基酚(口服每次0.3~0.6g,日最大剂量不超过2.0g)、萘普生(口服每次0.2~0.3g,每日2~3次)、布洛芬(口服每次0.2~0.4g,每日3~4次)等可有效,如无效再用偏头痛特异性治疗药物。阿片类制剂如哌替啶等,因有成瘾性,不推荐常规用于偏头痛的治疗,但对于有麦角类制剂或曲普坦类应用禁忌的病例,如合并心脏病、周围血管病或妊娠期偏头痛,则可给予哌替啶治疗以终止偏头痛急性发作。②中度至重度头痛:

可直接选用偏头痛特异性治疗药物以尽快改善症状,部分患者虽有严重头痛但以往发作对NSAIDs 反应良好者,仍可选用 NSAIDs。麦角类和曲普坦类药物不良反应包括恶心、呕吐、心悸、烦躁、焦虑、周围血管收缩,大量长期应用可引起高血压和肢体缺血性坏死。严重高血压、心脏病和孕妇患者均为禁忌。此外,应用过频,则会引起药物过量使用性头痛,因此,麦角类和曲普坦类药物每周用药不超过 2~3 天。③伴随症状:恶心呕吐可肌内注射甲氧氯普胺10mg,严重呕吐者可用小剂量奋乃静、氯丙嗪。烦躁者可用地西泮 10~20mg 肌内注射以促使患者镇静和入睡。

(2)预防性治疗适用于:①频繁发作,尤其是每周发作 1 次以上严重影响日常生活和工作的患者;②急性期治疗无效或因不良反应和禁忌证无法进行急性期治疗者;③可能导致永久性神经功能缺损的特殊变异型偏头痛,如偏瘫性偏头痛、基底型偏头痛或偏头痛性梗死等。常用药物有:①β 受体阻滞剂,普萘洛尔(每次 10~60mg,2 次/天),美托洛尔(每次 100~200mg,1 次/天);②钙通道阻滞剂,氟桂利嗪(5~10mg,每日 1 次,睡前服用),维拉帕米(160~320mg/d);③抗癫痫药,丙戊酸钠(每次 0.4~0.6g,2 次/天),托吡酯(25~200mg/d),加巴喷丁(0.9~1.8g/d);④抗抑郁药,阿米替林(25~75mg 睡前服用),丙米嗪和氟西汀等;⑤5-HT受体拮抗剂,苯噻啶(0.5~3mg/d)等。其中,普萘洛尔、阿米替林和丙戊酸钠 3 种在结构上无关的药物,是预防性治疗的支柱,一种药物无效可选用另一种药物。偏头痛发作频率降低50%以上可认为预防性治疗有效。有效的预防性治疗需要持续约半年,之后可缓慢减量或停药。

(二)丛集性头痛

丛集性头痛是一种原发性神经血管性头痛。以男性多见,为女性的 3~4 倍。头痛突然发生,无先兆症状,几乎于每日同一时间,常在晚上发作,使患者从睡眠中痛醒。头痛位于一侧眶周、眶上、眼球后和(或)颞部,呈尖锐、爆炸样、非搏动性剧痛。头痛达高峰时,患者常以手击头部,甚至以头撞墙,在室内外来回走动、十分烦躁、痛苦与不安。头痛持续 15 分钟至 3 小时。发作频度不一,从一日 8 次至隔日 1 次。疼痛时常伴有同侧颜面部自主神经功能症状,表现为结膜充血、流泪、流涕等副交感亢进症状或瞳孔缩小和眼睑下垂等 Horner 征,较少伴有恶心、呕吐。头痛发作可连续数周至数月(常为 2 周~3 个月),在此期间患者头痛呈一次接一次地成串发作,故名丛集性头痛。丛集发作期常在每年的春季和(或)秋季;丛集发作期后可有数月或数年的间歇期。在丛集期,饮酒或血管扩张药可诱发头痛发作,而在间歇期,二者均不会引起头痛发作。

根据中青年男性出现发作性单侧眶周、眶上、和(或)颞部严重或极度严重的疼痛,可伴有同侧结膜充血、流泪、流涕、眼睑水肿、前额和面部出汗、瞳孔缩小、眼睑下垂等自主神经症状,发作时坐立不安、易激惹,并具有反复密集发作的特点,神经影像学排除引起头痛的颅内器质性疾患,做出丛集性头痛的诊断。

本病急性期治疗方法如下,①吸氧疗法:为头痛发作时首选的治疗措施。在发作剧烈时吸入纯氧(流速 10~12L/min,10~20 分钟)约使 70%患者终止发作。②利多卡因:用 4%~10%利多卡因 1mL 经患侧鼻孔滴入,可使 1/3 的患者头痛缓解,机制是麻醉蝶腭神经节。③舒马曲普坦 6mg 皮下注射或二氢麦角胺 1~2mg 肌内注射等,可迅速缓解头痛。

本病预防性治疗药物包括维拉帕米、糖皮质激素和锂制剂等。维拉帕米 $240\sim320mg/d$ 可有效预防本病发作,可在用药 $2\sim3$ 周内发挥最大疗效。糖皮质激素如泼尼松 $60\sim100mg/d$ 至少持续 5 天,后以 $10mg/d$ 逐渐减量。锂制剂适用于其他药物无效或有禁忌证者。其他药物有托吡酯、丙戊酸钠、苯噻啶、吲哚美辛等。

(三)紧张型头痛

紧张型头痛(TTH)又称为肌收缩性头痛,是双侧枕部或全头部紧缩性或压迫性头痛,约占头痛患者的 40%,是临床最常见的慢性头痛。主要由精神紧张及颅周肌肉张力增高引起。长期焦虑、紧张、抑郁或睡眠障碍,高强度的工作缺乏适当的放松及休息以及某些单调工种使头、颈或肩胛带长期处于不良的姿势等均可为发病因素。头痛部位不定,可为双侧、单侧、全头部、颈项部、双侧枕部、双侧颞部等不同部位。通常呈持续性钝痛,像一条带子紧束头部或呈头周紧箍感、压迫感或沉重感。许多患者可伴有头昏、失眠、焦虑或抑郁等症状。有的患者也可出现恶心、畏光或畏声等症状。体检可发现疼痛部位肌肉触痛或压痛点,有时牵拉头发也有疼痛,颈肩部肌肉有僵硬感,捏压时肌肉感觉舒适。

根据患者的临床表现,排除颅颈部疾病如颈椎病、占位性病变和炎症性疾病等,通常可以确诊。

本病的许多治疗药物与偏头痛用药相同。对于焦虑、紧张或抑郁的患者应在精神上给予诱导和安慰,使其消除顾虑。对局限性的肌肉疼痛,如颈项肌和肩胛肌等可做按摩、针灸、理疗、局部封闭等治疗。急性发作期用对乙酰氨基酚、阿司匹林、非甾体抗炎药、麦角胺或二氢麦角胺等亦有效。对于频发性和慢性紧张型头痛,应采用预防性治疗,可选用阿米替林、丙咪嗪或选择性 5-羟色胺再摄取抑制剂(如舍曲林或氟西汀)或肌肉松弛剂如盐酸乙哌立松、巴氯芬等。失眠者可给予地西泮 $10\sim20mg/d$ 口服。

(四)颅内压变化引起的头痛

1.颅内压增高所致的头痛

脑瘤、硬膜下血肿、脑脓肿及其他占位性病变引起的头痛,在初期主要是因病变邻近疼痛敏感结构被牵拉、移位或因感觉神经直接受压所致。在后期是由于脑脊液循环通路被阻塞,导致颅内压增高,使远离病灶的对疼痛敏感结构被牵拉、扭曲和移位而引起头痛。初期的头痛常位于占位病变的同侧,在后期有颅内压增高时呈现为弥漫深在的持久性钝痛,晨起较重,在咳嗽、大便用力或打喷嚏时头痛加重。头痛程度一般不如偏头痛或颅内出血时那样严重,多数不影响睡眠。随着占位病变增大及颅内压增高,患者出现呕吐及视神经乳头水肿,最后因继发性视神经萎缩使视力减退或双目失明。治疗上除应用脱水剂降低颅内压外,根本措施是手术切除占位性病变。

良性颅内压增高征指有头痛和视神经乳头水肿等颅内压增高表现而无局灶性神经系统体征、抽搐、精神障碍,其脑室系统和脑脊液成分基本正常,颅内无占位性病变,预后较为良好的一种临床综合征。此症患者大都诉述有全面性的头痛,而并无脑部结构的移位,头痛可能是由于伴发的脑水肿牵引脑膜与脑血管的神经末梢所致。

2.低颅压性头痛

低颅压性头痛是脑脊液(CSF)压力降低($<60mmH_2O$)导致的头痛,多为体位性。患者

常在直立后 15 分钟内出现头痛或头痛明显加剧,卧位后头痛缓解或消失。

低颅压性头痛包括自发性(特发性)和继发性两种。自发性病因不明,既往多认为可能与血管舒缩障碍引起脑脊液(CSF)分泌减少或吸收增加有关;目前已证实多数自发性低颅压与自发性脑脊液漏有关。而导致自发性脑脊液漏可能与微小创伤和硬膜结构薄弱有关。部分病例有剧烈咳嗽、推举重物、剧烈体育活动等引起微小创伤的病史;部分病例可合并有结缔组织异常的其他疾病,如马方综合征、常染色体显性遗传多囊肾、自发性视网膜脱离等。继发性可由多种原因引起,其中以硬膜或腰椎穿刺后低颅压性头痛最为多见,头颈部外伤及手术、脑室分流术、脊柱创伤或手术使 CSF 漏出增多,脱水、糖尿病酮症酸中毒、尿毒症、全身严重感染、脑膜脑炎、过度换气和低血压等使 CSF 生成减少。由于 CSF 量减少,压力降低,脑组织移位下沉等使颅内疼痛敏感组织被牵拉引起头痛。

本病可见于各种年龄,特发性多见于体弱女性,继发性无明显性别差异。头痛以双侧枕部或额部多见,也可为颞部或全头痛,但很少为单侧头痛,呈轻度至中度钝痛或搏动性疼痛,缓慢加重,常伴恶心、呕吐、眩晕、耳鸣、颈僵和视物模糊等。头痛与体位有明显关系,立位时出现或加重,卧位时减轻或消失。脑组织下坠压迫脑神经也可引起视物模糊或视野缺损(视神经或视交叉受压)、面部麻木或疼痛(三叉神经受压)、面瘫或面肌痉挛(面神经受压)。

病因明确者应针对病因治疗,如控制感染、纠正脱水和糖尿病酮症酸中毒等。对手术或创伤后存在脑脊液瘘者可行瘘口修补术等。对症治疗包括头低位卧床休息,补液(3000～4000mL/d),穿紧身裤和束腹带,给予适量镇痛剂等。鞘内注射无菌生理盐水可使腰穿后头痛缓解。咖啡因可阻断腺苷受体,使颅内血管收缩,增加 CSF 压力和缓解头痛,可用苯甲酸钠咖啡因 0.5g 皮下或肌内注射或加入 500～1000mL 林格液中静脉滴注。硬膜外血贴疗法是用自体血 15～20mL 缓慢注入腰或胸段硬膜外间隙,血液从注射点上下扩展数个椎间隙,可压迫硬膜囊和阻塞脑脊液漏出口,迅速缓解头痛,适用于腰椎穿刺后头痛和自发性低颅压性头痛,有效率 97%。腰椎穿刺时应选用口径细的穿刺针,术后去枕平卧至少 6 小时有利于预防头痛。

部分自发性低颅内压头痛患者可在两周内自发缓解,部分持续数月甚至数年。

(五)颅脑外伤性头痛

急性和慢性头部外伤均可伴有头痛,常见的外伤后头痛有下列 4 种类型。①头皮裂伤或脑挫裂伤后瘢痕形成,刺激颅内外痛觉敏感结构而引起头痛。疼痛部位较局限,常伴局部皮肤痛觉过敏。②外伤后自主神经功能异常性头痛是因颈前部受伤累及颈交感神经链,导致支配头颅的交感神经失去抑制而引起头痛。患者叙述一侧额颞区的发作性头痛,伴同侧瞳孔改变(先扩大后缩小),眼睑下垂及面部多汗。服用普萘洛尔(20mg,每天 3 次)对头痛有效。③外伤后因颈肌持续收缩而出现头痛,和紧张型头痛相似,常有精神因素参与。④外伤后神经不稳定性头痛。常见于脑震荡后遗症,除头痛外尚有头晕、耳鸣、失眠、注意力不集中,记忆力衰退,精神萎靡不振或情绪易激动等症状。神经系统无器质性损害证据。

(六)五官疾病引起的头痛

眼源性头痛是指青光眼、虹膜炎、眼眶肿瘤、球后视神经炎、高度远视、眼外肌不平衡及用眼时间过长等原因引起球后或额颞区疼痛。急性乳突炎能引起耳后疼痛。病毒性膝状神经节带状疱疹所产生的疼痛常位于外耳道内或耳后,疼痛数日后出现带状疱疹及面瘫。鼻腔或鼻窦发炎时因黏膜充血水肿而引起鼻塞、流涕及牵涉性头痛。急性鼻窦炎时常引起眼球周围或额颞区头痛。因鼻窦内的脓性分泌物经过一夜睡眠后积聚增多,故患者清晨起床后头痛特别严重,待脓液排出后头痛明显减轻。X线检查有助于本病诊断。个别患者因鼻旁窦窦口被炎性分泌物或过敏性水肿阻塞,鼻旁窦内压力降低而形成"真空性头痛"。牙病所致的头痛,多先有病牙部位疼痛,随后放射至同侧颞部,呈灼痛或跳痛,牙科检查可确诊。鼻腔肿瘤、颞下颌关节功能障碍(综合征)及鼻咽癌均可引起头部牵涉痛。

(七)精神性头痛

神经官能症、抑郁症等,经常出现头痛。其部位多不固定,多变,性质多样,呈钝痛、胀痛,易受外界或情绪影响,历时数周甚至数年。常伴睡眠及记忆、理解等精神方面的症状。

(八)神经痛

1.三叉神经痛

三叉神经痛是指三叉神经分布区内短暂的反复发作性剧痛。成年及老年人多见,40岁以上患者占70%~80%,女性多于男性。三叉神经痛可分为症状性和原发性,前者的病因为炎症(如疱疹病毒感染)、肿瘤(如半月神经节肿瘤)、动脉瘤及外伤等,后者系指病因未明者(可能因三叉神经脱髓鞘产生异位冲动或伪突触传递所致)。典型的原发性三叉神经痛通常有如下特点。①疼痛常局限于一侧,并以累及一支多见,少数患者可同时有二支或三支受累,且以上颌支(第2支)或下颌支(第3支)最常受累。②疼痛发作时表现为以面颊上下颌及舌部明显的剧烈电击样、刀割样、烧灼样或撕裂样疼痛,来去骤然,突发突止。疼痛由颌面或牙槽病灶开始,并沿该神经的支配区域放射,每次发作仅数秒钟至1~2分钟,间歇期正常,每天数次至1分钟多次。发作呈周期性,持续数周,可自行缓解数月或更长。随病程进展,缓解期日益缩短。③发作时可伴有同侧面部肌肉的反射性抽搐(故又称"痛性抽搐")或有同侧面部潮红、流泪及流涎。④患者面部某个区域可能特别敏感,稍加触碰即引起疼痛发作,如上下唇、鼻翼外侧、舌侧缘、颊部等,该区域称之为"扳机点(触发点)"。发作期间面部的机械刺激,如说话、进食、洗脸、剃须、刷牙、打哈欠,甚至微风拂面皆可诱致疼痛发作,患者因而不敢大声说话、洗脸或进食,有的连口水也不敢咽下,严重影响患者生活,甚至全身营养状况不良,精神抑郁,有的产生消极情绪。

治疗主要有药物、封闭和手术治疗。药物治疗以卡马西平为首选,起始剂量0.1g口服,每天2次,每日增加0.1g,至疼痛控制为止,最大剂量1.0g/d,有效维持量0.6~0.8g/d;以有效剂量维持治疗2~3周后逐渐减量至最小有效剂量,再服用数月。如卡马西平无效可改用苯妥英钠0.1g口服,每天3次,如无效可每日增加0.05g,数日后加至0.6g/d。卡马西平或苯妥英钠单药治疗无效者两药合用可能有效。也可选用加巴喷丁(起始剂量0.3g/d,最大剂量1.8g/d)、普瑞巴林(起始剂量150mg/d,最大剂量300mg/d)。大剂量维生素B_{12}可缓解疼痛,剂量为1000~2000μg肌内注射,每周2~3次,连用4~8周为一疗程。药物治疗无效者可试用无水乙醇或甘油封闭三叉神经分支或半月神经节,破坏感觉神经细胞,可获止痛效果,不良反应为注射区面部感觉缺失。经皮半月神经节射频电凝疗法也有较好疗效。三叉神经感觉根部分切除术,因止痛效果确切,仍是首选的手术治疗方法。而三叉神经显微血管减压术,止痛同时不产生感觉及运动障碍,是目前广泛应用的最安全有效的方法。

2.舌咽神经痛

舌咽神经分布区的反复阵发性剧痛,不伴脑神经功能破坏表现的称为舌咽神经痛。远比三叉神经痛少见。多数于中年起病,表现为口咽、喉或耳内的短暂发作性剧痛。每次持续数秒至 1 分钟,可因吞咽、咀嚼、讲话、咳嗽等触发。检查咽喉、舌根和扁桃体窝可有疼痛触发点。疼痛发作时可伴发咳嗽。个别患者发生昏厥,可能由于颈动脉窦神经过敏引起心脏停搏而造成。病程中可有自发缓解。神经系统检查无异常发现。将 4% 可卡因或 1% 丁卡因涂于患侧的口咽部,常可使疼痛缓解数小时。病因不明,有的可能是由于舌咽神经的脱髓鞘性病变引起,有的可能是由于局部的颅底血管压迫于舌咽神经所致。若疼痛持续,则本病需与鼻咽癌侵及颅底、耳咽管肿瘤、扁桃体肿瘤相鉴别。治疗与三叉神经痛相似。

3.枕神经痛

枕神经痛是枕大神经、枕小神经和耳大神经分布区疼痛的统称,三对神经来自 $C_{2\sim3}$ 神经,分布于枕部。可因上段颈椎病、脊柱结核、骨关节炎、脊髓肿瘤、硬脊膜炎和转移瘤等所致,多为继发性神经损害;也可由上呼吸道感染或扁桃体炎引起或病因不明。枕大神经分布于后枕部相当于两侧外耳道经头顶连线以后的部分;枕小神经主要分布于耳郭上部和枕外侧皮肤;耳大神经主要分布于耳郭下部前后面、腮腺表面和下颌角部皮肤。疼痛位于一侧枕部与颈部,呈阵发性刺痛或电击样痛或持续性钝痛;患侧枕部头皮可有皮肤感觉过敏及局限性压痛点,可向头顶(枕大神经)、乳突部(枕小神经)或外耳(耳大神经)放射。枕大神经痛压痛点位于乳突与枕后粗隆间连线的中点;枕小神经痛的压痛点多位于该连线的外 1/3 处。部分患者在间歇期仍有钝痛。疼痛可为自发或因旋转尤其向对侧旋转而诱发,其他头颈部运动或咳嗽、喷嚏可使疼痛加重或诱发疼痛,故患者常不敢过分活动头部或使头略向后仰并向患侧倾斜以缓解疼痛。除病因治疗外,可用止痛剂(卡马西平、苯妥英钠等)、神经营养剂(维生素 B_1、维生素 B_{12} 等)、局部封闭、理疗等对症治疗。

六、护理

(一)常规护理

情绪紧张、焦虑、不安、兴奋都会使全身肌肉紧张收缩,促使头痛恶化。护理患者时应对疾病的检查、治疗进行充分解释,指导患者解除焦虑的方法,如压力调节及肌肉放松技巧等。有头痛眩晕、心烦易怒、夜寐不佳、面红、口苦症状的患者,应予以安慰和精神支持,耐心听取患者主诉,做好解释工作,消除患者的不良情绪。尽可能满足患者的合理需求,取得患者的信任、理解和配合,帮助患者解除心理压力,避免患者的负性情绪。

(二)专科护理

1.指导患者及其家属减轻头痛的方法

(1)休息:充足的休息和良好的睡眠质量,可以减少或缓解头痛,过度疲劳和劳累可增加血氧消耗,造成血管扩张,从而引起头痛。轻度头痛,一般不用休息,可服用镇痛药,如索米痛片等。头痛剧烈者,必须卧床休息,减少头部运动。

(2)保持环境安静,控制噪声;保持环境舒适的温度、湿度,避免强光、异味等不良因素刺激而诱发头痛。

（3）体位适当：头部低位可促使脑血液循环,使缺血的脑血管收缩得以缓解,但颅内压高者应抬高头部,以减低颅内压,避免颅内压上升而引起头痛。腰椎穿刺后的头痛常因直立位而加重。丛集性头痛则因直立位而减轻。脑肿瘤、脑膜炎的头痛常因转头、俯首、咳嗽而加剧。颈肌急性炎症所致的头痛常因颈部运动而加重;反之,与职业有关的颈肌过度紧张所致的头痛则于颈部活动后减轻。

（4）头颈部肌肉适当地按摩及放松运动,避免头颈部肌肉长时间保持一个姿势可减少紧张型头痛的发作。

（5）按压穴位镇痛：偏头痛可按压外关,前额痛可按压印堂穴、合谷穴、阳白穴,两侧痛可按压百会穴。双手指压太阳穴、合谷穴也可使头痛暂时缓解。

（6）冷热的应用：冷敷可阻滞神经传导,具有镇静、麻醉及解痉等作用,可用于缓解偏头痛。温热敷可促进血液循环,使紧张的肌肉得以放松,适用于紧张性头痛。

（7）饮食指导：可进高营养、高蛋白、易消化的食物。忌烟酒,饮酒会引起血管扩张,引起或加重头痛症状。

（8）保持大便通畅：便秘及用力排泄会使血压及颅内压快速升高,引起头痛。

2.腰椎穿刺的护理

去枕平卧6～8小时,预防或减少脑脊液漏,并鼓励患者多饮水,以促进脑脊液恢复,预防穿刺后的低颅内压性头痛。低颅内压综合征多发生于腰椎穿刺、颅脑损伤、手术或脑膜脑炎等之后以及严重脱水等情况。坐起后突发剧烈头痛,常伴恶心、呕吐,平卧后头痛迅速缓解。低颅内压综合征头痛的特点为在抬高床头或坐立时,头痛加重,系因此时颅内压进一步下降,颅内疼痛敏感组织失去了脑脊液的托浮而受到牵拉所致,故也属于牵引性头痛,平卧后头痛减轻。

3.高颅内压性疼痛

应绝对卧床休息,保持病室安静,可将床头抬高30°,以利于脑静脉回流而减轻脑水肿。减少颅内压增高的诱发因素如排便不可过猛和用力,避免咳嗽、喷嚏,以免使颅内压增高程度加重而发生脑疝。

（三）病情观察

观察患者头痛的特征及性质、有无头痛的前驱症状及其表现,观察头痛程度及伴随的不适症状、有无生命体征变化,了解影响头痛的主要因素。

（四）健康教育

（1）教会患者观察头痛的特点,并主动向医护人员报告。

（2）告诉患者能避免的头痛因素。

（3）正确对待工作、生活中的事情,避免长时间固定一种体位,适当参加体育锻炼,保证睡眠质量,建立健康的生活方式,保持良好的精神状态。

（4）按医嘱服药。

第四节 胸痛

一、定义

胸痛为急诊科常见的症状之一,是指胸前区的不适感,包括胸部闷痛、刺痛、烧灼、紧缩或压榨感等,可放射至面颊、下颌部、咽颈部、肩部、后背部、上肢或上腹部,表现为酸胀、麻木或沉重感等。胸痛的病因复杂各异,且危险性存在较大的差别。急性胸痛的临床表现各异,其危险性也存在较大差别,多数情况下可能提示不良的预后,甚至是致命性的,如急性冠状动脉综合征、主动脉夹层、急性肺栓塞等。对急性胸痛患者给予快速鉴别判断以及对其危险性给予准确的评估并做出及时、正确地处理,是急诊医护人员的巨大挑战之一。

二、病因与发病机制

(一)病因

胸痛主要由胸部疾病所致,少数由其他疾病引起。胸痛的原因很多,可按胸痛的部位与病变预后进行划分。

1.胸壁疾病

急性皮炎、皮下蜂窝织炎、带状疱疹、肋间神经炎、肋软骨炎、流行性肌炎、肋骨骨折、多发性骨髓瘤、乳腺炎等。

2.心血管疾病

冠状动脉粥样硬化性心脏病(心绞痛、心肌梗死)、心肌病、二尖瓣或主动脉瓣病变、急性缺血性心包炎、胸主动脉瘤(夹层动脉瘤)、主动脉窦动脉瘤破裂、肺栓塞、肺动脉高压以及神经症等。

3.呼吸系统疾病

张力性气胸、胸膜炎、胸膜肿瘤、自发性气胸、血胸、支气管炎、支气管肺癌等。

4.纵隔疾病

纵隔炎、纵隔气肿、纵隔肿瘤等。

5.食管疾病

食管炎、食管癌、食管裂孔疝、反流性食管炎、食管下段黏膜裂孔等。

6.腹腔脏器病变

消化性溃疡、胰腺肿瘤、肝占位性病变、胆道结石、胃及十二指肠穿孔、膈下脓肿、肝脓肿、脾梗死、结肠脾曲综合征等,以及这些病变部位的炎症、外伤也可放射至胸部疼痛,需严密观察。

7.其他

过度通气综合征、心脏神经官能症、痛风等。

(二)发病机制

各种化学、物理因素及刺激因子均可刺激胸部的感觉神经纤维产生痛觉冲动,并传至大脑皮层的痛觉中枢引起胸痛。另外,除患病器官的局部疼痛外,还可见远离该器官的某部体表或深部组织疼痛,称为放射痛或牵涉痛。其原因是内脏病变与相应区域体表的传入神经进入脊髓同一节段并在后角发生联系,故来自内脏的感觉冲动可直接激发脊髓体表感觉神经元,引起相应体表区域的痛感。

三、临床表现

在急诊处理急性胸痛的患者时,要利用有限的时间仔细询问病史和进行体格检查,这样能够确定下一步思考的正确方向。在询问病史时,要注意胸痛的部位、性质、缓解的因素,胸痛诱发和加重的因素,胸痛是否放射,胸痛的伴随症状和既往病史等。这些特征中往往隐含着具有诊断和鉴别诊断意义的线索,因此这些特征是医生接诊急性胸痛患者需要重点询问的内容,相当部分的胸痛患者单纯依靠详细的病史询问就可以基本诊断。

(一)发病年龄

青壮年胸痛,应注意自发性气胸、心肌炎、心肌病、风湿性心瓣膜病,40岁以上患者应注意心绞痛、心肌梗死与肺癌。

(二)疼痛部位

胸痛部位包括疼痛部位及其放射部位。心绞痛与心肌梗死的疼痛常位于胸骨后或心前区,且放射到左肩和左上臂内侧。夹层动脉瘤疼痛位于胸背部,向下放散至下腹、腰部与两侧腹股沟和下肢。食管疾患、膈疝、纵隔肿瘤的疼痛也位于胸骨后。胸膜炎所致的胸痛常在胸廓的下侧部或前部。带状疱疹是成簇水疱沿一侧肋间神经分布伴剧痛,疱疹不越过体表中线。胸壁疾病特点为疼痛部位局限,局部有压痛。炎症性疾病,尚伴有局部红、肿、热表现。肝胆疾病或膈下脓肿可引起右下胸痛。

(三)持续时间

心绞痛发作时间短暂,持续数分钟,而心肌梗死疼痛持续时间很长且不易缓解。炎症、肿瘤、栓塞或梗死所致疼痛呈持续性。平滑肌痉挛或血管狭窄缺血所致疼痛为阵发性。

(四)疼痛性质

胸痛的程度可表现为剧烈的疼痛到轻微的隐痛,疼痛性质也多种多样。如带状疱疹呈刀割样痛或灼痛,剧烈难忍;肌痛呈酸痛;骨痛呈酸痛或锥痛。心绞痛常呈压榨样痛并伴有压迫感或窒息感;主动脉夹层动脉瘤常有突然出现的剧烈的撕裂痛。膈疝呈灼痛或膨胀感。早期肺癌可仅有胸部的钝痛或隐痛。食管疾病多表现为持续性隐痛或烧灼痛。

(五)伴随症状

气管、支气管疾病所致胸痛常伴有咳嗽、咳痰;食管疾病所致胸痛常伴有吞咽困难或咽下疼痛;肺栓塞、原发性肺癌的胸痛常伴有小量咯血或痰中带血。

(六)影响疼痛的因素

影响疼痛的因素包括发生诱因、加重与缓解因素。胸膜炎、自发性气胸、心包炎所致胸痛常在深吸气及咳嗽时加重,停止呼吸运动则疼痛减轻或消失。劳累、体力活动、精神紧张,可诱发心绞痛发作,休息、含服硝酸酯类药物可使心绞痛缓解,而对心肌梗死疼痛则无效。反流性食管炎的胸骨后灼痛,饱餐后出现,仰卧位或俯卧位加重,服用抗酸剂和促动力药后可减轻或消失。

四、辅助检查

(一)血常规
血常规对判断有无感染存在是必不可少的检查。

(二)肌酶谱检查、生化检查
肌钙蛋白是心肌损伤最敏感的指标。

(三)血 D-二聚体
对急性肺栓塞的诊断有较好的支持价值。

(四)血清免疫学指标
类风湿因子、免疫球蛋白、蛋白质电泳、抗核抗体等。

(五)心电图
为急性胸痛患者的首选检查。

(六)影像学检查
胸部 X 线片、胸部 CT 及磁共振成像有利于辅助诊断。

(七)超声检查
胸部、腹部 B 超,超声心动图。

(八)肺动脉、主动脉及冠状动脉造影
肺动脉、主动脉及冠状动脉造影是目前最常用的主动脉夹层与肺栓塞的确诊手段。

五、治疗

(1)应迅速排除最危险、最紧急的致命性疾病,如肺栓塞、张力性气胸、急性冠状动脉综合征、主动脉夹层等。对于急性冠状动脉综合征,应减少急性心肌梗死后心肌的坏死程度和范围,防止心力衰竭的发生,积极配合溶栓治疗;对于主动脉夹层的患者应采取镇痛镇静治疗,给予负性心肌收缩力的药物,必要时行外科手术;对急性肺栓塞的患者,在循环支持基础上,以抗凝治疗为主。

(2)对不明确诊断的患者应常规留观观察病情变化,防止离院后突发心源性猝死等严重致命性病情变化。

(3)积极行针对性辅助检查以及早明确诊断:常规急查心肌损伤标志物、行床旁心电监护(ECG)。

六、护理

(1)迅速判断病情的严重程度,平卧位制动,吸氧。

(2)严密观察病情变化,持续血压、心率、呼吸、血氧饱和度监测。对不能明确病因时应每30 分钟复查一次 ECG,每 2 小时复查心肌损伤标志物,ECG 连续三次无变化、心肌损伤标志

物连续两次无异常时,在 6～12 小时后予以出院。

(3)建立静脉通路,保持给药途径通畅。

(4)减轻疼痛,及时给予镇痛镇静处理。

(5)对于生命体征不稳定者迅速予以对症处理。

1)血压较低者:可酌情扩容或应用多巴胺升压。

2)呼吸衰竭者:采用面罩吸氧、无创呼吸机,必要时进行气管插管有创呼吸机治疗。

3)严重心动过缓(心率小于 40 次/分):静脉注射阿托品 0.5～1mg,必要时 3～5 分钟重复;静脉滴注多巴胺或肾上腺素 2～10μg/min 或异丙肾上腺素 2～4μg/min,不大于 20μg/min。必要时安装临时性心脏起搏器。

4)严重心动过速(心率大于 180 次/分):存在血流动力学异常时应考虑电复律治疗。

(6)饮食宜清淡、易消化、少食多餐、禁烟酒。

第五节　咯血

一、定义

咯血是指声门以下呼吸道或肺组织出血经口腔咯出。咯血是常见急诊症状之一,除需与口腔、鼻腔及咽部的出血区别外,还需与呕血鉴别。咯血多见于急性和慢性支气管炎、肺炎、肺结核及肺癌。大量咯血或反复咯血,可引起患者心理极度紧张与焦虑,严重者可导致窒息,甚至死亡,需迅速确定其病因和出血的准确部位。

二、病因与发病机制

(一)病因

1.支气管疾病

常见的有支气管扩张症、支气管肺癌、支气管内膜结核和慢性支气管炎;少见的有支气管结石、支气管腺瘤、支气管黏膜非特异性溃疡等。

2.肺部疾病

常见有肺炎、肺结核、肺脓肿等,也见于肺瘀血、肺栓塞、肺寄生虫病、肺真菌病、肺含铁血黄素沉着症、肺出血—肾炎综合征等。其中肺炎主要为肺炎球菌肺炎、金黄色葡萄球菌肺炎、肺炎杆菌肺炎和军团菌肺炎,支原体肺炎有时也可出现痰中带血。在我国,引起咯血的主要原因为肺结核。

3.心血管疾病

最常见的为二尖瓣狭窄,其次为先天性心脏病所致肺动脉高压或原发性肺动脉高压,另有肺血管炎、肺栓塞、高血压病等。

4.其他

血液病,如白血病、血小板减少性紫癜、血友病、再生障碍性贫血等;某些急性传染病,如流行性出血热、肺出血型钩端螺旋体病等；风湿性疾病,如结节性多动脉炎、系统性红斑狼疮、Wegener 肉芽肿、贝赫切特综合征(白塞病)等均可引起咯血。

(二)发病机制

1.支气管疾病

出血机制为因炎症或肿瘤损害支气管黏膜,使毛细血管通透性增高或黏膜下血管破裂所致。

2.肺部疾病

出血机制为结核病变使毛细血管渗透性增高,血液渗出,表现为痰中带血丝或小血块,如空洞壁肺动脉分支形成的小动脉瘤破裂或继发结核性支气管扩张形成的小动静脉瘘破裂,则引起大量咯血,可危及生命。

3.心血管疾病

发生机制多因肺瘀血导致肺泡和支气管黏膜下层支气管静脉曲张破裂所致。

三、临床表现

(一)症状

(1)在咯血前可有喉痒、胸闷、头晕等先兆症状。

(2)伴有咳嗽、咳痰、胸痛或发热。

(3)或伴有低热、盗汗、乏力、面色潮红。

(4)或伴有胸闷、心悸、气急、咳泡沫样痰。

(二)体征

肺部啰音、呼吸音减低或有实质体征等。心率增快、心脏病理性杂音、呼吸困难等。杵状指(趾),多见于支气管扩张、肺癌、肺脓肿等。面色苍白,皮肤、黏膜出血,多见于出血性疾病。

四、辅助检查

(一)胸部 X 线及 CT 检查

所有咯血患者均应进行胸部 X 线检查,必要时进行高分辨率胸部 CT 扫描。

(二)肺动脉和支气管动脉血管造影

对肺栓塞和肺梗死患者能明确诊断。

(三)纤维支气管镜检查

支气管镜或活体组织检查能明确病因学诊断。

(四)超声心动图

有助于对心血管疾病所致咯血的疾病诊断。

(五)血液学检查

应常规检查血常规、血小板。

(六)血气分析

咯血伴有呼吸窘迫及精神改变者应进行动脉血气检查。

（七）痰液检查

疑有肺结核时,应进行痰涂片或痰培养检查。

五、治疗

咯血急诊治疗的重点在于及时制止出血;保持呼吸道通畅,防止窒息;病因治疗。

（一）镇静、休息与对症处理

少量咯血,如痰中带血,一般无须特殊处理,适当减少活动量,对症治疗即可。中等量咯血应卧床休息;大量咯血则应绝对卧床休息。取患侧卧位,患侧可放置冰袋,嘱患者将血轻轻咳出,避免吸入性肺炎、肺不张或以防窒息,出血部位不明时取平卧位。对精神紧张、恐惧不安者,应解除不必要的顾虑,必要时可给少量镇静药,如地西泮(安定)10mg或苯巴比妥钠0.1～0.2g肌内注射或口服地西泮等。鼓励患者咳出滞留于呼吸道的陈血,避免呼吸道阻塞。对频咳或剧咳者,可给镇咳药如喷托维林(咳必清)25mg,每天3次;可待因15～30mg,每天3次或二氧丙嗪(克咳敏)5mg,每天3次口服。但大咯血时一般不用镇咳剂,如剧咳妨碍止血,可在血液咳出后临时使用可待因15～30mg口服或皮下注射,每日1～3次;对年老体弱、肺功能不全者不宜用,禁用吗啡、哌替啶等,以免过度抑制咳嗽,使血液及分泌物淤积气道,引起窒息。保持大便通畅,避免用力屏气排便。对大、中量咯血者,应密切观察患者,做好大咯血与窒息的各项抢救准备,定期记录咯血量,测呼吸、脉搏和血压,若有口渴、烦躁、厥冷,面色苍白,咯血不止或窒息表现者,应立即进行抢救。

（二）止血药物的应用

常用止血药物如下。

1.垂体后叶素

疗效迅速而显著,使肺循环压力降低,肺小动脉收缩而利于血凝块形成。用法:大咯血时以垂体后叶素5～10U加25％葡萄糖注射液20～40mL缓慢静脉注射(10～15分钟);咯血持续者可用垂体后叶素10～20U加5％葡萄糖注射液500mL,缓慢静脉滴注;禁用于高血压、冠心病、肺源性心脏病、心力衰竭患者和孕妇。注射过快可引起面色苍白、心悸、出汗、胸或腹痛、血压升高等不良反应,应及时减慢速度或停药。

2.血凝酶(如白眉蛇毒血凝酶、尖吻蝮蛇血凝酶、矛头蝮蛇血凝酶等,别名巴曲酶、立止血等)

通过促进凝血因子活性发挥止血作用。其可肌内注射、皮下注射、静脉注射,也可在支气管镜下局部使用。静脉注射时一般5～10分钟起效,20～30分钟达到止血峰值。首次静脉注射与肌内注射各1kU,随后每日肌内注射1kU。

以上两种药物在大咯血治疗时可同时联合使用,加强止血效果。

3.普鲁卡因

用于对垂体后叶素有禁忌者。普鲁卡因150～300mg加5％葡萄糖注射液500mL缓慢静脉滴注或普鲁卡因50mg加25％葡萄糖注射液40mL,缓慢静注。用药前应作皮试。

4.血管扩张剂

适用于高血压、冠心病、肺源性心脏病(肺心病)、心力衰竭与孕妇伴咯血者。应在补足血容量的基础上应用。可选用酚妥拉明 10～20mg 或硝酸甘油 5～10mg 加入 5％葡萄糖注射液 250～500mL 中静脉滴注,可与垂体后叶素合用。

5.一般止血药

仅能作为辅助止血药物。可酌情选用 1～3 种。①维生素 K:维生素 K₁ 10mg 肌内注射或缓慢静注,每天 1～2 次或维生素 K₄ 4～8mg,口服,每天 2～3 次。②卡巴克络(安络血):5～10mg 口服,每天 3 次或 10～20mg 肌内注射,每天 2～3 次。③酚磺乙胺(止血敏):0.25～0.75g 肌内注射或静脉注射,每天 2～3 次或 1g 加入 5％～10％葡萄糖注射液 500mL 静脉滴注,每日 1 次或 0.5～1.0g 口服,每天 2 次。④氨基己酸:4～6g 加入 5％～10％葡萄糖注射液 250mL 中静脉滴注,15～30 分钟滴完,继以 1g/h 静脉滴注维持 12～24 小时或更长时间。⑤氨甲苯酸(止血芳酸):0.1～0.2g 加入 25％葡萄糖注射液 20～40mL 中静注,每天 2～3 次或 0.3～0.6g 加入 5％～10％葡萄糖注射液 500mL 中静脉滴注,每天 1～2 次。与氨基己酸一样,适用于有纤溶酶活性增高患者,止血效果更强。⑥其他药物:直接补充凝血因子的药物如新鲜或库存血、冻干血浆、凝血酶原复合物等根据病情均可酌情选用。

(三)纤维支气管镜下止血

咯血期间及早做纤维支气管镜检查不仅能确诊出血部位,而且可以用硬质气管镜和纤维支气管镜插入出血侧支气管,将血液吸出,行镜下止血。方法包括支气管冷盐水灌洗;局部注射血管收缩剂;局部应用凝血药;支气管内气囊填塞等。

(四)支气管动脉栓塞术

适用于有肺功能不全,双侧广泛肺病变而咯血来源又不能明确定位者;晚期肺癌侵入纵隔和大血管者及病情暂不允许手术或患者拒绝手术切除者。

(五)手术治疗

对出血部位明确,大咯血经内科保守治疗无效,有发生窒息和休克可能,又无手术禁忌证者,应及时手术治疗,以挽救患者生命。

(六)大咯血窒息的抢救

窒息是咯血患者迅速死亡的主要原因,应及早识别和抢救。

1.有下列情况时应警惕可能发生窒息

(1)肺部病变广泛伴心肺功能不全,有痰液积聚者。

(2)有支气管狭窄扭曲、引流不畅者。

(3)体质衰弱与咳嗽无力,镇静剂或镇咳药用量过大或于沉睡中突然咯血者。

(4)反复喷射性大咯血不止者。

(5)咯血过程中患者精神过度紧张或血块刺激引起支气管与喉部痉挛者。

2.窒息的临床表现

可有以下 3 种表现。①患者在咯血时突感胸闷难受、烦躁不安、端坐呼吸、气促发绀,血液咯出不畅或见黯红色血块。②突然呼吸困难伴明显痰鸣声("咕噜音"),神情呆滞,血液咯出不畅或在大咯血过程中咯血突然停止,口唇、指甲青紫。③咯血突然中止,呼吸增速,吸气时锁骨上窝、肋间隙和上腹部凹陷或仅从鼻腔、口腔流出少量黯红色血液,旋即张口瞪目,双手乱抓,面色灰白转紫,胸壁塌陷,呼吸音减弱或消失,神志昏迷,大小便失禁等。遇上述情况,应当机立断采取措施。

3.急救措施

大咯血窒息抢救的重点是确保气道通畅、隔离出血源和纠正缺氧。其具体措施如下。

(1)体位:患侧卧位,避免血液流向健侧。头低位,身体与床成 $40°\sim90°$ 角,背部屈曲并拍击背部,促进肺内血液流出。病灶不明确者可暂取平卧位。同时清除口腔内血块。

(2)清除积血,保持呼吸道通畅:急性活动性出血并发大咯血时,清理气道内积血和分泌物最好的方式就是患者的咳嗽反射,应鼓励患者通过咳嗽自我清除气道积血。如患者咳嗽反射不能有效清除气道积血、缓解窒息并出现进行性呼吸困难或低氧血症,则应立即行气管插管。可考虑使用带大侧孔的大号(8~8.5mm)气管插管导管以便于通过插入支气管镜进行介入诊疗,必要时可直接使用硬质支气管镜进行处理。

(3)隔离出血源:在气管插管或硬镜下快速清理气道内积血,保持气道通畅的同时,要尽快隔离出血源,防止溢入健侧的血液形成血凝块阻塞气道,影响肺泡气体交换。因此,在非双侧肺同时出血情况下,首先应快速明确出血来自哪侧肺及哪个肺叶,并防止血液进入健侧肺叶,最基本的方法是让患者患侧卧位。找到出血源后,尽可能隔离出血源,有以下 5 种方法可供选择。①可在支气管镜引导下进行选择性单侧气管内插管,将导管远端插入健侧肺的主支气管,并充好球囊以防止血液渗透,保证健侧肺通气的情况下再处理患侧肺。②气管插管后,在支气管镜下明确出血来源,将 Fogarty 球囊通过支气管镜置入出血气道,充气后填塞气道。目标是快速控制出血并保护健侧气道通畅。③双腔气管插管,通过双腔管可将肺通气和气道疏通分开操作。④在支气管镜引导下出血局部喷洒冰生理盐水、稀释的肾上腺素、凝血酶或纤维蛋白复合物以收缩血管止血。⑤在支气管镜下直接看到出血点时,可采用激光、电刀、氩气刀或冷冻技术进行止血。

(4)迅速建立静脉通道,补充血容量,使用止血药物,纠正休克。

(5)机械通气:高浓度给氧(FiO_2 30%~40%),如自主呼吸微弱或消失,应立即使用机械通气、心肺复苏治疗。窒息解除后应及时对复苏后并发症进行处理,如纠正酸中毒,补充血容量,控制休克以及重要器官功能的监测与支持,如治疗和预防脑水肿、心肺功能不全、肾功能不全等。

大咯血患者应绝对卧床,尽量避免搬动或转送他院,颠簸可加重咯血,甚至导致死亡。如需转送,途中应将患者的头和身体偏向患侧或俯卧头低位,以利引流,防止窒息。密切观察患者的生命体征,包括意识、呼吸、脉搏和血压,随时做好抢救准备工作,尽可能准确记录咯血量。

六、护理

(1)保持气道通畅,防止误吸、窒息;给氧。

(2)体位:头低足高位;已知出血部位时,取患侧卧位,以免健侧肺血液吸入;出血部位不明者取平卧位,头偏向一侧,防止窒息。

(3)用药护理:建立 2 条及以上静脉通道,迅速、准确按医嘱使用止血药物,备血,有效补充血容量,并观察用药效果。

（4）病情观察：密切观察咯血的量、颜色、性状和生命体征变化，注意患者有无胸闷、烦躁不安、气急、口唇发绀、面色苍白、冷汗等窒息前症状，并及时记录。

（5）大咯血的抢救：立即体位引流，采取头低脚高俯卧位，轻拍背部并迅速挖出或吸出口、咽喉、鼻部血块，无效时行气管插管或气管切开，解除呼吸道阻塞；高浓度氧疗；必要时遵医嘱使用呼吸兴奋药、止血药等。

（6）心理护理：做好心理护理，安慰患者，鼓励患者轻轻将血液咯出，必要时应用镇静药。

第六节　呕血

一、定义

呕血是由于上消化道（食管、胃、十二指肠、空肠上段、胰腺、胆管）急性出血所致。

二、病因与发病机制

引起呕血的常见原因是消化系统疾病，如胃、十二指肠溃疡，肝硬化食管与胃底静脉曲张破裂、急性胃黏膜病变等，少数见于全身性疾病，如血液病、急性传染病等。

引起呕血的病因很多，其发病机制各不相同。消化性溃疡侵及血管可发生不同程度的出血；由于药物、酗酒引起胃黏膜糜烂或溃疡导致胃黏膜病变；肿瘤缺血性坏死引起糜烂、溃疡，侵袭血管导致呕血；门脉高压可导致食管、胃底曲张静脉破裂而呕血。

三、临床表现

上消化道出血的临床表现以呕血和黑便为主要特征，常伴有周围循环衰竭症状。呕血前常有恶心感、上腹部不适、脉搏增快等先兆，出血早期短时间内可见急性周围循环衰竭征象，如头晕、心悸、出汗、恶心、口渴，排便前或排便后晕厥倒地，脉细无力，甚至触不到，血压下降，出血较多时，出现全身冷汗、四肢厥冷、少尿等休克症状。

四、辅助检查

（1）红细胞计数，血红蛋白、血小板测定。
（2）内镜检查，了解出血的部位和病因，还可通过内镜下进行止血。
（3）X线钡餐检查，明确出血部位。
（4）放射性核素显像、动脉造影等。

五、治疗

处理时首先针对失血造成的血容量不足，努力纠正血循环不稳定状态。抗休克的同时，尽早查清出血的原因和部位,然后分别给予相应的处理。

六、护理

(一)常规护理

(1)出血量大的患者绝对卧床休息,保持环境安静、温度适宜,注意保暖。

(2)安排专人护理,细微生活照顾,给予心理支持,消除恐惧。

(3)禁食,保证输血、输液通畅,以维持水、电解质、酸碱的平衡。对心、肺疾患患者应监测心脏功能,通过测定中心静脉压来控制输液速度。

(4)呕血时可抬高下肢,以保证脑部供血。保持呼吸道通畅,呕血时头偏向一侧,防止呕吐物进入呼吸道引起窒息和吸入性肺炎,必要时给予氧气吸入。大出血者应迅速建立静脉通路,及时备血。输液开始宜快,但老年患者宜根据中心静脉压调节输液速度,避免输液、输血过快引起肺水肿。

(5)心理护理:护士工作应稳重而有秩序,使患者镇定,消除不良心理。应劝导患者家属不要在患者面前表现出情绪波动而干扰患者。应经常巡视、陪伴患者,使其有安全感。呕血或黑便后应及时清除血迹、污物,以免引起患者惊慌。听取并解答患者及其家属的疑问,以减轻其疑虑。指导患者有关休息与放松的技巧,必要时给患者镇静剂,以减少其不安和恐慌。

(二)三腔双囊管的使用与护理

(1)使用前检查气囊是否破损以及气容量。

(2)做好患者的解释工作,以取得配合。

(3)管插入深度为 60cm 左右,若有胃液抽出表示管在胃内。

(4)三腔双囊管插入后,必须先向胃气囊充气。

(5)将胃气囊充气 200～300mL,然后轻轻提拉至不能拉动为止,用止血钳将管口夹紧以防漏气。

(6)如胃气囊止血不成功,将食管气囊充气 100～150mL,用一个 0.5kg 的物体牵拉来固定三腔双囊管的位置。

(7)胃气囊充气不够、提拉不紧是导致压迫止血失败的常见原因。如胃气囊充气少而又提拉过猛,则可使胃气囊进入食管下段,挤压心脏引起不适,并出现恶心、呼吸困难、频繁期前收缩;有时提拉不慎,将胃气囊拉出阻塞于咽喉部而引起窒息,此时宜速放气囊,检查原因。

(8)保持胃管通畅,观察引流液的量和颜色并及时记录,如胃管内有新鲜血液流出,应立即通知医生。如在胃管内注入止血药(如去甲肾上腺素、凝血酶)进行治疗时,应夹管 30 分钟。

(9)应注意口腔卫生,经常吸除痰液,不宜咽下,以免误入气管,引起吸入性肺炎。

(10)一般情况下,三腔双囊管压迫 12～24 小时,食管气囊放气 15～30 分钟,以免局部黏膜受压过久糜烂坏死。

(11)出血停止后,须观察 24 小时后方可拔管,拔管前宜服液状石蜡 20～30mL,以防囊壁与黏膜黏着,拔管后应继续观察有无再出血现象。

（三）病情观察

1.观察出血对患者机体的生理影响

（1）观察生命体征的变化：根据病情一般每30分钟至1小时测量1次，并详细记录。

（2）观察神志和意识的改变：患者平静，对答自如，表示脑供血充足；若患者烦躁不安、表情淡漠提示脑缺氧，是观察休克的客观指标之一。

（3）观察皮肤色泽和肢体温度的变化：大出血患者面色苍白、皮肤湿冷、口唇发白、四肢冰凉，提示微循环血液灌注不足。治疗过程中皮肤逐渐转红、出汗停止、肢体转暖，说明血流灌注好转。

（4）观察呕吐物和大便的性质、颜色和量。

（5）观察尿量变化：疑有休克时应放置导尿管，测每小时尿量，应保持每小时尿量25～30mL以上。

（6）定期复查红细胞计数、血红蛋白、血细胞比容、网织红细胞计数与血尿素氮，注意这些指标的动态变化。

2.观察出血是否停止或继续出血

在临床上，第1次出血量大者易发生再出血；呕血患者再出血的机会比仅有黑便者多；食管胃底静脉曲张破裂出血比消化性溃疡、胃炎等再出血的可能性大。

观察中出现下列迹象，提示有继续出血或再出血，必须及时予以处理：反复呕血或黑便次数增加，甚至转为黯红色，伴有肠鸣音亢进；周围循环衰竭表现经足量补充血容量及输液后未见明显好转或好转后又恶化；中心静脉压波动或稍见稳定后又有下降；红细胞计数与血细胞比容、血红蛋白量继续下降，网织红细胞计数持续增高或在补液量和排尿足够的情况下，血尿素氮持续增高。门静脉高压患者原有脾大，在出血后应暂时缩小，如不见脾大恢复亦提示出血未止。

（四）健康教育

1.加强口腔与皮肤护理

出血患者抵抗力低，禁食期间唾液分泌减少，口腔细菌易繁殖，故应做好口腔清洁，预防口腔炎和肺炎。卧床患者保持床单清洁干燥，定时用温热水擦洗臀部，定时翻身，预防局部皮肤受压、血供不佳引起压疮。

2.记录出入量

认真观察记录出入量，尤其是尿量、出血量等，监测有关实验室检查指标，及时纠正水、电解质紊乱和酸、碱平衡失调。

3.预防肝性脑病

肝硬化所致上消化道大出血患者，除一般病情观察外，还应特别注意有无意识和性格行为变化。限制食物中蛋白质和钠盐的摄入，保持排便通畅，防止血氨升高。定期监测血氨指标，必要时给予降血氨治疗。

第七节　便血

一、定义

血液从肛门排出,大便带血或全为血液,色鲜红、黯红或柏油样,称为便血。便血只是一个症状,并非一种疾病。便血多见于下消化道,特别是结肠与直肠病变的出血,也可见于上消化道出血。

二、病因与发病机制

(一)炎症、溃疡性因素

如下消化道的黏膜发生炎症或溃疡时,因黏膜充血、水肿与溃疡形成,当炎症或溃疡侵蚀血管或血管通透性增加、小血管破裂均可发生便血。常见的疾病如下。

1.肠道感染性疾病

常见的有细菌性痢疾、阿米巴痢疾、真菌性肠炎、假膜性肠炎、小肠结核、结肠结核、小肠钩虫感染、结肠血吸虫病、出血坏死性小肠炎等。

2.炎症性肠病

如克罗恩病或溃疡性结肠炎。

3.放射性结肠炎、直肠炎

多系盆腔恶性病变接受放射治疗后,局部肠黏膜受到损伤后导致出血,常表现为反复、小量的便血。

4.缺血性结肠炎

多见于患有动脉硬化的老年患者,系因肠系膜的血运发生障碍而使肠黏膜发生缺血、溃疡形成所致。病变以结肠多见,临床表现为在剧烈腹痛后解出暗红或鲜红色血便。

5.白塞病

本病病因未明,多认为是免疫性血管炎引起血管闭塞,导致肠血供障碍而引起溃疡性病变;也有学者认为本病与感染或遗传有关。溃疡发生在回盲部者最为多见,且易发生出血。

6.直肠孤立性溃疡

引起此种溃疡的原因不甚明确,但溃疡侵蚀血管即可引起出血。

7.结肠应激性溃疡

近年来发现服用非甾体类抗炎药(NSAID)后,可导致便血,甚至表现为大出血,且多见于中老年患者。

炎症、溃疡性病变是便血的常见病因。多数直肠和乙状结肠的炎症与溃疡可引起黏液脓血便;重型溃疡性结肠炎、血吸虫性肉芽肿可引起鲜血便;阿米巴痢疾常引起果酱色或黯红色血便;少数肠结核或克罗恩病可发生大出血;出血坏死性小肠炎常排出黯红色、鲜红色或洗肉水样便。总之,便血量及色泽常与病变大小、部位与出血速度有关。

（二）血管性因素

出血系下消化道各种血管性病变，导致血管破裂或导致肠系膜血管缺血、肠黏膜的血供障碍所致。常见的病因如下。

（1）动静脉畸形与血管发育不良：下消化道肠壁血管发育不良、畸形等血管性病变引起的出血，近10年来已引起重视，已成为便血的重要病因之一。可分为：①海绵状血管瘤；②肠黏膜下血管发育不良；③血管畸形病变约70%发生于结肠，其中又以右半结肠或盲肠多见。少数血管畸形发生在小肠。

（2）遗传性出血性毛细血管扩张症（Ronda-Osier-Weber综合征）：此综合征可发生于全消化道，如发生在小肠时易发生出血。本病罕见，属家族性遗传性疾病。

（3）Dieulafoy病：病变发生在胃内者最多见，如发生在小肠或结肠时可引起便血。此病以中、老年患者多见，出血多因黏膜下血管受到炎症、溃疡的刺激而发生破裂所致。

三、临床表现

便血的颜色、出血量和伴随症状取决于出血的部位。

（一）颜色（表5-1）

表5-1　便血颜色与出血位置

出血颜色	位置
鲜红色	上消化道出血伴有肠蠕动加速时
柏油样	小肠出血，血液在肠内停留时间较长
黯红色甚至鲜红色稀便	结肠和直肠出血，血液在肠内停留时间较短
血与大便混杂	上位结肠出血
新鲜血液附着于成形大便表面	乙状结肠和直肠出血
脓血样、血便伴有黏液及脓液	痢疾、结肠血吸虫病慢性结肠炎

（二）出血量（表5-2）

表5-2　出血量与出血位置及疾病

出血量	位置及疾病
少量便血	直肠、乙状结肠或降结肠疾病、肠套叠
中等量便血	肠系膜及门静脉血栓形成
大量便血	上消化道或急性出血性坏死性肠炎、肠伤寒

（三）伴随症状（表5-3）

表5-3　出血伴随症状与出血部位及疾病

伴随症状	部位及疾病
便血伴剧烈腹痛	肠系膜血管阻塞、出血性坏死性肠炎、缺血性结肠炎、肠套叠
便血伴腹部肿块	结肠癌、肠套叠、放线菌病
便血伴皮肤或其他器官出血	血液病、急性感染性疾病、重症肝病、尿毒症、维生素C缺乏症

四、辅助检查

(一)实验室检查

(1)便血后的早期血红蛋白、红细胞计数等可无明显变化,但当补充等渗液体、扩充血容量后,红细胞计数、血红蛋白及血细胞比容的测定有助于失血量的判断。血尿素氮升高的程度也有利于出血量多少的判断(称为肠源性尿素氮升高)。

(2)红细胞计数、血红蛋白及血细胞比容不再进行性降低或血尿素氮降至正常,均提示出血已经停止。

(二)其他辅助检查

1.X 线钡餐或钡剂灌肠检查

气钡双重造影行十二指肠、空回肠检查或行全结肠检查,对肠道结核、克罗恩病、血吸虫病、溃疡性结肠炎、肠扭转、肠套叠、息肉或癌肿等疾病的诊断有较大帮助。

2.乙状结肠镜或全结肠镜检查

由于直肠、乙状结肠是炎症性病变、息肉或癌肿等疾病的好发部位,故乙状结肠镜检查对这些病变的诊断极有帮助。全结肠镜检查除可发现上述疾病外,对降结肠、横结肠、升结肠、盲肠的出血性病变的诊断均有帮助。如肠镜进入回肠末端,还可对回肠末端的病变如结核、克罗恩病、淋巴瘤等病变的诊断提供帮助。如能结合活检,行组织学检查,则可显著提高诊断的正确性。

3.腹部 B 超或 CT、MRI 检查

对中、晚期结肠癌均有辅助诊断价值。如发现腹腔内或腹膜后淋巴结肿大,则对肠结核、淋巴瘤等疾病的诊断有参考价值。

4.选择性血管造影检查

便血时,行选择性肠系膜上、下动脉插管造影检查,可明确出血的部位,也有利于血管畸形等疾病的诊断,因此,对不明原因的便血患者,为明确出血部位或病因,行选择性血管造影是必不可少的检查。

5.无线胶囊内镜检查

近年来无线胶囊内镜(也称胶囊内镜)检查已开始应用于临床,该检查属于无创性,患者均能耐受,无不良反应。胶囊比一般的药物胶囊稍大,其内装有闪光装置及摄影芯片;胶囊吞服后到达幽门部时间需 40 分钟左右,检查完胃肠道的时间平均需 350 分钟;胶囊通过胃肠腔时,其所摄图像经腹部的遥控接收器将信号存于电脑中,然后再对清晰的图像逐一进行分析;胶囊内镜最后经结直肠随粪便一同排出(属一次性用品)。

6.新型小肠镜检查

现已有新型的推进式小肠镜应用于临床,并能对病变处进行活组织检查,据称对疑难性小肠疾病的诊断具有重要价值。新型小肠镜克服了老式小肠镜操作困难,如不易通过十二指肠与空肠的交界处(屈氏韧带)等缺点,因此有较广泛的应用前景。

五、治疗

(1)一般治疗:严密观察生命体征、神志、便血量及颜色,记录尿量。

(2)补充血容量:对便血量大或活动性出血者,应立即输液或输血,迅速补充血容量,维持水及电解质平衡,纠正休克。

(3)止血与内镜治疗:部分患者可用凝血酶保留灌肠,以达到止血目的。也可用内镜电凝、局部喷洒止血药。如为息肉出血,可在内镜下进行电凝切除及激光或微波凝固治疗。

(4)积极明确出血部位及病因。

(5)外科手术治疗。

六、护理

(一)常规护理

1.心理护理

首先安排患者卧床休息,保持安静,安静休息有利于止血,及时清除黑便后的血液或污物,减少不良刺激,护理人员要冷静果断完成各种治疗抢救措施,关心安慰患者。针对患者的年龄、文化层次,运用心理护理的各种技术和方法,施以不同的心理护理。

2.采集血标本

在开放静脉通路的同时应采集血标本,及时做血常规、血生化,配血,根据化验结果初步判断患者的出血量,指导医生采取相应的治疗方案。

3.加强基础护理

出血期便血患者因大便次数频繁,每次便后应擦净,保持臀部清洁、干燥,以防发生湿疹和压疮。保持床铺清洁、干燥,便后及时清洁用物。

4.饮食护理

急性出血期应禁食。出血停止后按序给予温凉流质、半流质及易消化的软饮食。出血后3天未解大便患者,慎用泻药,病情稳定后,指导患者要定量,少食多餐,避免进食粗糙、生冷、辛辣等刺激性食物,同时要禁烟、酒、浓茶和咖啡。

(二)专科护理

1.快速补液

尽快恢复有效循环血量是抢救成功的关键,应迅速建立两条以上静脉通道,其中一路补液为输血做准备,输液速度宜快,必要时可加压,但对年老体弱者应注意避免输血、输液过快过多而引起急性肺水肿,如有异常及时通知医生。

2.用药护理

遵医嘱及时、准确地用药,应做到沉着冷静、忙而不乱,注意三查八对,观察输血后的反应及使用特殊药物反应。

第八节　休克

一、定义

休克是指各种强烈致病因子导致的急性循环衰竭,其特征是有效循环血量急剧下降,全身微循环功能障碍,引起细胞缺血、缺氧及重要脏器损害。休克是临床常见的危重症,按病因可分为低血容量性休克、心源性休克、脓毒症休克、过敏性休克、神经源性休克及内分泌性休克等多种类型。

二、病因和发病机制

(一)低血容量性休克

系由于大量出血(如内出血或外出血)、失水(如严重呕吐、腹泻、大汗)、丢失血浆(如大面积烧伤)等原因,引起血容量急剧减少所致。其中,失血性休克的发生取决于出血的速度和量。若短时间内失血量超过血容量的20%,即可引起休克,超过血容量的50%则往往导致死亡。烧伤引起的休克,早期不仅与低血容量有关,还与疼痛有关;晚期可继发感染,合并脓毒症休克。

(二)心源性休克

常见于急性心肌梗死、严重心律失常、急性心肌炎、心脏压塞等,由于心脏泵功能不全,心输出量急剧减少,有效循环血量和灌流量急剧下降所致。

(三)脓毒症休克

脓毒症休克又称为感染性休克,可由多种致病微生物的严重感染导致。其中以革兰阴性杆菌多见,但约1/3的此类患者找不到病原菌。脓毒症休克的发病机制复杂,目前认为内毒素是引起脓毒症休克的主要因素。内毒素诱导多种细胞因子和介质的大量释放,触发炎症级联反应,使机体对炎症和免疫的调节失控,引起全身性炎症反应综合征,毛细血管漏,小血管扩张,全身血管阻力下降,静脉容积增加,有效循环血量不足。

(四)过敏性休克

由于机体对某种变应原产生特异性变态反应所致,属IgE介导的Ⅰ型变态反应。常见变应原包括药物,如抗生素、血液制品、中药制剂;异种蛋白,如海产品、牛奶、鸡蛋。当变应原与致敏细胞(肥大细胞和嗜碱性粒细胞)上的IgE结合后,释放出组胺、缓激肽等物质,引起周围血管扩张,毛细血管床扩大,血浆渗出,血容量相对不足。

(五)神经源性休克

因外伤、剧痛、脑脊髓损伤等引起。由于神经作用使血管运动中枢功能受到抑制,引起周围血管扩张,有效循环血量相对不足。

(六)内分泌性休克

可因肾上腺皮质危象或垂体危象而导致。前者系因原有慢性肾上腺皮质功能减退加重或由于急性肾上腺皮质破坏(如急性出血、坏死和血栓形成)而引起肾上腺皮质功能的急性衰竭。

后者常见于席汉综合征,由于感染、精神刺激、过度疲劳等诱因导致腺垂体功能进一步急剧、致命性的减退。

各种不同类型休克共同的病理生理特征是:急性微循环障碍,重要脏器低灌流状态,器官和细胞功能紊乱。

三、临床表现

休克患者临床表现取决于休克的病因、组织灌流损害程度及代偿反应,既可以表现为轻微意识障碍、心动过速,也可表现为显著血压下降,少尿甚至多器官功能损害。

(一)休克代偿期

以原发病症状体征为主的情况下出现轻度兴奋,如意识尚清,但烦躁焦虑,精神紧张;面色、皮肤苍白,口唇甲床轻度发绀,出冷汗,心率加快,呼吸频率增加,脉搏细速,血压可略降,甚至正常或稍高,脉压缩小,尿量减少。部分患者表现为肢体温暖、出汗等暖休克特点。

(二)休克失代偿期

可表现为意识不清,呼吸浅快,四肢温度下降,心音低钝,脉细数而弱,血压进行性降低,可低于50mmHg或测不到,脉压小于20mmHg,皮肤湿冷发花,尿少或无尿。①DIC表现:顽固性低血压,皮肤发绀或广泛出血,甲床微循环瘀血,血管活性药物疗效不显,常与器官衰竭并存。②急性呼吸功能衰竭表现:吸氧难以纠正的进行性呼吸困难,进行性低氧血症,呼吸促,发绀,肺水肿和肺顺应性降低等表现。③急性心功能衰竭表现:呼吸急促,发绀,心率加快,心音低钝,可有奔马律、心律不齐;如出现心律缓慢,面色灰黯,肢端发凉,也属心功能衰竭征象,中心静脉压升高,肺动脉楔压升高,严重者可有肺水肿表现。④急性肾衰竭表现:少尿或无尿、氮质血症、高血钾等水电解质和酸碱平衡紊乱。⑤神经系统:意识障碍程度常反映脑供血情况,如脑水肿时呕吐、颈强、瞳孔及眼底改变。⑥肝衰者可出现黄疸,血胆红素增加。⑦胃肠道功能紊乱常表现为腹痛、消化不良、呕血和黑便等。

四、辅助检查

(1)血常规包括动态观察红细胞、血红蛋白和红细胞比容。

(2)血生化(包括电解质、肝功能等)检查和血气分析。

(3)肾功能检查以及尿常规及比重测定。

(4)出血、凝血指标检查包括血小板计数、凝血酶原时间(PT)、活化部分凝血活酶时间(APTT)、国际标准化比值(INR)和D-二聚体等相关项目检查。

(5)包括CK-MB在内的血清酶学检查和肌钙蛋白(cTnT或cTnI)、肌红蛋白(Myo)等。

(6)各种体液、排泄物等的培养,病原体检查和药敏测定等。

五、治疗

(一)治疗原则

1.治疗目标

休克治疗总目标是采取个体化措施改善氧利用障碍及微循环,恢复内环境稳定。而不同阶段治疗目标应有所不同,并监测相应指标。休克治疗可分为 4 期。第 1 期急救阶段(salvage):治疗目标为最大限度地维持生命体征的稳定,保证血压、心率以及心排血量在正常或安全范围,以抢救患者生命。第 2 期优化调整阶段(optimization):治疗目标为增加细胞氧供。第 3 期稳定阶段(stabilization):治疗目标为防治器官功能障碍,即使在血流动力学稳定后仍应保持高度注意。最后,第 4 期降阶治疗阶段(deescalation):治疗目标为撤离血管活性药物,应用利尿剂或肾脏替代疗法(CRRT)调整容量,达到液体负平衡,恢复内环境稳定。

2.指标监测

(1)一般临床监测:包括生命体征、皮肤温度与色泽、尿量和精神状态等指标。

(2)血流动力学监测:包括无创、微创和有创血流动力学监测。有条件的医院,应在第一时间将休克患者收入 EICU/ICU,并进行血流动力学监测。床旁超声检查可动态评估心脏功能、血管外肺水、下腔静脉变异度等指标,可用于病情判断、病因分析以及液体复苏疗效判断。脉波指示剂连续心排血量监测(PiCCO)、肺动脉导管(PAC)作为有创血流动力学监测方法,可在有条件的 ICU 使用或用于复杂、难治性休克或右心室功能障碍患者。

(3)乳酸及乳酸清除率监测:每隔 2～4 小时动态监测血乳酸水平不仅可以排除一过性的血乳酸增高,还可判定液体复苏疗效及组织缺氧改善情况。

(二)治疗措施

治疗措施包括病因治疗、摆放休克体位及保暖、重症监护、镇静镇痛、补充血容量、纠正酸碱失衡等内环境紊乱、抗凝治疗、血管活性药物使用、抗感染治疗及器官功能保护等。

1.病因治疗

及时诊治引起休克的原始疾病是防治休克最关键的措施。一旦休克出现,应首先采取止血、抗感染、输液、镇痛等措施,去除休克发展的原始动因,同时积极处理引起休克的原发病。一旦病因可以被确定,就必须及时纠正,如控制出血、应用抗生素及控制感染源、冠脉综合征的经皮介入治疗、大面积肺栓塞的溶栓或取栓等。对于严重威胁生命又必须外科处理的原发疾患如体腔内脏器大出血、肠坏死、消化道穿孔或腹腔脓肿等,不应为了等待休克"纠正"而贻误手术机会。

2.复苏治疗

早期合理的血流动力学支持有助于改善休克患者的器官功能障碍或衰竭。因此在查找休克病因的过程中,就应开始进行复苏治疗,可简单记为 VIP 治疗,按临床治疗顺序包括改善通气(Ventilate)(保证氧供)、液体复苏(Infuse)及改善心泵功能(Pump)(应用血管活性药物)。

(1)氧疗与改善通气:患者应平卧(下肢可抬高 15°～20°)、保持呼吸道通畅、保温,应尽早进行氧疗,以增加氧输送,预防肺动脉高压,保持 $SaO_2 > 95\%$。由于外周血管收缩,脉搏指示氧饱和度监测常并不可靠,因此需要进行血气监测更准确的评价氧需。部分休克患者需要接受机械通气以改善通气状况。应酌情根据患者的氧合状态来决定是否需要辅助通气以及何种通气方式(有创或无创通气)。用面罩进行无创机械通气时,常由于技术缺陷,导致休克治疗过程中,患者迅速出现呼吸心搏骤停。因此,患者出现严重呼吸困难、低氧、持续存在或进行性加重的酸中毒(pH<7.30)时,应予气管插管并行有创机械通气支持。通过增加胸腔内压、降低左心后负荷、降低呼吸肌氧需。开始有创机通气时若出现明显的动脉血压下降,提示静脉回心

血量减少,为低血容量状态。同时需要警惕镇静镇痛药物的使用会导致血压进一步降低。

(2)液体复苏:各种休克都存在有效循环血量的绝对或相对不足,除心源性休克外,扩容治疗是纠正有效循环血量的降低、改善器官微循环灌注的首要措施。

1)建立静脉通路:迅速建立可靠有效的静脉通路,可首选中心静脉。建立中心静脉不仅有利于快速液体复苏,且可监测中心静脉压力来指导临床抢救。无条件或患者病情不允许时,可选择表浅静脉如颈外静脉、肘正中静脉、头静脉等比较粗大的静脉。万分紧急时,也可考虑骨髓腔输液。

2)液体类型选择:晶体液可作为首选,必要时加用胶体液,如白蛋白。补液顺序先晶体后胶体。常用的晶体液有0.9%氯化钠注射液(生理盐水)、复方氯化钠注射液(林格液)、乳酸钠林格注射液(平衡盐液)、葡萄糖氯化钠注射液等。在输液的最初阶段不应大量补充葡萄糖液,因为休克早期儿茶酚胺分泌增加、肝糖原分解产生高血糖,但机体糖利用率低下,输注的葡萄糖不能被有效利用,高血糖会加重应激反应和代谢紊乱,并在血压回升时引起糖尿及渗透性利尿,不利于休克的彻底纠正。

3)液体输注速度:液体应快速输注以观察机体对输注液体的反应,但要避免过快而导致肺水肿,一般采用300~500mL液体在20~30分钟内输入,先快后慢,心源性休克患者除外。

4)容量反应性的评价:休克初始治疗中的重要环节,即通过调整容量状态以提高心排血量,从而纠正灌注不足。容量状态和容量反应性密切相关,但不能代表容量反应性,后者还受到心功能状态的制约。常用的评价容量反应性的方法和指标如下。①快速补液试验:在半小时内静脉输注500mL晶体液,比较输液前后的CO变化,如果输液后CO增加>10%,则患者有容量反应性。②被动抬腿试验:通过抬高患者的双下肢,使得双下肢的血液回流至心脏,回心血量增加300~400mL,增加心脏前负荷。基础体位为45°的半卧位,改为平卧位后以床板抬高患者双下肢至45°,维持至少1分钟,如果CO增加>10%,则患者有容量反应性。③最少液体负荷试验:在1分钟内输注100mL晶体液,床边超声评估主动脉根部速度时间积分变异率(AVTI),>20%提示有容量反应性。④在无自主呼吸、无心律失常、接受相对较大潮气量的机械通气的心源性休克患者中,液体反应性的判断可以通过使用连续心排血量监测器直接识别或者间接地从呼吸机周期中观察脉搏压力变化中识别。a.下腔静脉变异度:胸腔压力随呼吸运动而改变,引起回心血量的改变,下腔静脉的直径也发生相应变化,其吸呼气间的改变即为变异度。容量不足时,吸气引起的回心血量增加会引起下腔静脉直径明显缩小。当患者自主呼吸时,下腔静脉变异度>50%提示为有容量反应;而机械通气无自主呼吸时,下腔静脉变异度>18%提示为有容量反应。b.每搏量变异率(SVV)和脉压变异率(PPV):同样根据心肺交互作用的原理,通过使用连续心排血量监测器直接识别或者间接地从呼吸机周期中观察脉搏压力变化中识别。SVV>10%,PPV>13%可以认为存在液体反应性。

5)"容量复苏金三角":容量复苏受到多种因素如液体种类、输液速度、输液量、监测指标等的影响,但临床容量复苏需要明确的指导原则和定量控制,因此根据血流动力学原理,采取临床常见的三项指标即乳酸、CVP和容量反应性组成"容量复苏金三角"进行定量指导。①为改善组织灌注情况,以乳酸为金三角的顶点切入,如果乳酸(≥2mmol/L)升高,则需要开始进行容量复苏。补液并监测CVP水平至8~12mmHg,复查乳酸恢复正常或乳酸清除率>30%,

则实现容量复苏的目标,此时在稳定乳酸水平的基础上尽量降低 CVP。②如果乳酸升高,同时 CVP 也在安全上限,补液必定会使其超出上限,应检查 CVP 升高的原因,尤其是非循环系统如呼吸机设定、气胸、胸腔积液等。排查并解决这些原因后再进行容量复苏。③如果这些原因无法立即去除或没有其他导致 CVP 升高的因素,则开始判断容量反应性。如果容量反应性呈阳性,则说明补液后可增加心排血量,可继续进行容量复苏,再次进入步骤①。如果容量反应性呈阴性,而乳酸未达标,则停止容量复苏,选择其他方法如血管活性药物等继续复苏。

6)液体复苏的终点:结合心率、血压水平、尿量、血乳酸水平、碱剩余、床边超声等综合判断。扩容治疗有效的传统临床指标:①组织灌注良好,肢体温暖,发绀消失,神志好转;②收缩压≥90mmHg,脉压≥40mmHg,脉率<100 次/分;③尿量>30mL/h。目前认为,扩容治疗的目的是确保器官组织灌注,因此,理想的扩容治疗目标是组织氧合功能监测指标(如 pHi、$PgCO_2$、血乳酸等)恢复正常。

(3)改善心泵功能。

1)血管活性药物:应用血管活性药物旨在降低血管阻力,调节血管功能,针对不同情况合理使用缩血管和扩血管药物,可起到相互配合的作用。扩血管药物在休克时的应用前提是充分扩容,在低排高阻型休克或缩血管药物致血管严重痉挛休克的患者以及体内儿茶酚胺浓度过高的中晚期休克患者可使用血管扩张剂,这类药物包括:多巴胺受体活性药如多巴酚丁胺及小剂量多巴胺;α 受体阻滞剂如酚妥拉明;β 受体激动剂如异丙肾上腺素;抗胆碱能药物如东莨菪碱、山莨菪碱、阿托品;硝酸酯类如硝普钠、硝酸甘油等。缩血管药物是治疗分布性休克的最佳选择,早期轻型的休克在综合治疗的基础上,也可采用缩血管药物。感染性休克首选去甲肾上腺素,肾上腺素则主要用于过敏性休克的治疗。对于威胁生命的极度低血压或经短时间大量液体复苏不能纠正的低血压,可在液体复苏的同时使用缩血管药物,以尽快提升平均动脉压并恢复全身血流。首选去甲肾上腺素,尽可能通过中心静脉通路输注,其主要激动 α 受体,同时具有适度 β 受体激动作用,因而有助于维持心排血量,增加血管阻力,有利于提高血压。临床应用去甲肾上腺素时,多表现为平均动脉压显著增高,心率或心排血量基本不变。去甲肾上腺素常用剂量为 $0.1\sim2.0\mu g/(kg \cdot min)$。在高血流动力学状态的分布性休克患者中,可能存在血管升压缺乏,在这部分患者中应用小剂量血管升压可能会使血压显著增高。

2)正性肌力药物:前负荷良好而心排血量仍不足时可考虑给予正性肌力药物。首选多巴酚丁胺,起始剂量 $2\sim3\mu g/(kg \cdot min)$,静脉滴注速度根据症状、尿量等调整。磷酸二酯酶抑制剂包括米力农、依诺昔酮等,具有强心和舒张血管的综合效应,可增强多巴酚丁胺的作用。当 β 肾上腺素能受体作用下调或患者近期应用 β 受体阻滞剂时,磷酸二酯酶抑制剂治疗可能有效。

3.对症支持治疗

(1)评估镇静镇痛:无论间断静脉推注或持续静脉泵注给药,每天均需中断或减少维持静脉的剂量,使患者清醒,重新评估及调整用药剂量。肌松剂有延长机械通气时间的风险,应避免使用。

(2)纠正酸中毒:酸中毒使心肌和血管系统对血管活性药物不敏感。根据血气分析补充碱性液体,首选 5% 碳酸氢钠。pH≥7.15 的因低灌注导致高乳酸血症时不推荐使用。

（3）肾脏替代治疗：并发急性肾衰竭时，持续静脉血液滤过与间断血液透析均可。但对于血流动力学不稳定的患者，持续血液滤过可以更好地控制液体平衡。肌酐升高或少尿的急性肾损伤脓毒症患者，若无明确的透析指征则不建议使用肾脏替代治疗。

（4）预防深静脉血栓形成：可使用小剂量肝素或低分子量肝素进行预防；有肝素禁忌者，如血小板减少、活动性出血等，可使用物理性预防措施如弹力袜、肢体气压治疗等。

（5）预防应激性溃疡：休克尤其是合并感染的患者处于高应激反应状态，应注意预防应激性溃疡，H_2 受体阻滞剂比硫糖铝效果更佳。在提高胃 pH 方面，质子泵抑制剂可能优于 H_2 受体阻滞剂。

（6）营养支持：对能耐受肠内营养的患者早期启动肠内营养，而非禁食或单纯输注葡萄糖。

（7）成分输血：无心肌缺血、严重低氧血症或急性出血，Hb 降至<70g/L 时建议输注红细胞。脓毒症相关性贫血，不推荐使用促红细胞生成素。若无出血或计划性侵入性操作，不建议使用新鲜冰冻血浆纠正凝血功能。以下情况建议预防性输注血小板：血小板计数<10×10^9/L 且无明显出血征象或<20×10^9/L 同时伴有出血高风险。对活动性出血、外科手术或侵入性操作，血小板计数需≥50×10^9/L。

（8）血糖控制：对重症休克患者，应行程序化血糖管理。当连续监测血糖水平>10mmol/L（180mg/dL）开始使用胰岛素。上限目标是血糖≤10mmol/L，而非≤6.1mmol/L（110mg/dL）。所有接受静脉胰岛素治疗的患者都可以用葡萄糖作为热量来源，每 1～2 小时监测一次血糖，直到血糖和胰岛素用量稳定后可每 4 小时监测一次。

4.调控全身性炎症反应

虽然休克的发病机制有所不同，但过度炎症反应导致的毛细血管渗漏，微循环障碍普遍存在，这在器官功能障碍的发展过程中起着关键作用。液体复苏治疗旨在恢复循环量和组织灌注，但不能有效阻止炎症反应的发生。因此，应尽早开始抗感染治疗，阻断炎症级联反应，保护内皮细胞，降低血管通透性，改善微循环。故抗感染治疗可作为休克的治疗选择之一，可选用乌司他丁、糖皮质激素等，必要时行 CRRT 治疗。研究显示乌司他丁可降低严重脓毒症/脓毒性休克患者治疗 6 小时及 24 小时后血乳酸水平，提高乳酸清除率，降低 28 天病死率及新发器官功能衰竭发生率。糖皮质激素在考虑患者可能存在肾上腺皮质功能不全时使用。

5.防治并发症与脏器功能衰竭

休克可引起内环境紊乱和多器官功能不全，故治疗中应注意纠正体内水、电解质、代谢紊乱和酸中毒，同时应注意评估其余各脏器的功能，并根据特点进行保护和支持治疗，防止 MODS 出现。

六、护理

（一）一般处理

1.患者安置

应将休克患者安置在抢救室或 ICU，并开始进行各项生命体征及病情持续监测，包括心电、呼吸、血压、血氧饱和度、尿量等。休克为急危重症，患者随时会有生命危险，必须密切观察其病情变化。

2.体位

首选中凹位,即头胸部与下肢均抬高30°。抬高头胸部有利于膈肌活动,增加肺活量;抬高下肢有利于增加回心血量,从而相应增加循环血容量。

3.注意保暖

适当加盖棉被、毛毯。如高热,首选物理降温。

4.保持呼吸道通畅,并给予吸氧

注意清除呼吸道分泌物,保持呼吸道通畅,防止误吸。一般采用鼻导管法持续给氧,氧流量为2～4L/min,直至休克好转。如患者发绀明显或发生抽搐时,需加大吸氧流量至4～6L/min。休克时,组织细胞缺血、缺氧,吸氧可保证全身各脏器有足够的氧量,纠正组织细胞缺氧,以维持各脏器功能。

5.尽快建立静脉通道

静脉输液可迅速补充有效循环血容量,是纠正休克的最根本措施。一般宜建立两个静脉通道,一个通道用于快速扩容,另一处通道用于给予抗生素或血管活性药等药物。有条件者,可安置深静脉导管。在紧急情况下,也可做静脉切开加压输液。

(二)积极液体复苏

1.复苏原则

各种休克都存在有效循环血量绝对或相对不足,最终都导致组织灌流量减少。除了心源性休克外,液体复苏即补充血容量,是提高心输出量和改善组织灌流的根本措施。

2.液体种类

液体可分为晶体液和胶体液。晶体液有生理盐水、复方氯化钠(林格)注射液及平衡液体;胶体液有右旋糖苷、6%羟乙基淀粉(706代血浆)、白蛋白、血浆及全血等。需注意,葡萄糖注射溶液不是扩容剂,输入体内后,葡萄糖转化为水,大量水分进入细胞内,易引起细胞内水肿。另外,急性应激反应常使血糖升高,葡萄糖耐量下降,如再输入外源性葡萄糖,不利于原发病治疗。

3.液体复苏方法

(1)输液选择:扩容开始先使用晶体液(碱中毒或肝功能不全者慎用平衡液),输入1000～2000mL晶体液后,再补充胶体液,晶胶之比一般为3:1。失血性休克除选用晶体液外,还应输入压缩红细胞、新鲜冷冻血浆、血小板等。

(2)输液量:补液量应以能维持组织的良好灌注为宜,心功能不全时应控制补液量。判定补液量是否足够可参考下述标准:收缩压正常或接近正常,脉压>30mmHg;中心静脉压升高达12cmH$_2$O;尿量≥30mL/h;临床征象好转,如神志清楚,皮肤、黏膜红润温暖等。关于失血性休克患者补液的量,最近有学者提出限制性液体复苏的观点,建议将患者的血压保持在较低水平(70～80mmHg)即可。

(3)输液速度:一般原则是先快后慢,心功能不全时应控制输液速度,避免发生或加重肺水肿和心力衰竭。低血容量性休克和创伤性休克患者,血容量明显不足,输液速度要快,首先在30分钟内快速输入1000～2000mL平衡盐液,然后输入500mL胶体;若休克不好转,可再快速输入平衡盐液1000mL;若血压仍不回升,应及时输入全血或成分输血。

（三）血管活性药的应用及护理

血管活性药是抗休克的重要手段之一。在补足血容量、纠正酸中毒的基础上，血管活性药可起到更好的维持血压、抗休克的作用。常用的血管活性药包括多巴胺、去甲肾上腺素、肾上腺素、多巴酚丁胺、间羟胺等。应用过程中需密切注意观察血压变化，根据病情调整滴速，防止血压波动过大。

1.多巴胺

可兴奋多巴胺能受体和 β、α 肾上腺素能受体，其作用随剂量而异。小剂量[$1\sim5\mu g/(kg \cdot min)$]能激动多巴胺受体，使肾、肠系膜、冠状动脉及脑血管扩张，对心脏有轻度正性频率、正性肌力作用；中等剂量[$5\sim10\mu g/(kg \cdot min)$]以兴奋 β_1 受体为主，对心脏的正性频率、正性肌力作用明显，对维持血压有利；大剂量[$>10\mu g/(kg \cdot min)$]可兴奋皮肤、黏膜、骨骼肌等组织的 α 受体，使其血管收缩，使肾、肠血流量减少，同时还能诱发心律失常。常用于脓毒症休克、心源性休克和创伤性休克，特别是伴有肾功能不全、心输出量降低、外周阻力高的情况。多巴胺应以生理盐水或葡萄糖液稀释后使用，一般 $50\sim150mg$ 加入 5％葡萄糖注射液 $500mL$ 中静脉滴注，视病情变化调节滴速。

2.去甲肾上腺素

主要兴奋 α 受体，对心脏的 β_1 受体也有兴奋作用，能增加心输出量、升高血压。但大剂量时，外周阻力增加，心肌耗氧量增加，可引起心律失常，加重组织血液灌流不足和酸中毒。用于除失血性休克外的各种休克早期。小剂量短期内静脉滴注，以维持血压，保证脑、心等重要器官血液供应。常用浓度为 $0.2\sim2mg/100mL$。常用溶剂为 5％葡萄糖注射液或 5％葡萄糖盐水溶液，不宜溶入生理盐水中。开始滴速 20 滴/分，同时密切观察血压。此药不能漏出血管外，以免造成局部组织坏死。应注意 $2mg$ 酒石酸去甲肾上腺素相当于 $1mg$ 去甲肾上腺素。

3.肾上腺素

兴奋 α 及 β 受体，可使心率加快，心肌收缩力加强，心输出量增加，周围血管收缩，增高血压，减少血管神经性水肿，减少渗出，改善呼吸，使平滑肌扩张、冠脉扩张，并且能抑制组胺和白三烯等过敏物质的释放。主要用于过敏性休克的治疗。用 $0.1\sim2mg$ 以生理盐水稀释到 $1:1000\sim1:10\ 000$ 浓度，以 $0.04\mu g/(kg \cdot min)$ 缓慢静脉注射。

4.多巴酚丁胺

直接作用于肾上腺素能受体，对 β_2 受体和 α_1 受体的作用较弱，无 α_2 和多巴胺能活性。对心脏的正性肌力作用较多巴胺强，能增加心排血量和收缩压，降低肺楔压，明显改善心脏泵功能，但对外周血管作用不明显。小剂量有轻度缩血管效应，较大剂量则有缩血管及扩血管的双重效应，对心率的影响较小。常用剂量为静脉滴注 $2.5\sim10\mu g/(kg \cdot min)$。对合并心房颤动的患者，用该药可加快房室传导，使心室率增快，故不宜应用。多巴酚丁胺用于治疗心源性休克时主要用来增加心输出量，与多巴胺合用可增强疗效，减少多巴胺剂量。本药不宜与碱性溶液混合。稀释后应在 24 小时内使用，存放过久可发生药物氧化。

5.间羟胺

作用与去甲肾上腺素相似，但弱而持久，对肾血管收缩作用较轻。较少引起心悸和心律失常。用于各种休克的早期，可与多巴胺合用治疗重症休克。常用剂量为 $5\sim20mg/100mL$ 溶液,滴速 20～40 滴/分。

(四)防治并发症

纠正酸碱平衡失调及电解质紊乱。休克时常见的酸碱失衡为代谢性酸中毒,其基本原因包括组织低灌注、缺氧导致的酸性代谢产物蓄积以及肝肾功能减退导致的对酸性代谢产物的处理及排泄能力减低。因此,轻度代谢性酸中毒往往在扩容和氧疗后得到纠正。当休克状态持续 1～2 小时以上或休克较重时,多需用碱性液纠正酸中毒。一般可根据临床情况先滴入 5％碳酸氢钠 100～200mL,以后可根据动脉血气分析的测定结果再给予补充。碳酸氢钠呈弱碱性,使用时应注意观察,勿漏出血管外。

(五)病因治疗

除上述治疗外,失血性休克还应积极进行有效的止血治疗;脓毒性休克应使用有效的抗菌药物控制感染;心源性休克的主要治疗是经皮血管成形术,但其病死率仍为 50％左右,一般药物治疗的病死率高达 70％;过敏性休克还需立即脱离过敏原,一线治疗是肾上腺素、吸氧及液体复苏,二线治疗是糖皮质激素、抗组胺药物等。

(六)病情监测与护理

在休克患者的抢救过程中,应随时评估患者的神志状态、面色、四肢温度、皮肤黏膜的颜色及湿度及瞳孔、颈静脉及周围静脉的充盈情况,监测血压、脉搏、呼吸、尿量和比重并做好记录。放置测量中心静脉压及肺毛细血管楔压装置的患者也应定时测量并做好记录,以此来估计组织灌注情况及病情变化。及时与患者及其家属沟通,减轻其焦虑情绪。操作时给予患者及其家属简单的解释,在抢救过程中给予情感支持,并及时告知检查结果。

除此之外,还应进行并发症的观察,因休克患者常死于并发症。休克肺、心力衰竭与肾衰竭常是引起死亡的三大并发症,应密切观察、及早处理。

1.休克肺

应注意观察有无进行性呼吸困难、呼吸频率加快(＞35 次/分);有无进行性严重缺氧,经一般氧疗不纠正,$PaO_2 < 70mmHg$,并有进行性下降的趋势。特别常见于原有心、肾功能不全的患者,过度输入非胶体溶液者更易发生。如有上述表现,应立即报告医生,及时处理。

2.急性肾衰竭

如血容量已基本补足,血压已回升接近正常或已达正常,而尿量仍＜20mL/h,并对利尿剂无反应,应考虑急性肾衰竭可能,及时与医生联系进行处理。

3.心功能不全

如血容量已补足,中心静脉压达 1.18kPa(12cmH_2O),又无酸中毒存在,而患者血压仍未回升,则提示可能有心功能不全,特别是老年患者或原有慢性心脏病的患者,有发生急性肺水肿可能。此时应立即减慢输液速度或暂停输液,及时报告医生。

4.急性弥散性血管内凝血(DIC)

如休克时间较长的患者,应注意观察皮肤有无瘀点、瘀斑或血尿、便血等,如有以上出血表现,则需考虑并发 DIC。应立即取血做血小板、凝血酶原时间、纤维蛋白原等检查,并协助医生进行抗凝治疗。

第九节　窒息

一、定义

窒息是人的呼吸过程由于某种原因受阻或异常所产生的全身各器官组织缺氧,二氧化碳潴留而引起的组织细胞代谢障碍,功能紊乱和形态结构损伤的病理状态。当人体严重缺氧时,器官和组织会因为缺氧而广泛损伤、坏死,尤其是大脑。气道完全阻塞造成不能呼吸只要 1 分钟,心跳就会停止,窒息是危重症最重要的死亡原因之一。

二、病因与发病机制

(一)病因

1.气道阻塞

呼吸道分泌物部分或完全堵塞呼吸道或人工气道管腔、气道异物、喉阻塞、淹溺、颈部被缠或被捏、食物(如流食)或出血等阻塞气道。

2.低氧呼吸

如 CO 中毒等。

3.其他

接触氰化物,闭气过久,被沙、山泥或雪活埋等。

甲亢术后、老人、儿童(特别是 1～4 岁婴幼儿),是窒息的高危人群。

(二)发病机制

由于机体的通气受限或吸入气体缺氧导致肺部气体交换障碍,引起全身组织、器官缺氧进而导致体内酸碱失衡,各脏器功能不全、衰竭而死亡。

三、临床表现

气管被异物阻塞时,患者可表现为突感胸闷、张口瞪目、呼吸急促、烦躁不安、严重发绀,吸气时锁骨上窝、肋间隙和上腹凹陷,呼吸音减弱或消失。

四、辅助检查

临床上可以通过血气分析、胸部 X 线片、纤维支气管镜检查,来分别判断和处理不同原因引起的窒息。

五、治疗

当窒息发生时,保持呼吸道通畅是关键,其次是采取病因治疗。对于气道不完全阻塞的患者,应查明原因,采取病因治疗和对症治疗,尽早对于异物阻塞大气道,有危及生命的可能,应尽早配合取出异物,可采用 Heimlich 手法急救或经内镜(直接喉镜、纤维支气管镜)取出异物。

六、护理

(一)即刻护理

(1)迅速解除窒息因素,保持呼吸道通畅。

(2)给予高流量吸氧,使血氧饱和度恢复到 90% 以上,必要时建立或重新建立人工气道,给予人工呼吸支持或机械通气。

(3)保证静脉通路畅通,遵医嘱给予药物治疗。

(4)监测生命体征:给予心电、血压、呼吸、血氧饱和度监护,遵医嘱采动脉血做血气分析。

(5)备好急救物品如吸引器、呼吸机气管插管、喉镜等开放气道用物。

(二)病情观察

随时注意患者呼吸、咳嗽及全身情况,如窒息后呼吸急促、口唇发绀、烦躁不安等症状仍不能改善或逐渐加重,应准备继续抢救。

(三)治疗配合

1.气道异物

气道异物有危及生命的可能,应尽早配合取出异物,以保持呼吸道通畅,防止窒息及其他并发症的发生。可使用 Heimlich 手法排除异物或经内镜(直接喉镜、支气管镜、纤维支气管镜)取出异物。如确实难以取出的异物,应做好开胸手术、气管切开的准备。对明显气道阻塞的患者,紧急情况下可用粗针或剪刀行环甲膜穿刺或切开术,以开放气道。

2.喉阻塞

喉阻塞患者重点是保持呼吸道通畅。对舌后坠及喉阻塞者可使用口咽通气管开放气道。如气管狭窄、下呼吸道梗阻所致的窒息,应立即做好施行气管插管或气管切开术的准备,必要时行人工机械通气。

3.大咯血

如为肺部疾病所致大咯血,有窒息前兆症状时,应该:①立即将患者取头低足高 45°的俯卧位,轻拍背部以利引流;②保证呼吸道通畅,及时吸出口腔内的血块;③在解除呼吸道阻塞后按医嘱给予吸氧、呼吸兴奋剂,以改善缺氧。

(四)心理护理

嘱患者安静休息,避免剧烈活动,对精神紧张、恐惧的患者进行安慰和解释工作。

(五)健康教育

强调疾病预防的重要性,防范淹溺、误吸、煤气中毒等意外事故发生。指导患者及其家属掌握气道畅通技术,紧急情况下能开展自救互救。

第十节 呼吸困难

一、定义

呼吸困难为急诊患者就诊的常见原因之一,是指患者主观上感到空气不足、呼吸费力,呼吸不畅以及窒息、呼吸不适的感觉,客观上表现呼吸运动用力,严重时可出现张口呼吸、鼻翼扇动、端坐呼吸,甚至发绀、呼吸辅助肌参与呼吸运动,并且可有呼吸频率、深度、节律的改变。

二、病因与发病机制

(一)病因

1.呼吸系统疾病

(1)气道阻塞:如喉、气管、支气管的炎症、水肿、肿瘤或异物所致的狭窄或阻塞及支气管哮喘、慢性阻塞性肺疾病等。

(2)肺部疾病:如肺炎、肺脓肿、肺结核、肺不张、肺瘀血、肺水肿、弥散性肺间质疾病、细支气管肺泡癌等。

(3)胸壁、胸廓、胸膜腔疾病:如胸壁炎症、严重胸廓畸形、胸腔积液、自发性气胸、广泛胸膜粘连、结核、外伤等。

(4)神经肌肉疾病:如脊髓灰质炎病变累及颈髓、急性多发性神经根神经炎和重症肌无力累及呼吸肌,药物导致呼吸肌麻痹等。

(5)运动障碍:如膈肌麻痹、大量腹腔积液、腹腔巨大肿瘤、胃扩张和妊娠末期。

2.循环系统疾病

常见于各种原因所致的左心和(或)右心衰竭、心包压塞、肺栓塞和原发性肺动脉高压等。

3.中毒

为各种中毒所致,如糖尿病酮症酸中毒、吗啡类药物中毒、有机磷杀虫药中毒、氢化物中毒、亚硝酸盐中毒和急性一氧化碳中毒等。

4.神经精神性疾病

如脑出血、脑外伤、脑肿瘤、脑炎、脑膜炎、脑脓肿等颅脑疾病引起呼吸中枢功能障碍和精神因素所致的呼吸困难,如癔症等。

5.血液病

常见于重度贫血、高铁血红蛋白血症、硫化血红蛋白血症等。

(二)发病机制

1.肺源性呼吸困难

主要是呼吸系统疾病引起的肺通气、换气功能障碍,导致缺氧和(或)二氧化碳潴留。按临床表现常分为以下3种类型。

(1)吸气性呼吸困难:特点为显著吸气困难,重点为呼吸肌极度用力、吸气时胸腔负压增加,使胸骨上窝、锁骨上窝、肋间隙明显凹陷,称为"三凹征",常伴有频繁干咳和高调的吸气性喉鸣音。见于各种原因引起的喉、气管、大支气管的狭窄与梗阻。

(2)呼气性呼吸困难:主要是由于肺组织弹性减弱及小支气管痉挛、狭窄所致。

(3)混合性呼吸困难:主要由于肺部广泛病变,呼吸面积减少导致换气功能障碍所致。

2.心源性呼吸困难

主要由于左心和(或)右心衰竭所致,以左心衰竭引起的呼吸困难更常见和严重。

(1)左心衰竭发生呼吸困难的主要原因是肺瘀血和肺泡弹性降低。其机制为:①肺瘀血使气体弥散功能降低;②肺泡张力增高,刺激牵张感受器,通过迷走神经反射兴奋呼吸中枢;③肺泡弹性减弱,扩张与收缩能力降低,肺活量减少;④肺循环压力升高,对呼吸中枢的反射性刺激。

(2)右心衰竭严重时可引起呼吸困难,主要是由于体循环瘀血、肝脏肿大和胸腔积液、腹水,使呼吸运动受限,右心房与上腔静脉压增高及酸性代谢产物增多,兴奋呼吸中枢所致。

3.中毒性呼吸困难

(1)代谢性酸中毒导致血中酸性代谢产物增多,强烈刺激呼吸中枢,增加肺泡通气,排出二氧化碳,表现为深大的呼吸。

(2)吗啡、巴比妥类、有机磷农药中毒等引起呼吸中枢抑制、呼吸道痉挛及分泌物增加等,致呼吸减慢、变浅伴呼吸节律异常,如潮式呼吸或间停呼吸。

(3)急性感染引起高热时,由于机体代谢增加,体温增高及毒性代谢产物刺激呼吸中枢使呼吸加深加快。

(4)其他:如一氧化碳中毒时,一氧化碳与血红蛋白结合成碳氧血红蛋白,亚硝酸盐和苯胺类中毒使血红蛋白转换为高铁血红蛋白,碳氧血红蛋白和高铁血红蛋白均可使血红蛋白失去携氧能力导致组织缺氧而产生呼吸困难;氰化物中毒时,氰抑制细胞色素氧化酶的活性,影响细胞的呼吸作用,导致组织缺氧,引起呼吸加快。

4.血源性呼吸困难

重度贫血时,红细胞携氧量减少、血氧含量降低,患者表现为呼吸浅快、心率增快。大出血和休克时呼吸加速则与缺血和血压下降刺激呼吸中枢有关。

5.神经精神性呼吸困难

重度颅脑疾病时,由于呼吸中枢受到增高的颅内压和供血减少的刺激,呼吸变慢变深。癔症患者由于精神或心理因素,可有发作性呼吸困难,由于过度换气导致呼吸性碱中毒。

三、临床表现

(一)呼吸频率与形态

呼吸困难患者呼吸频率加快,每分钟超过 24 次或呼吸频率减慢,每分钟少于 10 次;呼吸深大或表浅;患者感觉呼吸费力,尽最大努力呼吸,然而始终觉得空气不足。

(二)呼吸困难的类型

1.吸气性呼吸困难

呼吸困难的特点是吸气性呼吸困难,伴声嘶或失音,吸气带喘鸣,呼吸深大而不快,吸气时呼吸肌运动加强,可出现胸骨上窝与肋间凹陷,常伴有干咳。

2.呼气性呼吸困难

临床特点是呼气费力,呼气时间延长而缓慢,常伴有哮鸣音。其发生机制为肺泡弹性减弱和(或)小支气管阻塞(痉挛或炎症)。常见于支气管哮喘、慢性阻塞性肺病等。

3.混合性呼吸困难

临床特点是吸气和呼气均感费力,呼吸浅而快,常伴有呼吸音异常(减弱或消失)及病理性呼吸音。其发生机制是由于肺部病变广泛,呼吸面积减少,影响换气功能所致。常见于重症肺炎、重症肺结核、大片肺不张、大块肺梗死、大量胸腔积液和气胸等。

(三)气道阻塞、喉痉挛、异物吸入的判断

有异物吸入、呛咳史,可在喉部或大气管处闻及吸气哮鸣音。

(四)急性呼吸窘迫综合征的判断

有感染、误吸、脓毒症等高危因素,呼吸增快、窘迫;胸部 X 线显示双肺浸润阴影,$PaO_2/FiO_2 \leqslant 300mmHg$。

(五)肺栓塞的判断

有创伤、肿瘤、下肢制动等诱发因素,合并深静脉血栓形成的症状与体征,血 D-二聚体的测定有助于排除肺栓塞。

(六)肺炎的判断

伴有咳嗽、咳痰、发热、胸痛,肺部听诊可闻及湿啰音及哮鸣音。

(七)心功能不全的判断

多伴有高血压、冠心病、糖尿病等基础疾病;感染、劳累等诱因,可闻及双肺湿啰音,左心扩大,并可以闻及奔马律或心脏杂音;X 线胸片显示肺瘀血、心脏增大等征象。

(八)气胸的判断

有抬举重物等用力或者外伤史,合并一侧胸痛;查体可发现气管向健侧移位,胸部膨隆,呼吸运动减弱,叩诊呈过清音或鼓音,患侧呼吸音减弱或者消失。

(九)精神性呼吸困难的判断

有情绪异常、神经质、焦虑、抑郁病态,伴有通气过度、叹气等。

四、辅助检查

(一)血常规

了解是否存在感染、贫血以及严重程度。

(二)血氧饱和度监测

了解患者缺氧情况。

(三)血气分析

了解氧分压、二氧化碳分压的高低以及 pH 等,从而判断是否存在呼吸衰竭及呼吸衰竭的类型,是否有酸中毒以及酸中毒的类型等情况。

(四)胸部 X 线或 CT 检查

了解肺部病变程度和范围,明确是否存在感染、占位性病变、气胸等情况。

（五）心电图

初步了解心脏情况,排除心肌梗死和心律失常,对诊断肺栓塞有参考意义。

（六）特殊检查

肺动脉造影用于确诊或排除肺栓塞;肺功能检查可进一步明确呼吸困难类型。第一秒用力呼气容积（FEV_1）<1L 可提示严重的 COPD;支气管激发试验或运动试验阳性、支气管舒张试验阳性、峰值呼气流速（PEF）昼夜波动率≥20%,这三者有其一即可考虑为支气管哮喘急性发作。

五、治疗

保持呼吸道通畅,给氧,积极治疗原发病,去除病因,控制感染。

六、护理

（一）院前急救

协助患者取半坐卧位或端坐卧位,保持气道通畅,吸氧。保持呼吸道通畅,对于任何类型的呼吸困难都是治疗和护理最重要的措施之一。建立静脉通路、心电监护、监测血氧饱和度等注意生命体征变化。

（二）院内救护

1.给氧

在没有判断出呼吸困难原因之前,先给予低浓度吸氧,一般不超过 40%。保持呼吸道通畅。

2.病情观察

密切观察患者生命体征及神志变化。观察呼吸困难的改善情况,根据呼吸困难（缺氧）的程度调整,使动脉血氧分压>60mmHg 或血氧饱和度（SpO_2）>90%。根据各项监护参数分析呼吸困难及缺氧改善情况,及时调整。

3.配合治疗

建立静脉通道,按医嘱及时给予各种药物。①控制感染:呼吸困难伴有呼吸道和肺部感染,遵医嘱给予广谱抗生素静脉滴注。②解痉平喘:如肾上腺素受体激动剂、糖皮质激素、茶碱类药物等。

4.心理护理

尊重关心患者,了解患者的心理感受,当患者呼吸困难引起烦躁不安、恐惧时医护人员应陪伴身边,适当安慰,使患者保持情绪稳定和增强安全感;告知患者积极配合治疗,呼吸困难会得到缓解,减轻患者的焦虑情绪。

5.健康教育

(1)指导患者家属认识本病的病因,做好预防,避免再次发生。

(2)按医嘱正确合理用药,积极配合治疗。

(3)合理安排休息,避免精神力劳过,指导患者进行呼吸肌锻炼和全身运动锻炼,改善呼吸功能,防止并发症的发生。

(4)合理饮食,戒烟戒酒,保持情绪稳定。

(5)配合氧疗或机械通气。

第十一节　急性腹痛

一、定义

急性腹痛,也称为急腹症,是指患者自觉腹部突发疼痛,常由腹腔内或者腹腔外疾病所引发,常伴有胃肠功能紊乱或急性全身症状。具有起病急、发展快、病情重且复杂、变化多等特点,为常见急诊症状之一。

二、病因与发病机制

(一)病因

1.腹腔脏器病变

(1)炎症:如急性胃炎、胰腺炎、胆囊炎,急性梗阻性化脓性胆管炎、急性出血性坏死性肠炎以及急性原发性和继发性腹膜炎等。

(2)穿孔:胃肠急性穿孔,如胃及十二指肠溃疡穿孔、胃癌穿孔、肠穿孔等。

(3)阻塞或扭转:如急性胃扭转、肠梗阻、胆道蛔虫病、胆绞痛、大网膜扭转、卵巢囊肿蒂扭转、肾输尿管结石绞痛。

(4)破裂:如肝破裂、脾破裂、异位妊娠和卵巢破裂等。

(5)腹腔脏器血管病变:肠系膜动脉急性梗死、肠系膜动脉血栓形成、脾栓塞等。

(6)腹腔脏器其他疾病:如急性胃扩张、腹壁挫伤、胃痉挛以及痛经等。

2.腹腔外脏器或全身性疾病

(1)胸部疾病:如急性心肌梗死(AMI)、急性心包炎、肺炎、胸膜炎。

(2)风湿性疾病:如腹型紫癜和腹型风湿热。

(3)中毒及代谢性疾病:包括铅中毒、糖尿病酮症酸中毒、低钙血症和低钠血症等。

(4)腹型癫痫。

(5)神经官能症。

(二)发病机制

根据腹痛的发生机制与特征,可将腹痛分为3种:真性内脏痛,内脏痛是内脏本身病变引起的疼痛;类似内脏痛,躯体性腹痛是由于内脏病变累及壁层腹膜,通过躯体神经传入而引起的疼痛;牵涉痛,即放射痛。

1.内脏痛

内脏痛是由于内脏的传入神经末梢受到刺激所致,多是消化道管壁平滑肌痉挛或强烈收缩、管壁或脏器的突然扩张等的刺激所发生的冲动。该冲动沿着交感神经远心路无髓鞘很细的C纤维上行,经腹腔神经丛(或肠系膜上丛、下丛)及内脏大、小神经,交感神经干神经节,自交通支进入脊髓后根神经节等而达脊髓后角,这是第一级神经元;然后在脊髓内与对侧交叉达脊髓丘脑束上行至丘脑,这是第二级神经元;最后经丘脑皮质束达大脑皮质(第三级神经元)。此外,许多从盆腔内脏来的痛觉冲动,是经过从腹下神经丛入骶髓的副交感神经经路上行的。

2.躯体痛

传导躯体痛的神经纤维是较粗或稍粗的有髓鞘的脊髓性向心(传入)性纤维,从受体出发直接经脊髓后根神经节进入脊髓后角,并交换神经元,与前述的内脏痛向心传导路一样,沿对侧脊髓丘脑束上行至丘脑,在丘脑再一次交换神经元达大脑皮质。躯体痛的疼痛由丘脑感知,疼痛的部位、程度、性状由大脑皮质识别。

3.牵涉痛

牵涉痛又称放射痛或感应性疼痛。在某些病理情况下,身体的某局部区域可发生疼痛,但疼痛的部位往往不是病变所在处,这是由于神经的分布和联系而引起的,故称为牵涉痛。牵涉痛的部位与病变器官常为同一节段的神经纤维所分布。牵涉痛以伴有 Head 皮肤感觉过敏带(内脏皮肤过敏带)及腹壁紧张为特点。

三、临床表现

(一)症状

1.腹痛

急性腹痛是急腹症中最常见的临床症状。

(1)腹痛的部位:发病时最早发生疼痛或疼痛最明显的部分大多是病变的部位。如急性阑尾炎右下腹部疼痛明显,急性胆囊炎右上腹部疼痛多见,但临床上腹痛部位与病变部位并不完全一致,如急性阑尾炎腹痛最初可在上腹部或脐周,最后才转移至下腹部;小肠及其系膜病变,疼痛可放射至腰部等。

(2)腹痛的性质:①阵发性绞痛,常因空腔脏器发生梗阻或痉挛,短时间内达到高峰,持续时间长短不一,有间歇期,但可反复发作,如急性肠炎、机械性肠梗阻或输尿管结石等;②持续性疼痛,往往提示腹膜腔内炎症或其他病理性损害存在,如胆结石合并胆道感染等;③烧灼样疼痛,如胃炎、胃溃疡病变,受消化液刺激可引起烧灼样疼痛;溃疡发生穿孔,疼痛呈刀割样;④钻顶样疼痛,常见于胆道蛔虫病。

(3)腹痛的放射:一些部位的疼痛会放射到特定的区域,放射痛是某些疾病的特征,如肾盂、输尿管结石多沿两侧腹部放射至腹股沟等。此外,疾病的不同病理阶段疼痛部位有变化,如阑尾炎疼痛具有转移性。

2.恶心、呕吐

急腹症的呕吐多发生于腹痛出现之后,早期呕吐多属于内脏受到刺激反射性呕吐,如胃溃疡急性穿孔、急性阑尾炎;晚期呕吐常因为毒素物质的吸收而刺激呕吐中枢引发呕吐,如肠坏死、弥散性腹膜炎。胃肠道梗阻引起的呕吐,呕吐物的性质对判断病变部位和原因有重要意义,高位梗阻时呕吐早而频繁,多呈持续性,呕吐物为胃十二指肠内容物,低位肠梗阻则呕吐出现晚,呕吐物为粪水样物。

3.排便情况

腹部脏器炎症早期,肠道受炎症刺激蠕动增强,排便次数增多,晚期出现麻痹性肠梗阻时,肠蠕动减弱,甚至出现便秘症状。腹痛伴有尿急、尿频、尿痛、血尿,多为泌尿系统疾病。

(二)体征

1.一般情况

一般情况包括患者的意识、呼吸、心律、血压、脉搏、体温、皮肤颜色、痛苦程度及有无贫血、黄疸等。

2.腹部体征

主要检查腹部外形、压痛、反跳痛、肌紧张、肠鸣音变化及肝浊音界变化等。

(1)腹部形态:是否存在腹式呼吸,腹壁有无手术瘢痕、腹部隆起或呈舟状,是否对称,有无肠型或异常蠕动波。如急性胃穿孔患者常呈舟状腹,腹式呼吸消失;肠扭转患者的腹部可不对称;肠梗阻患者的腹壁可见肠型或异常蠕动波。

(2)腹膜刺激的程度:外科和妇产科急腹症的患者多伴有腹膜刺激征,如急性胃穿孔患者的腹肌可呈板样强直;内科急腹症患者则多无腹膜刺激征,如急性胃肠炎。

(3)其他:肠鸣音亢进还是消失;肝浊音界是否缩小或消失;腹股沟区有无肿块;有无阴道出血和宫颈举痛。

四、辅助检查

(一)血、尿、便的常规检查

血、尿、便的常规检查是腹痛患者的基本检查项目,为判断有无感染的必要检查。

(二)血液生化检查

血液生化检查血清淀粉酶、血清胆红素、心肌酶及肝肾功能,可为诊断提供线索。

(三)心电图

心电图为中、老年上腹痛患者的常规检查之一,可提示或诊断急性心肌梗死。

(四)X线与超声检查

X线检查可用于肠梗阻的诊断。超声检查对肝、胆、胰腺及肾脏疾病的诊断有重要意义。

(五)妊娠试验及阴道后穹隆穿刺

妊娠试验及阴道后穹隆穿刺对宫外孕的诊断有重要价值。

(六)诊断性腹腔穿刺

诊断性腹腔穿刺对腹膜炎或腹腔内出血的诊断有重要意义。

五、治疗

急腹症的救治以及时明确病因、抢救生命为原则。对于腹腔脏器损伤更应及时、早期明确诊断,对出现脏器损伤致休克时应在积极抗休克的同时迅速进行确定性手术治疗。值得注意的是,外科急腹症患者在没有明确诊断前,应严格执行"五禁":禁用吗啡类止痛药、禁饮食、禁服泻药、禁止灌肠、禁热敷。

（1）迅速检查生命体征,对生命体征不稳定者积极行针对性处理。若创伤致失血性休克的腹痛需行诊断性腹穿,及时建立静脉通路,加快补液速度,合血备血,严密观察腹部体征。

（2）有胃肠梗阻以及怀疑内脏损伤、出血、穿孔者应及时胃肠减压。

（3）发热合并感染者,合理应用抗生素,以预防和控制感染。

（4）合理应用解痉镇痛药物,对症治疗。

（5）及时完善辅助检查、明确诊断。

（6）请相关科室会诊,有手术指征者应积极做好术前准备行手术治疗。

六、护理

（一）严密观察病情

动态观察患者生命体征、神志、面色、脱水程度、出凝血时间、疼痛程度、心理状态、腹部症状和体征、有无伴随症状、实验室检查结果。详细记录液体出入量、注意有无脱水等体液紊乱或休克表现。

（二）体位

一般情况良好者或病情允许时,宜取半卧位;有大出血休克体征者给予平凹卧位。

（三）饮食

根据病情及医嘱,做好相应的饮食护理。

（四）胃肠减压

根据病情遵医嘱实施胃肠减压。

（五）畅通静脉通道

立即建立静脉输液通道,遵医嘱给予抗生素,必要时输血或血浆等。

（六）疼痛管理

对于诊断不明的急性腹痛患者,可通过放松疗法或转移注意力缓解疼痛。对诊断明确的单纯性胆绞痛、肾绞痛等可遵医嘱给予解痉药和镇痛药;凡诊断不明或治疗方案未确定的急腹症患者应禁用吗啡、哌替啶类麻醉性镇痛药,以免掩盖病情;对已决定手术的患者,可以适当使用镇痛药以减轻其痛苦。

（七）术前准备

及时做好药物过敏试验、配血、备皮、有关常规实验室检查或器官功能检查等,完善急诊手术准备。

第十二节 腹泻

一、定义

腹泻是指排便习惯和大便性状发生变化,如排便次数增多（每天 3 次以上）、便质稀薄、水分增加(水分超过85％)、大便量增加(超过200g/d)及便质不成形、稀溏或呈液状,有时含有脓血或带有未消化食物及脂肪。确定是否有腹泻应根据个体的大便习惯而异。

二、病因与发病机制

(一)细菌感染

1.细菌性痢疾

起病较急,常有畏寒、发热、腹痛、腹泻及里急后重感,可伴恶心与呕吐。腹泻特征为黏液脓血便,每天次数。显微镜下发现大便中含大量红细胞、白细胞,大便培养可发现痢疾杆菌。

2.沙门菌属感染

多有不洁饮食史,常有腹胀、腹痛与腹泻症状。大便以稀便或水样便为主,少有脓血,大便每天3～5次。大便培养可发现致病菌(沙门菌或伤寒杆菌等)。

3.大肠埃希菌性肠炎

常有不洁饮食史。起病较急,可有畏寒、发热及腹痛、腹泻等症状,可伴有呕吐。腹泻多以水样便为主,也可有黏液和脓血。大便培养可发现致病菌。

4.小肠弯曲菌感染

症状一般较轻,表现为中上腹部疼痛伴有腹泻,以稀便或水样便为主要表现,抗生素治疗效果好。

5.小肠、结肠耶尔森菌感染

临床表现与弯曲菌感染大致相似,腹泻等症状常较轻。

6.肠道金黄色葡萄球菌感染

起病较急,可有畏寒、发热、腹痛与腹泻等症状。腹泻以稀便为主,可伴有少量黏液脓血,大便培养可确立诊断。本病常在使用广谱抗生素、激素或外科大手术后发生。大便培养可发现金黄色葡萄球菌。

7.急性出血性坏死性小肠炎

现多认为与产气荚膜杆菌或魏氏梭状芽孢杆菌感染有关。起病较急,腹痛、腹泻等症状一般较重,腹痛较剧烈且可遍及全腹,可为持续性痛或阵发性加剧。早期腹泻可为稀便或水样便,每天10余次不等,继而可带血,重者大便可呈血水样,常伴有畏寒、发热、恶心与呕吐等症状。本病以青少年多见。

8.假膜性肠炎

系在长期大量使用抗生素治疗后发生,也可发生于免疫功能低下的患者。多因肠道继发难辨梭状芽孢杆菌感染所致,该菌的毒素对肠黏膜有损伤作用。临床特点为大便次数多,重者每天可达20次以上,大便可有黏液脓血,甚至呈血水样,有时可排出呈蛋花样的假膜,常伴有发热、心悸、脱水、电解质紊乱、低血压等全身中毒症状。大便做厌氧菌培养时可发现致病菌。甲硝唑、万古霉素等治疗有效。

9.霍乱

系霍乱弧菌感染所致。临床表现轻重不一,轻者症状较轻,常为水样泻,每天数次不等,可伴有恶心、呕吐、腹痛等症状;重者大便次数更多,大便可呈米汤样,患者常有发热、脱水、低血压等全身中毒表现。大便培养可找到致病菌。

(二)原虫与寄生虫感染

1.阿米巴痢疾

起病一般较急,常有发热、腹痛及腹泻等症状,腹泻每天数次至 10 余次,大便伴黏液脓血,有时大便呈黯红色或果酱样,有较多,有恶臭。新鲜大便检查如发现阿米巴滋养体即可确诊。甲硝唑或替硝唑治疗有效。

2.急性血吸虫病

一般发生在初次感染大量血吸虫尾蚴者,常有畏寒、发热、腹胀、咳嗽、腹痛与腹泻等症状,腹泻并不严重,每天 3～5 次,可为稀便或带有黏液。末梢血中嗜酸性细胞增高。如果患者是反复多次感染,则常伴有肝脾大等表现。

3.梨形鞭毛虫感染

大便每天 3～5 次,多为稀水样便或稀便,少有黏液。大便中找到鞭毛虫即可确诊。甲硝唑治疗效果好。

4.滴虫感染

肠道滴虫感染也可导致腹泻,大便每天数次不等,以稀便为主,可带黏液。

(三)病毒感染

多见于肠道轮状病毒感染、肠道腺病毒感染,临床症状一般较轻,可有腹痛、腹泻等,腹泻每天数次不等,以稀便或水样便为主。

(四)真菌感染

长期应用抗生素、激素或患有慢性消耗性疾病的中晚期,患者肠道可发生真菌感染,引起肠黏膜充血、水肿、糜烂及溃疡形成而导致腹泻,表现为大便次数增多,轻者为稀软便可伴黏液,每天数次不等,有时大便呈蛋清样表现;重者大便可呈黏液脓血样。大便常规检查找到或培养发现致病的真菌时可明确诊断。

(五)食物中毒

进食了被金黄色葡萄球菌、沙门菌、嗜盐杆菌或肉毒杆菌等污染了的食物后,可出现发热、腹痛、呕吐、腹泻及脱水的症状,称为食物中毒。

三、临床表现

(一)起病及病程

起病急,病程短伴有发热,腹泻次数频繁者多为肠道感染或食物中毒。起病缓慢,病程长,多见于慢性感染、非特异性炎症、吸收不良或肠道肿瘤。

(二)腹泻次数及大便性质

急性感染性腹泻大便次数可达 10 次以上,大便量多而稀。细菌感染,则初为水样,后为黏液血便或脓血便。阿米巴痢疾的大便呈果酱样。

(三)腹泻或腹痛的关系

急性腹泻常有腹痛。小肠疾病的腹泻疼痛常在脐周,便后不缓解。结肠疾病疼痛多在下腹,便后疼痛可缓解。分泌性腹泻无明显腹痛。

四、辅助检查

大多数腹泻都是自限性的,因此辅助检查价值有限。但对病程较长和对保守治疗无效的患者须选择相应的辅助检查,以明确病因诊断。除大便检查外,主要辅助检查如下。①胃肠内镜检查:对腹泻病因、部位不明者可酌情进行胃镜、乙状结肠镜、结肠镜或小肠镜检查。根据在直视下病变的性质、范围、严重程度以及活检的病理结果,明确腹泻的病因诊断,尤其对胃肠炎症性疾病、肿瘤等的诊断和鉴别诊断具有肯定价值。②影像学检查:腹部 B 超是了解有无肝胆胰疾病的最常用方法;腹部 CT 或 MRI 对诊断肝、胆、胰等内脏疾病有肯定价值。③小肠功能检查:可行小肠吸收功能试验、呼气试验、小肠黏膜活检以检查是否有小肠吸收不良。

五、治疗

(一)病因治疗

1.抗病原体治疗

对肠道感染性腹泻必须使用抗感染治疗,以针对病原体的抗菌治疗最为理想。

2.其他治疗

主要是针对发病机制治疗,如慢性胰腺炎应补充多种消化酶;因服药所致的药源性腹泻应及时停用有关药物;高渗性腹泻应停用或停食引起高渗的药物和食物。消化道肿瘤可手术切除或化疗以治疗原发病;生长抑素类似物奥曲肽可抑制肿瘤分泌激素,可用于类癌综合征及神经内分泌肿瘤引起的腹泻;炎症性肠病可选用柳氮磺胺吡啶或 5-氨基水杨酸制剂等。

(二)对症支持疗法

1.饮食治疗

急性腹泻时的饮食应以易消化、易吸收的流食或半流食为宜,避免牛奶和奶制品食物。

2.纠正腹泻所引起的水、电解质与酸碱平衡紊乱

腹泻有时可引起不同程度的脱水,轻症者可用口服补液,严重腹泻伴失水者应立即静脉补液。应根据脱水的性质和血清电解质情况补充氯化钠、氯化钾等;若伴有酸碱平衡紊乱,也应及时纠正。

3.止痛

对伴有明显腹痛的患者可用东莨宕碱、阿托品等抗胆碱药。

(三)微生态制剂

常用双歧杆菌嗜酸乳杆菌肠球菌三联活菌(每次 420～630mg,每日 2～3 次餐后服用)、口服乳杆菌 LB(每次 2 粒,口服,每日 2 次,首剂加倍)、双歧杆菌活菌(每次 0.35～0.7g,每日 2 次)、复合乳酸菌(每次 1～2 粒,每日 1～3 次)、地衣芽孢杆菌活菌(每次 0.5g,每日 3 次)、乳酶生(表飞鸣,每次 0.3～1.0g,每日 3 次,餐前服用)等以调节肠道菌群。它可以减少抗生素的应用,对旅行者腹泻、抗生素相关性腹泻、儿童腹泻和难辨梭状芽孢杆菌引起的腹泻有较好疗效。

(四)止泻治疗

排便太频或失水、电解质过多或引起痛苦时宜用止泻剂。常用止泻剂如下。

1.地芬诺酯(苯乙哌啶)

能减少肠蠕动,并有收敛作用,可用于各种因胃肠运动增快引起的腹泻。临床上常用复方地芬诺酯(每片含地芬诺酯 2.5mg,阿托品 0.025mg),每次口服 1～2 片,每天 3 次。

2.洛哌丁胺

比地芬诺酯作用强,用药后迅速止泻。每次 2mg 口服,每天 2～3 次。

3.奥曲肽

奥曲肽是生长抑素的人工合成类似物,可有效治疗胃肠激素失常性腹泻(如 VIP 瘤、胃泌素瘤、生长抑素瘤和类癌综合征等所致的腹泻),常用剂量为 0.3～0.75mg/d,分 3 次皮下注射。

4.鸦片制剂

如复方樟脑酊,能增强肠平滑肌张力,减低胃肠推进性蠕动,使粪便干燥而止泻。腹泻早期或腹胀者不宜使用。多用于较严重的非细菌感染性腹泻。每次 2～5mL,每天 3 次。

5.蒙脱石散剂

蒙脱石散剂是一种高效消化道黏膜保护剂,主要通过保护肠黏膜屏障功能达到抗腹泻作用。用法:成人每次 1 袋(1 袋 3g)冲服,每日 3 次;2 岁以上儿童每日 2～3 次,每次 1 袋;1～2岁幼儿每日 1～2 次,每次 1 袋;1 岁以下幼儿每日 1 袋,分 2 次服用。治疗急性腹泻时首剂量应加倍。

六、护理

(一)常规护理

1.生活护理

患者应卧床休息,根据患者病情和医嘱,给予禁食或流食、半流食或软食。

2.用药护理

应用止泻药时注意观察患者排便情况,腹泻得到控制后应及时停药按医嘱及时给予液体、电解质、营养物质的补充,以满足患者生理需要量,维持血容量。

3.心理护理

应注重患者心理状况的评估和护理,通过解释、鼓励来提高患者对配合检查和治疗的认识,稳定患者情绪。

(二)专科护理

(1)注意腹部保暖,减弱肠道运动,减少排便次数。

(2)排便频繁时,应用温水清洗肛周,保持清洁干燥,涂抹护臀油,防止肛周淹红、皮肤破溃。

(三)病情观察

(1)观察排便情况,包括粪便的性状、次数、量,气味及颜色;有无腹痛、里急后重、发热、恶心、呕吐等伴随症状。

(2)动态观察患者的液体平衡状态,监测生命体征、神志、尿量的变化;有无口渴、口唇干燥、皮肤弹性下降、尿量减少、神志淡漠等脱水的表现;有无肌肉无力、腹胀、肠鸣音减弱、心律失常等低钾血症的表现。

(四)健康教育

(1)观察患者的排便情况和伴随情况。

(2)注意腹部保暖,可用热水袋热敷腹部,以减弱肠道运动,减少排便次数,并有利于腹痛等症状的缓解。

(3)因腹泻会导致水分和电解质缺失,一般可经口服补液,严重腹泻、伴恶心呕吐、禁食或全身症状显著者经静脉补充水分和电解质。

(4)慢性腹泻治疗效果不明显时,患者常对预后感到担忧,故应注意患者心理状况的评估和护理,鼓励患者配合检查和治疗,稳定患者情绪。

第十三节　抽搐

一、定义

抽搐是指引起骨骼肌痉挛的癫痫样发作及其他不自主的骨骼肌发作性痉挛。可因大脑功能性或器质性疾病,也可因全身代谢障碍、中毒、缺血、缺氧引起脑神经元异常放电所致。临床多表现为强直—阵挛性抽搐、局限阵挛性抽搐持续状态。

二、病因与发病机制

(一)大脑功能的短暂性障碍

这是脑内神经元过度同步化的结果,当异常的电兴奋信号传至肌肉时,引起广泛肌群的强烈收缩而形成抽搐。许多脑病变或全身性疾病可通过破坏脑的控制作用,使抽搐阈下降而引起脑功能障碍,如颅脑创伤、颅内感染、脑血管病、低血糖、尿毒症等引起的抽搐。

(二)非大脑功能障碍

引起肌肉异常收缩的电兴奋信号源于下运动神经元,主要是骨髓的运动神经元或周围运动神经元。如各种原因引起的低钙血症可作用于下运动神经元,使轴突和肌膜对钠离子的通透性增加而兴奋性升高,引起手足抽搐。破伤风杆菌外毒素则选择性作用于中枢神经系统的突触,使其肿胀而发生功能障碍。

三、临床表现

(一)病史

多有头部创伤、脑炎、脑膜炎、疫水接触、家族遗传史、服药史和职业史等。

(二)伴随症状

(1)伴意识障碍和大小便失禁:多见于癫痫大发作,也可见代谢性抽搐如尿毒症、妊高征,中毒性抽搐、脑血管病等。

（2）伴脑膜刺激征：见于各种原因的脑膜炎、蛛网膜下隙出血等。

（3）伴高血压：见于高血压病、肾炎、子痫、铅中毒。

（4）伴精神症状、颅内高压症：见于颅内病变。

（5）伴角弓反张、苦笑面容、牙关紧闭：多为破伤风。

（6）伴剧烈头痛：见于高血压、急性感染、蛛网膜感染、蛛网膜下隙出血、颅脑创伤、颅内占位性病变等。

（7）伴瞳孔扩大与舌咬伤：见于癫痫大发作。

（8）伴局灶性体征：如偏瘫、偏盲、失语等，对脑损害及定位有帮助。

（9）心血管、肾病变、内分泌及代谢紊乱等引起的抽搐均伴有相应的临床征象。

四、辅助检查

（一）实验室检查

尿常规、血糖、尿素氮、电解质、血气分析、肝肾功能、内分泌等检查及毒物分析。

（二）特殊检查

脑电图、头颅 X 线摄片、脑血流图、造影、CT 或 MRI、脑脊液、肌电图、神经传导速度等。

五、治疗

（一）对症治疗

主要是控制抽搐发作。严重抽搐常形成脑水肿，增加心脏负担，甚至危及患者生命，因此常用能迅速起效的抗惊厥药物。

（二）病因治疗

去除病因是治疗的根本。

（三）防治并发症

抽搐发作时，要加强防护，防止坠床，头部应转向一侧，有利于分泌物引流；下颌托起，防止舌后坠引起窒息；及时给氧，保持呼吸道通畅。并给予充足热量，注意电解质平衡。

六、护理

（一）常规护理

（1）保持环境安静。

（2）做好心理护理，消除恐惧心理。

（3）吸氧。

（二）药物治疗的护理

1.地西泮

地西泮是治疗各类癫痫持续状态的首选药物。一般用 10～20mg 静脉注射，速度应缓慢，每分钟不超过 2mg，同时应注意患者的呼吸情况。

2.氯硝西泮

1～2mg 缓慢静脉注射。

3.苯巴比妥钠

0.1～0.2g,肌内注射。

4.水合氯醛

10％水合氯醛 20～30mL 灌肠。地西泮、氯硝西泮、苯巴比妥钠都有抑制呼吸作用,因此用药时要密切观察患者的呼吸情况。

第十四节　晕厥

一、定义

晕厥又称为昏厥,由于一时性广泛性脑供血不足,导致大脑皮质高度抑制而突然发生短暂的意识丧失状态。发作时面色苍白、血压下降,瞳孔散大、对光反射迟钝、呼吸浅弱、脉细、腱反射降低,身体不能维持站立而昏倒。

二、病因

(一)反射性晕厥

(1)血管减压性晕厥。

(2)直立性低血压。

(3)颈动脉窦综合征。

(4)吞咽性晕厥。

(5)排尿性晕厥。

(6)咳嗽性晕厥。

(7)仰卧位低血压综合征。

(二)心源性晕厥

急性心源性脑缺血综合征、严重心律失常,如阵发性室性心动过速＞180 次/分、室颤、快速房性纤颤等;左心房黏液瘤、多发性大动脉炎、急性心肌梗死、主动脉狭窄等。

(三)脑源性晕厥

广泛性脑血管闭塞、短暂性脑缺血发作、多发性大动脉炎、基底动脉型偏头痛、血管迷走神经性晕厥等。

(四)其他

高血钾、低血钾、低血糖、过度换气综合征、严重贫血、药物过敏、晕针、癔症性及情绪性均可导致晕厥发生。

三、临床表现

(一)伴明显腹痛或盆腔疼痛

可能为消化道出血、腹主动脉瘤破裂或异位妊娠破裂出血。

(二)伴胸痛和呼吸困难

可能为心肌梗死、肺栓塞、张力性气胸或主动脉瘤破裂出血。

(三)神经症状(头痛、眩晕、复视)

可能为椎—基底动脉供血不足、偏头痛、锁骨下动脉盗血综合征和小脑卒中。

(四)剧烈体力活动后

可能为心脏黏液瘤、主动脉硬化、肥厚型心肌病。

(五)排尿和剧烈咳嗽后

排尿性晕厥或咳嗽性晕厥。

(六)伴过度换气和情绪障碍

提示癔症性晕厥。

四、辅助检查

(1)脑电图:鉴别癫痫发作有意义。

(2)多普勒经颅超声:了解颅内血管供血状况。

(3)心电图、超声心动图、24小时动态心电图:对心源性晕厥诊断提供依据。

(4)X线、CT或磁共振。

(5)实验室检查:血糖、电解质、血气分析、血流动力学、脑脊液检查。

五、治疗

(一)发作时处理

立即给予平卧位,松开颈部衣扣,指压或针刺人中,适当饮用温开水。若患者恢复较慢,在排除心源性和脑源性晕厥后可皮下注射肾上腺素0.3～0.6mg或麻黄素25mg或50%葡萄糖注射液40～60mL,静脉推注。

(二)病因治疗

(1)低血容量性晕厥。平卧,补充血容量,止血药治疗。迅速查明出血部位,需行外科手术治疗者应尽快手术治疗。

(2)血管张力与容量失衡性晕厥。①血管抑制性晕厥:给嗅氨水,同时伴心动过缓者可用阿托品。②颈动脉窦晕厥:发作时心动过缓的心脏抑制型,可口服麻黄碱、山莨菪碱注射液或阿托品预防发作。心率缓慢,去除诱因后晕厥仍频繁发作者,必要时安置人工心脏起搏器以预防发作。③直立性低血压晕厥:睡眠时把床头抬高20～30cm,以利晨起时血压调节,起床、站立应该缓慢。必要时可口服麻黄碱12.5～25mg,每天3次。严重病例可用盐皮质激素增加血容量。

（3）心源性晕厥。①急性心排血量受阻性晕厥：应及时进行外科手术以解除梗阻。②心律失常性晕厥。③严重心肌病变如心肌炎、心肌梗死伴泵衰竭所致晕厥，以病因治疗为主。

（4）脑源性晕厥。积极治疗原发病。

（5）代谢性晕厥。针对病因，及时纠正血液成分的异常。如低钾血症及时查明原因，补充钾盐；高钾血症给予利尿、钙剂或同时给胰岛素的葡萄糖静脉用药；低血糖晕厥及时补充葡萄糖能很快纠正。

（6）其他。如咳嗽性晕厥须积极控制咳嗽；排尿性晕厥睡前少饮水，平时不要潴尿过多、过久，尽量避免站立排尿，排尿时保持正常呼吸。

六、护理

（一）常规护理

及时与患者沟通。解释晕厥的原因，稳定患者情绪，减轻患者心理负担，消除患者的恐惧心理。

（二）专科护理

（1）一旦发生晕厥，应立即通知医生，根据临床表现迅速做出判断，将患者平卧，抬高下肢，解开衣领，保持呼吸道通畅。

（2）对症支持治疗，完善相关检查。对反射性晕厥，应避免发生晕厥的诱因。对严重的心源性晕厥、脑源性晕厥应积极治疗原发疾病。

（三）病情观察

严密观察生命体征，注意血压、呼吸频率及心率的变化。遵医嘱给予患者氧气吸入。做好护理记录。

（四）健康教育

针对患者发生晕厥的原因，进行患者及其家属预防晕厥的知识宣教与指导工作，争取患者及其家属的配合，最大限度地减少晕厥的发生。对病因复杂诊断不明者应定期随诊。

第十五节　心悸

一、定义

心悸是指患者自觉心慌或心跳加快，伴有心前区不适感。

二、病因与发病机制

（一）病因

心悸的病因多种多样，有的是心脏器质性病变，有的是由于功能性的因素所致，临床上须加以鉴别，从而进行不同的诊治。常见引起心悸的病因有以下 3 种。

1.心律失常

(1)过早搏动:如房性早搏、交界性早搏及室性早搏等。

(2)心动过速:如各种原因所致的窦性心动过速、阵发性心动过速及快速型心房颤动、心房扑动等。

(3)心动过缓:窦性心动过缓、病态窦房结综合征及高度房室传导阻滞。

2.高动力循环状态引起心脏收缩增强

(1)生理性:如剧烈运动,大量烟、酒、茶的刺激,某些药物如阿托品、氨茶碱、肾上腺素应用等。

(2)病理性:如高热、贫血、甲状腺功能亢进、低血糖、缺氧、嗜铬细胞瘤等。

3.各种器质性心脏病

如高血压性心脏病、风湿性心脏病、原发性心肌病及某些先天性心脏病等。

(二)发病机制

关于心悸发生的机制目前还不十分清楚。

三、临床表现

(1)心悸时脉搏和心率可加快、减慢或出现节律不齐,患者自觉心搏强而有力、心脏有停跳感或心前区振动感。

(2)病情严重时可伴有呼吸困难、发热、胸痛或晕厥、抽搐等。

四、辅助检查

体格检查除常规外,应重点检查有无心脏疾病的体征。血常规、红细胞沉降率、抗"O",甲状腺功能检查,利用各种器械如心电图、X线、动态心电图、超声、心导管等进行检查。早搏、阵发性心动过速、房颤等,可利用病史、体检、心电图加以鉴别。心脏神经官能症,可行普萘洛尔试验予以明确。

五、治疗

(1)适当休息。

(2)病因治疗:如因甲状腺功能亢进引起的心悸应积极治疗甲状腺功能亢进症。

(3)对症治疗:焦虑患者给予抗焦虑治疗;心律失常者给予抗心律失常治疗。

六、护理

(一)常规护理

调整情绪、饮食,充分休息。

(二)专科护理

注意心率、心跳变化,对心律失常的患者触诊时应同时听诊心率、心律不少于1分钟,必要时做心电、血压监护。

（三）病情观察

严密观察病情变化，及时与医生联系，积极采取措施。

（四）健康教育

（1）应将疾病的知识向患者及其家属讲述说明，使他们知道防治常识，并主动与医护人员配合治疗，做到自我保健。

（2）对恢复期患者在出院前要进行详细的防病、治病的心理咨询、指导，出院后坚持合理用药，积极预防，减少复发。

第十六节　心前区疼痛

一、定义

心前区疼痛是指由各种化学或物理因素刺激支配心脏、主动脉或肋间神经的感觉纤维引起的心前区或胸骨后疼痛。

二、病因与发病机制

（一）胸壁病变

1.皮肤及皮下组织病变

例如疖、蜂窝织炎、乳腺炎等。

2.肌肉病变

创伤、肌炎、皮肌炎、久咳所致胸骨劳损等。

3.肋骨、脊椎病变

肋软骨炎、肋骨骨折、肥大性脊椎炎、脊柱结核、椎管内肿瘤等。

4.肋间神经病变

如带状疱疹、肋间神经炎、肋间神经肿瘤等。

（二）循环系统病变

1.冠心病

心绞痛、急性心肌梗死。

2.心肌、心包及心瓣膜疾病

例如各种心肌炎、心包炎，二尖瓣或主动脉瓣病等。

3.血管病变

如夹层动脉瘤、肺梗死。

（三）呼吸系统病变

1.支气管病变

支气管炎、支气管癌等。

2.肺部病变

肺炎、肺结核、支气管肺癌等。

3.胸膜病变

胸膜炎、自发性气胸等。

(四)其他

1.食管病变

如急性食管炎、食管周围炎、食管癌等。

2.纵隔病变

如纵隔炎、纵隔气肿、纵隔肿瘤等。

3.横膈病变

膈下脓肿、膈疝、膈胸膜炎等。

4.腹部病变

肝脓肿、胆石症、胆囊炎、脾梗死、急性胰腺炎等。

三、临床表现

(一)疼痛的特点

(1)心绞痛于用力或精神紧张时诱发,呈阵发性压榨样痛。

(2)急性心肌梗死可无明显诱因,呈持续性剧痛甚至休克。

(3)急性心包炎、胸膜炎有原发病史,疼痛尖锐,可因呼吸或咳嗽而加剧。

(4)心血管神经官能症,无心脏病史,多在负性情绪影响下发生,活动后反而好转。

(二)伴随症状

(1)心绞痛、急性心肌梗死患者常伴有焦虑,严重者伴濒死感。

(2)急性心肌梗死常出现冷汗、血压下降、反应迟钝等现象。

(3)急性心包炎、胸膜炎患者可伴有咳嗽、呼吸困难。

(4)心血管神经官能症患者伴多样化主诉和情绪反应。

四、辅助检查

心电图、X线检查及心脏超声检查等。

五、治疗

(1)出现心前区疼痛时,必须镇静。

(2)尽早就近就医。对急症胸痛早期识别、干预。尤其对于伴有胸闷、呼吸困难的患者应第一时间看病。

六、护理

（一）常规护理

调整情绪，使患者消除对疾病的恐惧感。

（二）专科护理

减轻疼痛，预防复发，创造良好的休息环境，按医嘱给予镇静剂、止痛药。对不同疾病作针对性健康指导，预防复发。

第十七节　猝死

一、定义

猝死是指平素看来健康或病情基本稳定，意识不到的、非人为的（排除自杀、他杀、中毒、过敏、麻醉、创伤、手术等因素）突然发生的死亡。一部分猝死者经及时抢救仍可存活。心源性猝死（SCD）又称心脏性猝死或心脑卒中，是由于心脏原因意外引起的猝死。从出现急性症状到心搏骤停临床死亡的时间，世界卫生组织建议为发病后 6 小时内的死亡称为猝死。

二、病因与发病机制

（一）病因

猝死的原因以心血管疾病占首位，居半数以上，其中发病后 1 小时以内死亡者 80%～90% 为心源性猝死。在心源性猝死中，绝大多数有心脏结构异常的基础，主要为冠状动脉疾病和心室肌异常，冠状动脉疾病引起的猝死占 70%～80%，其中以猝死于急性心肌梗死和慢性心肌缺血基础上的心电不稳定状态或心力衰竭导致的原发心室颤动为多见，也有少数患者因室壁瘤、主动脉瘤破裂和心泵衰竭致心电、机械分离而死。呼吸系统疾病占猝死的 20%，主要原因为窒息、阻塞性肺疾患、肺栓塞等；其次为中枢神经系统疾病，主要为颅内出血，常见的有脑内出血及蛛网膜下腔出血等。

心源性猝死的发生率与年龄存在双高峰的关系，即在出生后前 6 个月由于婴儿猝死综合征等构成第 1 峰，45～75 岁为第 2 峰，其危险因素与冠心病的危险因素相似。心源性猝死 60%～80% 发生于医院之外。2000 年国际流行病学研究表明：SCD 和心肌梗死（AMI）的发生有昼夜节律和季节性，提示这两种情况的发生在生物学上有"扳击点"，即促发因素。SCD 和 AMI 最常发生在睡醒后 1～2 小时，是交感神经兴奋性增高的阶段，并且 SCD 和 AMI 易发生于秋季气候变化时，极易在春季多发，但夏季少发。

（二）发病机制

冠状动脉粥样硬化等心脏结构异常加之某些功能改变，可影响心肌的电生理稳定性，诱发致命性心律失常。如致死性快速性心律失常（如心室颤动）、严重心动过缓或心室停搏，其结果是心搏骤停,导致心脏无血液泵出,循环停止,脑缺血缺氧。

心源性猝死与卒中、心肌梗死相同,均多发生于早晨起床后,在上午 6 时至中午。此期间呈血液高黏状态伴血小板聚集度增高或冠状血管收缩,神经机制在调节血液高黏状态和促发心源性猝死方面也起到一定的作用。

1.快速性心律失常

多见于冠状动脉粥样硬化。其机制为:粥样硬化斑块破裂,血管内皮损伤,血小板激活、聚集和血栓形成,发生急性心肌梗死;其次,剧烈运动、情绪激动等状态致心肌氧需求量增加以及冠脉痉挛等均可致急性心肌梗死,急性心肌缺血可立即导致心肌电生理、机械功能和生化代谢异常。

2.缓慢性心律失常和心室停搏

此型心源性猝死的机制主要是由于在窦房结和房室结无正常功能时下级自律性组织不能代之起搏。常见于严重的心脏疾病、心内膜下浦肯野纤维弥散性病变等。

3.电—机械分离

即心脏有持续的电节律活动,但无有效的机械功能。常继发于心脏静脉回流的突然中断,如大面积肺栓塞、人工瓣膜急性功能不全、心包压塞等。

三、临床表现

(1)心音消失。

(2)脉搏摸不到,血压测不出。

(3)意识突然丧失或伴有短暂抽搐。

(4)呼吸断续,呈叹息样,后即停止,多发生在心脏停搏后 30 秒内。

(5)瞳孔散大。

(6)面色苍白兼有青紫。

四、辅助检查

(一)心电图检查,可出现以下 3 种表现

(1)室颤(或扑动)心电图呈波型。

(2)心室停搏,心电图直线或仅有心房波。

(3)心电—机械分离,心电图呈缓慢畸形的 QRS 波,但不产生有效的心肌机械性收缩。

(二)不典型心电图早期改变

(1)巨大高耸 T 波,结合临床即可做出早期诊断。

(2)进行性 ST 段改变:早期 ST 段变为平直,并向上斜形抬高可达 0.1mV 以上,变直的 ST 段连于高耸 T 波形成所谓高敏 T 波;ST 段进行性变化,可发展为弓背向上的单向曲线。

(3)早期 QRS 波改变:由于损伤心肌除极延缓而出现急性损伤阻滞;QRS 时限延长可达 0.12 秒,且常有 R 波振幅增高,也有明显压低者。

五、治疗

猝死是临床最紧急的危险情况,必须争分夺秒进行抢救。心肺复苏术是对此所采取的最初急救措施。

六、护理

(一)常规护理

(1)置患者于单人抢救室或复苏室,抢救药品、物品应处于应急状态。

(2)抢救场所保持良好的秩序。

(3)抢救过程应及时记录,包括复苏开始时间、用药、抢救措施、病情变化及各种参数。

(二)专科护理

(1)立即叩击心前区 2~3 次,继而做胸外心脏按压及进行口对口人工呼吸,并建立有效的呼吸通道,开放静脉通道。

(2)进行心电图监测以明确心搏骤停的性质,如心室纤颤时,应行体外非同步直流电除颤。如心室停搏,应及时心脏内给药。

(3)维护呼吸功能,如无自主呼吸时,应及时给予气管插管加压人工呼吸或使用人工呼吸机。同时应静脉给予呼吸兴奋剂。

（李宁宁）

第六章　呼吸系统急症

第一节　呼吸衰竭

一、定义

呼吸衰竭是指由于各种原因引起的肺通气和（或）换气功能障碍，以致不能进行有效的气体交换，导致缺氧和（或）二氧化碳潴留，从而引起一系列生理功能和代谢功能紊乱的临床综合征。

二、病因

急性呼吸衰竭的病因很多，大多来自肺及气道自身原因。凡能阻碍外界空气与肺内血液进行气体交换的任何病因，都可引起低氧血症或伴高碳酸血症导致呼吸衰竭。

（一）呼吸道病变

慢性阻塞性肺病（COPD）急性加重（AECOPD）是最主要原因，占 80%～90%；其次为支气管哮喘、支气管扩张、异物阻塞、肿瘤或肿大淋巴结压迫；气道灼伤、烧伤等以及急性病毒或细菌性感染所引起的黏膜充血、炎症、水肿也可造成呼吸道急性梗阻，以上原因均可引起通气功能障碍和气体分布不匀，导致通气与血流比例失调，发生缺氧和二氧化碳潴留。

（二）肺组织病变

各种累及肺泡和（或）肺间质的病变如重症肺炎、急性呼吸窘迫综合征（ARDS）、重度肺结核、弥散性肺间质纤维化、各类肺泡炎、肺尘埃沉着病、放射性肺炎、侵及肺的结缔组织病、各种吸入性损伤、氧中毒和广泛肺切除、急性高山病、复张性肺水肿、误吸、淹溺、电击等均可引起肺容量、通气量、有效弥散面积减少、通气与血流比例失调，造成气体交换障碍，多以缺氧为主。

（三）肺血管病变

肺血栓栓塞性疾病、肺血管炎、肺毛细血管瘤、肺血管收缩或肺部病变破坏肺泡毛细血管床等以及原因不明的肺动脉高压等均可引起肺血管阻力增加，此外肺血流障碍减少使肺换气损害，肺内右向左分流增加，导致缺氧。

（四）胸廓病变

严重脊柱后侧凸畸形、类风湿关节炎、广泛胸膜肥厚粘连、大量胸腔积液或气胸、胸廓畸形、胸壁外伤等以及大量腹水、膈神经麻痹等，胸廓活动和肺扩张，肺容积减少，通气减少。

（五）神经中枢及神经肌肉疾患

多发性肌炎、重症肌无力、脊髓灰质炎、多发性神经炎和低血钾等影响呼吸肌收缩，此外脑血管病变、脑外伤、脑炎、镇静药和麻醉药过量等可抑制呼吸中枢。上述呼吸中枢、神经肌肉疾病和药物过量导致肌肉麻痹，呼吸驱动和调节异常，呼吸动力不足，使得通气量下降，发生呼吸衰竭，此类呼吸衰竭多呈现为缺氧和二氧化碳潴留。

三、临床表现

（一）症状

急性重度缺氧后表现为呼吸困难、呼吸频率加快、鼻翼扇动、辅助呼吸肌活动增强、呼吸费力，有时出现呼吸节律紊乱，表现为陈-施呼吸、叹息样呼吸，主要见于中枢神经系统病变。重症患者有意识障碍、烦躁、定向障碍、谵妄、昏迷、抽搐、全身皮肤黏膜发绀、大汗淋漓，可有腹痛、恶心、呕吐等症状。

（二）体征

早期心率加快，血压升高，严重时心率减慢，心律失常，血压下降。严重高血钾时出现房室传导阻滞、心律失常，甚至心搏骤停。

四、辅助检查

根据患者病史，结合患者低氧血症和高碳酸血症的相关临床表现，诊断并不困难。但呼吸衰竭因病因不同，病史、症状、体征和实验室检查结果都不尽相同，除原发病和低氧血症导致的临床表现外，呼吸衰竭主要靠血气分析。

（一）动脉血气分析（ABGs）

PaO_2 是指血液中物理溶解的氧分子所产生的压力。健康成人随年龄增大而降低，年龄预计公式为 $PaO_2 = 100mmHg - (年龄 \times 0.33) \pm 5mmHg$，参考值 $95 \sim 100mmHg$。呼吸衰竭的诊断标准是在海平面、标准大气压、静息状态、呼吸空气等条件下，$PaO_2 < 60mmHg$，$PaCO_2$ 降低或正常，为Ⅰ型呼吸衰竭，如同时伴有 $PaCO_2 > 50mmHg$，为Ⅱ型呼吸衰竭，急性呼吸窘迫综合征时氧合指数（PaO_2/FiO_2）$< 300mmHg$。同时血气分析中 pH 还可判断体内酸碱平衡和酸碱失衡时代偿状况。

（二）肺功能检测

对于重症呼吸衰竭患者，肺功能的临床应用受到限制，但肺功能检测有助于原发病的种类和病情严重程度的判断。常用的床边肺功能检测有，肺活量（VC）第一秒用力呼气量（FEV_1）和呼气峰流速（PEF）等。在患者病情允许及具备床边肺功能测定条件的情况下可考虑实施。

（三）胸部影像学检查

对于呼吸衰竭患者，应常规行胸部 X 线检查，如病情需要，必要时还应行胸部 CT、MRI 和放射性核素肺扫描等。

（四）其他检查

血常规、血电解质、肝肾功能检测等。

五、治疗

(一)保持呼吸道通畅

保持呼吸道通畅是治疗呼吸衰竭的关键。临床上可用吸痰器吸出口腔、鼻腔、咽喉部的分泌物和胃内反流物;痰液黏稠时,可口服、静脉或雾化吸入祛痰类药物或是用纤维支气管镜吸出支气管内分泌物;支气管痉挛者,可使用支气管扩张药或糖皮质激素以扩张支气管;上述处理措施无效,则应及时建立人工呼吸道,如气管插管或气管切开。

(二)氧疗

1.急性呼吸衰竭的氧疗

急性呼吸衰竭的氧疗多为原肺功能正常,因肺部、胸廓或呼吸道病变发生急性缺氧,伴或不伴有二氧化碳潴留。如单纯缺氧,则可吸入较高浓度氧(35%～50%)或高浓度氧(>50%),以纠正低氧血症,减少过度通气,吸入氧超过60%～100%,仍不能纠正低氧血症,应及时予以呼气末正压机械通气等措施。如缺氧合并有二氧化碳蓄积,应采用机械通气氧疗。

2.慢性呼吸衰竭的氧疗

慢性呼吸衰竭的氧疗多见于慢性呼吸道疾病,如慢性阻塞性肺病、重症肺结核、弥散性肺纤维化等,其呼吸功能损害是逐渐加重,虽有缺氧或伴有二氧化碳潴留,但通过机体代偿适应,仍能从事个人生活活动,如遇诱发因素,可急性加重。如单纯缺氧,一般吸入较高氧浓度即可。当伴有二氧化碳潴留时,氧疗的原则应为低浓度(<35%)持续给氧,必要时加用呼吸兴奋药治疗,无效时应给予鼻罩或口鼻面罩,或建立人工呼吸道机械通气氧疗。

(三)增加通气量,减少二氧化碳潴留

二氧化碳潴留是由通气不足引起的,通过增加通气,就能有效地排出二氧化碳。现常采用呼吸兴奋药和机械通气支持改善通气功能。机械通气是治疗呼吸衰竭的主要手段,有条件的应及时使用。在我国,呼吸兴奋药用于呼吸衰竭的治疗仍较多,但需掌握其指征,并密切观察有无惊厥等不良反应。它是通过其刺激呼吸中枢和周围化学感受器增加呼吸中枢驱动、增加每分通气量而改善通气。对安眠药等呼吸抑制药过量、睡眠呼吸暂停综合征、原发性肺泡低通气综合征等效果较好,而对慢性阻塞性肺病呼吸衰竭的效果较差。目前常用的呼吸兴奋药有尼可刹米、洛贝林等。使用中,如患者神志转清,应鼓励其咳嗽、排痰,保持呼吸道通畅。

(四)纠正酸、碱平衡失调与电解质紊乱

呼吸衰竭时可发生各种酸、碱平衡失调和电解质紊乱。常见有以下几种类型的酸、碱平衡失调:呼吸性酸中毒、代谢性酸中毒、呼吸性酸中毒合并代谢性酸中毒、呼吸性酸中毒合并代谢性碱中毒、呼吸性碱中毒等。要针对不同的酸、碱平衡失调情况予以相应的处理,才能取得较好的效果。

1.呼吸性酸中毒

由于肺泡通气不足,体内二氧化碳潴留而产生高碳酸血症。因此,治疗主要是改善通气为主。

2.呼吸性酸中毒合并代谢性酸中毒

在呼吸性酸中毒的基础上,由于缺氧、血容量不足、周围循环障碍、肾功能损害等原因,体

内固定酸等增加而引起,可出现较严重的酸中毒。治疗上应在改善通气的基础上,积极治疗代谢性酸中毒的病因,适当补碱,使 pH 维持在 7.25 左右,尽量避免过量补碱造成医源性碱中毒。

3.呼吸性酸中毒合并代谢性碱中毒

在呼吸衰竭的处理过程中,由于应用机械通气不当,使二氧化碳排出过快;补碱过量;应用激素、利尿药,致排钾增加,又因酸中毒纠正,细胞内外离子交换,钾向细胞内移动,产生低钾血症;由于呕吐或利尿药的使用使血氯降低,产生代谢性碱中毒,pH 偏高。因此在呼吸衰竭的处理中应尽量防止以上产生碱中毒的医源性因素和避免二氧化碳排出过快,并给予适量的补充钾和氯离子,以缓解碱中毒。

此外,也可以通过补充精氨酸盐来纠正低碳酸血症。

(五)控制感染

呼吸道感染是呼吸衰竭加重的重要原因,因此,治疗感染是控制呼吸衰竭的重要措施。治疗中应选用有效的抗生素,首先可根据经验用药,再根据疗效、细菌培养及药敏结果进行调整。

(六)防治并发症

呼吸衰竭时可出现肺性脑病、心律失常,甚至消化道出血、休克和弥散性血管内出血或合并冠心病、心力衰竭等其他疾病。在处理中应该密切观察病情变化,以便及时发现和处理。

(七)营养支持治疗

呼吸衰竭时,患者由于呼吸做功增加,感染发热等导致能量消耗增加,机体处于负代谢状态;右心衰竭时胃肠瘀血导致患者食欲下降和消化吸收障碍等,均可造成患者营养不良,机体免疫力下降,使患者的感染不易控制,呼吸肌容易疲劳,患者病程延长。所以,治疗中应给予高蛋白、高脂肪和低糖类以及多种维生素和微量元素的饮食。可静脉予以补充或鼻饲。

六、护理

(一)常规护理

(1)提供高蛋白、富含维生素、易消化、无刺激性流食或半流食。并嘱患者少量多餐,以维持机体需要。

(2)做好基础护理,保持患者口腔及床单位清洁。

(3)做好心理护理,鼓励患者向医护人员及患者家属表达自己的需要。呼吸衰竭患者病情危重,行氧疗时向清醒患者讲解氧疗注意事项及氧疗对疾病的作用。各项操作前应向患者做好解释取得患者的配合。

(二)专科护理

(1)宜安置患者于单间,保持病室空气新鲜,温度 18～24℃与湿度 60%～78%,备好各种抢救物品及药品,如呼吸机、吸引器、气管切开包、插管箱、呼吸兴奋剂等。嘱患者绝对卧床休息,保持舒适体位,以利呼吸。保持病室空气新鲜,每天病室通风 1～2 次,每次 15～30 分钟。

(2)保持呼吸道通畅:神志清醒者,鼓励咳嗽、咳痰,更换体位和多饮水。危重患者定时翻身,并由外向内,由下向上轻拍背部,促使痰液排出。痰多昏迷者,可用鼻导管吸痰。痰液黏稠、量多,不易吸出者,宜尽早实施气管插管或气管切开,并按相应护理常规护理。机械通气患者的护理:①保持呼吸机正常运转;②保持接口紧密;③了解通气量是否合适;④及时防治机械通气治疗的并发症;⑤防止肺部感染。

(三)病情观察

严密观察生命体征的变化,监测呼吸频率、节律、深度。

(四)健康教育

(1)心理指导。告诉患者或其家属急性呼吸衰竭处理及时、恰当,可以完全康复,相当一部分慢性呼吸衰竭患者经积极抢救是可以度过危险期的。病情稳定后只要从医疗、护理,预防和及时处理呼吸道感染,可尽可能延缓肺功能恶化,保持较长时间生活自理,增加患者及其家属的治疗信心,促进患者与家属及单位的沟通,减轻患者的身心负担。

(2)饮食指导。急性期予鼻饲流食,病情稳定后可逐步过渡到半流食、软食;急性呼吸衰竭患者康复后可普食,半流食如蛋羹、肉末、面食、饺子、馄饨等;气管插管者拔管后饮食同急性呼吸窘迫综合征。

(3)作息指导。急性期绝对卧床休息,可在床上活动四肢,勤翻身以防皮肤受损,保证充足的睡眠;缓解期可坐起并在床边活动,逐渐增大活动范围。

(4)用药指导。应在医护人员指导下遵医嘱用药,使用药物过程中如出现恶心、颜面潮红、烦躁、肌肉抽搐、心律失常、皮肤瘙痒、皮疹等应立即告知医护人员。

(5)指导患者进行有效咳嗽的训练,促使患者及时排出呼吸道内分泌物。

(6)指导患者进行耐寒训练,如用冷水洗脸,条件允许可进行冬游锻炼。

(7)特殊指导。①配合接受氧疗,应注意:Ⅰ型呼吸衰竭可以高容量吸氧,但当动脉血氧分压达到70mmHg(9.3kPa),这样既能纠正缺氧,又能防止二氧化碳潴留加重。室内严禁明火及防油、防震、防热。②配合接受血气分析。③必要时配合接受气管插管及呼吸机辅助呼吸,并注意防脱管;头部的转动应轻柔及逐步进行,同时应调整呼吸机管道位,注意勿用手拔管,这是非常危险的事,拔管后重新插管很痛苦,且可能使病情加重。

(8)出院指导。慢性呼吸衰竭患者应注意继续家庭氧疗,遵医嘱用药,预防和及时处理呼吸道感染,禁吸烟、饮酒及进食刺激性食物。定时到专科门诊复查,如出现发热、气促、发绀等请及时就医。

第二节 急性肺栓塞

一、定义

肺栓塞(PE)是以各种栓子阻塞肺动脉系统为发病原因的一组疾病的总称,包括肺血栓栓塞症(PTE)、脂肪栓塞综合征、羊水栓塞和空气栓塞等。PTE为PE的最常见类型,指静脉系统或者右心的血栓阻塞肺动脉或其分支所致疾病,以肺循环和呼吸功能障碍为主要临床和病理生理特征。近年来,肺血栓栓塞的患者有逐渐增多的倾向,该病可以引起猝死,正确的早期诊断是降低其病死率的关键。引起 PTE 的血栓主要来源于深静脉血栓形成(DVT),PTE 常为 DVT 的并发症。肺动脉发生栓塞后,若其支配区的肺组织因为血流受阻或中断而发生坏死,称为肺梗死。

二、病因

PTE 的危险因素包括任何可以导致静脉血液淤滞、静脉系统内皮损伤和血液系统高凝状态的因素,包括原发性和继发性两大类。原发性危险因素较少见,主要由于遗传变异引起,包括抗凝血酶缺乏、先天性异常纤维蛋白原血症、血栓调节因子异常、抗心磷脂抗体综合征等,常常导致反复静脉血栓栓塞。继发性危险因素是指后天获得的易发生深静脉血栓形成的多种病理生理异常(表 6-1)。

表 6-1　PTE 的继发性危险因素

基础疾病	各种原因的制动
脑卒中	长期卧床
创伤/骨折	长途航空或乘车旅行
外科手术后	生活习惯
肾病综合征	口服避孕药物
急性心肌梗死	吸烟
充血性心力衰竭	其他
COPD	妊娠/产褥期
风湿性心脏病	肥胖
心房颤动	高龄
心肌病	植入人工假体
血栓性静脉炎	中心静脉插管
恶性肿瘤	血液黏滞度增高
克罗恩病	肿瘤静脉内化疗
慢性静脉功能不全	血小板异常
真性红细胞增多症	

三、临床表现

PTE 患者临床症状无特异性,多数起病急骤,以呼吸困难和气促为最常见的症状,尤其在活动后明显,其他症状包括胸痛、晕厥、烦躁不安、咯血、咳嗽和心悸等。肺栓塞引起的晕厥可以是唯一的或者首发症状,可引起小量咯血,大咯血少见。查体多数患者有呼吸频率加快,可见心动过速、血压下降、发绀、发热、颈静脉充盈或搏动,肺部可闻及哮鸣音和细湿啰音,心脏听诊可有肺动脉瓣区第二音亢进或分裂,P2>A2,三尖瓣收缩期杂音。

引起 PTE 的血栓主要来源于下肢深静脉血栓,后者表现为患肢肿胀、周径增粗、疼痛或压痛、浅静脉扩张、皮肤色素沉着、行走后患肢易疲劳或者肿胀加重。

四、辅助检查

PTE 的临床表现缺乏特异性,确诊需要特殊检查,检出 PTE 的关键是提高诊断意识,对于存在危险因素,有呼吸困难、胸痛、原因不明的右心衰竭、晕厥和休克者应疑诊 PTE,应及时安排相应检查。

(一)动脉血气分析

血气分析的检测指标不具有特异性,可表现为低氧血症、低碳酸血症、肺泡-动脉血氧梯度 $[P(A\text{-}a)O_2]$ 增大及呼吸性碱中毒,但多达 40% 的患者动脉血氧饱和度正常,20% 的患者肺泡,动脉血氧梯度正常。检测时应以患者就诊时卧位、未吸氧、首次动脉血气分析的测量值为准。

(二)血浆 D-二聚体

急性血栓形成时,凝血和纤溶同时激活,可引起血浆 D-二聚体的水平升高。D-二聚体检测的阴性预测价值很高,正常 D-二聚体水平往往可以排除急性 PE 或 DVT。许多其他情况下也会产生纤维蛋白,如肿瘤、炎症、出血、创伤、外科手术等,所以 D-二聚体水平升高的阳性预测价值很低。因此血浆 D-二聚体测定的主要价值在于能排除急性 PE,尤其是低度可疑患者,而对确诊 PE 无益。

D-二聚体的特异性随年龄增长而降低,80 岁以上患者降至约 10%。建议使用年龄校正的临界值以提高老年患者 D-二聚体的评估价值。年龄校正的临界值(50 岁以上年龄×10μg/L)在保持敏感度的同时,使特异性从 34%~46% 增加到 97% 以上。使用年龄校正的 D-二聚体临界值,代替以往的标准 500μg/L 临界值,排除 PE 的可能性由 6.4% 升至 29.7%,没有其他假阴性发现。

(三)心电图

急性 PE 的心电图表现无特异性。可表现为胸前导联 V_1~V_4 及肢体导联 Ⅱ、Ⅲ、aVF 的 ST 段压低和 T 波倒置,V_1 呈 QR 型,SⅠQⅢTⅢ(即Ⅰ导联 S 波加深,Ⅲ导联出现 Q/q 波及 T 波倒置),不完全性或完全性右束支传导阻滞。上述改变为急性肺动脉阻塞、肺动脉高压、右心负荷增加、右心扩张引起,多出现于严重 PE 患者。轻症可以仅表现为窦性心动过速,见于约 40% 的患者。房性心律失常,尤其心房颤动也比较多见。

(四)超声心动图

在提示诊断、预后评估及除外其他心血管疾患方面有重要价值。超声心动图可提供急性 PE 的直接征象和间接征象。直接征象为发现肺动脉近端或右心腔血栓,如同时患者临床表现疑似 PE,可明确诊断,但阳性率低。间接征象多是右心负荷过重的表现,如右心室壁局部运动幅度下降,右心室和(或)右心房扩大,三尖瓣反流速度增快以及室间隔左移运动异常,肺动脉干增宽等。

(五)胸部 X 线片

PE 如果引起肺动脉高压或肺梗死,X 线片可出现肺缺血征象如肺纹理稀疏、纤细,肺动脉段突出或瘤样扩张,右下肺动脉干增宽或伴截断征,右心室扩大征。也可出现肺野局部浸润阴影、尖端指向肺门的楔形阴影、盘状肺不张、患侧膈肌抬高、少量胸腔积液、胸膜增厚粘连等。胸片虽缺乏特异性,但有助于排除其他原因导致的呼吸困难和胸痛。

(六)CT 肺动脉造影

CT 具有无创、扫描速度快、图像清晰、较经济的特点,可直观判断肺动脉栓塞的程度和形态以及累及的部位及范围。PE 的直接征象为肺动脉内低密度充盈缺损,部分或完全包围在不透光的血流之内的"轨道征"或者呈完全充盈缺损,远端血管不显影;间接征象包括肺野楔形条带状的高密度区或盘状肺不张,中心肺动脉扩张及远端血管分布减少或消失等。CT 肺动脉造影是诊断 PE 的重要无创检查技术,敏感性为 83%,特异性为 78%～100%。其主要局限性是对亚段及以远肺动脉内血栓的敏感性较差。

在临床应用中,CT 肺动脉造影应结合患者临床可能性评分进行判断。低危患者如果 CT 结果正常,即可排除 PE;对临床评分为高危的患者,CT 肺动脉造影结果阴性并不能除外单发的亚段 PE。如 CT 显示段或段以上血栓,能确诊 PE,但对可疑亚段或以远血栓,则需进一步结合下肢静脉超声、肺通气灌注扫描或肺动脉造影等检查明确诊断。

CT 静脉造影被认为是诊断疑似 PE 患者 DVT 的简易方法,因为可与 CT 肺动脉造影同时完成,仅需注射一次造影剂。联合 CT 静脉和肺动脉造影使 PE 诊断的敏感性由 83%增加至 90%。但 CT 静脉造影明显增加放射剂量,对于年轻女性需慎重。加压静脉超声成像(CUS)与 CT 静脉造影对 DVT 患者的诊断价值相似,因此建议采用超声代替 CT 静脉造影。

(七)放射性核素肺通气灌注扫描

典型征象是与通气显像不匹配的肺段分布灌注缺损。其诊断 PE 的敏感性为 92%,特异性为 87%,且不受肺动脉直径的影响,尤其在诊断亚段以远 PE 中具有特殊意义。但任何引起肺血流或通气受损的因素如肺部炎症、肺部肿瘤、慢性阻塞性肺疾病等均可造成局部通气血流失调,因此单凭此项检查可能造成误诊,部分有基础心肺疾病的患者和老年患者由于不耐受等因素也使其临床应用受限。此检查可同时行双下肢静脉显像,与胸部 X 线片、CT 肺动脉造影相结合,可显著提高诊断的特异度和敏感度。

(八)磁共振肺动脉造影(MRPA)

在单次屏气 20 秒内完成 MRPA 扫描,可确保肺动脉内较高信号强度,直接显示肺动脉内栓子及 PE 所致的低灌注区。既往认为该法对肺段以上肺动脉内血栓诊断的敏感度和特异度均较高,适用于碘造影剂过敏者。但近期两项大规模临床研究结果(IRM-EP、PIOPED Ⅲ)表明,其敏感度较低,尚不能作为单独的检查用于排除 PE,目前国际上正在进行多中心临床试验探讨 MRPA 联合 CUS 排除 PE 的可行性。

(九)肺动脉造影

肺动脉造影是诊断 PE 的"金标准",其敏感性为 98%,特异性为 95%～98%。PE 的直接征象有肺动脉内造影剂充盈缺损,伴或不伴"轨道征"的血流阻断;间接征象有肺动脉造影剂流动缓慢,局部低灌注,静脉回流延迟,在其他检查难以肯定诊断时,如无禁忌证,可进行造影检查。对于疑诊 ACS 直接送往导管室的血流动力学不稳定患者,在排除 ACS 后,可以考虑肺动脉造影,且可同时行经皮导管介入治疗。

（十）下肢深静脉检查

PE 和 DVT 为 VTE 的不同临床表现形式,90% PE 患者栓子来源于下肢 DVT,70% PE 患者合并 DVT。由于 PE 和 DVT 关系密切,且下肢静脉超声操作简便易行,因此下肢静脉超声在 PE 诊断中有一定价值,对怀疑 PE 患者应检测有无下肢 DVT 形成。除常规下肢静脉超声外,对可疑患者推荐行 CUS 检查,即通过探头压迫静脉观察等技术诊断 DVT,静脉不能被压陷或静脉腔内无血流信号为 DVT 的特定征象。CUS 诊断近端血栓的敏感性为 90%,特异性为 95%。

五、治疗

（一）一般处理

对于疑诊或者确诊 PTE 的患者,应该严密监护呼吸、心率、血压、心电图以及动脉血气分析的变化,患者保持绝对卧床休息,避免用力和情绪激动,保持大便通畅,适当给予止痛、镇咳、镇静等对症处理。

（二）呼吸循环支持治疗

采用经鼻导管或者面罩吸氧以纠正低氧血症,合并严重呼吸衰竭时可使用无创或者有创机械通气,但是不主张气管切开。对于右心功能不全,心排血量下降但血压正常的患者,可给予多巴酚丁胺,如果血压下降,可以增大剂量或者使用其他血管加压药物,如去甲肾上腺素。但是对于液体负荷疗法需慎重。

（三）溶栓治疗

主要适用于大面积 PTE,也可以介入下对栓塞动脉进行局部溶栓治疗。对于次大面积 PTE 亚型可溶可不溶,对于血压和右心室运动均正常的病例不推荐溶栓治疗。PE 溶栓治疗的目的主要是尽早溶解血栓疏通血管,减轻血管内皮损伤,降低慢性血栓栓塞性肺高压的发生危险。因此,在急性 PE 起病 48 小时内即开始行溶栓治疗,能够取得最大的疗效,但对于那些有症状的急性 PE 患者在 6～14 天行溶栓治疗仍有一定作用。其主要并发症为出血。我国临床上常用的溶栓药物有尿激酶(UK)和重组组织型纤溶酶原激活剂阿替普酶(rt-PA)两种。

尿激酶:负荷量 4400IU/kg,静脉注射 10 分钟,随后 2200IU/(kg·h)持续静脉滴注 12 小时或者采用 2 小时溶栓方案;300 万 IU 持续静脉滴注 2 小时。2015 中国急性肺栓塞诊断与治疗指南推荐 2 小时溶栓方案。

重组组织型纤溶酶原激活剂:50～100mg 持续静脉滴注 2 小时,体重<65kg 的患者给药总剂量不应超过 1.5mg/kg。

溶栓治疗结束后,应该每 2～4 小时监测凝血酶原时间(PT)和活化的部分凝血活酶时间(APTT),当其水平低于正常值的 2 倍,应重新开始规范的肝素治疗(表 6-2)。

（四）抗凝治疗

常用的抗凝药物主要有普通肝素、低分子量肝素和华法林。肝素或者低分子量肝素至少应用 5 天,在开始应用后的第 1～3 天加用口服剂华法林。

普通肝素:首先给予负荷剂量 2000～5000IU 或按 80IU/kg 静脉注射,继之以 18IU/(kg·h)持续静脉滴注。在初始 24 小时内需每 4～6 小时测定 APTT 1 次,并根据 APTT 调整普通肝素的剂量,每次调整剂量后 3 小时再测定 APTT,使 APTT 尽快达到并维持于正常值的 1.5～2.5 倍。治疗达到稳定水平后,改为每日测定 APTT 1 次。

表 6-2　溶栓治疗的禁忌证

溶栓治疗的绝对禁忌证	活动性内出血
	近期自发性颅内出血
溶栓治疗的相对禁忌证	2 周内的大手术、分娩、器官活检等
	不能以压迫止血部位的血管穿刺
	2 个月内的缺血性卒中
	10 天内的胃肠道出血
	15 天内的严重创伤
	1 个月内的神经外科或眼科手术
	难以控制的重度高血压(收缩压>180mmHg,舒张压>110mmHg)
	近期曾行心肺复苏
	血小板计数低于 $100×10^9/L$
	妊娠
	细菌性心内膜炎
	严重肝肾功能不全
	糖尿病出血性视网膜病变
	出血性疾病

低分子量肝素:所有低分子量肝素均应按照体重给药。一般不需常规监测,但在妊娠期间需定期监测抗 Xa 因子活性。抗 Xa 因子活性的峰值应在最近一次注射后 4 小时测定,谷值则应在下一次注射前测定,每日给药 2 次的抗 Xa 因子活性目标范围为 0.6～1.0IU/mL,每日给药 1 次的目标范围为 1.0～2.0IU/mL。

华法林:初始剂量为 3～5mg/d,与肝素/低分子量肝素至少重叠应用 4～5 天,连续 2 天监测 INR 达到 2.5(2～3)或者 PT 延长至 1.5～2.5 倍时,可停止使用肝素/低分子量肝素,单独口服华法林。一般口服华法林的疗程至少为 3～6 个月。

(五)手术以及介入治疗

手术以及介入治疗包括肺动脉血栓摘除术、经静脉导管碎解和抽吸血栓和放置腔静脉滤器等。

六、护理

(一)常规护理

1.环境

提供安静、舒适、整洁的休息环境,限制探视,减少交叉感染。保持室温在 20～22℃ 和相对湿度 60%～70%;没有层流装置的病室应注意经常通风换气,每天通风 3 次。装有层流装置的病室,应保持层流装置的有效。

2.体位

急性肺栓塞患者应绝对卧床休息、肢体制动。若肺栓塞的位置已经确定,应取健侧卧位。床上活动时应避免突然坐起、转身及改变体位,禁止搬动患者,防止栓子的脱落。下肢静脉血栓者应抬高患肢,并高于肺平面20～30cm,密切观察患肢的皮肤有无青紫、肿胀、发冷、麻木等感觉障碍,发现异常及时通知医生给予处理,严禁挤压、热敷、按摩患肢,防止血栓脱落。

3.饮食护理

指导患者进食富含维生素、蛋白、粗纤维及易消化的饮食,多饮水,保持大便通畅,避免便秘、咳嗽等,以免增加腹腔压力,影响下肢静脉血液回流。做好口腔护理,以增进食欲。

4.吸氧

及早给予氧气吸入,遵医嘱合理氧疗。采用鼻导管或鼻塞给氧,必要时面罩吸氧。氧流量控制在4～6L/min。注意及时根据血氧饱和度指数或血气分析结果来调整氧流量。必要时行机械通气。

5.疼痛护理

教会患者自我放松的技巧,如缓慢深呼吸、全身肌肉放松、听音乐、看书报等,以分散注意力,减轻疼痛。剧烈疼痛时,遵医嘱给予药物止痛,如吗啡、哌替啶、可待因等,及时评价止痛效果并观察可能出现的不良反应。

6.心理护理

胸闷、胸痛、呼吸困难,易给患者带来紧张、恐惧的情绪,甚至造成濒死感。尽量帮助患者适应环境,向患者讲解治疗的目的、要求、方法,减轻其焦虑和恐惧心理。采取心理暗示和现身说教,帮助患者树立信心,使其积极配合治疗。情绪过于激动可诱发栓子脱落,应指导患者保持情绪稳定。启动家庭支持系统,帮助患者树立治疗的信心。

(二)溶栓及抗凝的护理

(1)使用抗凝血药时,应严格掌握药物的剂量、用法及速度,认真核对,严密观察用药后的反应,发现异常及时通知医生,调整剂量。

(2)进行溶栓、抗凝治疗期间,最主要的并发症是出血,因此应严密观察患者有无出血倾向。注意观察患者皮肤、黏膜、牙龈及穿刺部位有无出血,有无咯血、呕血、便血等现象。观察患者的意识状态、神志的变化,发现患者出现头痛、呕吐症状,要及时报告医生并给予处理,谨防颅内出血的发生。溶栓治疗期间应准备好各种抢救物品。

(3)用药期间应监测凝血时间及凝血酶原时间,避免各种侵入性的操作。指导患者预防出血的方法,如选用质软的牙刷,防止碰伤、抓伤,勿挖鼻、用力咳嗽及排便等。

(三)病情观察

评估患者的呼吸频率、节律和深度,呼吸困难程度,呼吸音的变化,患者意识状态、瞳孔、皮肤温度及颜色,询问患者胸闷、憋气、胸部疼痛等症状有无改善。严密监测患者的呼吸、血压、心率、血氧饱和度、心律失常的变化情况,如有异常及时通知医生。昏迷患者应评估瞳孔、肌张力、腱反射及病理反射。观察痰液的量、颜色及性状,及时了解尿常规、血、电解质检查结果。准确记录24小时出入量。

（四）健康教育

1.心理护理

肺栓塞多为发病较急,病情危重,伴有严重胸痛,呼吸困难及对环境陌生,患者容易产生焦虑、恐惧情绪,应主动关心体贴患者,加强沟通,及时告知治疗目的及意义,增强战胜疾病的信心,主动配合治疗。

2.休息指导

患者休息的房间应该舒适、安静,空气新鲜,注意保暖,防止上呼吸道感染,加重病情。急性期2～3周应有效制动,绝对卧床休息并限制探视,尽量减少搬动和机体活动,患者一切生活由护士协助,包括饮食、洗漱、大小便、床上翻身均应在床上,保持大便通畅,避免用力及下肢过度屈曲,防止血栓脱落,再发生肺栓塞。

3.饮食指导

指导患者进食清淡、易消化、富含维生素及纤维素、低脂饮食,少食生、硬及含鸡骨、鱼刺等食物,以防损伤消化道黏膜,引起消化道出血。保证疾病恢复期的营养,如牛奶、鸡蛋、瘦肉等食物,避免食用含丰富维生素 K 的食物,如菠菜、甘蓝、肝等食物,特别是在华法林治疗期间,因维生素 K 摄入增加可减少华法林的作用(华法林作用是抑制维生素 K 依赖性凝集因子的合成而引起)。

4.溶栓、抗凝治疗期间的指导

(1)溶栓、抗凝是治疗肺栓塞主要手段。出血是溶栓、抗凝治疗最常见、最严重的并发症,告知患者及其家属治疗期间的注意事项,指导及时发现出血倾向。及时报告,如大小便的颜色,有无皮下、牙龈、眼、鼻腔出血,避免自伤性出血,指导患者用软毛牙刷刷牙,避免用力排便。

(2)告知用药前、中、后检查血常规、出凝血时间以及凝血功能的目的和意义,并行心电监护,观察血压、心率、呼吸、血氧饱和度的变化,定期复查动脉血气及心电图,注意胸痛有无减轻,如胸痛轻,能够耐受,可不处理;但对胸痛较重、影响呼吸的患者,应给予止痛处理,以免剧烈胸痛影响患者的呼吸运动,持续氧气吸入 2～4L/min,观察呼吸困难有无缓解。

(3)溶栓、抗凝治疗的患者应避免反复穿刺抽血,既增加患者痛苦又增加局部出血的并发症,可皮下留置管针,以便给药及反复采血检测,这样可避免患者痛苦和出血,腹部皮下注射低分子量肝素钙注射液,注意应在吸气时注射,可减轻阻力,防止皮下出血,注射后压迫 5～10 分钟,并尽量避免肌内注射。

5.溶栓治疗后的指导

(1)心理护理:溶栓后患者临床上自觉症状减轻,均有不同程度的想下床活动的愿望,这时患者应了解溶栓后仍需卧床休息,以免栓子脱落,造成再栓塞。

(2)有效制动:急性肺栓塞溶栓后,下肢深静脉血栓松动,极易脱落,要绝对卧床 2 周,不能做双下肢用力的动作及做双下肢按摩。另外,要避免腹压增加的因素,如上呼吸道感染,要积极治疗,以免咳嗽时腹压增大,造成血栓脱落;吸烟者劝其戒烟;卧床期间所有的外出检查均要平车接送。

(3)做好皮肤护理:急性肺栓塞溶栓后,卧床时间较长,要注意患者皮肤保护,如床垫的软硬度要适中。保持皮肤干燥、床单平整。在护士的协助下,每 2～3 小时翻身 1 次。避免局部皮肤长期受压、破损。

(4)预防感染:保持室内空气新鲜、流通、消毒液擦地,每天 2 次,严格执行无菌操作,特别是进行静脉穿刺时,避免发生静脉炎。

6.出院指导

患者出院后要做到:①定期随诊,按时服药,特别是抗凝剂的服用,一定要保证按医嘱服用;②自我观察出血现象及注意早期出血症状,注意饮食,不可服用影响治疗的药物,如非甾体抗炎药、激素、强心剂等,按照医嘱定期复查抗凝指标,了解并学会看抗凝指标化验单;③平时生活中注意下肢的活动,有下肢静脉曲张者可穿弹力袜等,避免下肢深静脉血液滞留,血栓复发;④病情有变化及时就医;⑤改变不良生活方式,如戒烟、禁酒,保持乐观情绪;⑥积极治疗诱发疾病,如慢性心肺疾病(如风湿性心脏病、心肌病、冠状动脉粥样硬化性心脏病、肺源性心脏病)、下肢静脉病变(炎症、静脉曲张)、骨折等诱发病因。

第三节　自发性气胸

一、定义

气胸系肺组织及脏层胸膜破裂或胸壁及壁层胸膜被穿透,空气进入胸膜腔,形成胸膜腔积气和肺萎缩。可分成自发性、外伤性和医源性 3 类。在没有创伤或人为因素的情况下,肺组织及脏层胸膜自发性破裂,空气进入胸膜腔,称为自发性气胸(SP)。SP 又可分为原发性 SP (PSP)和继发性 SP(SSP)两型,前者又称特发性气胸,多见于瘦高体形的男性青壮年,常规 X 线检查肺部无明显病变,但是有胸膜下肺大疱(bulla),多在肺尖部,其形成机制可能和吸烟、身高和小气道炎症有关,也可能与非特异性炎症瘢痕或者弹性纤维先天性发育不良有关;后者多见于基础肺部病变者(如肺结核、COPD、肺癌、肺脓肿等),由于病变引起细支气管不完全阻塞,形成气肿性肺大疱,破裂可致气胸。月经性气胸仅在月经来潮后的 24~72 小时发生,可能与激素变化和胸廓顺应性改变有关。发生气胸后,胸膜腔内负压可变成正压,致使静脉血流受阻,产生不同程度的心肺功能障碍。

二、病因与发病机制

(一)胸膜下肺大疱破裂

青少年自发性气胸多因肺尖部胸膜下的肺大疱破裂所致。胸膜下肺大疱大多分为两类,胸膜下微小肺大疱,直径<1cm,常为多发,可发生于肺尖部、叶间裂边缘及肺下叶边缘。这类微小肺大疱往往是支气管和肺部炎症愈合、纤维组织瘢痕形成过程中牵拉及通气不畅所致。胸膜下微小肺大疱所致的自发性气胸在 X 线胸片上或手术时不易发现病灶,故亦称为"特发性气胸"。胸膜下肺大疱常为单发,多发生于肺尖部,由于脏层胸膜先天性发育不全,逐渐出现肺大疱,这类自发性气胸常见于瘦高体形的青少年,在手术过程中,除发现肺大疱外,常不能找到与之相关的肺实质内的基础病变。这两类肺大疱破裂引起的自发性气胸可在剧烈活动、咳

嗽、喷嚏后诱发,也可在安静状态下发生。

(二)大泡性肺气肿破裂

由于慢性阻塞性肺部疾病使肺泡单位过度充气,久之出现肺泡壁破坏,即小叶中心型肺气肿和全小叶型肺气肿,肺泡进一步融合压迫肺泡间隔和肺间质形成大泡性肺气肿,其特点是在X线胸片和胸部CT片上可见到大泡内有被压的极薄的血管和肺泡间隔,以此与巨大肺大疱鉴别。当肺实质内残气量进一步增加,压力过高引起脏层胸膜破裂就出现气胸。40岁以上的男性多见,常伴有慢性咳嗽、长期吸烟史、支气管哮喘史等。

(三)肺结核

其发病机制主要是:陈旧的结核性瘢痕收缩,造成小支气管扭曲、阻塞,形成局限性肺大疱破裂;肺的活动性结核空洞直接破裂;由结核性损毁肺间接引起对侧肺组织代偿性肺气肿,当出现感染、支气管阻塞时,引起其远端肺泡过度膨胀而破裂。

三、临床表现

(一)症状

1.胸痛

多在剧咳、用力、剧烈体力活动时,偶在休息时,突感一侧胸痛,如刀割样、针刺样,多伴有胸闷、气促。

2.呼吸困难

大量气胸,尤其是张力性气胸时,患者表现出烦躁不安、发绀、冷汗、脉速、心律失常,甚至休克,发生意识不清、呼吸衰竭。血气胸时,如失血量过多,可使血压下降,甚至发生失血性休克。

3.咳嗽

可有轻到中度刺激性咳嗽。

(二)体征

呼吸增快,发绀、气管向健侧移位,患侧胸部膨隆,肋间隙增宽,呼吸运动和语颤减弱;叩诊呈过清音或鼓音:右侧气胸可使肝浊音界下降。并发纵隔气肿时可听到与心脏搏动相一致的嘎吱音或劈啪声。有液气胸时,可闻及胸内振水声。

四、辅助检查

(一)X线检查

X线检查是诊断气胸最可靠的方法,可显示肺萎陷的程度、肺部情况,有无胸膜粘连、胸腔积液及纵隔移位等。

(二)胸部CT扫描

能清晰显示胸腔积气的范围和积气量、肺被压缩的程度,在有些患者可以见到肺尖部肺大疱的存在,同时胸部CT还能显示胸腔积液的多少。尤其是对含极少量气体的气胸和主要位于前中胸膜腔的局限性气胸。

五、治疗

(一)一般治疗和对症治疗

卧床休息;吸氧;去除诱因;酌情给予镇静、镇痛药物;支气管痉挛者使用氨茶碱等支气管扩张药;剧烈咳嗽者可给予可待因。

(二)排气治疗

是否需排气治疗及采用何种排气方法,主要取决于气胸的类型和积气多少。闭合性气胸积气量少于该侧胸腔容积的 20% 时,不需排气,但应动态观察积气量的变化。气量较多,肺压缩 >20% 时,症状明显者或张力性气胸时,需进行排气治疗。

(三)手术治疗

主要修补裂口或做肺大疱切除,胸膜粘连术。适用于多次复发性气胸、长期排气治疗的肺不张、大量血气胸或双侧自发性气胸等。

(四)原发病及并发症的处理

积极治疗原发病及诱因;预防和处理继发细菌感染、血气胸、皮下气肿及纵隔气肿。

六、护理

(一)常规护理

1.环境

提供安静、整洁、舒适的休息环境,限制探视,减少交叉感染。保持室温在 20~22℃ 和相对湿度 60%~70%;没有层流装置的病室应注意经常通风换气,每天通风 3 次,避免交叉感染。装有层流装置的病室,应保持层流装置的有效。

2.体位与休息

急性自发性气胸患者应绝对卧床休息。若肺压缩 <20%,且为闭合性,症状较轻,PaO_2 >70mmHg 时,可仅卧床休息,避免用力、屏气、咳嗽等增加胸腔内压的活动。血压平稳者取半坐位,有利于呼吸、咳嗽排痰及胸腔引流。嘱患者保持大便通畅,2 天以上未解大便者,应告知医生并采取有效的措施。

3.吸氧

及早给予氧气吸入,遵医嘱合理氧疗。采用鼻导管或鼻塞给氧,必要时面罩吸氧。氧流量控制在 2~5L/min。吸氧可加快胸腔内气体的吸收,减少肺活动度,促使胸膜裂口愈合。若有纵隔气肿,可给予高浓度吸氧,有利于气肿消散。

4.饮食护理

鼓励患者进食富含高蛋白、维生素,低脂肪易消化的饮食,增加营养,适当进食粗纤维素食物,保证足够热量及水分的摄入。必要时静脉输液。做好口腔护理,以增进食欲。嘱患者戒烟,积极预防上呼吸道感染。

5.疼痛护理

(1)协助患者采取舒适卧位。半卧位时可在胸腔引流管下方垫一毛巾,减轻患者不适。

（2）妥善固定引流管路，防止引流管脱出或受压。

（3）教会患者床上活动的方法，如体位改变时或活动时，用手固定好引流管，避免其移动刺激胸膜，引起疼痛。也可用枕头或手护住胸部及引流管，以减少深呼吸、咳嗽或活动时胸膜受牵拉，导致胸痛。

（4）教会患者自我放松的技巧，如缓慢深呼吸、全身肌肉放松、听音乐、看书报等，以分散注意力，减轻疼痛。

（5）剧烈疼痛时，遵医嘱给予药物止痛，及时评价止痛效果并观察可能出现的不良反应。刺激性咳嗽剧烈时，遵医嘱适当给予镇咳药物，但痰液黏稠且多者或慢性呼吸衰竭伴 CO_2 潴留者，禁用可待因等中枢性镇咳药。

（6）保持大便通畅，防止排便用力引起的胸痛或伤口疼痛。

（7）嘱患者注意保暖，预防受凉而引起上呼吸道感染。

6.心理护理

做各项检查和操作前向患者做好解释工作，消除患者的恐惧心理，取得其配合。向患者解释疼痛、呼吸困难等不适的原因，消除患者对疾病及治疗的紧张、担心，帮助患者树立信心，配合治疗。必要时，遵医嘱给予镇静药，减轻焦虑，促进有效通气。医务人员的医德和技术是患者获得安全感的基础。给予患者积极的心理暗示，使其放松，感到舒适。

（二）专科护理

1.抢救配合

根据病情准备胸腔穿刺术、胸腔闭式引流术的物品及药品。并及时配合医生进行相关处理。监测患者生命体征，发现病情变化，及时通知医生，并配合抢救。同时，做好患者家属的护理。

2.排气疗法的护理

（1）向患者解释操作的目的、意义、过程和注意事项，取得患者的理解和配合。

（2）协助医生做好胸腔抽气或胸腔闭式引流的准备和配合工作。

（3）保证有效的引流：①妥善固定引流管于床旁，防止扭曲、受压或脱出；②保持引流管通畅，密切观察引流管内水柱是否随呼吸上下波动及有无气体自液面溢出；为防止胸腔积液或渗出物堵塞引流管，必要时，应根据病情定期挤捏引流管（由胸腔端向引流瓶端方向挤压）；③引流瓶应放置低于患者胸部的地方，其液平面应低于引流管胸腔出口平面 60cm，妥善固定引流瓶。

（4）注意观察引流液的量、色、性状和水柱波动范围，并准确记录。

（5）在插管、引流排气和伤口护理时，严格执行无菌操作。每天更换引流瓶，更换时注意连接管和接头处的消毒。伤口敷料每 1～2 天更换 1 次，如敷料渗湿或污染，应及时更换。

（6）搬动患者时需用两把血管钳将引流管双重夹闭，防止搬运过程中引流管滑脱、漏气或引流液反流等意外情况发生。更换引流瓶时先将近心端引流管用双钳夹闭，更换完毕检查无误后再放开。若引流管不慎脱出，应嘱患者屏气，同时用手捏闭伤口皮肤，迅速用凡士林纱布及胶布封闭引流口，立即通知医生进行处理。

（7）鼓励患者每 2 小时进行 1 次深呼吸和咳嗽练习或吹气球，以促进肺尽早复张。尽量避免用力咳嗽。

(8)引流管内无气体逸出 1～2 天后,再夹闭管路 1 天,患者无气急、呼吸困难。透视或 X 线摄片显示肺已全部复张时,应做好拔管准备。拔管后应注意观察有无胸闷、呼吸困难、切口处漏气、渗出、皮下气肿等,如发现异常应及时处理。

第四节　重症肺炎

一、定义

迄今为止,重症肺炎仍没有一个明确的定义,目前多数学者将其定义为:因病情严重而需要进入重症医学科监护、治疗的肺炎。参考肺炎的分类,重症肺炎也分为重症社区获得性肺炎和重症医院获得性肺炎。

二、病因与发病机制

由于细菌性肺炎时的毒血症引起以微循环障碍为主要表现的一种重症肺炎,病原体多为肺炎链球菌、金黄色葡萄球菌、溶血性链球菌等,多见于年长体弱者。

三、临床表现

(一)症状

1.休克症状

起病急、病情重,1～3 天即可发展为休克。休克表现突出,血压下降至 80/50mmHg 以下,脉搏细速、呼吸急促、四肢厥冷、面色苍白、口唇及四肢发绀,出冷汗、少尿。

2.呼吸道症状

咳嗽、咳痰、胸闷、气促,有时咳血性痰,少数患者有胸痛,也可无呼吸道症状。

3.突发高热、寒战症状

多为稽留热,但有时体温可不升。

4.神经系统症状

多数患者有神志淡漠、烦躁不安、嗜睡、谵妄,甚至昏迷。

5.消化道症状

恶心、呕吐、腹痛、腹泻及肠麻痹,甚至有黄疸或肝脾肿大。

6.心肌损害症状

心动过速、心律不齐、奔马律、心脏扩大及心力衰竭。

(二)体征

以胸部体征为主。肺病变部位语颤增强,叩诊浊音,可闻及支气管呼吸音及湿啰音。少数患者可无胸部体征。

四、辅助检查

（1）X线胸片，肺部有炎性浸润阴影（应避免搬动，宜床旁拍片）。

（2）病原学检查：应尽快做痰涂片和培养，明确致病菌。

（3）血白细胞计数和中性粒细胞多增高，可有核左移。

（4）血气分析 PaO_2、pH、标准碳酸氢盐（SB）、实际碳酸氢盐（AB）可降低，血清乳酸可增高呈代谢性酸中毒；重症可有尿常规和肝肾功能的损害。

五、治疗

（一）积极控制感染

尽早控制感染可预防休克的发生，抗菌治疗采用最初经验性抗菌治疗的"猛击"原则和明确病原学诊断的"降阶梯"治疗策略。重症肺炎控制感染的原则是早期、足量、联合应用抗生素，尽可能静脉用药。

（二）补充血容量

休克的最主要病理生理变化是有效血容量不足，因此补充血容量是治疗的关键。一般选用低分子右旋糖酐、林格液、葡萄糖生理盐水以及胶体液。

（三）全身支持治疗

卧床休息，注意保暖，发热者给予降温治疗，有缺氧症状者给予吸氧，咳嗽剧烈者予镇咳祛痰药。保证充足的热量、营养、蛋白质摄入，保持水电解质平衡等。

（四）其他治疗措施

（1）积极控制原发病。

（2）并发症治疗。

（3）对症处理：排痰、吸氧、引流、退热等。

（4）呼吸支持治疗：重症肺炎累及各脏器功能，各个脏器的功能支持治疗十分重要，但核心问题是呼吸功能的支持治疗，目的是纠正缺氧和酸中毒。治疗呼吸衰竭，以达到防止其他脏器的进一步损害。

六、护理

（一）常规护理

1.环境

为患者提供安静、舒适、整洁的环境，限制探视，减少交叉感染。保持室温在 20～22℃ 和相对湿度 60%～70%，防止室内空气干燥。

2.休息与活动

急性期应绝对卧床休息，控制陪护及探视，保证患者充分休息；保持利于呼吸的体位，减少组织氧的消耗，促进机体恢复；病情缓解后再逐渐增加活动量。

3.饮食护理

能进食者应给予高蛋白、高热量、营养丰富、易消化饮食,少食多餐。不能进食者给予鼻饲,保证足够的水分摄入,鼓励饮水 2000～3000mL/d,稀释痰液,利于痰液排出。有明显麻痹性肠梗阻或胃扩张者应禁食,遵医嘱静脉补液提供能量、水分。

4.用药护理

抗感染是肺炎最主要的治疗环节,遵医嘱合理应用有效的抗感染药物,并注意观察其疗效及不良反应。对于烦躁不安、失眠者慎用镇静药,如吗啡等以防呼吸抑制。

5.呼吸困难的护理

遵医嘱给予吸氧、药物治疗,保持呼吸道通畅。协助患者取利于呼吸的体位,如借助枕头、床桌取坐位、半坐位等身体前屈的体位。去除紧身的衣物和厚重的被服,减少胸部的压迫感。

6.避免交叉感染

交叉感染是造成病情恶化或死亡的重要原因之一。应注意呼吸道及接触隔离,尤其应强调医务人员的手卫生。

7.心理护理

给予心理支持,安抚患者,消除、缓解患者烦躁、焦虑、恐惧情绪,避免引起情绪波动的事件。

(二)专科护理

(1)监测患者生命体征,发现病情变化及时抢救,并通知医生。预测患者是否需要面罩、建立人工气道行呼吸机辅助呼吸,迅速准备好抢救用品,及时准确做好各项抢救配合,赢得抢救时机,提高抢救成功率。同时,做好患者家属的护理教育。

(2)保持呼吸道通畅。①对意识清醒、能自行咳嗽咳痰者,指导其有效咳嗽、咳痰:先进行5～6 次深呼吸,在深吸气后保持张口,然后浅咳一下将痰咳至咽部,再迅速将痰咳出。观察痰液的量、颜色、性质,同时指导正确留取痰标本,以确定病原菌,指导合理用药。②对长期卧床或咳痰无力者,应定时协助其翻身、叩背:五指并拢,稍向内合掌,由下向上、由外向内叩击患者背部,边叩击边鼓励患者咳嗽,每次 3～5 分钟。也可采用振动法促使痰脱落,易于排出。必要时应予患者吸痰。③对痰多黏稠者,可遵医嘱给予雾化吸入,每天 2～3 次,每次 10～20 分钟。④对气道部分或完全堵塞者,应及时建立人工气道进行吸痰,解除梗阻。

(3)高热的护理。①口腔护理:高热患者唾液分泌减少,口腔黏膜干燥,口腔食物残渣利于细菌繁殖,同时由于维生素缺乏和机体抵抗力下降,易引起口腔炎和溃疡,应协助患者保持口腔清洁,预防感染同时促进食欲。②皮肤护理:高热降温时大汗者,应及时更换衣物、床单,保持皮肤干燥、清洁。及时补充水分,高热大量出汗时,应补充充足的水分,鼓励患者饮水,每天 3000～4000mL,不能进食者给予鼻饲或静脉输液。若心肾功能障碍,应适当控制入量。③及时降温:体温超过 38.5℃应给予物理降温,包括全身冷疗(25%～35%乙醇擦浴,32～34℃温水擦浴,4℃冰盐水灌肠等)、局部冷敷(冰袋冷敷前额、腋下、腹股沟等处),物理降温无效时遵医嘱采用药物降温。监测体温变化,准确记录出入量,为调整患者补液量提供依据。④注意保暖:寒战时注意保暖,注意安全,可遵医嘱给药并观察药物反应。

(4)胸痛的护理。协助患者舒适卧位,取患侧卧位以降低胸部活动度而减轻疼痛。避免诱发、加重疼痛的因素。分散患者注意力,指导使用放松的方法。

(5)脓毒症休克的护理。①早期取去枕平卧位,保持脑部血氧供应,休克期将患者头和躯干抬高 20°～30°,下肢抬高 15°～20°,防止膈肌和腹腔脏器上移而影响心肺功能,并可增加回心血量改善脑血流。②迅速给予高流量吸氧,改善组织缺氧状态。③合理补液,建立两条外周静脉通路并保持其通畅,遵医嘱给予抗感染及扩容支持治疗,必要时留置深静脉导管补液,以保证维持有效血容量、恢复组织灌注。一般先快速输入晶体液后输入胶体液,根据血压和血流动力学监测情况调整输液速度。④密切观察患者的生命体征、意识状态、尿量、皮肤黏膜色泽变化,判断病情转归。

(6)呼吸机的护理:熟悉呼吸机性能,呼吸机发生故障或病情变化时采取有效的应急措施排除故障。密切观察患者的自主呼吸频率、节律与呼吸机是否同步,注意有无通气不足、呼吸道阻塞等引起的烦躁不安,及时解决各种引起通气不良的因素,如及时清除痰液、调整通气量等。一般于上机后及调整呼吸机参数后 30 分钟采集动脉血做血气分析来判断机械通气效果,要正确及时采集标本,协助判断病情变化。

第五节　急性呼吸窘迫综合征

一、定义

急性呼吸窘迫综合征(ARDS)是由肺内原因和(或)肺外原因引起的,以顽固性低氧血症为显著特征的临床综合征,是常见的危及人类健康的呼吸危重症之一。重症 ARDS 患者的ICU 病死率在 40%～50%。

二、病因

病因包括严重创伤、大面积烧伤、各种休克、严重感染、输血输液过量、DIC、吸入刺激性气体、氧中毒、有机磷农药中毒、肺栓塞、癌转移、重症胰腺炎。

三、临床表现

(1)败血症、严重创伤、休克、误吸、补液过量等原发病发展过程中,起病急剧而隐袭,易被原发病症状所掩盖或发病早期易与肺部感染或左心衰竭相混淆。表现为呼吸>28 次/分、呼吸窘迫、发绀、烦躁、表情焦虑、出汗等。

(2)通常吸氧不能改善患者呼吸困难的缺氧状态。

(3)临床早期的"三无",即无发绀、无肺部湿啰音、无 X 线肺实质病变;晚期则表现为"三有",即有发绀、肺部湿啰音、X 线肺实质改变,有助于诊断。

四、辅助检查

动脉血气分析异常，$PaO_2 < 60mmHg(8kPa)$或氧合指数（PaO_2/FiO_2）<300，肺毛细血管楔压（PCWP）≤2.4kPa。胸部 X 线检查早期无异常，晚期两肺阴影密度普遍增高，形成"白肺"。

五、治疗

（一）药物治疗

1.肾上腺糖皮质激素的应用

目前认为，对刺激性气体吸入、创伤性骨折所致的脂肪栓塞等非感染性引起的急性呼吸窘迫综合征，使用糖皮质激素越早越好，发病 4 天以后使用则疗效较差。其使用原则为尽早、大量和短程治疗。如地塞米松 20～30mg，每天 2～3 次，连用 2 天，若有效，继续使用数天即停止。但急性呼吸窘迫综合征伴有败血症或严重感染者应忌用或慎用糖皮质激素。

2.液体的合理输入

在保证血容量足够、血压稳定的前提下，要求出入液量呈轻度负平衡（－1000～－500mL）。为促进水肿液的消退，可给呋塞米 40～60mg/d。在内皮细胞受损的毛细血管通透性增加时，胶体液可渗入间质，加重肺水肿，故在急性呼吸窘迫综合征早期不宜补胶体。若因创伤出血过多，必须输血，宜加用微过滤器输新鲜血，避免库存血含微形颗粒引起肺毛细血管微血栓。

（二）氧疗

纠正缺氧为刻不容缓的重要措施，如缺氧不纠正，会引起重要脏器不可逆性损害。一般均需吸高浓度氧（>50%），但应尽可能吸入较低氧浓度，只要使 $SaO_2 > 88\%$ 和 PaO_2 在 55～88mmHg 即可，以防氧中毒发生。

轻度 ARDS 可以采用无创正压通气，中度及重度 ARDS 通常需要有创机械通气。在机械通气时应采用肺保护性通气策略，即限制潮气容积（VT）≤7mL/kg，平台压≤30cmH$_2$O。对于中度和重度 ARDS 患者早期可采用较高 PEEP（>12cmH$_2$O）治疗。对于 ARDS 患者，PEEP 具有非常重要的生理学效应：复张肺泡，增加功能残气量；改善通气/血流比；增加肺顺应性；降低肺泡周期性复张和塌陷所致剪切伤的发生等。但过高的 PEEP 也可能导致肺泡过度牵张和循环抑制等严重并发症的发生。在机械通气期间，实施俯卧位通气可能对重度 ARDS 患者有效，并且需要注意俯卧位通气可能导致的压疮和气管插管堵塞等并发症。

（三）营养补给和原发病的治疗

ARDS 患者往往营养缺乏，应给予鼻饲和静脉高营养，以维持足够的能量供应，避免代谢功能和电介质紊乱。

六、护理

（一）监护与治疗

（1）卧床休息，取半卧位或坐位，尽量减少自理活动和不必要的操作，以减少体力消耗，降低氧耗量。

（2）给予高浓度氧气吸入，使 PaO_2 迅速提高到 60mmHg 或 $SaO_2>90\%$，以改善低氧血症，根据病情给予鼻导管、面罩氧疗，必要时早期给予机械通气。

（3）按医嘱及时正确给药，观察疗效及不良反应。

（4）严密观察呼吸频率、节律、深度，使用辅助呼吸肌呼吸的情况，呼吸困难的程度。动态观察血气分析，监测血氧饱和度、动脉血氧分压及发绀程度。

（5）机械通气监护：正确选择呼吸模式，对各种参数做合理调整，注意体温（T）、心率（HR）、血压（BP）、神志、尿量改变、观察胸廓活动幅度、两肺呼吸音是否对称、自主呼吸是否增强或减弱；呼吸节律、频率、深浅度、有无呼吸机对抗等发生。

（6）保持呼吸道通畅，加强呼吸道湿化，做好人工气道气管插管（包括气管切开）的护理。正确有效地吸痰，能掌握吸痰时机，做好气道湿化。检查气囊是否呈密闭状态，定时监测气囊压力。

（7）加强口腔、皮肤、会阴护理等基础护理工作。

（8）气管吸痰、气管切开换药、添加无菌蒸馏水以及各项处置等应严格按照无菌操作原则进行。

（9）对能合作的患者使用肢体语言或文字进行沟通，满足患者身心需求。

（10）加强和鼓励患者的被动和主动活动，积极开展康复锻炼。

（11）对不能进食者可采用鼻饲或静脉营养，按需要增加营养的摄入，保持正氮平衡。

（二）健康教育

（1）指导患者自觉避免诱发本病的因素，如防止胃内容物吸入、淹溺、避免大量输血和防止感染等。

（2）休养环境要舒适安静，每日通风换气，保持空气新鲜；根据气候变化随时增减衣服，避免受凉，预防上呼吸道感染。

（3）饮食上应多食高维生素（如绿色蔬菜、水果）、高蛋白（如瘦肉、豆制品、蛋类）、粗纤维（如芹菜、韭菜）的食物，少食动物脂肪和胆固醇含量高的食物（如动物内脏）等。

第六节　哮喘持续状态

一、定义

哮喘持续状态指的是常规治疗无效的严重哮喘发作，持续时间一般在 12 小时以上。如果对其严重性估计不足或治疗措施不适当，患者常有死亡的危险。哮喘患者尸检资料表明，最显著的异常是肺的过度膨胀，此乃由于弥漫的气道阻塞引起空气滞留所致。

二、病因

（一）吸入变应原

1.室内外变应原

屋螨是最常见、危害最大的室内变应原，是哮喘在世界范围内的重要发病因素，常见的有四种:屋尘螨、粉尘螨、宇尘螨和多毛螨。90％以上螨类存在屋尘中,屋尘螨是持续潮湿气候最主要的螨虫,主要抗原为 Derp Ⅰ和 Derp Ⅱ,主要成分为半胱氨酸蛋白酶或酪氨酸蛋白酶。家中饲养的宠物(如猫、狗、鸟)释放变应原在它们的皮毛及唾液、尿液、粪便等分泌物里,猫是这些动物中最重要的致敏者,其主要变应原成分 feldl 存在于猫的皮毛及皮脂分泌物中,是引起哮喘急性发作的主要危险因子;蟑螂为亚洲国家常见的室内变应原,与哮喘有关的蟑螂常见的有美洲大蠊、德国小蠊等,黑胸大蠊在我国最为常见。真菌亦是存在于室内空气中的变应原之一,特别是在阴暗、潮湿以及通风不良的地方,常见为青霉菌、曲霉菌、交链孢霉菌、分枝孢子菌和假丝酵母菌等,链格孢霉菌已被确认为哮喘的危险因子。花粉与草粉是最常见的引起哮喘发作的室外变应原,木本植物(树花粉)常引起春季哮喘,而禾本植物的草类和莠草类花粉常引起秋季哮喘。

2.职业性变应原

常见的变应原有谷物粉、面粉、木材、饲料、茶、咖啡豆、家蚕、鸽子、蘑菇、抗生素(青霉素、头孢菌素)、异氰酸盐、邻苯二甲酸、松香、活性染料、过硫酸盐、乙二胺等。

3.药物及食物添加剂

阿司匹林和一些非皮质激素类抗炎药是药物所致哮喘的主要变应原;水杨酸酯、防腐剂及染色剂等食物添加剂也可引起哮喘急性发作;蜂王浆可引起一些患者哮喘急性发作,是由免疫球蛋白 E 介导的变态反应。

(二)促发因素

1.大气污染

空气污染(二氧化硫、氮氧化物)可致支气管收缩,一过性气道反应性增高,并能增强机体对变应原的反应。

2.吸烟

香烟烟雾(包括被动吸烟)是室内促发因素的主要来源,是一种重要的哮喘促发因子,特别是那些父母抽烟的哮喘儿童,常因吸烟引起哮喘发作。

3.呼吸道病毒感染

呼吸道病毒感染与哮喘发作有密切关系,常见病毒有呼吸道合胞病毒、腺病毒、鼻病毒、流感病毒、副流感病毒、冠状病毒及某些肠道病毒。与成人哮喘有关的病毒以鼻病毒和流感病毒为主。

4.围生期胎儿的环境

妊娠 9 周的胎儿胸腺已可产生 T 淋巴细胞,第 19～20 周,胎儿各器官中已产生 B 淋巴细胞,由于在整个妊娠期胎盘主要产生辅助性Ⅱ型 T 细胞因子,因而在肺的微环境中,辅助性Ⅱ型 T 细胞反应占优势。若母亲已有特异性体质,又在妊娠期接触大量的变应原(如牛奶中的乳球蛋白、鸡蛋中的卵蛋白或螨虫的 Derp Ⅰ等)或受到呼吸道病毒特别是呼吸道合胞病毒的反复感染,即可能加重辅助性Ⅱ型 T 细胞调控的变态反应,增加出生后发生变态反应和哮喘的可能性。母亲在妊娠期吸烟会影响胎儿的肺功能及日后发生喘鸣的易感性。

5.其他

剧烈运动、气候转变及多种非特异性刺激(如吸入冷空气、蒸馏水雾滴等)可诱发哮喘,此外,精神因素也可诱发哮喘。

三、临床表现

(一)症状

哮喘持续状态患者的临床表现:不能平卧,心情焦躁,烦躁不安,大汗淋漓,讲话不连贯,多数哮喘患者的肺功能在几天内逐渐恶化,但也有少数患者的哮喘急性发作,病情演变迅速,在几分钟到数小时内即可出现呼吸、循环衰竭危象,因此有人将发生急性呼吸衰竭的哮喘分成两类,即急性严重哮喘和急性窒息性哮喘。

(二)体征

心电图可呈肺性 P 波,电轴右偏,窦性心动过速,呼吸>30 次/分,胸廓饱满,运动幅度下降,辅助呼吸肌参与工作(胸锁乳突肌收缩,"三凹征"),心率>120 次/分,常出现奇脉(>25mmHg),病情更危重者嗜睡或意识模糊,胸腹呈矛盾运动(膈肌疲劳),哮鸣音可从明显变为消失。可出现成人的呼气流量峰值低于本人最佳值的 60% 或 <100L/min,PaO_2<60mmHg,$PaCO_2$>45mmHg,血 pH 下降。胸部 X 射线检查表现为肺充气过度、气胸或纵隔气肿。

四、辅助检查

(一)实验室检查

血气分析显示 PaO_2<60mmHg、$PaCO_2$>45mmHg。pH 降低。

(二)其他辅助检查

胸部 X 线检查表现为肺充气过度、气胸或纵隔气肿。心电图可呈肺性 P 波、心电轴右偏、窦性心动过速。

五、治疗

(一)一般治疗

1.氧疗

哮喘持续状态常有不同程度的低氧血症存在,因此原则上都应吸氧,吸氧流量为 1~3L/min,吸氧浓度一般不超过 40%。此外,为避免气道干燥,吸入的氧气应尽量温暖湿润。

2.β 受体激动药

重症哮喘患者不宜经口服或直接经定量气雾剂给药,因为此时患者无法深吸气、屏气,也不能协调喷药与呼吸同步。可供选择的给药方式:①持续雾化吸入,以高流量氧气(或压缩空气)为动力,雾化吸入 β_2 受体激动药;②借助储雾罐使用定量气雾剂,给予 β_2 受体激动剂,每次 2 喷,必要时在第 1 个小时内每隔 20 分钟可重复 1 次;③静脉或皮下给药,如用沙丁胺醇或特布他林皮下注射。

3.静脉给予氨茶碱

首剂氨茶碱静脉滴注或静脉注射,对于老年人,幼儿,肝肾功能障碍者,甲状腺功能亢进者,同时使用西咪替丁、喹诺酮或大环内酯类抗生素等药物者,应监测氨茶碱血药浓度。

4.抗胆碱能药物

吸入抗胆碱能药物,可阻断节后迷走神经传出支,通过降低迷走神经张力而舒张支气管,其扩张支气管的作用较 β_2 受体激动剂弱,起效也较缓慢,但不良反应很少,可给予 β_2 受体激动剂联合吸入治疗,使支气管扩张作用增强并持久,尤其适用于夜间哮喘及痰多的患者。

5.纠正脱水

哮喘持续状态患者由于摄水量不足,加之过度呼吸及出汗,常存在不同程度的脱水,使气道分泌物黏稠,痰液难以排出,影响通气。因此,补液有助于纠正脱水,稀释痰液,防治黏液栓形成。

6.积极纠正酸碱失衡和电解质紊乱

哮喘持续状态时,由于缺氧、过度消耗和入量不足等原因易于出现代谢性酸中毒,而在酸性环境下,许多支气管扩张剂将不能充分发挥作用,故及时纠正酸中毒非常重要。如果要立即实施机械通气,补碱应慎重,以避免过度通气又造成呼吸性碱中毒。由于进食不佳和缺氧造成的胃肠道反应,患者常伴呕吐,常出现低钾、低氯性碱中毒,故应予以纠正。

7.预防和处理诱因、并发症或合并症

如及时脱离致敏环境;对于感染导致哮喘加重的患者,应给予有针对性的抗感染治疗,但抗生素的使用不能泛滥。另外,也应对危重哮喘并发症或合并症进行预防及处理,包括心律失常、颅内高压、脑水肿、消化道出血等。

(二)机械通气治疗

1.非侵入性正压通气

由于气管插管具有一定的并发症,且气道阻力可明显增加,重症哮喘者应尽早应用鼻或口(鼻)面罩机械通气,最理想的是先使用简易呼吸囊随患者的呼吸进行较高氧浓度的人工辅助呼吸,待患者适应、酸中毒缓解后再行呼吸机辅助通气,这样更为安全。

2.气管插管进行机械通气

若经积极治疗无效,患者出现极度呼吸肌疲劳、低血压、心律失常、意识异常,应建立人工气道,经口气管插管。经口气管插管口径相对较大,有利于减少阻力并便于吸痰;再者,哮喘插管上机时间一般较短,不必长期进行口腔护理。

3.镇静药

危重哮喘患者在使用气管插管或气管切开行机械通气时,医护人员要重视镇静药及肌肉松弛药的应用,镇静药能给患者以舒适感,防止人机对抗,降低氧耗和二氧化碳的产生。

4.关于机械通气的撤离

一旦气道阻力开始下降及 $PaCO_2$ 恢复正常,镇静药及肌肉松弛药已撤除,症状也明显好转,则应考虑撤机。

(三)非常规治疗

1.硫酸镁静脉滴注

其作用机制尚未明了,可能与降低细胞内钙离子浓度致气道平滑肌舒张及其镇静作用有关。

2.吸入氦氧混合气

氦气密度较低,能使哮喘时小气道狭窄及黏膜表面分泌物增多所引起的涡流减轻,从而减低气道阻力,减少呼吸功、氧耗和二氧化碳产量;此外,氦能加强二氧化碳的弥散,从而使单位时间内二氧化碳排出量增加。

(四)监护

重症哮喘能引起呼吸衰竭,如不及时纠正,还可并发心、脑、肝、肾等重要脏器功能衰竭,从而危及生命。此外,在插管进行机械通气时,还应警惕出现机械通气相关肺损伤,因此,在有条件的地方,呼吸重症监护室是最好的抢救场所。

六、护理

(一)哮喘的预防

(1)消除或避免产生变态反应和哮喘的各种因素。

(2)早期诊断,及早治疗。

(3)积极控制气道炎症及症状,防止病情恶化,避免并发症的发生。

(二)纠正营养不良

哮喘作为一种反复发作的疾病,每次发作时,由于呼吸困难导致缺氧,可对机体各系统及其物质代谢产生一系列的影响。特别是胃肠蠕动减慢、消化吸收功能减弱,引起患者食欲缺乏,进食量减少,进一步导致营养不良。哮喘所导致的营养不良,小儿患者比成人表现得更为明显。因此,在积极控制哮喘的同时,要注意供给哮喘患者以优质蛋白质、多种维生素及较高碳水化合物饮食,但是脂肪的供应量应加以控制。避免食用产气食物,如瓜类、豆类、面食或甜点。对于肥胖患者,脂肪供给量宜低,以达到祛痰湿的目的。在哮喘发作期,患者可进食软饭或半流质饮食,这样可以减轻呼吸急迫所引起的咀嚼和吞咽困难,既有利于消化吸收,又可防止食物反流。注意补充水分:在哮喘发作时,特别是严重发作时,因为张口呼吸、出汗多、饮食少,常使患者失水,并使痰液黏稠不易咳出,因此及时补充水分、增加液体摄入量,对于纠正或防止失水具有十分重要的意义。要鼓励轻症患者多饮水;危重症患者不能进食时,可用静脉补液,这样有利于稀释痰液,促使黏稠痰液排出。

(李宁宁)

第七章 循环系统急症

第一节 急性心力衰竭

一、定义

心力衰竭是心输出量绝对或相对不足,不能满足组织代谢需要的一种病理生理状态。心力衰竭肯定会导致循环衰竭,但是循环衰竭不一定会导致心力衰竭。心力衰竭根据起病速度可分为急性心力衰竭和慢性心力衰竭。急性心力衰竭是指由于心脏急性病变,心肌收缩力短期内明显降低和(或)心室负荷明显增加,导致组织器官灌注不足和急性瘀血的综合征。临床上以左心衰竭较为常见,主要表现为急性肺水肿或心源性休克,是临床上常见的急危重症之一。

二、病因

(一)急性弥散性心肌损害

如急性广泛性心肌梗死、急性心肌炎和心肌病等引起心肌收缩无力,心输出量急剧下降。

(二)后负荷过重

如急进性恶性高血压、严重的二尖瓣或主动脉瓣狭窄、血栓堵塞瓣膜口等,均可导致左心室排血受阻,后负荷骤然升高。

(三)前负荷过重

室间隔穿孔、主动脉窦瘤破入心脏、瓣膜损害等引起的二尖瓣反流及输血、输液过多或过快都可导致左心室容量负荷过重。

(四)严重的心律失常

如房颤伴快速心室率、室上性心动过速、室颤等,使心脏丧失有效的射血功能。

三、临床表现

(一)急性肺水肿

患者表现为突发性极度呼吸困难,端坐呼吸,频率增快(可达 30～40 次/分),咳大量白色或粉红色泡沫样痰,具有烦躁不安、恐惧和濒死感。伴有面色灰白、口唇发绀、大汗淋漓。双肺布满哮鸣音和湿啰音。心律增快,肺动脉瓣区第二心音亢进,心尖部第一心音减弱,可闻及舒张期奔马律。

（二）心输出量降低

发作开始因交感神经兴奋,可有一过性血压升高,随病情持续患者血压可持续下降直至休克,周围末梢循环差,皮肤湿冷。

四、辅助检查

（一）胸部 X 片

如有基础疾病导致的心脏扩大,可见心胸比例增高。心力衰竭的早期可见肺间质瘀血产生的克氏 A 线和克氏 B 线。病情进展至肺泡水肿,两肺出现广泛分布的斑片状阴影,常融合成片,聚集于以肺门为中心的肺野中心部分,呈"蝴蝶状或翼状",肺尖、肺底及肺野部分清晰。

（二）超声心动图

超声心动图是目前最有价值诊断器质性心脏病和评价心功能的方法,能够全面、动态显示心脏结构(包括心脏瓣膜、心肌、心包和血管)有无异常并定量定性分析。同时能够测定心功能,区别收缩性或舒张性心功能不全,评价治疗效果,提供预后信息。

（三）心电图

对急性心力衰竭,心电图无特征性改变,常表现为窦性心动过速及急性心肌梗死、心律失常等原发病的表现。其价值在于提示急性心力衰竭的某些促发因素(如心律失常、心肌梗死等),提供基础心脏病的心电图线索。

（四）血流动力学

急性左心衰竭时,肺毛细血管楔压、左心室舒张末期压升高,心输出量、心脏指数、射血分数降低。其中肺毛细血管楔压和左心室舒张末期压是监测左心功能的敏感指标。

五、治疗

急性肺水肿是急性左心衰竭的主要表现,是危及患者生命的心脏急症,救治原则是降低左心房压和(或)左心室充盈压,增加左心室心输出量,减少循环血量和减少肺泡内液体渗入,以保证气体交换,具体措施如下。

（一）体位

静息时明显呼吸困难者应半卧位或端坐位,双腿下垂以减少回心血量,降低心脏前负荷,必要时可轮流结扎四肢,进一步减少血液回流。

（二）吸氧

增加心肌及其脏器的供氧。首先应吸氧,4～6L/min。为降低肺泡内气泡的表面张力,可在湿化瓶中加入消泡剂(如 30% 乙醇)。如高流量吸氧(8～10L/min)仍不能使氧饱和度维持在90% 以上,可考虑使用无创通气。若面罩无创通气的效果仍不好,则需气管插管使用正压通气。

（三）做好救治的准备工作

至少开放 2 条静脉通道并保持通畅。必要时可采用深静脉穿刺置管,以随时满足用药的需要。血管活性药物一般应用微量泵泵入,以维持稳定的速度和正确的剂量。固定和维护好漂浮导管、深静脉置管、心电监护的电极和导联线、鼻导管或面罩、导尿管及指端无创血氧仪测定电极等。

(四)镇静

急性左心衰竭的患者呼吸困难、精神紧张、烦躁不安,既增加氧耗,又加重心脏负担,及时正确地使用镇静剂非常重要。吗啡是治疗急性肺水肿最有效的药物,用法为 2.5～5.0mg 缓慢静脉注射,也可皮下注射或肌内注射。但伴二氧化碳潴留者则不宜应用,因可产生呼吸抑制而加重二氧化碳潴留;也不宜大剂量应用,以免使内源性组胺释放而使外周血管扩张导致血压下降;伴明显和持续低血压、休克、意识障碍、慢性阻塞性肺疾病等患者禁忌使用。老年患者慎用或减量。亦可应用哌替啶 50～100mg 肌内注射。

(五)血管扩张剂

可降低左、右心室充盈压和全身血管阻力,也使收缩压降低,从而减轻心脏负荷、缓解呼吸困难。可用于急性心力衰竭的早期阶段,临床首选硝酸甘油。

(六)强心剂

强心剂分为洋地黄类及非洋地黄类。此类药物能降低左心室充盈压,对急性左心衰竭患者的治疗有一定帮助。一般应用毛花苷 C 0.2～0.4mg 缓慢静脉注射,2～4 小时后可以再用 0.2mg,伴快速心室率的房颤患者可酌情适当增加剂量。非洋地黄类有多巴胺、多巴酚丁胺、米力农等,也可使用。

六、护理

(一)病情观察

严密观察患者生命体征变化、呼吸困难程度、咳嗽与咳痰情况及肺内啰音变化。

(二)体位

协助患者取坐位,并提供依靠物,如高枕、高被、小桌等,以节省患者体力;注意保护,防止患者坠床。

(三)镇静

遵医嘱给予镇静剂,并陪伴安慰患者,告诉患者医护人员正积极采取措施,消除患者不安、恐惧、烦躁等情绪,减轻心脏负荷。

(四)吸氧

注意保持鼻导管的通畅,做好鼻腔护理。

(五)药物护理

使用利尿剂时,严格记录出入量,注意电解质问题;使用血管扩张剂时要严格控制输液速度,并监测血压,防止低血压;使用硝普钠时应避光,并现配现用。

第二节　急性心肌梗死

一、定义

急性心肌梗死是指因冠状动脉供血急剧减少或中断,使相应的心肌严重而持久地缺血而导致心肌坏死。临床上表现为持久的胸骨后剧烈疼痛、血清心肌酶增高、心电图进行性改变；可发生心律失常、休克或心力衰竭，属于冠心病的严重类型。

本病患者男性多于女性，男女比例为（2～5）：1。40 岁以上占绝大多数。冬春两季发病较高，北方地区较南方地区为多。发病的危险因素有原发性高血压病、高脂血症、糖尿病、吸烟等。

二、病因与发病机制

心肌梗死的基本病因是冠状动脉粥样硬化，偶为冠状动脉栓塞、炎症、先天性畸形、痉挛所致。当患者的 1～2 支（也可 3～4 支受累）冠状动脉主支因动脉粥样硬化而导致管腔狭窄超过 75％，一旦狭窄部位血管粥样硬化斑块增大、破溃、出血，局部血栓形成、栓塞或出现血管持续痉挛，使管腔完全闭塞，而侧支循环未完全建立或由于休克、脱水或严重心律失常等原因导致心排血量下降，冠脉血流量锐减以及重体力活动、情绪过分激动或血压剧升等使心肌耗氧量剧增，以致心肌严重而持久地急性缺血达 1 小时以上，均可发生心肌梗死。

三、临床表现

与心肌梗死面积的大小、部位、侧支循环情况密切相关。

（一）先兆

有 50％～80％的患者在起病前数日至数周有乏力、胸部不适、活动时心悸、气急、烦躁等前驱症状，及时处理先兆症状，可使部分患者避免发生心肌梗死。

（二）症状

1.疼痛

为最早出现、最突出的症状。其性质和部位与心绞痛相似，但多无明显诱因，且程度更剧烈，常呈难以忍受的压榨、窒息或烧灼样，伴有大汗、烦躁不安、恐惧及濒死感，持续时间可长达数小时或数天，服硝酸甘油无效。

2.全身症状

有发热，体温可升高至 38℃左右，持续约 1 周。伴心动过速或过缓。

3.胃肠道症状

疼痛剧烈时常伴恶心、呕吐和上腹胀痛，肠胀气也不少见。

4.心律失常

见于 75％～95％的患者，多发生在起病 1～2 周，尤以 24 小时内最多见。各种心律失常中以室性心律失常最多，尤其是室性期前收缩。频发、成对出现、多源性或呈 R on T 现象的室性期前收缩以及短阵室性心动过速常为心室颤动的先兆。下壁梗死易发生房室传导阻滞。

5.休克

主要为心源性休克，因心肌广泛坏死，心排血量急剧下降所致。休克多在起病后数小时至 1 周内发生，发生率约为 20％。

6.心力衰竭

主要为急性左心衰竭，可在起病最初几天内发生或在梗死演变期出现，为梗死后心肌收缩力显著减弱或不协调所致。

（三）体征

1.心脏体征

心脏浊音界可正常或轻至中度增大。心率多增快，也可减慢；心律不齐；心尖部第一心音减弱，可闻及第四心音奔马律；部分患者在心前区可闻及收缩期杂音或咯喇音，为二尖瓣乳头肌功能失调或断裂所致；亦有部分患者在起病2～3天出现心包摩擦音，为反应性纤维性心包炎所致。

2.血压

除急性心肌梗死早期血压可增高外，几乎所有患者都有血压降低。

3.其他

当伴有心律失常、休克、心力衰竭时，可出现相应的体征。

（四）并发症

常伴发乳头肌功能不全、心脏破裂、栓塞、心室壁瘤。

四、辅助检查

（一）心电图

急性透壁性心肌梗死的心电图常有特征性改变及动态演变过程。

1.特征性改变

急性期可见异常深而宽的Q波（反映心肌坏死），ST段呈弓背向上明显抬高（反映心肌损伤）及T波倒置（反映心肌缺血）。

2.动态性演变

抬高的ST段可在数日至2周内逐渐回到基线水平；T波倒置加深呈冠状T，此后逐渐变浅、平坦，部分可恢复直立；Q波大多永久存在。

此外，可根据特征性心电图改变的导联数来进行心肌梗死的定位诊断。如V_1、V_2、V_3导联示前间壁心肌梗死；V_1～V_5导联示广泛前壁心肌梗死；Ⅱ、Ⅲ、aVF导联示下壁心肌梗死；Ⅰ、aVL导联示高侧壁心肌梗死。

（二）超声心动图检查

可了解心室各壁的运动情况，评估左心室梗死面积，测量左心功能，诊断室壁瘤和乳头肌功能不全，为临床治疗及判断预后提供重要依据。

（三）实验室检查

1.血液检查

常见白细胞总数增高，红细胞沉降率增快，可持续1～3周。

2.血清心肌酶

其中血清肌酸激酶（CK）可在起病后6小时以内升高，24小时达高峰，3～4天恢复正常；谷草转氨酶（AST）在起病6～12小时内升高，24～48小时达高峰，3～6天后恢复正常；乳酸脱氢酶（LDH）在起病8～10小时后升高，2～3天达到高峰，1～2周后恢复正常。其中CK的同工酶 CK-MB 和 LDH 的同工酶 LDH1 对诊断的特异性最高,CK-MB 增高的程度能较准确地反映心肌梗死的范围,其高峰出现时间是否提前有助于判断溶栓治疗是否成功。

3.心肌肌钙蛋白 I 或 T

出现和增高被认为是反映急性心肌梗死更具敏感性和特异性的生化指标。

五、治疗

(一)急救措施

及早发现,及早住院,并加强院前就地处理。治疗原则是缩小梗死面积、挽救濒死的心肌、保护心功能、治疗严重心律失常和各种并发症、冠状动脉血管重建。

(1)迅速止痛:静脉注射吗啡 5～10mg 或哌替啶 50～100mg,并持续吸氧。

(2)心率低于 50 次/分者,静脉或肌内注射阿托品 0.5～1.0mg。

(3)建立静脉通路,有室性期前收缩或室性心动过速者,静脉注射利多卡因 50～100mg,5～10 分钟后重复一次,必要时 10 分钟后再重复一次,并以 1～3mg/min 静脉滴注,护送入院。

(4)对心搏骤停者,立即实施心肺复苏,待血压恢复,窦性心率达 60～100 次/分,有自主呼吸心跳后再转送医院。

(5)从急诊现场运送到冠心病监护病房(CCU)途中,必须有医务人员护送,并携带除颤器,给予心电监测,以及配有心搏骤停抢救设备及药物等。

(二)一般治疗

1.休息

急性期需卧床 1 周,保持环境安静,避免体力及心理应激。

2.吸氧

间断或持续吸氧 2～3 天,重者可以面罩给氧。

3.监测

入 CCU 行心电、血压、呼吸等监测 3～5 天,有血流动力学改变者可行漂浮导管做肺毛细血管楔压和静脉压监测。

(三)解除疼痛

常用药物有哌替啶、吗啡、硝酸甘油或硝酸异山梨酯,严重者可行亚冬眠治疗即哌替啶与异丙嗪(非那根)合用。开通闭塞血管是解除疼痛最有效的手段。

(四)再灌注心肌

为防止梗死面积扩大,缩小心肌缺血范围,应尽早使闭塞的冠状动脉再通,使心肌得到有效再灌注。

1.溶栓疗法

在起病 6 小时内使用纤溶酶原激活剂溶解冠脉内的血栓,使闭塞的冠状动脉再通,心肌得到再灌注,使濒临坏死的心肌可能得以存活或使坏死范围缩小,从而改善预后。常用药物有尿激酶(UK)、链激酶(SK)、重组组织型纤溶酶原激活剂(rt-PA)。

(1)适应证:年龄在 75 岁以下;起病时间在 12 小时以内;相邻两个或两个以上导联 ST 段抬高(胸导>0.2mV,肢导>0.1mV)。

(2)禁忌证:年龄大于 75 岁;2 个月内有出血性病史,如溃疡性出血、脑出血等或近期(10天内)有手术或外伤史;凝血机制障碍;严重高血压;近期曾行心肺复苏术患者;孕妇。

(3)冠状动脉开通的指标。

间接指标:①胸痛 2 小时内基本消失;②抬高的 ST 段在 2 小时内下降>50%;③出现再灌注心律失常,各种快速、缓慢性心律失常均可出现,但出现严重心律失常的情况少见,最常见一过性非阵发性室性心动过速;④CK-MB 峰值提前到发病后 14 小时内。

直接指标:冠状动脉造影证实闭塞血管再通。

2.急诊经皮穿刺腔内冠状动脉成形术(PTCA)

经溶解血栓治疗,冠状动脉再通后又再堵塞或虽再通但仍有重度狭窄者,如无出血禁忌可紧急施行本法扩张病变血管或随后再安置支架。近年用本法直接再灌注心肌,取得良好的再通效果,已在临床广泛推广应用。

3.紧急主动脉—冠状动脉旁路移植术

介入治疗失败或溶栓治疗无效,有手术指征的,应争取 6~8 小时实施。

(五)治疗心律失常

心肌梗死后的室性心律失常常可引起猝死,必须及时治疗。发生心室颤动时,应立即行非同步直流电复律。发生二度或三度房室传导阻滞,心室率缓慢时,应尽早使用经静脉右心室心内膜临时起搏治疗。

1.室性心律失常

在急性心肌梗死早期出现的危害性更大,尤其是室性心动过速、频发室性期前收缩和R on T 现象,立即用利多卡因静脉注射(用量同前),一般持续 48 小时,情况稳定后改为口服美西律 150mg 或普鲁卡因胺 250~500mg,每 6 小时一次。若室性心动过速为持续性或发生室颤时,应尽快采用同步或非同步直流电复律。转复后仍以利多卡因静脉滴注及口服抗心律失常药(同上),一般需服 3 个月或更长时间。

2.频发房性期前收缩(>6 次/分)或多源性房性期前收缩

常是心房扑动和心房颤动的先兆,多见于前壁梗死。如排除左心衰,前者可用维拉帕米,发病 24 小时以上的心房颤动主张用毛花苷 C。

3.窦性心动过缓

病后第 1 小时发病率高,下壁梗死较易发生,其发生率是前壁的 3 倍。原因是窦房结缺血导致起搏功能低下,以及心前区疼痛等原因引起迷走神经张力增高所致,一般不出现症状。窦性心动过缓在不引起血流动力学改变时,即使心率为 50 次/分,也比窦性心动过速安全,如使用阿托品不当,心率加快,将会降低室颤阈值,易导致严重心律失常。但心率<50 次/分,合并低血压或心力衰竭或发生头晕、晕厥及周围循环衰竭或心绞痛、室性心律失常时,可使用阿托品 0.5~1.0mg 皮下或肌内注射,3~5 分钟后可重复,若 3 次无效,则安装临时起搏器。

4.房室传导阻滞

(1)一度房室传导阻滞:下壁梗死较前壁多 3~4 倍,一般不需治疗,但需严密观察是否发展到高度房室传导阻滞,若使用洋地黄者及时停药。

（2）二度房室传导阻滞:二度房室传导阻滞文氏型常为暂时性,多发生于下壁梗死早期,不需特殊治疗,但可发展成为完全性传导阻滞,故需密切观察。二度二型房室传导阻滞多见于前壁梗死,QRS 增宽,常为三度房室传导阻滞或窦性停搏的先兆,如为前壁梗死应早期植入临时起搏器。

（3）三度房室传导阻滞:1/3 发生在梗死后数小时内,几乎全部发生于 48 小时内。急性下壁梗死合并三度房室传导阻滞,几乎都不是持续性的,多在 1 周内消失,如心室率在 50 次/分以上,QRS 波正常,可以密切观察,不急于应用人工起搏器。如心室率太慢,可适当应用阿托品。如果在用药后仍出现血流动力学障碍,可安装临时起搏器。而前壁梗死合并三度房室传导阻滞时,预示病情严重,不论有无血流动力学障碍,均需立即植入人工起搏器。

（六）控制休克

急性心肌梗死后的休克属心源性,亦可伴有外周血管舒缩障碍或血容量不足。其治疗应采用升压药及血管扩张剂,补充血容量,纠正酸中毒。如上述处理无效时,应选用在主动脉内气囊反搏术(IABP)的支持下,即刻行急诊 PTCA 或支架植入,使冠脉及时再通。亦可做急诊冠脉旁路移植术(CABG)。

（七）治疗心力衰竭

主要是治疗急性左心衰竭,除应用吗啡、利尿剂外,应选用血管扩张剂减轻左心室前、后负荷。如心力衰竭程度较轻,可用硝酸异山梨酯舌下含服、硝酸甘油静脉滴注;如心力衰竭较重,宜首选硝普钠静脉滴注。血管紧张素转换酶抑制剂对改善心功能、降低心力衰竭的发生率及病死率有很好的作用,目前已广泛应用。常用药物有:卡托普利 12.5～25mg,每日 2～3 次;依那普利5～10mg,每日 2～3 次;西拉普利 2.5mg,每日 1～2 次。急性心肌梗死发生后 24 小时内应尽量避免使用洋地黄制剂。

（八）其他治疗

1.抗凝治疗

目前多用在溶栓及介入治疗之后,对防止梗死面积扩大及再梗死有积极疗效。常用药物为肝素静脉滴注,500～1000U/h,维持凝血时间在正常的 1.5～2 倍。目前临床多选用肝素钙或低分子量肝素,其他抗凝药物有口服华法林、双香豆素。抗血小板聚集的药物,常用有阿司匹林,每日 150～300mg;噻氯匹啶,每次 250mg,每日 1～2 次;氯比格雷 75mg,每日 1～2 次。

2.β 受体阻滞剂、钙通道阻滞剂

急性心肌梗死早期应用 β 受体阻滞剂,对伴有交感神经功能亢进者,可防止梗死范围扩大、改善预后。常用药物有美托洛尔、阿替洛尔。钙通道阻滞剂也有类似效果。

3.极化液疗法

用氯化钾 1.5g,普通胰岛素 8～12U,加入 10％葡萄糖注射液 500mL 内静脉滴注,每日 1次,7～14 日为一疗程。此法对恢复心肌细胞膜极化状态,改善心肌收缩功能,减少心律失常有益,对伴有二度以上房室传导阻滞者禁用。

六、护理

(一)监测及观察病情

观察并定时记录患者神志、脉搏、呼吸、血压、体温、尿量及血氧饱和度。保证静脉通道通畅以供急救时给药,准备好急救药品及仪器,如除颤器、临时心脏起搏器、呼吸机等。发现下列问题及时向医生汇报,配合医生抢救:

(1)出现心室颤动,立即采用非同步直流电复律。

(2)如出现收缩压低于80mmHg伴烦躁不安、面色苍白、皮肤湿冷、脉搏细速、少尿、意识模糊,甚至昏迷,则提示存在心源性休克。

(3)如出现呼吸困难、咳嗽、咳粉红色泡沫痰,则提示出现急性左心衰竭。

(4)若急性心肌梗死后持续或反复发作剧烈胸痛,而心电图并无梗死延展的表现,是心脏破裂最常见的先兆症状。

(5)患者突然神志丧失、呼吸骤停,测不到血压,无脉搏,无心音。心电图示窦性心动过缓,交界区逸搏心律,室性自主心律,呈"电—机械分离",提示心脏破裂造成心脏压塞而猝死。

(6)若患者胸痛伴右心衰竭表现,胸骨中下部响亮的收缩期杂音,提示发生室间隔穿孔。若胸痛伴左心衰竭表现,心尖部可闻及响亮的全收缩期杂音,考虑乳头肌断裂。

(7)若突然发生呼吸困难、胸痛、咯血、血压下降,继而出现右心衰竭的体征,猝死,应考虑肺栓塞。

(8)若无明显原因下肢局部疼痛,患肢周径增粗,应考虑下肢深静脉血栓。

(9)若肢体麻木,疼痛局部皮肤苍白、发凉、坏疽、动脉搏动减弱或消失,应考虑肢体动脉栓塞。

(10)若突然头痛、眩晕、偏瘫、昏迷,应考虑脑梗死。

(11)若突发上腹痛、恶心、呕吐、黑便,类似绞窄性肠梗阻,提示肠系膜动脉栓塞。

(12)若突发腰痛,继而血尿,考虑肾栓塞。

(二)吸氧

急性心肌梗死患者常有不同程度的动脉血氧分压降低,吸氧能改善心肌缺血缺氧,有助于减轻疼痛,防止心律失常,对休克或左心室功能衰竭患者特别有益,故急性心肌梗死患者入院后给予中等流量吸氧(3～5L/min)24～48小时。急性肺水肿患者采用配制30%～50%乙醇吸氧,面罩加压吸氧,必要时气管插管机械通气。

(三)休息

发病后12小时内卧床休息,避免搬动,洗脸、进食、大小便、翻身等均由护理人员协助和照料。若无并发症,发病后24小时内应鼓励患者在床上进行肢体活动,逐渐增加活动量,自行洗脸、进食、翻身、坐起排便、坐位休息等。第3天可在病房内走动,以后逐渐增加活动,直至每天3次步行100～150m。

(四)饮食护理

因患者心功能下降,心排血量减少,加上卧床,胃肠蠕动减弱,消化功能减低,故宜进清淡、易消化饮食,少食多餐,保证热量供应(每天 1000～1500cal)。避免饱食增加心脏负担,避免进食产气食物(如牛奶)而引起腹胀。钠盐和液体的摄入量应根据排汗量、尿量、呕吐量及有无心力衰竭而做适当估计。

(五)排便护理

急性心肌梗死患者常因不习惯卧床大便,进食量减少,加上卧床后胃肠蠕动减弱而发生便秘。为避免因用力排便而增加心脏负担,给予患者缓泻剂或口服益生菌酸奶,保持每 1～2 天有一次大便。有便意,但排便困难者,给予开塞露,必要时可做低压温水灌肠。

(六)心理护理

及时了解患者的焦虑程度,耐心做好解释、安慰,消除患者的思想顾虑及紧张情绪,使其能正确对待疾病,配合治疗。同时做好家属的思想工作,运用弹性访客时间,但急性期谢绝过多探视和陪伴,避免给患者带来不良刺激和劳累,充分保证患者休息。

(七)溶栓治疗的护理

迅速建立静脉通道,保持输液通畅。急性心肌梗死不足 6 小时的患者,可遵医嘱给予溶栓治疗。其护理措施包括:

(1)询问患者是否有脑血管病病史、活动性出血、消化性溃疡、近期大手术或外伤史等溶栓禁忌证。

(2)溶栓前先检查血常规、血小板、出凝血时间和血型,配血备用。

(3)准确、迅速地配制并输注溶栓药物。

(4)观察患者用药后有无寒战、发热、皮疹等过敏反应,是否发生皮肤、黏膜及内脏出血等不良反应,一旦出血严重应立即中止治疗,紧急处理。

(5)使用溶栓药物后,应定时描记心电图,抽血查心肌酶,询问患者胸痛症状有无缓解。

(八)康复程式

向患者说明心肌梗死的康复程式,并按康复程式护理患者:

(1)第 1～3 天:绝对卧床休息,日常生活(进食、大小便、翻身及个人卫生)由护理人员协助。如果能耐受,可以摇高床头短时间内在床上靠坐位。

(2)第 3～6 天:卧床休息,鼓励患者在醒时每小时做几次深呼吸及伸屈四肢,也可做些轻缓的四肢主动或被动活动,以避免长时间卧床导致肩臂强直、活动受限、疼痛等不适,同时也可以减少血栓形成和肌肉萎缩。无并发症者,可坐在床上或床旁椅子上,坐位的时间从每次20～30 分钟逐渐增加。注意,开始坐起时动作要缓慢,防止发生体位性低血压,有并发症者根据病情适当延长卧床时间。

(3)第 1 周后:可下地床边活动,走动时间逐渐增加,以活动后不产生疲劳为宜。

(4)第 1～2 周:逐渐增加活动量,可在室外走廊散步、上厕所等。

(5)第 2～4 周:可出院,出院前适时进行健康教育和出院指导。

(6)第 2～3 月:可逐渐恢复正常生活。

第三节　高血压危象

一、定义

高血压危象分为高血压急症和高血压亚急症两类。高血压急症是指原发性或继发性高血压患者,在某种诱因作用下,血压突然和显著升高(一般超过 180/120mmHg),同时伴有进行性心、脑、肾等重要靶器官功能不全的表现。高血压亚急症是指血压显著升高但不伴有靶器官损害。

二、病因与发病机制

高血压急症包括高血压脑病、颅内出血(脑出血和蛛网膜下隙出血)、脑梗死、急性心力衰竭、肺水肿、急性冠脉综合征(不稳定型心绞痛、急性非 ST 段抬高和 ST 段抬高心肌梗死)、主动脉夹层动脉瘤、子痫等。

应当特别注意的是,在高血压急症中,血压水平的高低与急性靶器官损害的程度并非成正比。也有一部分高血压急症并不伴有特别高的血压值。如并发于妊娠期或某些急性肾小球肾炎的患者,血压可能不会特别高(比如收缩压在 160～170mmHg),但是如果血压不及时控制在合理范围内,会对脏器功能产生严重影响,甚至危及生命,处理过程中需要高度重视。另外,并发急性肺水肿、主动脉夹层、心肌梗死者,即使血压仅为中度升高,也应视为高血压急症。

高血压亚急症是指血压显著升高但不伴有靶器官损害。患者可以有血压明显升高造成的症状,如头痛、胸闷、鼻衄和烦躁不安等。相当多的患者有服药顺从性不好或治疗不足的情况。比如,有的患者平时血压就在 170～180mmHg,但是服药顺从性不好或者没有经过很好的控制,当他的血压升高到 200～210mmHg 时,并不伴有靶器官的损害,这种情况仍被定义为高血压亚急症,而非高血压急症。

三、临床表现

(一)血压突然急剧升高
收缩压可达 260mmHg 以上,舒张压可达 120mmHg 以上。

(二)中枢神经症状
可表现为剧烈头痛、乏力、头晕、视物模糊、失明、抽搐,甚至脑出血、昏迷等。可出现眼底血管痉挛或出血、渗出、视神经乳头水肿。

(三)循环系统症状
可表现为胸痛、心悸及呼吸困难等。

(四)泌尿系统症状
可表现为少尿、无尿、尿比重改变,严重时可致急性肾衰竭。

四、辅助检查

辅助检查包括仰卧位、坐位及立位的血压测定,检查心血管系统、眼底和神经系统以了解靶器官损害程度,评估有无继发性高血压。特别是对于症状不典型但血压明显增高者,系统的物理检查可尽早明确诊断。测量患者平卧及站立位血压以评估有无容量不足;测量双上臂血压,若明显不同则以较高的一侧为准,同时应警惕主动脉夹层可能;眼底镜检如有新发出血、渗出、视神经乳头水肿等情况存在,提示高血压急症;心血管系统检查侧重于有无心力衰竭存在,如颈静脉怒张、双肺底湿啰音、病理性第三心音或奔马律等;神经系统检查应注意评估意识状态、有无脑膜刺激征、视野改变及局部病理性体征等。

另外,临床评估需要做相关的实验室检查。血尿常规、心电图、血生化,特别是电解质和肝肾功能检查应列为常规检查。同时因病情的需要,酌情进行 X 线、心肌损伤标志物、血气分析、磁共振及超声波检查。

五、治疗

高血压急症与亚急症治疗的主要目标是控制血压、改善症状,以尽可能挽救患者生命。高血压急症的治疗总则是根据患者的不同情况,给予个体化治疗,迅速恰当地将患者血压控制在目标范围内,最大限度地防止或减轻心、脑、肾等重要脏器的损害。

(一)迅速降低血压

降压时需充分考虑到患者的年龄、病程、血压升高的程度、靶器官损害和合并的临床情况,因人而异地制订具体方案。降压目标要考虑靶器官特殊治疗要求,如溶栓治疗等。一旦达到初始靶目标血压,可以开始口服药物,静脉用药逐渐减量至停用。

降压治疗第 1 目标:30～60 分钟降至安全水平;依据基础血压水平、合并的靶器官损害程度;目标是 1～2 小时平均动脉压下降不超过 25%(近期血压升高值的 2/3);重视血压自身调节的重要性,防止组织灌注不足和(或)梗死;特殊情况(缺血性脑卒中、主动脉夹层)除外。

降压治疗第 2 目标:在达到第一目标后,应放慢降压速度;加用口服降压药,逐步减慢静脉给药的速度;在后续的 2～6 小时将血压降至 160～110mmHg。

降压治疗第 3 目标:若第二目标的血压水平可耐受且临床情况稳定,在以后 24～48 小时逐步降低血压达到正常水平。

(二)高血压脑病的治疗

先将血压降低至接近正常水平,如 160/100mmHg,此后应减慢降压速度。治疗时应考虑到避免使用降低脑血容量的药物,要同时兼顾脑水肿的减轻、颅压的降低。若需要迅速降压,硝普钠或尼卡地平、单纯 β 受体阻滞剂应禁用。明显高颅压者应加用甘露醇,皮质激素尽量避免使用。

(三)主动脉夹层的治疗

主动脉夹层撕裂的进展常常是致命性的。血压增高是病情进展的重要诱因,无论保守治疗还是手术治疗都必须首先降低血压,一般要求降低到正常偏低水平,如 90～110/60～

70mmHg,并要求血压稳定在较低范围。即使在患者有心、脑、肾缺血情况时,非不得已不应让血压高于 120/80mmHg。治疗前血压较高者尤其需要快速降压。

(四)妊娠高血压的治疗

不宜使用的药物:ACEI、ARB、利尿剂。可使用的降压药:拉贝洛尔、β受体阻滞剂、α_1 受体阻滞剂、血管扩张药。

(五)急性左心衰竭的治疗

动脉血压水平也就是左心室后负荷的水平,降低或调节心脏前后负荷是高血压性急性左心衰竭的主要治疗手段。应同时兼顾心脏前后负荷,常用的方法是较大剂量的髓袢利尿剂(呋塞米)静脉注射加血管扩张药静脉点滴。

治疗急性左心衰竭的常用药物:硝酸甘油、呋塞米、吗啡、硝普钠、乌拉地尔等。对广泛心肌缺血引起的急性左心衰竭,硝酸甘油应为首选,必要时可同时使用动脉扩张剂。

急性左心衰竭症状缓解后不要立即停止静脉滴注降压药物,以免血压再度升高,病情反复,应及时加用口服降压药,逐渐撤除静脉降压药。

(六)急性冠脉综合征的治疗

对 ST 段抬高的急性冠脉综合征溶栓前应将血压控制在 160/100mmHg 以下。降低血压的意义在于降低心肌耗氧,除非影响到冠脉灌注压从而减少冠脉血流量。

硝酸甘油用于迅速降压时,用量常需超过治疗心肌缺血时数倍(容量不足和个别敏感者除外)。使用硝酸甘油常常是根据心肌缺血症状的缓解情况来调节用量,缺血性心绞痛缓解后就不再加量,病情允许尽可能避免 24 小时持续用药。如果降低血压有其他药物可选就没有必要加大硝酸甘油用量。

除以上病症外,另有急进性恶性高血压、急性冠脉综合征伴高血压、急性脑血管病等高血压急症,应根据具体症状、临床经验以及国内外高血压防治指南斟酌用药处理。

六、护理

(一)病情观察

密切监测生命体征、心电图、神志变化和肾功能变化。观察双侧瞳孔大小、两侧是否对称及对光反射。观察尿量变化,若尿量少于 30mL/h,应及时处理。

(二)用药护理

静脉注射硝普钠时应短暂使用,以免体内氰化物累积引起神经系统中毒反应;避光使用;采用输液泵调速,开始以 $10\sim25\mu g/min$ 静脉滴注,之后以血压反应每隔 5~15 分钟调整剂量;治疗期间若出现血管过度扩张征象,如出汗、不安、头痛、心悸、胸骨下疼痛、肌肉抽动,应停止使用。

(三)加强一般护理

(1)绝对卧床休息,将床头抬高 30°,可起体位性降压作用。

(2)吸氧,保持呼吸道通畅。

(3)迅速建立两条静脉通路。

（4）提供保护性措施，若患者躁动，应注意预防坠床。

（5）患者抽搐发作时，可用压舌板保护舌头，预防咬伤。

（6）保持排便通畅，必要时遵医嘱予以缓泻剂。

第四节　主动脉夹层

一、定义

主动脉夹层（AD）是指主动脉腔内的血液从主动脉内膜撕裂口进入主动脉中膜，并沿主动脉长轴方向扩展，造成主动脉真假两腔分离的一种病理变化，因通常呈继发瘤样改变，故将其称为主动脉夹层动脉瘤。

二、病因与发病机制

（一）主动脉中层囊性变性

主动脉中层退行性改变，即胶原和弹力组织退化变质，常伴囊性改变，被认为是主动脉夹层的先决条件。囊性中层退行性变是结缔组织遗传缺损的内在特征，尤其多见于马方综合征和 Ehler-Danlos 综合征。主动脉夹层，特别是近端夹层常是马方综合征的严重且常见的并发症，有报道，主动脉夹层患者中有 6%～9% 是马方综合征。

（二）高血压

高血压是导致夹层的重要因素，约半数近端和几乎全部的远端主动脉夹层者有高血压，急性发作时都有血压升高，有时伴有主动脉粥样斑块溃疡面。因为长期高血压可引起平滑肌细胞肥大、变性及中层坏死。

（三）外伤

直接外伤可引起主动脉夹层，钝挫伤可致主动脉局部撕裂、血肿而形成主动脉夹层。主动脉内插管或主动脉内球囊反搏插管均可引起主动脉夹层。心脏外科手术，如主动脉—冠状动脉旁路移植术，偶也可引起主动脉夹层。

三、临床表现

本病分为急性期、亚急性期及慢性期。急性期指发病 3 天之内，症状重、病死率高；亚急性期指发病 3 天到 2 个月；慢性期则为发病后 2 个月以上的患者。本病临床表现多变，病情复杂。

（一）突发剧烈疼痛

高达 96% 的患者以剧烈疼痛为主诉。疼痛的特点如下。①性质：多为刀割样、撕裂样或针刺样。②程度：剧烈、难以忍受，可出现烦躁、大汗、恶心、呕吐等症状，伴濒死感。③部位：多位于胸骨区，可向肩胛部及后背部扩展，疼痛的部位往往与夹层病变的起源部位密切相关，以前胸痛为主要表现提示夹层病变累及近端升主动脉;而肩胛间区疼痛则提示降主动脉夹层;颈、咽及下颌部疼痛往往提示夹层侵及升主动脉或主动脉弓;而后背、腹部及下肢痛则强烈提示腹主动脉夹层形成。④持续时间长。

(二)晕厥

大约 16% 的主动脉夹层患者发生晕厥,部分患者可以是以晕厥为首发表现。晕厥通常由一些严重并发症如心脏压塞、急性左心衰竭、脑动脉梗阻等引起。当然,剧痛本身也可诱发晕厥。

(三)休克

部分患者表现为面色苍白、出汗、四肢皮肤湿冷等类似休克的临床表现,但真正发生休克者不多,可见于合并急性左心衰竭恶化、急性心脏压塞、夹层破裂大出血等。

(四)夹层血肿延展、压迫引起的相关系统表现

1.心血管系统

Stanford A 型病变可合并严重主动脉瓣关闭不全,导致急性左心衰竭;波及冠状动脉可以引起急性心肌梗死;夹层血肿破入心包引起急性心脏压塞。

2.神经系统

夹层波及无名动脉及颈总动脉患者,可以有头晕、嗜睡、失语、定向力障碍及对侧偏瘫等表现。

3.消化系统

反复发作的腹痛、恶心、呕吐及黑便等症状,通常提示夹层病变延展至腹主动脉主干或肠系膜动脉。

4.泌尿系统

病变累及肾动脉时,则常引起腰痛、血尿、少尿、无尿甚至急性肾衰竭。

四、辅助检查

(一)实验室检查

常规的化验检查对主动脉夹层的诊断无特殊意义,只能用于排除其他诊断的可能性。

(二)其他辅助检查

1.心电图

主动脉夹层本身无特异性心电图改变。既往有高血压者,可有左心室肥大及劳损;冠状动脉受累时,可出现心肌缺血或心肌梗死心电图改变;心包积血时,可出现急性心包炎的心电图改变。

2.胸部 X 线片

胸主动脉瘤和慢性主动脉夹层,可由于平片偶然发现。后前位及侧位片,可观察到上纵隔影增宽、主动脉增宽延长、主动脉外形不规则,有局部隆起,在主动脉内膜可见钙化影,此时可准确测量主动脉壁的厚度,若增到 10mm 时则提示可能有夹层,若超过 10mm 即可考虑为夹层,特别是发病前已有摄片条件相似的胸片与发病后情况相比较或发病后有一系列胸片追踪

观察主动脉宽度,则更具有意义。但往往胸部平片不具有确诊价值,对"定性"和"定量"均有一定限度,其确诊有赖于其他影像学诊断技术。

3.超声心动图及多普勒

二维超声心动图对诊断升主动脉夹层具有重要临床价值,对观察主动脉内分离的内膜片摆动症及主动脉夹层的主动脉真假双腔征非常可靠,并可见主动脉根部扩张、主动脉壁增厚和主动脉瓣关闭不全,且易识别并发症,如心包积血、胸腔积血等。多普勒超声不仅能检出主动脉夹层管壁双重回声之间的异常血流,判断假腔中有无血栓,而且对主动脉夹层分型、破口定位、主动脉瓣反流定量分析及左心室功能测定等都具有重要诊断价值。虽经胸壁超声心动图对主动脉夹层具有不同程度的确诊或筛选诊断作用,而且检查方便,但在完整地显示整个胸主动脉全貌,特别是局限性主动脉夹层或降主动脉夹层诊断方面的应用受到限制,假阳性率也相对较高。近年来开展的经食管超声心动图(TEE)检查,几乎能够清晰显示整个胸主动脉,包括升主动脉近端、主动脉弓部和胸降主动脉的形态结构。特别是双平面及多平面探头的应用,使胸主动脉的探查盲区降低到最小范围,大大提高了超声心动图在胸主动脉夹层,特别是降主动脉夹层的诊断价值,而且可观察夹层真假腔内血流情况、破口定位及附壁血栓等,诊断符合率可达100%。

4.计算机断层扫描(CT)

CT可显示病变的主动脉扩张,发现主动脉内膜钙化优于X线片,如果钙化内膜向中央移位提示主动脉夹层,如果向外围移位提示单纯主动脉瘤。

5.磁共振成像(MRI)

MRI与CT效果类似,但与CT相比,它可横轴位、矢状位、冠状位及左前斜位等多方位、多参数成像,且不需使用造影剂即可全面观察病变类型和范围及解剖形态变化,其诊断价值优于多普勒超声和CT,诊断主动脉夹层的特异性和敏感性均达90%以上,尤其是当主动脉夹层呈螺旋状撕裂达腹主动脉时,仍能直接显示主动脉夹层真假腔,更清楚地显示内膜撕裂的位置以及病变与主动脉分支的关系。其缺点是费用高,不能用于装有起搏器和带有钢针等金属物的患者,不能满意显示冠状动脉及主动脉瓣情况。

6.数字减影血管造影(DSA)

有创性的静脉注射DSA,对B型主动脉夹层的诊断基本上可取代普通动脉造影。可正确发现主动脉夹层的位置与范围,主动脉血流动力学和主要分支的灌注情况,部分患者在DSA可清楚见到撕裂的内膜片,易于发现主动脉造影不能检测的钙化。但对A型或马方综合征升主动脉夹层,静脉DSA有其局限性,分辨力较差,常规动脉造影能发现的内膜撕裂等细微结构可能被漏诊。

7.主动脉造影

目前多采用经动脉逆行插管造影的方法,最大优点是能证实内膜撕裂的入口和出口、明确主动脉分支受累情况、估测主动脉瓣关闭不全的严重程度等,大多数外科医生仍认为在确立诊断、制订手术计划时主动脉造影是必不可少的。其缺点是有创性,特别是对极危重的急性患者术中有一定危险性,而动脉注射的DSA能产生满意的效果,是很有前途的检查方法。

五、治疗

对于急性主动脉夹层,一经诊断,应立即进行监护治疗,绝对卧床休息。在严密监测下采取有效干预措施如降血压或纠正休克,使生命体征包括血压、心率及心律等稳定,并监测中心静脉压及尿量,根据需要可测量肺毛细血管楔压和心输出量。病情一旦稳定,要不失时机做进一步检查,明确病变的类型与范围,为随后的治疗提供必要的信息。

(一)药物治疗

1.止痛药物

应给予足够的镇痛药(如吗啡、哌替啶等)缓解疼痛,并解除患者的焦虑情绪。

2.降压及降低心肌收缩力的药物

血压高可加重夹层血肿的蔓延,因此维持适当的血压非常重要。收缩压控制目标为110~120mmHg,心率宜<60次/分。降压治疗首选静脉用β受体阻滞剂,如美托洛尔5mg静脉缓注,艾司洛尔50~300μg/(kg·min),拉贝洛尔5~20mg/(kg·min)。β受体阻滞剂不仅有降压的作用,而且可以降低心肌收缩力及心率。当患者存在β受体阻滞剂禁忌证时,可以静脉滴注非二氢吡啶类钙通道阻滞剂(CCB),如地尔硫䓬2.5~15mg/h,作为替代。

(二)外科手术治疗

A型(Ⅰ型和Ⅱ型)主动脉夹层的患者往往需要手术治疗,手术的目的是预防主动脉破裂、心脏压塞并矫治主动脉瓣关闭不全,以减少患者死亡。常用的术式包括:BentaⅡ术(适用于马方综合征合并A型主动脉夹层者)、Wheat术(适用于非马方综合征合并A型主动脉夹层伴主动脉瓣关闭不全者)、升主动脉移植术(适用于主动脉瓣正常的A型主动脉夹层患者)和次全主动脉弓移植术(适用于Ⅰ型主动脉夹层伴主动脉弓部分支狭窄患者)等。B型(Ⅲ型)主动脉夹层的患者通常以内科治疗为主。手术适应证包括:剧烈疼痛不能缓解、急性胸(腹)主动脉扩张以及胸(腹)主动脉旁或纵隔内血肿形成等。常用的术式为胸腹主动脉移植术等。

(三)介入治疗

血管内支架植入术可以有效治疗慢性B型(Ⅲ型)主动脉夹层病变。目前支架植入术也可用于A型和B型主动脉夹层并发的低灌注综合征的治疗。

六、护理

(一)常规护理

(1)急性发作或病情重的患者,应绝对卧床休息,限制活动,禁止用力,避免剧烈咳嗽、情绪激动。

(2)心理护理:由于此病发病急,加之有不同程度的疼痛,患者表现焦虑、烦躁、情绪低落等,应理解患者的心理改变,积极给予心理疏导,缓解焦虑状况。

(3)饮食护理:给予清淡易消化的饮食,避免引起便秘。告知患者不能用力排便,防止胸腔或腹腔压力过大造成瘤体破裂。

(4)为患者提供清洁、舒适、安静的休息环境。

（5）准备好急救设备及物资,确保能应急使用。

（二）专科护理

（1）术前训练患者床上排尿、排便,注意调整饮食结构,预防便秘发生;注意观察患者的情绪变化及心理需求,介绍手术大致过程,消除或减轻焦虑,主动配合手术。术前 3 天给予软食,术晨禁食水,术前 1 天常规药物过敏试验、备皮、输血、测体重。

（2）术后严密监测生命体征的变化,特别是血压、心率、血氧饱和度、尿量等。严密观察切开渗血情况,有无血肿或瘀斑。支架释放后有可能将左锁骨下动脉封堵,导致左上肢缺血。带膜支架可能封堵脊椎动脉,影响脊髓供血导致截瘫。因此,应密切注意监测患者上下肢的血压、动脉搏动(桡动脉、足背动脉)、皮肤颜色及温度,同时注意患者的肢体感觉、运动及排便情况。术后当天床上足背屈曲运动,术后第 1 天床边适量运动,以后每天逐渐增加活动量和时间,促进肠蠕动,增加食欲,增加自信心,促进体力的恢复。

（武素芸）

第八章　消化系统急症

第一节　消化道出血

一、定义

消化道出血(GIN)是指从食管到肛门之间的消化道的出血。其中,屈氏韧带以近的消化道出血呈上消化道出血(UGIH);屈氏韧带至回盲部出血为中消化道出血;回盲部以远的消化道出血称下消化道出血(LGIH)。

二、病因与发病机制

引起上消化道出血的原因通常有食管、胃及十二指肠的溃疡和黏膜糜烂导致的出血,占55%~74%;食管胃底静脉曲张破裂出血,占5%~14%;贲门黏膜撕裂综合征占2%~7%;血管病变占2%~3%;肿瘤占2%~5%。导致下消化道出血的常见原因有:下消化道肠道的憩室炎占20%~55%;血管发育异常占3%~40%;肿瘤占8%~26%;炎症占6%~22%;良性的肛门直肠疾病占9%~10%。

三、临床表现

(一)呕血与黑便

呕血与黑便是上消化道出血的特征性表现。上消化道出血后均有黑便,但不一定有呕血。一般而言,幽门以下出血常以黑便为主,而幽门以上出血则引起呕血并伴有黑便,幽门以上出血量少者可无呕血。十二指肠出血量多时,部分血液反流至胃内,也可引起呕血。呕血和黑便的性状,主要决定于出血的部位、出血量及在胃或肠道内停留的时间。若在胃停留的时间长,血液经胃酸作用后变成酸性血红素而呈咖啡色或赤豆色;若出血量大,在胃内停留的时间短,未经胃酸充分混合即呕吐,则为鲜红色或黯红色或伴有血块。若在肠道内停留时间长,血中血红蛋白的铁与肠内硫化物结合生成硫化铁而成柏油样黑色;相反,出血量大,速度快而急,刺激肠蠕动加快则呈鲜红色或黯红色血便,易误诊为中或下消化道出血。有时低位小肠或回盲部出血量少,在肠道停留时间较长,大便也可呈黑色,但一般不是柏油状,勿误以为上消化道出血。

（二）血便和黯红色大便

多为中或下消化道出血的临床表现，一般不伴有呕血。

（三）失血性周围循环衰竭

急性大量出血时，有效循环血量下降，出现头晕、心悸、恶心、乏力、口渴、晕厥、四肢湿冷、皮肤苍白、烦躁，甚至意识模糊。

（四）发热

大量出血后，多数患者在 24 小时内常出现低热，体温一般不超过 38.5℃，可持续 3～5 天，随后自行恢复正常。

（五）氮质血症

依发生机制可分为以下 3 种：肠源性氮质血症、肾前性氮质血症和肾性氮质血症。

（六）贫血和血常规变化

（1）大量出血后均有急性失血性贫血，在出血后骨髓有明显代偿性增生，24 小时内网织红细胞即见增高，至出血后 4～7 天可高达 5%～15%，以后逐渐降至正常。

（2）因失血后的应激反应，白细胞可迅速增多，2～5 小时可达（10～20）×10^9/L（10 000～20 000/mm³）。血止后 2～3 天恢复正常。

四、辅助检查

（一）实验室检查

1.血常规

急性大出血后，均有失血性贫血。但在出血早期，由于血管及脾代偿性收缩，红细胞比容与血红蛋白均无改变，且因失血后的应激性反应，白细胞及血小板反而增加。

2.血尿素氮

急性大量上消化道出血，血尿素氮增高，一般一次出血后数小时血尿素氮开始上升，24～48 小时可达高峰，大多不超过 14mmol/L，3～4 天后才降至正常。如出血停止 4 天以上，在纠正休克、补足血容量的情况下检查血尿素氮仍升高，甚至出现少尿、无尿症状，应考虑肾性氮质血症，其病因是严重而持久的休克可引起肾小管坏死或失血加重了原有肾疾病的损害所致。

（二）其他检查

1.纤维内镜检查

一般主张在上消化道出血后 24～48 小时进行，80%～94% 的患者可明确出血病因，而且可进行内镜直视下止血，是目前上消化道出血病因诊断中最准确、应用最广泛的检查方法。但如患者处于失血性休克或并发严重心律失常、烦躁等情况，应积极抢救，待病情允许后再做检查。

2.X 线钡餐检查

适用于出血停止和病情稳定后数天的患者，否则可能引起再出血。气钡双重造影可提高诊断率。

3.选择性动脉造影

经内镜检查如无阳性发现，而患者仍有活动性出血者，可考虑做选择性腹腔动脉、肠系膜上动脉造影或门静脉造影,多可明确诊断。尚可在造影后进行动脉内灌注垂体后叶素等药物进行止血治疗。但此项检查可使动脉粥样斑块脱落引起栓塞并发症,所以老年患者此项检查应特别慎重。

五、治疗

(一)上消化道出血

1.非静脉曲张性上消化道出血的急诊诊治过程

紧急处置:患者入院6~48小时,治疗目标是控制急性出血、维持患者生命体征平稳并针对患者病情做出初步诊断及评估。

(1)严密监测出血征象。①记录呕血、黑便和便血的频度、颜色、性质、次数和总量;②定期复查血细胞比容、血红蛋白、红细胞计数、血尿素氮等;③观察意识状态、血压、脉搏、肢体温度、皮肤和甲床色泽、周围静脉充盈情况、尿量等,意识障碍和排尿困难者需留置尿管。危重大出血者必要时进行中心静脉压、血清乳酸测定,老年患者常需心电、血氧饱和度和呼吸监护。

(2)备血、建立静脉通道。危重大出血和老年患者应建立中心静脉通道,便于快速补液输血。

(3)快速补液、输血纠正休克。①通常主张先输液,存在以下情况考虑输血:收缩压低于90mmHg或较基础收缩压下降超过30mmHg;血红蛋白低于70g/L,红细胞比容低于25%;心率增快,超过120次/分。②病情危重、紧急时,输液、输血同时进行。不宜单独输血而不输液,因患者急性失血后血液浓缩,此时输血并不能有效地改善微循环的缺血、缺氧状态。输注库存血较多时,每600mL血应静脉补充葡萄糖酸钙10mL。对肝硬化或急性胃黏膜损害的患者,尽可能采用新鲜血。③对高龄、伴心肺肾疾病患者,应防止输液量过多,以免引起急性肺水肿。对于急性大量出血者,应尽可能施行中心静脉压监测,以指导液体的输入量。④血容量充足的指征:收缩压90~120mmHg;脉搏<100次/分;尿量>30mL/h;神志清楚或好转,无明显脱水貌。

(4)药物治疗。无法行内镜检查的患者,可根据情况进行经验性诊断、评估和治疗。患者出现呕血、黑便症状及头晕、面色苍白、心率增快、血压降低等周围循环衰竭征象,急性上消化道出血的初步诊断可基本成立。在明确病因诊断前推荐经验性使用PPI+生长抑素+抗菌药物(+血管活性药物)联合用药,以迅速控制不同病因引起的上消化道出血,尽可能降低严重并发症发生率及病死率。

1)抑酸药物:主要有H_2受体拮抗剂及质子泵抑制剂两类。血小板聚集需要pH>6.0,而血凝块溶解发生于pH<6.0。研究表明,H_2受体拮抗剂不能可靠和恒定地增加胃内pH至6,因此不推荐常规使用H_2受体拮抗剂。而质子泵抑制剂奥美拉唑显示对溃疡出血患者有效益。诺丁汉的大规模双中心研究显示,在一次性静脉内推注奥美拉唑或安慰剂的患者中,奥美拉唑治疗组有较少的持续性出血内镜证据,但其他止点(包括病死率)两组相似。Lau及其同事进行的大规模研究显示,奥美拉唑组的再出血率、输血要求以及住院天数均较少,这组患者具有病死率较小的趋势,虽然未达到统计学意义。

2)生长抑素及其类似物:生长抑素是由 14 个氨基酸组成的环状活性多肽,能够减少内脏血流、降低门静脉阻力、抑制胃酸和胃蛋白酶分泌、抑制胃肠道及胰腺肽类激素分泌等。临床常用于急性静脉曲张出血(首选药物)和急性非静脉曲张出血的治疗,可显著降低消化性溃疡出血患者的手术率,预防早期再出血的发生。同时,可有效预防内镜治疗后的肝静脉压力梯度(HVPG)升高,从而提高内镜治疗的成功率。生长抑素半衰期一般为 3 分钟左右,静脉注射后 1 分钟内起效,15 分钟内即可达峰浓度,有利于早期迅速控制急性上消化道出血。使用方法:首剂量 250μg 快速静脉滴注(或缓慢推注)后,持续进行 250μg/h 静脉滴注(或泵入),疗程 5 天。对于高危患者(Child-Pugh B、C 级或红色征阳性等),高剂量输注(500μg/h)生长抑素,在改善患者内脏血流动力学、出血控制率和存活率方面均优于常规剂量。可根据患者病情多次重复 250μg 冲击剂量快速静脉滴注,最多可达 3 次。大剂量静脉内生长抑素可抑制酸分泌,减少内脏血流。荟萃分析显示治疗有利,但是多数研究的质量较差。目前,尚无足够的数据建议常规使用这些药物。

3)抗纤溶药物:荟萃分析显示止血芳酸不能降低再出血率,但可减少对手术的需要,有降低溃疡出血患者病死率的趋势。这一荟萃分析可能因为包括一项西咪替丁患者的病死率十分惊人的大规模研究而受到不成比例的偏差。在建议止血环酸作为常规治疗之前还需要作进一步的研究。

4)血管活性药物:在补足液体的前提下,如血压仍不稳定,可以适当地选用血管活性药物(如多巴胺、去甲肾上腺素等)以改善重要脏器的血液灌注。

5)抗菌药物:活动性出血时常存在胃黏膜和食管黏膜炎性水肿,预防性使用抗菌药物有助于止血,并可减少早期再出血及感染,提高存活率。

(5)内镜治疗。消化性溃疡出血约 80% 不经特殊处理可自行止血,其余患者则会持续出血或再出血。内镜如见到有活动性出血或暴露血管的溃疡应进行内镜止血。内镜治疗有激光、热治疗、注射治疗及止血夹等方法。其中热治疗、注射治疗及止血夹应用较多,效果颇好。

1)注射治疗:使用一次性注射针注射 1:10 000 肾上腺素溶液,于出血点周围的 4 个象限进行注射,然后注入出血血管,总共注射 4~16mL。这一方法可在 95% 患者中达到初次止血,再出血率为 15%~20%。研究表明加用硬化剂(乙氧硬化醇和乙醇胺)不能降低再出血率,而这些制剂可能引起威胁生命的注射部位坏死,已不建议使用。注射无水乙醇于出血部位并不优于肾上腺素,并有穿孔的危险性,而注射可直接刺激血凝块形成的制剂如纤维蛋白胶和凝血酶是有效的。

2)热治疗:使用热探头和多极电凝以达到止血目的。热探头为 20~30J,重复使用直至达到止血和形成黑色区域。联合加压(填塞)和热处理以达到止血目的,这一方法与注射肾上腺素溶液一样有效。热探头是有效的,因为它包括有力的水喷射有助于移除其上的血凝块。bicap 的效果与热探头相似。

3)止血夹:止血夹可用于出血点,在临床试验中的效果颇好。止血夹对于大血管活性出血尤其有效,但难以用于部位不易到达的溃疡。

(6)介入治疗。

1)选择性动脉内药物灌注止血:应用 Seldinger 插管技术,根据腹腔内脏动脉分布特点,上消化道出血将导管留置在腹腔动脉干。插管成功后,注射造影剂,一旦确定出血部位,即可采用缩血管药灌注。缩血管药可使胃肠小动脉收缩,平滑肌轻度痉挛,胃肠血流量明显减少而起止血作用。

2)选择性动脉栓塞:经导管动脉栓塞是指将某种固体或液体物质通过导管选择性地注入某一血管并使其阻塞,以达到治疗目的的一项技术。栓塞材料主要有明胶海绵、弹簧圈、PVA颗粒。栓塞术用于上消化道出血可达到止血目的,对于病因不明确的上消化道出血可作为应急止血措施。例如十二指肠球部溃疡常选择栓塞十二指肠上动脉。

（7）手术治疗。

1)择期手术:大部分上消化道出血的病例经内科治疗,在出血停止或基本控制后,通过进一步检查明确病变的部位和性质,如有手术适应证,应择期手术。

2)急诊手术:急诊手术的适应证为保守治疗无效,24小时内输血量超过1500mL,血流动力学仍不稳定者或合并穿孔、幽门梗阻者。

2.静脉曲张性出血急诊诊治过程

（1）病因诊断:急性上消化道出血的全面诊断包括病因、部位和严重程度的判断。例如消化性溃疡常有反复发作中上腹痛史,用抗酸解痉药物常可以止痛;应激性溃疡常有明确的创伤史;做过胃大部切除术的患者要考虑发生吻合口溃疡出血的可能性;肝硬化门静脉高压症患者常有血吸虫病或肝炎病史,以往吞钡检查可见有食管胃底静脉曲张;恶性肿瘤患者多有乏力、食欲缺乏、消瘦、贫血等表现;胆道出血患者常有右上腹痛、黄疸、呕血的三联症。应该注意的是有部分患者在发生急性上消化道出血前可以没有任何自觉症状,这时要明确出血部位和原因就需要依靠胃镜、B超等辅助检查手段。①重视病史及体征。②内镜检查为上消化道出血病因诊断的关键检查,入院48小时内,急性出血得到控制,患者血流动力学稳定的情况下,行急诊内镜检查以明确病因并进行相应的内镜下治疗。③内镜检查阴性者,可行小肠镜检查、血管造影、胃肠钡剂造影或放射性核素扫描。

（2）药物治疗。

1)急性出血期:主要有血管升加压及生长抑素两类。①血管升加压:减少门脉血流、门-体循环侧支血流和曲张静脉压力。加用硝酸甘油可增强降门脉压力的作用,减少心血管的不良反应。随机研究显示它能减少不能控制的曲张静脉出血,但对病死率无明显影响。②生长抑素:能选择性减少门静脉压力和门静脉血流,可明显减少难治性出血,有效地控制出血且不良反应少。③预防和治疗细菌感染,抗生素不可或缺,多选用喹诺酮类药物,持续7～10天,开始静脉用药随后予以口服维持。④最近报道重组活化因子Ⅶa(rFⅦa)能纠正肝硬化出血患者的凝血酶原时间。

2)稳定期:应用普奈洛尔是当前最佳的预防出血的方法。普奈洛尔治疗的目的是减低肝静脉压力阶差至<12mmHg。普奈洛尔用量个体差异很大,每次用量为40～200mg。但因不易测量肝静脉压力阶差,目前多按Lebrec模式,使静息心率减慢25%作有效剂量。

（3）气囊压迫止血:应用三腔二囊管是一种有效方法,控制急性出血率达90%。50%患者在气囊放气后再出血。然而,多达15%～20%患者伴有严重并发症如食管溃疡和吸入性肺炎。尽管如此,在难以控制曲张静脉大量出血危及患者生命而在等待其他治疗时,它可能是一种挽救生命的治疗。

（4）内镜治疗。

1）硬化疗法：内镜下硬化剂治疗通过继发性血栓形成而达到止血目的。在活动性出血期，由于硬化剂的类型、操作者的经验、在血管或血管外注射和随后护理的不同而其结果有很大差异。比较硬化治疗和气囊压迫，硬化治疗控制出血显著比气囊压迫为优。

2）曲张静脉索带结扎：索带结扎与硬化治疗比较，可明显减少并发症和提高生存率。进入20世纪90年代，内镜下食管静脉曲张结扎（EVL）作为内镜下食管静脉曲张硬化（EIS）的替代疗法，其疗效和安全性逐渐为学术界所认可。Gimson等报道，EVL与EIS相比，前者的再出血率为30％，后者为53％；两组曲张静脉消失率无差别，但EVL组曲张静脉闭塞较快（39天），EIS组为72天（$P<0.04$）；达到上述效果，EVL组平均实施3.4次治疗，EIS组平均实施4.9次治疗（$P<0.06$）。另外，EVL组并发症较EIS组少。

3）其他内镜治疗：采用组织胶，如腈基丙烯酸酯或氰丙烯酸异丁酯，可以控制约90％病例的出血。然而其再出血率与硬化治疗相仿，有严重的并发症如脑血管意外。

（5）手术治疗：在处理难以控制的曲张静脉出血，经颈静脉肝内门体静脉分流术、经皮经肝胃冠状静脉栓塞术、外科分流和断流可使出血得到控制，但手术风险大。

（6）留观指征：①患者有活动性出血；②患者仍有生命体征不稳定。

（7）住院指征：①经积极治疗仍有活动性出血者；②病因不明者；③多次反复出血，需要进一步治疗者。

（二）下消化道出血

1. 病因诊断

（1）仔细询问病史和体格检查。

（2）了解下消化道出血的常见病因。①痔疮等肛门疾患出血率最高。②各种炎症性的病变，包括特异性和非特异性。特异性炎症如痢疾、结核；非特异性如克罗恩病、溃疡性结肠炎等。③恶性肿瘤，如癌、淋巴瘤、肉瘤等。④各种类型的息肉。⑤各类血管疾病。⑥小肠的出血病因中占前5位的依次为恶性肿瘤、血管疾病、各种炎症、小肠憩室、良性肿瘤。

（3）可选择的辅助检查。①结肠镜检查。②血管造影：一般在活动性出血的情况下阳性率比较高。③核素扫描：在有活动性出血的情况下检查才有意义。④小肠气钡双重造影：阳性率为50％～80％；对血管疾病无法做出明确诊断。⑤推进式的小肠镜：技术难度较大，患者较痛苦，费用较高，一般难以接受。⑥胶囊内镜：有一定的盲区，不能取活检。⑦剖腹探查，术中肠镜检查。

2. 紧急处置

（1）保守治疗：下消化道出血一经查明原因多先行保守治疗，除一般对症治疗外，对大肠良性出血病变还可采用冰盐水灌肠，一般将8mg去甲肾上腺素加入200～300mL生理盐水中保留灌肠，使局部血管收缩而止血。绝大多数患者经此治疗可达止血目的。

（2）内镜治疗：类似非静脉曲张性上消化道出血的内镜治疗。可在出血灶周围注射1/1000肾上腺素液止血，也可在出血灶上喷洒5％孟氏液（Monsell）、去甲肾上腺素、凝血酶、医用黏合胶等止血，但更多的是采用高频电凝、激光、冷冻等方法止血。

（3）介入治疗：下消化道出血的介入治疗由于选择性动脉插管的导管可以直达出血病灶的肠管边缘血管，局部用药及栓塞的安全性大为提高，且疗效确切，目前已广而用之；但对血管栓塞仍应持慎重态度，不可因误栓而导致肠管坏死。其方法一般包括两个方面：一是经导管注入垂体加压素，注射速度为 $0.2\sim0.4\mu g/min$，值得注意的是肠缺血性疾病所致的出血，垂体加压素滴注会加重病情，应为禁忌，还可选择立止血等止血药；二是选择性动脉栓塞疗法，分暂时性栓塞和永久性栓塞两种，前者用明胶海绵、自体血凝块等，后者用金属线圈、聚乙烯醇等，对于消化道出血严重，但又不能手术的患者，可先栓塞，待病情稳定后择期手术。

（4）手术治疗。

1）择期手术：大部分下消化道出血的病例经保守治疗，在出血停止或基本控制后，通过进一步检查明确病变的部位和性质，如有手术适应证，应择期手术。

2）急诊手术：急诊手术的适应证为保守治疗无效，24 小时内输血量超过 1500mL，血流动力学仍不稳定者；已查明出血原因和部位，仍继续出血者；大出血合并肠梗阻、肠套叠、肠穿孔或急性腹膜炎者。对于出血难以控制，且经过多种特检方法仍不能明确出血部位及病变性质的病例，应在抢救的同时，在病情尚能耐受手术的情况下，行急诊剖腹探查术。术中应从空肠起始段开始逐段顺序向远端检查，若借助无影灯或冷光源透照肠壁，能观察溃疡及血管病变，触摸可发现肠壁隆起性病变。若仍未发现出血部位，可选择术中内镜检查、术中动脉造影、肠管分段钳夹和穿刺肠系膜上、下动脉注入亚甲蓝等方法进一步寻找出血部位。对于术前行动脉造影发现出血而定位不准确者，可留置血管导管，术中于导管内注入亚甲蓝，以便准确、快速找出出血部位。

3.治疗方案及原则

（1）补充血容量，纠正贫血。

（2）止血药物作用不太强，目前常用的主要是巴曲酶和生长抑素。

（3）内镜介入治疗：镜下注射止血剂、血管收缩剂或硬化剂，还可以电凝或激光止血。

（4）血管介入治疗发现病变时采取栓塞或注射止血剂达到止血的目的。

（5）手术治疗适用于保守治疗无效或有些疾病必须手术治疗时。

（6）对少量下消化道出血者，经急诊处理后无再出血可带药回家，随后门诊。

（7）对出血量较大的下消化道大出血患者经积极抢救，生命体征稳定后住院治疗。

（8）对严重性出血患者或因脏器低灌注而引起相应并发症患者积极抗休克，尽快补充血容量是最主要的措施，应尽快收入 ICU 病房行加强监护治疗。

六、护理

（一）常规护理

1.及时补充血容量

迅速建立两条静脉通道，及时补充血容量，抢救治疗开始滴速要快，但也要避免因过多、过快输液、输血引起肺水肿或诱发再出血，从而加重病情。

2.体位护理

出血期间绝对卧床休息，采取平卧位，头偏向一侧，防止因呕血引起窒息。

3.饮食护理

严重呕血或明显出血时,必须禁食,24 小时后如不继续出血,可给少量温热流质易消化的饮食,病情稳定后,指导患者要定时定量,少食多餐,避免进食粗糙、生冷、辛辣等刺激性食物,同时要禁烟、酒、浓茶和咖啡。

4.口腔护理

每次呕血后,及时做好口腔护理,减少口腔中的血腥味,以免再次引起恶心、呕吐,同时能增加患者舒适感。

5.皮肤护理

保持皮肤清洁及床铺清洁、干燥,呕血、便后及时清洁用物。

6.心理护理

患者对疾病缺乏正确认识的前提下,易产生紧张恐惧的情绪而加重出血,尤其反复出血者因反复住院给家庭带来沉重的经济负担,感到前途黯淡,消极悲观,对治疗失去信心。因此做好有效的心理护理尤为重要。医护人员从容的态度,亲切的语言,认真地答疑,果断的决策,沉着、冷静、熟练的操作,可给患者以安全感,解除患者精神紧张及恐惧心理,有益于良好护患关系的建立和进一步治疗的配合。

(二)专科护理

1.用药指导

严格遵医嘱用药,熟练掌握所用药物的药理作用、注意事项及不良反应,如滴注垂体后叶素止血时速度不宜过快,以免引起腹痛、心律失常和诱发心肌梗死等,遵医嘱补钾、输血及其他血液制品。

2.三腔二囊管压迫止血的护理

插管前检查有无漏气,插管过程中必须经常观察患者面色、神志。插管后要保持胃气囊压力为 50～70mmHg,食管气囊压力为 35～45mmHg,密切观察引流液的颜色和量,置管 24 小时后宜放出气囊气体,以免压迫过久可能导致黏膜坏死,鉴于近年药物治疗和内镜治疗的进步,目前已不推荐气囊压迫作为首选止血措施。

3.对症护理

发绀者应吸氧,休克者注意保暖,精神紧张者给予地西泮,肝病者禁用巴比妥类、吩噻嗪类及吗啡。

第二节 肝性脑病

一、定义

肝性脑病(HE)是由严重肝病引起的,以代谢紊乱为基础,中枢神经系统功能失调的综合征。临床表现轻者可仅有轻微的智力减退,严重者出现意识障碍、行为失常和昏迷。

二、病因与发病机制

引起肝性脑病的原发病有重症病毒性肝炎、重症中毒性肝炎、药物性肝病、妊娠期急性脂肪肝、各型肝硬化、门—体静脉分流术后、原发性肝癌以及其他弥散性肝病的终末期,而以肝硬化患者发生肝性脑病最多见,约占70%。诱发肝性脑病的因素很多,如上消化道出血、高蛋白饮食、大量排钾利尿、放腹水,使用安眠、镇静、麻醉药,便秘、尿毒症、感染或手术创伤等。这些因素是通过以下3个方面引起肝性脑病:①使神经毒性物质产生增多或提高神经毒性物质的毒性效应;②提高脑组织对各种毒性物质的敏感性;③增加血脑屏障的通透性而诱发脑病。

三、临床表现

(一)一期(前驱期)

轻度性格改变和行为失常,例如欣快激动和淡漠少言,衣冠不整或随地便溺,应答尚准确,但吐词不清且较缓慢。可有扑翼样震颤,也称肝震颤:嘱患者两臂平伸,肘关节固定,手掌向背侧伸展,手指分开时,可见到手向外侧偏斜,掌指关节、腕关节,甚至肘与肩关节的急促而不规则的扑击样抖动。嘱患者手紧握护士手1分钟,护士能感到患者抖动。此期脑电图多正常,历时数日或数周,有时症状不明显,易被忽视。

(二)二期(昏迷前期)

睡眠障碍、行为失常为主。前一期的症状加重。定向力和理解力均减退,对时间、地点、人物的概念混乱,不能完成简单的计算和智力构图(如搭积木、用火柴杆摆五角星等),言语不清、书写障碍、举止反常也很常见。多有睡眠时间倒错,昼睡夜醒,甚至有幻觉、恐惧、狂躁而被看成一般精神病。此期患者有明显神经体征,如腱反射亢进、肌张力增高、踝阵挛及Babinski征阳性等。此期扑翼样震颤存在,脑电图有特征性异常,患者可出现不随意运动及运动失调。

(三)三期(昏睡期)

以昏睡和精神错乱为主,各种神经体征持续存在或加重,大部分时间患者呈昏睡状态,但可以唤醒。清醒时尚能应答问话,但常有神志不清和幻觉。扑翼样震颤仍可引出。肌张力增加,四肢被动运动常有抗力。锥体束征常呈阳性,脑电图有异常波形。

(四)四期(昏迷期)

神志完全丧失,不能唤醒。浅昏迷时,对痛刺激和不适体位尚有反应,腱反射和肌张力仍亢进;由于患者不能合作,扑翼样震颤无法引出。深昏迷时,各种反射消失,肌张力降低,瞳孔常散大,可出现阵发性惊厥、踝阵挛和换气过度。脑电图明显异常。

以上各期的分界不很清楚,前后期临床表现可有重叠。肝功能损害严重的肝性脑病常有明显黄疸、出血倾向和肝臭,易并发各种感染、肝肾综合征和脑水肿等情况,使临床表现更加复杂(表8-1)。

表 8-1 肝性脑病的临床分期

分期	意识状态	神经系统体征	脑电图
一期(前驱期)	轻度性格改变和行为失常	偶有扑翼样震颤	无明显异常
二期(昏迷前期)	精神错乱	常有扑翼样震颤,巴宾斯基征阳性	异常慢波
三期(昏迷前期)	昏睡但可唤醒	仍可引出扑翼样震颤,锥体束征常阳性	异常慢波
四期(昏迷期)	神志完全丧失	引不出扑翼样震颤;深昏迷时反射消失	异常慢波

四、辅助检查

(一)实验室检查

1.肝功能及凝血功能异常

往往只反映肝细胞的功能状态。血生化检查如发生水、电解质及酸碱平衡紊乱可促进并加重肝性脑病。肾功能(肌酐、尿素氮)检查如异常仅预示即将或已发生肾衰竭。

2.血氨测定

约 75% HE 患者血氨浓度呈不同程度增加,在慢性型患者增高者较多,急性型患者增高者较少。但血氨升高并不一定出现肝性脑病,所以血氨浓度升高,对诊断具有一定的参考意义,对指导治疗也有参考意义。如测定动脉血氨浓度升高比静脉血氨更有意义。

3.血浆氨基酸测定

若支链氨基酸浓度降低,芳香族氨基酸(特别是色氨酸)浓度增高,两者比例倒置<1,在慢性型更明显。同时测定 γ-氨基丁酸(GABA)也常增高。

(二)其他辅助检查

1.脑电图检查

脑电图变化对本病诊断与预后均有一定意义。正常脑电图波幅较低,频率较快,波型为 α 波。随着病情的变化和发展,频率减慢,波幅逐渐增高,波型由 α 波变为每秒 4~7 次的 δ 波则提示为昏迷前期,如变为对称的高波幅,每秒 1.5~3 次的 δ 波则为昏迷期表现。对可疑的脑电图改变,可在进食高蛋白及肌内注射小剂量吗啡后脑电图改变加剧而加以明确。肝性脑病时的脑电图改变也可见于尿毒症、肺功能衰竭及低血糖等,应加以区别。

2.视觉诱发电位(VEP)

用闪光刺激后可使枕叶视觉区皮质激起反应,产生同步放电效应,引起电位变化,即 VEPs。它表示皮质及皮质下神经细胞群突触后兴奋和抑制电位的总和。对于评估肝性脑病时大脑功能障碍具有特异性,并可做定量分析。较一般脑电图更能精确反映大脑电位活动,可用以检出症状出现前的肝性脑病(如亚临床肝性脑病)。另外还有学者应用听觉事件相关电位 P300 及体感诱发电位测定诊断亚临床肝性脑病,认为听觉事件相关电位 P300 的诊断价值较体感诱发电位敏感而特异。

3.脑脊液检查

脑脊液常规、压力及生化均可正常,如同时测定其氨、谷氨酸、色氨酸、谷氨酰胺浓度可增高。在并发脑水肿时压力可升高。

4.脑导磁刺激试验

用脑导磁刺激测定肝硬化患者脑皮质运动功能,发现中央运动神经传导时间延长,睡眠时运动唤醒阈值增高,中枢无记录期明显缩短,外周正常,表明皮质脊髓通路已有损伤,可被认为肝硬化肝性脑病的前期表现。

五、治疗

(一)消除诱因

某些因素可诱发或加重肝性脑病。肝硬化时,药物在体内半衰期延长,脑病患者大脑的敏感性增加,多数不能耐受麻醉、止痛、安眠、镇静等药物,如使用不当,可出现昏睡,甚至昏迷。当患者狂躁不安时,禁用吗啡及其衍生物、副醛、水合氯醛、哌替啶及速效巴比妥类,可减量使用(常量的 1/2 或 1/3)地西泮、东莨菪碱,并减少给药次数。异丙嗪、氯苯那敏等抗组胺药有时可作安定药代用。必须及时控制感染和上消化道出血,避免快速和大量地排钾利尿和放腹水。注意纠正水、电解质和酸碱平衡失调。

(二)减少肠内毒物的生成和吸收

肝性脑病一旦发生,数日内应禁食蛋白质。每天供给热量 5.0~6.7kJ 和足量维生素,以碳水化合物为主要食物,昏迷不能进食者可经鼻胃管供食,脂肪可延缓胃的排空,宜少用。鼻饲液最好用 25% 的蔗糖或葡萄糖注射液,每毫升产热量 4.2J,每天可加进 3~6g 必需氨基酸,胃不能排空时应停鼻饲,改用深静脉插管滴注 25% 葡萄糖注射液维持营养,在大量输注葡萄糖注射液过程中,要警惕低钾血症、心力衰竭和脑水肿。神志清楚后,可逐步增加蛋白质 40~60g/d。纠正患者的负氮平衡,以用植物蛋白为最好。植物蛋白含甲硫氨酸、芳香族氨基酸较少,含支链氨基酸较多,且能增加粪氮排泄。此外,植物蛋白含非吸收性纤维,被肠菌酵解产酸有利于氨的排泄,且有利通便,故适用于肝性脑病患者。

清除肠内积食、积血或其他含氮物质,可用生理盐水或弱酸性溶液(如稀醋酸液)灌肠、口服或鼻饲 25% 硫酸镁 30~60mL 导泻。对门体分流性脑病患者用乳果糖 500mL 加水 500mL 灌肠作为首选治疗特别有用。

口服新霉素或巴龙霉素、卡那霉素、氨苄西林可抑制细菌生长。口服甲硝唑,疗效与新霉素相等,适用于肾功能不良者。乳果糖口服后在结肠中被细菌分解为乳酸和醋酸,使肠腔呈酸性,从而减少氨的形成和吸收。对忌用新霉素或需长期治疗的患者,乳果糖或异山梨醇为首选药物。

(三)促进有毒物质的代谢清除,纠正氨基酸代谢紊乱

降氨药物包括谷氨酸钾、谷氨酸钠、精氨酸、苯甲酸钠、苯乙酸、鸟氨酸、α-酮戊二酸和门冬氨酸鸟氨酸。支链氨基酸可纠正氨基酸代谢的不平衡,抑制大脑中假神经递质的形成,但对分流术后脑病(PSE)的疗效有争议。

(四)尚未证实的探索性治疗

左旋多巴能透过血脑屏障进入脑组织,补充正常神经递质,竞争性地排斥假神经递质。溴隐亭、肾上腺糖皮质激素皆属探索性治疗药物。

（五）其他对症治疗

纠正水、电解质紊乱和酸碱平衡失调。每天入液量以不超过 2500mL 为宜,及时发现并纠正低钾、低钠或酸、碱中毒。用冰帽降低颅内温度,以减少能量消耗,保护脑细胞功能。深昏迷者,应做气管切开排痰给氧。

六、护理

（一）常规护理

1.环境与休息

保持患者的病室环境安静整洁,避免一切不良刺激。

2.饮食护理

禁食或限食者,避免发生低血糖。因低血糖可使大脑能量减少,致脑内去氨活动停滞,氨毒性增加。

3.减少蛋白质的摄入量

昏迷开始数日内禁食蛋白质,每天供给足够的热量和维生素,以碳水化合物为主。神志清醒后可逐步增加蛋白质的量,每天 20g,以后每 3～5 天增加 10g,但短期内不能超过 40～50g/d,以植物蛋白为主。

（二）专科护理

1.加强护理

如有烦躁者应加床档,必要时使用约束带,防止发生坠床及撞伤等意外。

2.保持大便通畅

便秘使氨及其他有毒物质在肠道内停留时间过长,促进毒物吸收,可用生理盐水加食醋保留灌肠。忌用肥皂水灌肠,因其为碱性,可增加氨的吸收。

3.做好昏迷患者的护理

(1)保持呼吸道通畅,保证氧气的供给。

(2)做好口腔、眼部的护理,对眼睑闭合不全者可用生理盐水纱布覆盖。

(3)尿潴留者留置导尿管并详细记录尿的量、性状、气味等。

(4)预防压疮,定时翻身,保持床铺干燥、平整。

(5)给患者做肢体的被动运动,防止静脉血栓形成及肌肉萎缩。

4.用药护理

(1)使用谷氨酸钠或谷氨酸钾时,应注意观察尿量、腹水和水肿状况,尿少时慎用钾剂,明显腹水和水肿时慎用钠盐。应用精氨酸时,滴注速度不宜过快,以免引起流涎、面色潮红与呕吐。

(2)应用苯甲酸钠时注意有无饱胀、腹绞痛、恶心、呕吐等。

(3)根据医嘱及时纠正水、电解质紊乱及酸碱失衡,做好出入量的记录。

(4)保护脑细胞功能,可用冰帽降低颅内温度,以减少耗氧量。遵医嘱快速滴注高渗葡萄糖、甘露醇以防治脑水肿。

第三节 急性肝功能衰竭

一、定义

急性肝功能衰竭是原来无肝细胞疾病的个体,由多种因素导致肝细胞急性坏死或功能障碍而引起的临床综合征。该病临床上以进行性胆红素升高、凝血功能障碍及意识改变为主要特征,病死率极高。

二、病因与发病机制

(一)病因

1.病毒性肝炎

病毒性肝炎是我国急性肝功能衰竭最重要的原因。甲、乙、丙、丁、戊型肝炎病毒感染均可引起急性肝功能衰竭,以乙型肝炎最常见。其他病毒(如 EB 病毒、柯萨奇病毒)感染也可引起急性肝功能衰竭。

2.药物中毒

异烟肼、利福平、对乙酰氨基酚、四环素、乙醇等可损伤肝细胞。

3.代谢紊乱

如脑病并内脏脂肪综合征(Reye syndrome)、Wilson 病、妊娠急性脂肪肝等。

4.工业毒物

四氯化碳、磷、锑、三氯乙烯、氯仿等所谓的"向肝性毒物"均可引起严重的肝损害。

(二)发病机制

急性肝衰竭的发病机制非常复杂,并且多种因素可相互影响,具体机制尚不十分清楚。不同类型的肝衰竭,其发病机制亦不相同。由肝炎病毒引起的急性肝衰竭主要与免疫反应有关。病毒在肝细胞内复制、增生和逸出不产生明显的肝细胞损害,但当人体杀伤含有肝炎病毒抗原物质的肝细胞膜时,则产生肝细胞坏死和炎症。可能的机制是首先通过 T 细胞的细胞毒作用及抗原抗体形成的免疫复合物激活补体系统,引起肝细胞局灶性或碎屑样坏死;同时诱导单核细胞及肝内库普弗细胞大量产生肿瘤坏死因子,肿瘤坏死因子可诱导白细胞介素 1、白细胞介素 6 等的产生,并形成自体内分泌环,导致溶酶体系统的激活,引起微循环障碍及弥散性血管内凝血,大量肝组织发生坏死。其他因素则可能是通过化学或免疫机制的作用而引起肝细胞坏死。亚急性肝功能衰竭的发生则可能在慢性活动性肝炎基础上加上某些致病因子,使病情急剧加重,肝内病变可能主要是细胞免疫反应所致,肝外病变则由免疫复合物引起。

三、临床表现

(一)症状

1.消化道症状

有食欲缺乏、恶心、呕吐、肝臭、腹痛和脱水等非特异性表现。

2.神经精神症状

主要表现是肝性脑病。患者常有性格改变、睡眠节律颠倒、行为异常、四肢肌张力增强、构思和定向力障碍,可出现烦躁不安、抽搐及昏迷。

(二)体征

1.黄疸、出血

肝衰竭时肝细胞大量破坏出现肝细胞性黄疸,同时因纤维蛋白原和肝内合成的凝血因子减少、弥散性血管内凝血或消耗性凝血病,则可致皮肤有出血点、注射部位出血或胃肠道出血等。

2.其他

可表现为多脏器功能障碍,如脑水肿表现为昏迷、抽搐、血压升高、心率慢、瞳孔异常、视神经乳头水肿等;肺水肿表现为呼吸加深加快;肾衰竭表现为尿少和氮质血症;并发各种感染尤其是原发性腹膜炎最多见。

四、辅助检查

(一)血常规

白细胞总数升高,血小板减少。

(二)肝功能检查

转氨酶和血胆红素明显增高,但在部分患者可出现"酶胆分离"现象,即血清胆红素上升,血清转氨酶反而降至正常。

(三)肾功能检查

血肌酐或尿素氮可增高。

(四)出血与凝血检查

出现弥散性血管内凝血时,凝血时间、凝血酶原时间或部分凝血活酶时间延长。

(五)影像学检查

根据需要可酌情做 B 超、CT、磁共振成像和腹腔镜检查等。

五、治疗

急性肝功能衰竭的治疗原则是加强支持治疗,维持各脏器功能,及早识别和治疗各种并发症,为肝再生提供时间和条件。

(一)一般治疗

患者绝对卧床休息;给予低脂、低蛋白、高碳水化合物饮食,保证供给足够的热量和维生素;积极纠正低蛋白血症,每日或隔日输新鲜血浆、白蛋白;纠正水、电解质紊乱及酸碱失衡,特别要注意纠正低钠血症、低钾血症和碱中毒。

(二)保肝治疗

胰高血糖素—胰岛素联合治疗有抗肝细胞坏死及促进肝细胞再生的作用。常用胰高血糖素 1mg 加胰岛素 8～10U 加入 10% 葡萄糖注射液 250～500mL 中静脉滴注,每天 1～2 次,2

周为1个疗程;肝细胞再生刺激因子(促肝细胞生长素)120～200mg/d静脉滴注,每天1次,疗程为1个月。

(三)对症处理

1.肝性脑病

(1)去除诱因,如严重感染、出血及电解质紊乱等,限制蛋白饮食。

(2)患者处于昏迷状态时应放置胃管,防止误吸。

(3)应用乳果糖或拉克替醇,口服或高位灌肠,可酸化肠道,促进氨的排出,减少肠源性毒素吸收。

(4)支链氨基酸500mL每日静脉滴注,以纠正氨基酸失衡。

2.脑水肿

(1)有颅内压增高者,给予高渗性脱水剂,如20%甘露醇或甘油果糖,每次250mL,30分钟滴完,每4小时或每6小时1次。症状改善后可减少每次用量,但不宜减少次数,以免反弹。

(2)袢利尿剂,一般选用呋塞米,可与渗透性脱水剂或白蛋白交替使用。

(四)预防感染

全身使用有效抗生素,以预防肠道、腹腔、肺部感染。

(五)维持水、电解质平衡

每日补液量为前一日出水量加不显性失水500～800mL,一般每日补充氯化钠6～8g、氯化钾3～6g及葡萄糖酸钙和硫酸镁,并根据血生化水平调整。

六、护 理

(一)正确饮食

应给予患者足够的热量、高维生素、低蛋白及低脂饮食。不能饮食者采用鼻饲饮食或静脉滴注葡萄糖;昏迷患者忌用蛋白饮食,待病情好转意识清醒后逐渐增加蛋白用量。给予低钠饮食,显著腹腔积液者在限钠的同时,还应限制每日入水量。

(二)合理休息,充足睡眠

患者应绝对卧床,减少活动,可以减少体能消耗,降低肝负荷,增加肝血流量,防止肝功能进一步受损,促进肝细胞恢复。

(三)密切观察病情

每日记录患者血压、体温、出入量及意识;观察有无感染,及时发现原发性腹膜炎等并发症;密切观察皮肤有无出血点、瘀斑,以便及时采取止血治疗;对突发性格异常及其他神经体征的患者,要谨防肝性脑病的发生;慎用各种易诱发肝性脑病的药物。

(四)皮肤护理

对腹腔积液或水肿的患者,应保持其皮肤清洁卫生,可使用海绵垫或棉垫垫起受压部位,防止水肿部位皮肤受压。对皮肤瘙痒者,及时给予止痒处理,不得用手抓挠,以免感染。

(五)腹腔积液患者的护理

对大量腹腔积液的患者,采取半卧位,使横膈下降,增加肺活量,有利于呼吸;定期测量腹围,密切观察腹腔积液消长情况;记录液体出入量和体重;腹腔积液患者应低盐或无盐饮食,严重者限制每日的入水量;使用利尿剂者注意监测血生化指标,避免电解质紊乱;如大量腹腔积液引起腹内压增高,患者不能耐受时,酌情放腹腔积液,一次放液量以不超过 3000～5000mL 为宜,同时补充白蛋白。

第四节　急性腹膜炎

一、定义

急性腹膜炎分急性原发性腹膜炎和急性继发性化脓性腹膜炎。急性原发性腹膜炎是弥散性细菌性腹膜炎,无明显的腹腔内病灶,由于细菌经过血流或直接透过肠壁进入腹腔引起。临床上不多见,但免疫机制受损的患者,如肾病综合征、肝硬化、红斑狼疮及脾切除术后儿童易患原发性腹膜炎。

二、病因

急性继发性腹膜炎主要因细菌污染腹腔引起,细菌可来源于病变的腹腔脏器或外源损伤,其次由于被脏器释放的酸、血液、胆汁或消化酶等化学物质刺激腹膜腔所致。最常见的原因为内脏穿孔,如溃疡穿孔、阑尾破裂、坏疽性胆囊炎、结肠憩室穿孔,绞窄性肠梗阻以及炎性疾病如坏死性胰腺炎、溃疡性结肠炎,还有恶性肿瘤、肠系膜血管栓塞、腹部创伤等。常见细菌有大肠埃希菌、葡萄球菌、链球菌、铜绿假单胞菌等。

三、临床表现

(一)临床症状

1.腹痛

腹痛是最主要、最常见的症状,多数突然发生,持续存在,迅速扩散,其性质取决于腹膜炎的种类(化学性或细菌性)、病变的范围和患者的反应,一般呈由腹部病变区域逐渐扩散至全腹的持续性疼痛。疼痛剧烈难忍,但其程度可随病因、病程和患者体质等因素而不同,老年患者的疼痛感觉较迟钝,应高度重视。早期腹膜刺激征阳性,肠鸣音减弱,晚期为腹胀、肠鸣音消失。

2.恶心、呕吐

由于腹膜受到刺激,引起反射性恶心、呕吐,吐出物为胃内容物,有时带有胆汁;以后由于麻痹性肠梗阻,呕吐变为持续性而无恶心,吐出物可为黄绿色胆汁,甚至棕褐色大便样内容物。呕出咖啡色液要考虑合并应激性溃疡或原发病为绞窄性肠梗阻。

3.其他症状

感染中毒引起发热、发冷、寒战,说明细菌和毒素已进入血流;血容量不足可引起心慌、口渴、少尿甚至休克;腹胀、中毒缺氧、代谢性酸中毒可引起呼吸急促。

（二）临床体征

1.被迫体位

患者被迫采取仰卧位,双下肢屈曲,呼吸表浅频数。在毒血症后期,由于高热、不进饮食、失水、酸中毒等情况,使中枢神经系统和各重要器官处于抑制状态,此时患者呈现精神抑郁、全身厥冷、面色灰白、皮肤干燥、眼球及两颊内陷、鼻部尖削、额出冷汗。

2.腹膜炎三联征

腹部压痛、腹肌紧张和反跳痛。在局限性腹膜炎,三者局限于腹部的一处,而在弥散性腹膜炎则遍及全腹,并可见到腹式呼吸变浅,腹壁反射消失,肠鸣音减弱或消失。

腹膜炎患者的典型表现为持续性全腹痛、伴呕吐及腹胀,腹部有广泛压痛及肌紧张、反跳痛,肠鸣音减弱或消失,多有脱水表现,重者处于感染中毒状态。老年人、衰弱患者、用免疫机制剂治疗和刚手术后患者,腹部体征可能不明显,须仔细动态观察,辅以必要的特殊检查,力求尽快明确诊断,以免贻误病情。

四、治疗

主要包括补充血容量,纠正水、电解质失衡,胃肠减压,全身抗生素治疗以及手术治疗。

（一）纠正低血容量

因大量液体潴留于腹腔,使血容量不足,甚至休克,故须快速补充液体。最好在监测中心静脉压之下进行。

（二）纠正缺氧

全身中毒症状较重的患者代谢增加,需氧量增加,应给予半卧位(除外休克)、高浓度吸氧。合并 ARDS 的患者应给予机械辅助通气。

（三）胃肠减压

目的是吸出潴留的胃肠液以减轻腹胀,对于溃疡穿孔患者,可减少消化液继续外溢;还可防止术中呕吐及误吸。

（四）抗生素应用

立即静脉输入强力而有效的抗生素(应在细菌培养后)。常用的有先锋霉素类、氨基糖苷类、环丙沙星、氨苄西林、甲硝唑等。

（五）手术治疗

手术的目的是清除腹腔内脓液,处理病灶,防止后期并发症。

五、护理

（一）病情观察

1.生命体征观察

体温、脉搏、呼吸、血压、意识、尿量是急性腹膜炎临床观察的重要指标。不仅要定时测量体温、脉搏、呼吸、血压,而且要定时评估意识水平,尿量应在 1500mL/d 以上或 30~50mL/h。

给予心电监护,严密观察,以便能及时发现休克指征、心力衰竭等,及时救治。

2.腹部体征观察

观察腹部疼痛、压痛、反跳痛以及腹肌紧张的演变过程;腹部形状(有无膨隆、包块)以及肠鸣音、排气排便的情况,评估疾病好转或加重的趋向。

3.补液速度和量的观察

常见的错误是输液太慢。为纠正低血容量,只要中心静脉压低于 $10cmH_2O$,又不存在心肺功能障碍,就可快速补液。为改善患者的全身情况及增强免疫力,静脉输入脂肪乳剂、白蛋白、氨基酸、支链氨基酸等大分子液体时,注意保护血管及速度的恒定。一定要准确记录出入量,以保证患者每天液体入量的正确评估。

4.药物的观察

抗生素、止痛药效果和不良反应的观察很重要。使用止痛药时一定要定时评估神志和呼吸的状况,以便及时发现病情变化,及时处理。

(二)护理重点

1.基础护理

(1)一般护理:采取前倾 30°～45° 的半卧位,以利于渗出物局限和引流,利于呼吸和循环;若休克严重,则取头、躯干和下肢各抬高约 20° 的休克体位。吸氧,保暖,保持皮肤清洁及床铺清洁。

(2)饮食护理:禁食,进食的时机及食物的选择根据手术的种类而定。一般恢复肠蠕动或排气后,并经医师同意后才可进食。先喝少量水,没有不舒服,再吃流质、半流质食物,接下来可采取少量多餐的方式来摄取营养。

(3)控制感染护理:①肺部感染,嘱患者做深呼吸,每日 2 次,每次 5～10 分钟。每日给患者拍背助咳或做雾化吸入,使排痰通畅、肺部气体交换良好;②尿路感染,每日清洁会阴部及尿道口,以防止细菌滋长;尿路未感染前一般不做膀胱冲洗,以防逆行感染;③每日口腔护理 2 次,预防感染。

2.专科护理

(1)禁食并做胃肠减压:即将胃管连接负压装置,吸出胃肠内容而减低胃肠内压力的方法。为保持管腔通畅,需每 2 小时用生理盐水 50mL 冲洗胃管 1 次。记录每日的减压液量,并注意减压物的颜色、性状。

(2)腹腔引流及灌洗:腹腔污染较重的患者,可在结肠旁沟或直肠前放引流管,以引流脓液,一般放置 24～48 小时。

(3)术后护理:继续半卧位及胃肠减压;暂时禁饮食,排气后恢复;严密观察病情。

(武素芸)

第九章 内分泌系统急症

第一节 糖尿病酮症酸中毒

一、定义

糖尿病酮症酸中毒(DKA)是由于体内胰岛素缺乏,升糖激素增加,引起糖和脂肪代谢紊乱,以高血糖、高血酮和代谢性酸中毒为主要改变的临床综合征。糖尿病酮症酸中毒是糖尿病的急性并发症,也是内科常见急症之一。

二、病因和发病机制

糖尿病酮症酸中毒的发生与糖尿病类型有关。1型糖尿病有自发性酮症的倾向,可在没有明显诱因的情况下发生酮症酸中毒;2型糖尿病则多在某些应激情况下发生。酮症酸中毒可为糖尿病的首发表现。

酮症酸中毒大多有诱发因素,这些因素多导致机体对胰岛素的需要量增加,使机体胰岛素水平严重缺乏。常见的诱因有:感染,如呼吸道感染、泌尿系统感染和皮肤感染等;胰岛素应用不当,如长期用量不足或突然停药;饮食失调;精神刺激等。

糖尿病酮症酸中毒发病的基本环节是由于胰岛素严重缺乏,导致糖代谢障碍,血糖不能正常利用,结果血糖异常增高,脂肪分解增加,血酮增高,继发代谢性酸中毒和水电解质平衡紊乱等一系列改变。

三、临床表现

糖尿病酮症酸中毒早期主要表现为糖尿病症状加重,随病情进展而渐出现疲乏无力、极度口渴、多饮多尿,恶心、呕吐,呼吸深大,呼气中有烂苹果味,倦怠、嗜睡等。严重脱水及酸中毒可致尿量减少,外周循环衰竭,血压下降,眼球下陷,意识模糊、昏睡甚至昏迷。

四、辅助检查

(1)尿糖阳性或强阳性,血糖升高,一般在 $16.7\sim33.3$ mmol/L($300\sim600$ mg/dL),超过 33.3mmol/L时多伴有高渗性高血糖状态或有肾功能障碍。

（2）尿酮体阳性或强阳性，血酮体增高，一般在 4.8mmol/L 以上。

（3）血气分析示酸中毒。

（4）血生化检查可出现异常。血钾在治疗前高低不定，尿量减少时（治疗前）血钾可偏高，治疗后可出现低钾血症。血尿素氮和肌酐可有轻中度升高，一般为肾前性。

五、治疗

DKA 的治疗原则是尽快补液以恢复血容量、纠正失水状态；降低血糖；纠正电解质及酸碱平衡失调；同时积极寻找和消除诱因，防治并发症，降低病死率。具体措施应根据病情轻重而定，如早期轻症，仅需给予足量正规胰岛素（RI），每 4～6 小时 1 次，每次皮下或肌内注射 10～20U，并鼓励多饮水，进半流质或流质饮食，必要时静脉补液，同时严密观察病情，随访尿糖、尿酮、血糖与血酮及 CO_2CP、pH 等，随时调整胰岛素量及补液量，并治疗诱因，一般均能得到控制，恢复到酮症前情况。对于中度和重症病例应积极抢救，具体措施如下。

（一）一般处理

具体措施如下。①立即抽血验血糖、血酮体、钾、钠、氯、CO_2CP、尿素氮（BUN）、血气分析等。②留尿标本，验尿糖与酮体、尿常规，计尿量；昏迷者应留置导尿管。③昏迷患者应保持呼吸道通畅，吸氧，注意保暖与口腔、皮肤清洁。④严密观察病情变化与细致护理：每 1～2 小时查血糖、电解质与 CO_2CP（或血气分析）1 次，直至血糖＜13.9mmol/L（250mg/dL），CO_2CP＞15mmol/L（33vol%），延长至每 4 小时测 1 次。由于静脉 pH 比动脉 pH 降低 0.03，可以用静脉 pH 换算，从而减少反复动脉采血。

（二）补液

补液是治疗的关键环节。只有在有效组织灌注改善、恢复后，胰岛素的生物效应才能充分发挥。基本原则为"先快后慢，先盐后糖"。补液总量可按患者体重的 10% 估算。可建立两条静脉输液通道：一条用作补液，另一条用作补充胰岛素。前 4 小时内补总量的 1/4～1/3；前 8～12 小时补总量的 2/3；其余部分在 24～48 小时补给。补液注意事项如下。①对无心功能不全者，前 2 小时输注生理盐水 1000～2000mL；第 3、第 4 小时各输入 300～500mL；以后每 4～6 小时输入 1000mL 或更多，争取 12 小时内输入 4000mL 左右。第 1 个 24 小时输入总量达 4000～5000mL，严重失水者可达 6000～8000mL。②已发生休克或低血压者，快速输液不能有效升高血压，应考虑输入胶体液如血浆、全血或血浆代用品等，并按需要给予其他抗休克治疗。对年老或伴有心脏病、心力衰竭者，应在中心静脉压监测下调节输液速度与输液量。③当血钠＞155mmol/L，又无心功能不全或休克时，可慎重考虑输入 0.45% 低渗盐水 1000～2000mL。待血糖降至 13.9mmol/L（250mg/dL）时，改输 5% 葡萄糖注射液，并按每 2～4g 葡萄糖注射液加入 1U RI。同时减少输液量，防止低血糖反应。液体损失严重又持续呕吐者，可输入 5% 葡萄糖盐水。

对无明显呕吐、胃肠胀气或上消化道出血者，鼓励患者喝水，减少静脉补液量；也可使用胃管灌注温生理盐水或温开水，要分次少量缓慢灌入，避免呕吐而造成误吸。在前 2 小时内500～1000mL，以后依病情调整。胃肠道补液量可占总补液量的 1/3～1/2。考虑输液总量时,应包括静脉和胃肠道补液的总和。

(三)胰岛素治疗

采用小剂量(短效)胰岛素疗法(每小时给予胰岛素 0.1U/kg)。该方法具有简便、有效、安全,较少引起脑水肿、低血糖、低血钾等优点。且血清胰岛素浓度可恒定达到 $100\sim200\mu U/mL$。这一血清胰岛素浓度已有抑制脂肪分解及酮体生成的最大效应,相当强的降低血糖的生物效应,而促进 K^+ 转运的作用则较弱。用药途径以持续静脉滴注法最常用,以每小时 0.1U/kg 静脉滴注维持(可用 50U RI 加入生理盐水 500mL 中,以 1mL/min 的速度持续静脉滴注)。对伴有昏迷和(或)休克和(或)严重酸中毒的重症患者,可加用首次负荷量胰岛素 $10\sim20U$ 静脉注射。血糖下降速度一般每小时降低 $3.9\sim6.1mmol/L$($70\sim110mg/dL$)为宜,每 $1\sim2$ 小时复查血糖。若治疗 2 小时后血糖无肯定下降,提示患者对胰岛素敏感性降低,则将单位时间内的胰岛素剂量加倍,加大剂量后仍须继续定时检测血糖($1\sim2$ 小时一次)。当血糖降至 13.9mmol/L(250mg/dL)时,可改用 5% 葡萄糖注射液 500mL 加 RI $6\sim12U$(即 1U 胰岛素:$2\sim4g$ 葡萄糖注射液)持续静脉滴注,胰岛素滴注率下调至 $0.05U/(kg \cdot h)$,此时仍需每 $4\sim6$ 小时复查血糖。当血糖降至 11.1mmol/L 以下,血 $HCO_3^- \geqslant 18mmol/L$,血 pH>7.3,尿酮体转阴后,可以开始皮下注射胰岛素方案。但应在停静脉滴注胰岛素前 1 小时皮下注射一次 RI,一般注射量为 $6\sim8U$ 以防血糖回跳。其他用药途径可采用间歇肌内注射或间歇静脉注射,每小时注射 1 次,剂量仍为 0.1U/kg。

DKA 临床纠正的标准为:血糖<11.1mmol/L(200mg/dL),血 $HCO_3^- \geqslant 18mmol/L$,静脉血 pH>7.3。

(四)纠正电解质紊乱和酸碱平衡失调

1.纠正低血钾

无论患者开始时血钾是否正常或略升高,在使用胰岛素 4 小时后,只要患者有尿排出($\geqslant 30mL/h$),便应给予静脉补钾。如治疗前血钾水平已低于正常,开始治疗时即应补钾;如治疗前血钾正常,尿量$\geqslant 40mL/h$,可在输液和胰岛素治疗的同时即开始补钾;若尿量<30mL/h,宜暂缓补钾,待尿量增加后即开始补钾。血钾<3mmol/L 时,每小时补钾 $26\sim39mmol$(氯化钾 $2\sim3g$);血钾 $3\sim4mmol/L$ 时,每小时补钾 $20\sim26mmol$(氯化钾 $1.5\sim2.0g$);血钾 $4\sim5mmol/L$ 时缓慢静脉滴注,每小时补钾 $6.5\sim13mmol/L$(氯化钾 $0.5\sim1.0g$);血钾>5.5mmol/L 时应暂禁补钾。有条件时应在心电监护下,结合尿量与血钾水平,调整补钾量与速度。神志清醒者可同时口服钾盐。病情恢复后仍应继续口服钾盐数天。

2.纠正酸中毒

当 pH<7.1 或 HCO_3^-<5.0mmol/L 时,给予碳酸氢钠 50mmol/L(相当于 5% 碳酸氢钠液约 84mL),用注射用水稀释至 300mL 配成 1.4% 等渗溶液后静脉滴注(先快后慢),一般仅给 $1\sim2$ 次。若 pH>7.1,HCO_3^->10mmol/L,可不予补碱或停止补碱。

(五)消除诱因与防治并发症

1.抗感染

感染既可作为诱因,又是 DKA 的常见并发症,应积极抗感染治疗。

2.防治并发症

并发症包括休克、心力衰竭、心律失常、肾功能不全、脑水肿等。

六、护理

（一）常规护理

(1)绝对卧床休息,注意保暖,必要时吸氧。

(2)做好心理护理,消除紧张情绪。

（二）专科护理

(1)胰岛素用量要准确,注射部位要经常更换,防止局部硬化,局部消毒要严格,防止感染。

(2)治疗过程中应及时监测血糖,防止出现低血糖反应。

（三）病情观察

1.临床观察

(1)严密观察体温、脉搏、呼吸、血压,注意呼出气有无酮臭味,低血钾患者应做心电图监测。

(2)及时采集血标本、尿标本,送检尿糖、尿酮、血糖、血酮、血电解质及血气分析等。

(3)准确记录24小时出入量。

2.预见性观察

(1)严密观察瞳孔大小和对光反射,注意意识状态,若治疗后酸中毒纠正、血糖下降,但昏迷反而加重或清醒后再度陷入昏迷要警惕脑水肿的发生,应及时报告医生采取措施。

(2)按医嘱及时补液,纠正脱水及电解质紊乱,输液不宜过多、过快,以免发生肺水肿。

(3)做好基础护理,定时清洁口腔及皮肤,预防感染和压疮的发生。

（四）健康教育

(1)教会患者及其家属自测血糖、尿糖及注射胰岛素的方法。讲解胰岛素的使用注意事项及低血糖的救治措施。

(2)出院时,患者及其家属能复述糖尿病的一般知识,按时打针、进食,懂得保持清洁卫生,防止上呼吸道感染,控制饮食的重要性和方法。

(3)了解血糖偏高或偏低时候,应及时就诊,不可随意加减胰岛素剂量,并要定期门诊随访。

(4)随身携带疾病卡,并带糖果,以备低血糖时迅速食入。

第二节　低血糖昏迷

一、定义

低血糖昏迷是指当血浆葡萄糖(简称血糖)浓度过低时(低于2.8mmol/L),出现交感神经兴奋和脑细胞缺糖的症状,持续严重的低血糖将导致昏迷,称为低血糖昏迷,是糖尿病治疗过程中最常见,也是最重要的并发症之一。随着糖尿病患者日趋增多及人口老龄化,老年低血糖昏迷患者逐年增加,部分患者因就诊早而得到及时治疗,部分患者因发现晚就诊不及时而延误治疗,导致不可逆脑损伤,甚至死亡。

二、病因与发病机制

(一)引起老年人空腹低血糖的常见原因

(1)胰岛 B 细胞瘤(胰岛素瘤)。

(2)胰岛外肿瘤。

(3)外源性胰岛素口服(降糖药)。

(4)严重肝病。

(5)乙醇性低血糖。

(6)垂体、肾上腺皮质功能低下等。

(二)引起老年人餐后低血糖的常见原因

(1)胃大部切除后(滋养性低血糖)。

(2)乙醇性低血糖。

(3)2 型糖尿病早期。

(4)垂体、肾上腺皮质功能低下等。

三、临床表现

(一)交感神经兴奋症状

此组症状在血糖下降较快、肾上腺素分泌较多时更为明显,是一种低血糖引起的代偿反应,主要表现为大汗、颤抖、心悸、饥饿、焦虑、紧张、软弱无力以及面色苍白、四肢发冷等。

(二)神经性低血糖症状

即脑功能障碍症状,此组症状在血糖下降较慢而持久者更为常见。临床表现多种多样,主要是中枢神经缺氧、缺糖症状群。主要表现如下。①大脑皮质受抑制:精神不集中,头晕,迟钝,视物模糊,步态不稳,也可有幻觉、躁动、行为怪异等精神失常表现。②波及皮质下中枢、中脑延髓等:神志不清、躁动不安,可有阵挛性舞蹈性或幼稚性动作、张力性痉挛,锥体束征阳性,乃至昏迷、呼吸浅弱、血压下降、瞳孔缩小。

(三)混合型表现

即指患者既有交感神经兴奋的表现又有中枢神经受抑制的表现,临床上此型更为多见。

四、辅助检查

(一)血糖

低血糖是一种危急病症,首先须迅速准确地测定患者血糖。对可疑患者不必等待生化分析结果,治疗应在留取标本后立即进行。有条件时快速测定与生化检测同时进行。正常人静脉血浆葡萄糖浓度,在禁食过夜后,<3.3mmol/L(60mg/dL)则提示低血糖。由于存在个体差异,诊断低血糖的标准应是一个范围而不是一个具体的数值,这一范围应为2.5～3.3mmol/L(45～60mg/dL),而低于2.5mmol/L,并经重复测定证实,可明确有低血糖存在。

(二)其他检查

其他实验室检查并非每例糖尿病低血糖患者均完全必要,可选择进行。

1.糖基化血红蛋白(GHB)

其中HBAc是血红蛋白与葡萄糖结合的主要产物,可反映近2个月来的平均血糖水平。HBAc正常值为4%～6%。在长期接受胰岛素强化治疗的1型糖尿病患者,HBAc值与低血糖的发生率呈负相关(<6%),低血糖发生率明显增加。因而以HBAc维持在6%～7%较适合。

2.肝肾功能测定

肝肾功能不全可显著增加低血糖的发生机会,对糖尿病患者须全面了解肝肾功能,选择合理治疗,减少低血糖发生率,有助于对合并低血糖者进行病因分析。

3.血酮体、乳酸和渗透压测定

有助于与DKA、遗传性血色病(HHC)和乳酸性酸中毒鉴别。

4.相关检查

包括乳酸氨、生长激素、胰岛素、葡萄糖、血红蛋白检测。

五、治疗

(一)常规治疗

最重要的治疗原则是防重于治,提高警惕及时发现,有效治疗。有以下临床表现者应怀疑低血糖存在。

(1)有较为明显的低血糖症状。

(2)有惊厥或发作性神经精神症状。

(3)有不明原因的昏迷。

(4)有发生低血糖的危险者,如胰岛素或口服降血糖药治疗的糖尿病患者以及酗酒者。

(5)禁食、体力劳动或餐后数小时出现类似的综合性症状。

(二)急症处理

1.升高血糖

(1)葡萄糖:最快速有效的药物,是急症处理的首选。轻者可口服葡萄糖水适量,重者需静脉注射50%葡萄糖注射液40～60mL,并继续静脉滴注5%～10%的葡萄糖注射液500～1000mL,特别是乙醇和磺脲类药物引起的低血糖可能使昏迷持久,老年人或脑中葡萄糖缺乏时间久者对葡萄糖治疗的反应可能缓慢,应根据病情调整滴速和输液量,直至血糖稳定在正常水平。

(2)使用升糖激素:高血糖素常用剂量为0.5～1.0mg,可皮下、肌内或静脉给药。一般20分钟内生效,但维持时间较短,一般1～1.5小时,以后需让患者进食或静脉给予葡萄糖,以防低血糖的复发。

2.糖皮质激素

视病情给予氢化可的松 100mg 加入 500mL 葡萄糖注射液中缓慢滴注，一日总量在 200~400mg。

3.防治脑水肿

一般血糖上升并维持在正常水平 10 分钟后，低血糖样症状可缓解，如果血糖正常达 30 分钟，但昏迷仍持续存在者应考虑有脑水肿的可能，给予脱水药 20% 甘露醇静脉滴注，同时要注意水、电解质平衡。

六、护 理

（一）常规护理

（1）保持呼吸道通畅，患者取平卧位，头偏向一侧，清除口鼻分泌物，防止误吸。准备好吸引器，痰多时应随时吸痰，以免发生窒息，并做好气管插管和使用呼吸机的准备。

（2）氧气吸入。

（3）升高血糖：轻者立即口服糖水适量，重者遵医嘱静脉注射 50% 葡萄糖注射液 40~60mL。

（4）建立静脉通路：给予葡糖糖输入，依据病情遵医嘱给予糖皮质激素治疗；应用脱水药物控制脑水肿；抽搐患者除补糖外，可酌情应用适量镇静药，并保护患者，防止外伤或自伤。

（5）口腔护理：去除义齿，每天清洁口腔 2 次，口腔溃疡可涂溃疡膏。张口呼吸的患者应将蘸有水的纱布盖在口鼻上，吸痰时严格执行无菌操作。

（6）皮肤护理：保持床单位的清洁干燥、平整；尿失禁的患者留置导尿管，尿管定期开放和更换，诱导自主排尿，清醒后及时拔除，保持会阴部清洁、干燥，防止泌尿系感染；对大便失禁的患者，及时更换尿垫，做好肛门及会阴部清洁，防止感染及压疮的发生。

（7）心理护理：护士要选择适当的语言来安慰患者，耐心解释有关病情变化，以稳定患者情绪，减轻患者痛苦。对于深昏迷的患者，鼓励家属可以适当与患者讲话，使患者始终保持在其熟悉的语言环境中，以配合治疗，早日清醒。

（二）专科护理

1.快速测试末梢血糖

发现患者意识障碍或昏迷者，立即使用快速血糖仪检测指尖血糖，第一时间明确低血糖的诊断。

2.迅速建立静脉通路

护士分工明确，一人负责立即开放静脉通路，静脉推注 50% 的葡萄糖注射液 40~60mL，静脉滴注 10% 的葡萄糖注射液 250mL，另外一人负责吸氧、心电监护，采集各种标本。

3.密切观察病情

每 30~60 分钟复测快速血糖，对血糖浓度和血钾浓度进行严密监测，保证血钾浓度在 3.5~5.0mmol/L，避免出现高钾血症引起的肌肉、神经症状，观察患者的病情；密切观察生命体征，如果出现异常，立即向医生汇报，及时按医嘱用药，积极治疗合并症，维持水、电解质平衡。

4.基础护理

在对低血糖昏迷患者进行急救护理时,要使用床栏,使患者保持平卧位,头偏向一侧,清除口腔和鼻腔内的分泌物,保持呼吸道通畅;进行吸氧治疗,维持脑部氧流量和血流量;对于抽搐患者适当使用约束具,防止出现关节脱位或骨折、舌咬伤、抓伤等。

5.心理护理

患者在发生低血糖昏迷后可能在面对疾病时会产生恐惧、焦虑等不良心理,影响患者的治疗,因此在患者清醒后,护理人员要加强与患者的沟通,与患者建立良好的护患关系,对患者采用和蔼的态度进行解释工作,从而使患者能够消除不良情绪,以积极乐观的态度面对疾病,并配合治疗,以促进早日康复。

第三节　高渗性非酮症糖尿病昏迷

一、定义

高渗性非酮症糖尿病昏迷(HNDC)简称糖尿病高渗性昏迷,是糖尿病的严重急性并发症之一,以严重高血糖而无明显酮症酸中毒、血浆渗透压升高、失水和意识障碍(不是所有患者均发生昏迷)为特征。HNDC发生率低于DKA,多见于老年人,好发年龄为50~70岁,男女发病率大致相同,约2/3患者于发病前无糖尿病病史或仅有轻症糖尿病病史。HNDC的预后不良,病死率为DKA的10倍以上,抢救失败的主要原因是高龄、严重的慢性心(肾)衰竭、急性心肌梗死和脑梗死。HNDC病情危重,病死率高达40%以上,故特别强调预防、早期诊断和治疗。

二、病因

(一)药物因素

口服噻嗪类利尿剂、糖皮质激素及苯妥英钠。

(二)水分补充不足及失水过多

腹膜透析或血液透析、尿崩症、甲状腺功能亢进症、严重灼伤、颅内压增高脱水治疗、低温疗法、急性胰腺炎、各种严重呕吐、腹泻等疾患引起严重失水。

(三)摄糖过多

高浓度葡萄糖治疗引起失水过多、血糖过高。

(四)应激状态

严重感染、外伤、手术、急性心肌梗死、脑卒中及消化道出血等。有时上述诱因可以同时存在。

三、临床表现

（一）症状

全部患者有明显失水表现，唇舌干裂；大部分患者血压下降，心率加速；少数患者呈休克状态，严重失水可少尿或无尿。

（二）体征

中枢神经系统的损害明显，表现为不同程度的意识障碍，当血浆渗透压＞350mmol/L时，可有定向力障碍、幻觉、上肢扑翼样震颤、癫痫样抽搐、失语、偏盲、肢体瘫痪、昏迷及锥体束征阳性等表现。病情严重者可并发脑血管意外或遗留永久性脑功能障碍。

（三）危象期表现

患者可出现高渗透压、低血容量表现，患者出现严重脱水症状、显著烦渴、声音嘶哑、皮肤黏膜干燥、弹性差、眼窝凹陷、尿少甚至尿闭。患者常伴有呼吸增快，但没有酮味。如果出现心动过速、血压下降、脉搏细弱即表示患者已进入休克状态。

四、辅助检查

（一）尿液检查

尿糖强阳性，肾损害可使肾糖阈升高，但尿糖阴性者罕见；尿酮阴性或弱阳性；可有蛋白尿和管型尿。

（二）血糖、血酮检查

血糖明显增高，多为33.3～66.6mmol/L；血酮正常或略高，半定量测定多不超过4.8mmol/L。

（三）电解质检查

血钠多升高，可达155mmol/L或更高。未经治疗的HNDC血钠及血钾水平高低不一。

（四）血浆渗透压

显著增高，是HNDC的重要特征和诊断依据，可高达330～460mmol/L，一般在350mmol/L以上。

（五）肾功能

血尿素氮和血肌酐常增高，多为肾前性失水，也可为肾脏病变所致；如不随HNDC治疗好转而下降或显著升高，提示预后不良。

五、治疗

（一）紧急处理

(1)保持呼吸道通畅，监测生命体征。

(2)降低血糖：尽快补液以恢复血容量、纠正失水状态及高渗状态，降低血糖，同时积极寻找和消除诱因，防治并发症，降低病死率。

（二）积极补液

脑细胞失水是威胁患者生命的主要矛盾，故积极补液治疗至关重要。

（1）一般先补等渗溶液，如治疗前已有休克，可先补充生理盐水和适量胶体溶液，以尽快纠正休克。如无休克，经输注生理盐水 1000～2000mL 后，有效血浆渗透压仍＞350mmol/L、血钠＞155mmol/L，可给予一定量的低渗溶液（0.45％氯化钠溶液），并在中心静脉压及血浆渗透压监测下调整补液量和速度；当渗透压降至 330mmol/L 时，再改为等渗溶液。

（2）5％葡萄糖注射液的渗透压为 278mmol/L，虽为等渗，但糖浓度约为正常血糖的 50 倍，5％葡萄糖氯化钠溶液的渗透压为 586mmol/L，因此，在治疗早期两者均不适用。生理盐水的渗透压为 308mmol/L，当为首选。当血糖降至 16.7mmol/L（300mg/dL）时，可开始输入 5％葡萄糖注射液并加入胰岛素（每 3～4g 葡萄糖加 1IU 短效胰岛素）。

（3）输液总量一般按患者原体重的 10％～12％估算，开始 2 小时内输 1000～2000mL，第一个 12 小时给予输液总量的 1/2，再加上当日尿量的液体量，其余在 24 小时内输入。输液中要监测尿量和心功能变化，必要时进行中心静脉压监测。

（三）胰岛素治疗

治疗原则与 DKA 相同，但所需剂量较小。当血糖降至 16.7mmol/L、血浆渗透压＜330mmol/L 时，即转为第二阶段治疗。若此时血钠低于正常，宜用 5％葡萄糖氯化钠溶液。大剂量胰岛素传统治疗方案可使血浆浓度下降过快，超过脑细胞内血糖下降速度，使脑细胞处于相对高渗状态，导致水分向脑组织迅速回流而引起脑水肿、低血糖及低血钾等并发症，4～6IU/h 小剂量胰岛素持续静脉滴注可以避免上述并发症。

（四）补钾

HNDC 时体内钾丢失可达 5～10mmol/kg（总量 400～1000mmol），但因失水和高渗状态，血钾可正常甚至升高，在输注生理盐水过程中可出现严重低钾血症，应及时补充，方法及用量参考 DKA 的治疗。

（五）其他

如合并 DKA，应按 DKA 治疗原则纠正酸中毒。有时可伴发乳酸性酸中毒，应注意识别，随着失水的纠正和胰岛素的应用，多可自行恢复。注意纠正电解质紊乱，积极祛除诱因。

六、护 理

（一）一般护理

1.休息

患者绝对卧床休息，注意保暖。

2.皮肤护理

保持皮肤清洁，预防压疮和继发性感染。

（二）保持呼吸道通畅

遵医嘱给予低流量氧气吸入。

（三）对症处理

（1）出现感染症状，遵医嘱应用有效的抗生素，并积极寻找感染源。

（2）出现心力衰竭、心律失常、肾衰竭、脑水肿等症状的患者，给予相应治疗。

（3）血液高凝状态、昏迷时间较长或者血栓形成时，可考虑进行抗凝治疗。

（四）病情观察

与 DKA 的病情观察基本相同。此外，仍需注意以下情况。

（1）补液量过多、过快，迅速大量输液时，可引起肺水肿等并发症；补充大量低渗溶液，有发生溶血、脑水肿及低血容量休克的危险。如发现呼吸困难、咳嗽、烦躁不安、脉搏加快，特别是在昏迷好转过程中出现上述表现，要及时通知医生。

（2）补充大量低渗溶液，有发生溶血、脑水肿及低血容量休克的危险，应随时注意观察患者的呼吸、脉搏、血压、神志、尿量和尿色情况。一旦发现尿液呈粉红色，可能发生溶血，立即停止输入低渗液体，报告医生，遵医嘱给予对症处理。

（五）用药护理

1.补液治疗

建立 2～3 路静脉通路予以补液，积极谨慎补液，以恢复血容量，纠正高渗和脱水状态。目前，多主张先静脉输入等渗盐水，以便较快扩张微循环而补充血容量，迅速纠正低血压。若血容量恢复，血压上升而渗透压和血钠仍不下降时，按医嘱改用低渗氯化钠溶液（0.45％氯化钠溶液）。补液的速度宜先快后慢，最初 12 小时补液量为失液总量的 1/2，其余在 24～36 小时输入，并加上当日的尿量。视病情可给予经胃肠道补液。

2.纠正电解质紊乱和酸中毒

补钾应根据血钾及尿量来决定，如血钾正常或较低，要在治疗开始时给予，可在 1000mL 液体中加入氯化钾 3g，于 4～6 小时滴完。尿量＞40mL/h 才可以静脉补钾，一般 24 小时内静脉给予氯化钾 4～6g。如果患者病情允许，应尽量口服氯化钾。随着血容量增加，肾功能得到改善，尿量增多，钾排出增多，如果补充不足，则可发生严重的低钾血症，使患者病情进一步恶化。部分患者可有酸中毒，轻度酸中毒在胰岛素治疗和补钾后，可自行纠正而无须补碱。当 $CO_2CP＜11.0mmol/L$，可遵医嘱输注碳酸氢钠溶液，切忌使用高渗溶液或乳酸溶液，以免加剧血浆高渗状态或造成乳酸性酸中毒。

3.胰岛素治疗

宜应用小剂量短效胰岛素。大剂量胰岛素会使血糖降低过快而易产生低血糖、低血钾和促发脑水肿，故不宜使用。高血糖是维持血容量的重要因素，因此监测血糖尤为重要。当血糖降至 16.7mmol/L 时开始输入 5％葡萄糖注射液并在每 3～4g 糖中加入 1IU 胰岛素，当血糖降至 13.9mmol/L，血浆渗透压≤330mmol/L 时，应及时报告医生，按医嘱停用或减少胰岛素。

（六）健康教育

（1）加强自我保健意识，有效治疗糖尿病，严格控制血糖。如果有口渴、多饮、多尿加重或出现消化道症状如恶心、呕吐等，须立即就诊。

（2）注意饮水，每日保证足够的水分摄入，防止脱水和血液浓缩。限制进食含糖饮料。

（3）不用或慎用脱水和升高血糖的药物，进行脱水治疗如肾脏透析治疗时应严密监测血糖、血渗透压和尿量。

（4）防止各种感染、应激，如发生感冒、尿路感染、小疖肿、外伤等要及时就诊治疗。

第四节　甲状腺危象

一、定义

甲状腺危象是指甲状腺功能亢进未能得到及时有效控制,在某种诱因作用下病情急剧恶化,危及生命的一种状态。本病不常见,但病死率很高。女性多于男性,男：女发病比为 1：(4～8)。

二、病因与发病机制

(一)病因

(1)急性感染。

(2)各种外科手术。

(3)神经、精神等受外界因素的刺激。

(4)放射性核素^{131}I 治疗中少数可出现危象。

(5)挤压甲状腺过度。

(6)突然停用抗甲状腺药物。

(7)洋地黄中毒。

(8)糖尿病酮症酸中毒。

(9)急性心肌(或其他内脏)梗死。

(10)少数甲亢病情严重者通常找不到诱因。

(二)发病机制

详细机制目前还不明了,但较多学者认为可能与以下因素有关。

(1)单位时间内甲状腺激素合成分泌过多或行甲状腺手术时挤压甲状腺,甲状腺素大量释放入循环血中。

(2)感染等应激情况使血液中游离的甲状腺激素增加。

(3)肾上腺皮质功能减退:甲亢患者糖皮质激素代谢加速,肾上腺皮质负担过重,持续时间过久,其功能低下,甚至衰竭。用糖皮质激素治疗有效,故推测甲状腺危象的发生与肾上腺皮质功能减退有关。

(4)机体对甲状腺激素反应的改变:由于受某些因素影响,甲亢患者各系统的脏器及周围组织对过多的甲状腺激素适应能力减低,而临床上所检测出的血中甲状腺激素可能不升高。所以通过大量的临床资料以及一些患者死后尸检所得结果等,临床专家及学者均支持这种看法。

(5)甲状腺素(T_4)在肝中清除降低:手术前后和其他的非甲状腺疾病的存在,可导致患者机体摄入热量的减少,这样就可能引起 T_4 清除的减少。有研究表明,机体受感染时常伴发50％以上的 T_4 清除减少,而这些恰恰都能使血中的甲状腺素含量增加。

三、临床表现

（一）典型的甲状腺危象

1.高热

体温急骤升高,常在 39℃ 以上,且患者大汗,虚弱,疲乏,皮肤潮红;继而可汗闭,皮肤苍白和脱水。舌头、眼睑震颤。使用一般解热措施无效。

2.心血管系统

患者出现心悸,心动过速,超过 160 次/分;且脉压明显增大,血压升高;患者易出现各种快速心律失常,其中以期前收缩及心房颤动最为多见。另外,较常见的也有心脏增大甚至发生心力衰竭。不少老年人仅有心脏异常尤以心律失常为突出表现。若患者出现血压下降,心音减弱及心率慢,说明患者心血管处于严重失代偿状态,预示已发生心源性休克。

3.消化系统

食欲极差,体重减轻。恶心,频繁呕吐,腹痛、腹泻明显。有些老年人以消化系统症状为突出表现。

4.中枢神经系统

患者通常会出现精神障碍、烦躁焦虑、嗜睡、谵妄,最后陷入昏迷。

5.呼吸系统

潮气量减少,呼吸困难,甚至衰竭。

6.血液系统

脾肿大,恶性贫血。

7.老年人甲状腺危象

常表现为极度软弱、厌食、消瘦、心动过缓、昏睡、全身衰竭,甚至死亡。

（二）先兆危象

由于危象期病死率很高,常死于休克、心力衰竭,为及时抢救患者,临床提出危象前期或先兆危象的诊断。先兆危象是指:

（1）体温为 38～39℃。

（2）心率为 120～159 次/分,也可有心律失常。

（3）食欲减退,恶心,大便次数增多,多汗。

（4）焦虑、烦躁不安,危象预感。

（三）不典型甲状腺危象

不典型甲亢或原有全身衰竭、恶病质的患者,在危象发生时常无上述典型表现,可只有下列某一系统表现。

（1）心血管系统:心房颤动等严重心律失常或心力衰竭。

（2）消化系统:恶心、呕吐、腹泻、黄疸。

（3）精神神经系统:精神病或反应迟钝、淡漠、木僵、极度衰弱、嗜睡,甚至昏迷。

（4）体温过低,皮肤干燥无汗。

（四）主要的并发症

心力衰竭、休克等。

四、辅助检查

（一）实验室检查

甲状腺危象患者血中甲状腺素测定结果不一致，测定甲状腺激素对甲状腺危象的诊断帮助不大。三碘甲状腺原氨酸（T_3）及甲状腺素（T_4）增高或正常。

（二）基础代谢率

多在 60％以上。

（三）心电图

心动过速、房颤或房扑、室上性心动过速、房室传导阻滞等。

五、治疗

（1）吸氧：依患者呼吸情况而定。

（2）镇静剂的应用：患者异常烦躁时，可给予地西泮 10mg 静脉注射或苯巴比妥 0.1mg 肌内注射或 10％水合氯醛 10～15mL，保留灌肠，以上 3 种药可交替使用。

（3）积极降温：冰袋、乙醇溶液擦浴、冷 0.9％氯化钠溶液保留灌肠。一定要注意，禁用水杨酸类退热，因其可与甲状腺激素竞争载体蛋白，使血中游离的 T_3、T_4 增加，从而加重病情。

（4）纠正水电解质紊乱：因患者大量腹泻、出汗，可能出现脱水、低钾血症、低钠血症、酸中毒等情况。故临床上常静脉注射 5％葡萄糖注射液或加入少量的 0.9％氯化钠溶液，在 24 小时内可输入 2000～3000mL 以及适当补钾。

（5）快速抑制 T_3、T_4 合成：丙硫氧嘧啶，首剂 100～200mg 口服，以后每次 100～200mg，每 4～6 小时一次或甲巯咪唑（他巴唑）首剂 60mg 口服，以后每次 20mg，每天 3 次。待危象消除改用常规剂量。

（6）阻止甲状腺激素的释放：服用上述抗甲亢药后 1～2 小时，用复方碘溶液首剂 10～30滴，以后 5～10 滴，每天 3 次或用碘化钠 0.5～1.0g 加入 5％葡萄糖盐水 500～1000mL 中，静脉滴注 12～24 小时，待病情好转、危象消除即停用。

（7）降低周围组织对甲状腺素反应：可用 β 肾上腺素能受体阻滞剂，如普萘洛尔（心得安）20～30mg，每 8 小时一次或美托洛尔 50～100mg，每 8 小时一次。危象消除后改成常规维持量。

（8）拮抗应激：降低机体反应，减轻甲状腺素的毒性作用，可每日用氢化可的松 100～200mg 或地塞米松 10～20mg，待危象解除后停用或仅用地塞米松 0.75mg，每天 3 次，维持数日后逐渐停用。

（9）如有感染，应使用抗生素控制感染。

（10）心力衰竭：使用洋地黄、利尿剂治疗，并同时给氧。

（11）监测肝功能：甲亢和抗甲状腺药物都会对肝功能造成不同程度的损伤。

（12）如果以上治疗均无效，则提倡使用腹膜透析或药用炭血液透析法进行治疗。

六、护理

（一）基础护理

（1）安置患者于安静、清爽、舒适、室温偏低的环境中，绝对卧床休息，避免一切不良刺激。对烦躁不安者，可遵医嘱给予适量镇静剂以促进睡眠。

（2）甲状腺危象时代谢率高，患者常大汗淋漓，潮湿的衣服可增加患者的烦躁与不适。护士应予以理解和关心，协助患者勤更衣，保持干燥舒适，病房应通风良好，室温保持在 20℃ 左右，以减少出汗。指导患者多喝水以补充丢失的水分，但要避免饮浓茶、咖啡、酒等兴奋性饮料。协助患者擦浴，更换轻便、宽松、干爽的衣服。

（二）心理护理

由于甲亢的患者在一般情况下，中枢神经系统都会处于兴奋状态，患者多表现极度烦躁、失眠、紧张、焦虑。护士应耐心、细心地与患者沟通，不可激惹患者。还应积极地与家属沟通，取得家属的支持与配合，杜绝各种可能刺激患者的信息，使患者保持愉快心情。

（三）专科护理

1.密切观察各项生命体征

如心律、血压、血氧饱和度、脉率、体温、中心静脉压、呼吸、尿量等。还应观察患者甲状腺是否肿大，眼球是否突出等。

2.监测体液及电解质平衡情况

准确地记录液体的出入量。

3.适当降温

使用冰毯、冰帽、温水擦浴等方法使患者降温。

4.保持呼吸道通畅

可将床头抬高，以利于呼吸；给氧；必要时可协助医生行气管插管或切开呼吸机辅助呼吸。

5.维持足够的营养

注意呕吐、腹泻情况。提供高热量、高蛋白、高糖类和富含维生素的食物，并少食多餐。

6.监测精神状态

保持环境温湿度适宜、安静舒适。若患者出现抽搐，应加强保护性措施，给予安慰和支持，必要时可通知医生适当镇静。

（四）健康教育

甲状腺危象期的病死率高，这与并发症的存在与否、处理得当和及时与否有密切关系。因此，强调预防、健康教育十分重要。

（1）向患者及其家属介绍甲状腺危象的常见诱因，预防感染、避免精神刺激、过度劳累，对重症甲亢者或甲亢患者有上述危象诱因存在时，应警惕甲状腺危象的发生。

（2）专科护理配合。

1）药物治疗的配合：告诉患者注意观察和监测抗甲状腺药物治疗甲亢的主要不良反应，如骨髓抑制所致的白细胞减少、急性粒细胞缺乏,肝功能损害,皮肤过敏等。

2)外科手术前的准备与配合:甲亢患者需做择期手术者,应酌情应用抗甲状腺药物治疗2～3个月,使甲亢症状得到控制,心率维持正常,血清游离 T_3(FT₃)、游离 T_4(FT₄)降至正常,手术前服用复方碘溶液 2～3 周;对急症手术来不及使甲亢得以较好控制的患者,可用普萘洛尔及大剂量碘溶液做术前准备,手术后尽快使用抗甲状腺药物,并密切观察病情变化。

3)放射性碘治疗的配合:宜先用抗甲状腺药物使患者症状控制后再改用放射性碘治疗。由于放射性碘治疗显效较慢,甲亢病情严重者,应在未显效期间暂时用药物治疗甲亢,以防止在显效前出现甲状腺危象,并密切观察病情变化。

(3)饮食护理配合:患者宜采用高蛋白、高热量、高维生素、低碘、低纤维素的饮食,避免进食辣椒、芥末等辛辣的调味刺激品,禁饮浓茶、咖啡等兴奋性饮料。

(4)定期复查:在病程中,如病情发生异常变化时应随时就诊。

随着诊断技术的发展及治疗方法的改进,甲状腺危象已很少见了,且预后也明显改善;但如发现晚,处理不当,仍可导致死亡,其病死率仍高达 20％～50％。因此,预防危象的发生、早期诊断及早期治疗和护理有很重要的意义。

第五节 垂体危象

一、定义

垂体危象是在原有垂体功能减退基础上,因腺垂体部分或多种激素分泌不足,在遭遇应激后或因严重功能减退自发地发生休克、昏迷和代谢紊乱危急征象,又称为垂体功能减退危象,如得不到及时救治,常快速危及生命。

二、病因与发病机制

垂体前叶功能减退时,肾上腺皮质激素和甲状腺激素缺乏,机体应激能力下降,在感染、呕吐、腹泻、脱水、寒冷、饥饿等情况下及应用安眠药或麻醉剂等可引起本病。

三、临床表现

多数垂体危象在原发垂体疾病演进数年后发生,少数患者可在腺垂体受损后数天或数周内发生。需要详细的病史和体格检查来综合分析和评估。

(一)垂体功能减退征象

原发病因可导致腺垂体一种或几种激素分泌功能低下和缺乏,并引起相应靶器官功能减退的临床表现,如面色苍白、怕冷、低体温、消瘦乏力;性器官萎缩、腋毛及阴毛脱落、性欲减退和闭经以及低血糖、电解质紊乱等代谢异常。促性腺激素、生长激素、泌乳素缺乏为最早表现,促甲状腺激素缺乏次之,促肾上腺皮质激素(ACTH)缺乏症状一般较后出现。

（二）垂体危象前期

在诱因的促发下,导致垂体功能减退症状进一步加重,表现为极度乏力、精神萎靡、淡漠嗜睡、缄默懒言,体温正常或高热,收缩压偏低,大多数为 80～90mmHg,脉压缩小或有直立性低血压,严重的厌食、恶心、频繁呕吐,甚至中腹部腹痛,胃肠道症状持续时间长短不一,长者可达 2～4 周。患者消瘦、无力、精神萎靡。服用安眠药诱发昏迷的患者无上述表现,可直接进入危象期。

（三）危象期

由于腺垂体受损范围不同,受影响的激素种类和水平不一,随诱发因素不同而表现出不同的临床类型。

1.低血糖型

为最多发生的类型。低血糖的发生有快慢两种类型。①缓慢发生低血糖:患者明显嗜睡,烦躁呻吟,神志恍惚,呼叫能应,但答非所问,时有阵发的一过性面、手、腿抽动,有进行性意识障碍,逐渐进入昏迷。②快速发生低血糖:血糖值降低快,有明显交感神经兴奋症状,心慌气喘、恶心、面色苍白、四肢发凉、脉率快、全身大汗、颤抖、抽搐、口吐白沫,持续时间很短,迅速进入昏迷。

2.高热型

因患者多种激素缺乏,主要包括促肾上腺皮质激素和氢化可的松,使机体抵抗力低下,易发生感染,出现高热,体温在 39～40℃。

3.低温型

该类患者在冬季多有神志模糊、嗜睡,逐渐昏迷,体温很低,直肠温度常在 26～30℃。

4.循环衰竭型

表现为烦躁不安,表情淡漠,嗜睡,神志恍惚,晕厥,脉细速,心率快,血压明显下降,四肢冰凉、发绀,迅速进入休克。

5.水中毒型

垂体功能减退患者原本存在排水障碍,一旦水分摄入过多,水潴留,细胞外液稀释至低渗,易引起水中毒。因细胞水肿可导致一系列神经系统症状,如疲乏无力、食欲缺乏、呕吐、精神紊乱、昏迷、抽搐等。此外,出现低血钠及血细胞比容降低。

6.垂体切除后昏迷型

易发生于垂体切除前已有功能低下的部分患者。切除后诱发昏迷的原因可以有功能低下不能耐受手术严重刺激或局部损伤或手术前后的电解质紊乱诱发等。患者表现为术后神志不能恢复,可持续数天至数周不等。

7.混合型

多种突出症状与体征均混合出现,表现较为复杂,容易误诊。

四、辅助检查

腺垂体功能情况可通过对其所支配的靶腺功能状态来反映。

（一）性腺功能测定

女性有血雌二醇水平降低,没有排卵及基础体温改变,阴道涂片未见雌激素作用的周期性改变,男性见血睾酮水平降低或正常低值,精液检查精子数量减少,形态改变,活动度差,精液量少。

（二）肾上腺皮质功能

24 小时尿 17-羟皮质类固醇及游离皮质醇排量减少,血浆皮质醇浓度降低,但节律正常,葡萄糖耐量试验示血糖低平曲线。

（三）甲状腺功能测定

血清总 T_4、游离 T_4 均降低,而总 T_3、游离 T,可正常或降低。

（四）腺垂体分泌激素

如 FSH、LH、TSH、ACTH、GH、PRL 均减少,但因垂体呈脉冲式分泌,故宜相隔 15～20 分钟连续抽取等量血液 3 次,相混后送检测。

同时测定垂体促激素和靶腺激素水平,可以更好地判断靶腺功能减退为原发性或继发性,对于腺垂体内分泌细胞的贮备功能可采用兴奋试验,来探测垂体激素的分泌反应。结果若低于正常,有判断意义,但正常低值也属异常。ACTH 试验对于判别原发性或继发性肾上腺皮质功能减退症有重要意义,胰岛素低血糖激发试验忌用于老年人、冠心病、有惊厥和黏液性水肿的患者。

对于腺垂体—下丘脑的病变可用 CT、MRI 辨别,较蝶鞍 X 线和断层摄片更为精确,尽可能通过无创检查,了解病变部位、大小、性质及其对邻近组织的侵犯程度,对于非颅脑病变也可通过胸部 X 线片,胸腹部 CT、MRI,肝、骨髓和淋巴结等部位的活检,用于判断原发性疾病的原因。

五、治疗

(1)一经发现有垂体危象或垂体卒中的临床征象,应诊断检查与抢救同时进行,争取时间快速缓解病情。

(2)快速纠正低血糖:迅速建立静脉通路,给予静脉 50% 葡萄糖注射液 40～100mL,多数患者可很快恢复,严重者恢复较慢,然后用 5% 葡萄糖氯化钠注射液静脉滴注,数小时后可再给一次 50% 葡萄糖注射液静脉注射或者以 10% 葡萄糖注射液 500～1000mL 维持,以免再次引起昏迷。若为低血糖型危象昏迷,经过补充葡萄糖可以恢复正常,神志可逐渐从昏迷转为躁动、蒙眬直至清醒。

(3)激素替代治疗:应综合考虑临床发病的轻重缓急、诱发因素、应激程度以确定给药剂量,一般每 6 小时静脉给氢化可的松 100mg。情况危急者,可用 50% 葡萄糖注射液 60mL 加氢化可的松琥珀酸钠 100mg 缓慢静脉注射。继后 2～3 天,根据病情和机体对激素的反应,减量为每天 100～200mg。1 周左右,可视病情稳定情况逐渐减量,视病情缓解可改为口服氢化可的松 40mg 或泼尼松 10mg,分 2 次给药维持。危象期过后,应予适量靶腺激素长期替代治疗。包括肾上腺皮质激素生理维持剂量,甲状腺激素,应从小剂量开始,递增至需要的维持量,可酌情使用性腺激素等。

（4）维持水、电解质和酸碱平衡：多数患者存在水电解质紊乱，尤其是低钠、水中毒者，应给予及时处理。最初 24 小时应输入 5% 葡萄糖氯化钠注射液 500～1500mL，血钠较低者可适当多补充 0.9% 氯化钠注射液。液体和电解质的补充应按危象发作前后患者出入量（呕吐、大小便量）及失水体征，结合实验室结果，决定补充量。

（5）诱因治疗：休克者应及时选择血管活性药物治疗；对感染者应行病灶清除和积极有效的抗感染治疗；低体温者应予保暖；有精神障碍者必要时给予抗精神药物或镇静治疗。慎用或禁用可能诱发危象的镇静、镇痛麻醉类药物等。

（6）原发垂体疾病治疗：包括内科药物缓解和外科手术干预治疗，如水肿者给予脱水降颅压治疗；出血者给予止血药物；遇严重颅内压增高、视力减退、昏迷、病情进行性恶化者，应手术干预减压和原发病的外科手术治疗等。

六、护理

（一）常规护理

（1）低温者注意保暖，增加盖被，加用电热床褥、空调等。

（2）迅速配合医生抢救，准确用药。

（3）保持呼吸道通畅，给予氧气吸入。

（二）专科护理

（1）必要时留置尿管，准确记录 24 小时出入量。

（2）加强昏迷患者的一般护理，如口腔护理、皮肤护理等。

（3）严禁使用吗啡、氯丙嗪、巴比妥等中枢神经抑制药及麻醉药，以免诱导或加剧昏迷。

（4）慎用胰岛素及各种降血糖药，以免加重低血糖。

第六节　肾上腺危象

一、定义

肾上腺危象是指由各种原因引起的肾上腺皮质突然分泌不足或缺乏所表现的临床综合征，是内科严重和常见的急症之一，病情凶险，如不及时救治，病死率甚高。

二、病因与发病机制

肾上腺危象可发生于原有肾上腺皮质功能不全的基础上，也可发生于肾上腺皮质功能良好的情况下。慢性原发性肾上腺皮质功能不全或各种原因引起的继发性肾上腺皮质功能不全的患者，在应激情况下可迅速发展为肾上腺危象。常见诱因有严重感染、败血症、肾上腺出血、长期使用大剂量 ACTH 或 ACTH 突然药物中断或撤退过快等。

三、临床表现

临床肾上腺功能减退危象可分为原发性及继发性两类,前者由肾上腺疾病引起,后者是由缺乏 ACTH 刺激肾上腺所致。

(一)原发性肾上腺危象

主要表现为高热、恶心、呕吐、腹痛或腹泻、严重脱水、血压下降、心率快、脉细弱、精神失常、低血糖症、低钠血症、血钾可高可低。如不及时抢救,可发展至休克、昏迷。如为 Addison 病可伴色素沉着,急性肾上腺出血可伴有背部、侧腹部疼痛。

(二)继发性肾上腺危象

主要是 ACTH 缺乏致糖皮质激素不足引起,常可伴有其他垂体激素缺乏所致的内分泌症状与体征。因为同时缺乏生长激素及皮质醇,低血糖可能较重,也可有黏液水肿、性腺功能低下的表现。继发性肾上腺功能减退可有虚弱、无力,但常不像 Addison 病那样消瘦。由于垂体 ACTH 及促黑素细胞激素(MSH)分泌缺乏,不发生色素沉着。

四、辅助检查

外周血嗜酸性粒细胞增高至 $0.3×10^9/L$,血糖、血钠、血钾水平升高,Na^+/K^+ 比<30。感染、败血症患者白细胞增多,原发败血症患者血培养阳性。还有肾上腺 CT 可发现病灶。

五、治疗

(一)补充液体

初治的第 1~2 天应迅速补充生理盐水,每天 2000~3000mL。必要时监测中心静脉压和血流动力学以观察补液反应。同时,中心静脉置管输注高渗葡萄糖,防止低血糖的发生。

(二)药物治疗

1.糖皮质激素

立即给予氢化可的松或琥珀酸氢化可的松 100mg 静脉推注,之后每 6 小时 100mg 分次静脉滴注。如病情好转,渐减至每天 100~200mg。

2.其他

对因治疗,积极抗感染等。

六、护理

(1)病情观察:心电监护,密切观察患者生命体征、神志、肾功能等变化,记录尿量,发现异常及时报告医生并积极处理。

(2)吸氧,保持呼吸道通畅,及时清除呼吸道分泌物。

(3)建立两条静脉通路,最好是中心静脉通道,并进行中心静脉压(CVP)监测以调整输液滴速,并记录 24 小时出入量及每日体重的变化,以了解血容量的变化。

（4）用药护理：吗啡类麻醉剂、氯丙嗪等中枢神经抑制剂及各种降糖药物应禁用，以防诱发昏迷。

（5）对症护理：如感染者，予以体温动态监测、抗生素治疗、物理降温等，使患者体温降至37.5℃以下。

（武素芸）

第十章　泌尿系统急症

第一节　急性肾衰竭

一、定义

急性肾衰竭(ARF)是一组临床综合征,以肾小球滤过率(GFR)骤然减少,含氮代谢产物尿素氮和肌酐积聚为特征。目前尚缺乏诊断 ARF 的统一标准,一般认为在基础肾功能正常情况下,内生肌酐清除率下降达正常值 50% 为急性肾衰竭。

二、病因与发病机制

(一)病因

1.肾前性氮质血症

各种原因引起的体液丧失,有效循环血量不足,休克,心排血量减少以及严重的充血性心力衰竭,致使肾血流灌注不足引起肾功能损害。

2.肾后性 ARF

肾后性 ARF 是肾外尿路急性梗阻所致。最常见的病因有输尿管结石、肾乳头坏死组织堵塞等。

3.肾实质性 ARF

各种原因直接或间接所致的肾实质病变。常见的原因有急性肾小球肾炎、急性肾大血管病变、急性间质性肾炎、慢性肾病的发展、严重损伤和血流动力学改变等。

(二)发病机制

急性肾衰竭的发病机制目前仍未清楚,很可能是各种因素所致。有肾小管阻塞学说、肾小球回漏学说、肾血流动力学改变学说、肾小球通透性改变、钙离子内流和细胞内积聚、再灌注综合征。但近年来,有充分的证据证明肾毒性急性肾衰竭的起始与急性肾缺血性损伤相似,存在同样的肾内血流动力学改变。不同病因所致的急性肾衰竭,病变初期肾血流量和肾小球滤过率急剧下降。

三、临床表现

(一)少尿期

(1)高氮质血症:当受损肾单位的总和未达到 80% 以上时,可不出现高氮质血症。根据血清尿素氮递增的速度将肾衰竭分为轻、中、重三度。轻度每天递增<15mg,中度每天递增15～30mg,重度每天递增>30mg。

(2)高钾血症:血清钾>5.5mmol/L,称为高钾血症。

(3)酸中毒肾衰竭时:碳酸氢根经肾排出明显减少,滞留在血内增多。

(4)低钠血症。

(5)神经系统表现:嗜睡、头痛、烦躁及昏迷,可能与脑水肿有关。

(6)消化系统症状:嗳气、恶心、呕吐、厌食等症状,部分患者出现急性胃黏膜损伤而引起消化道出血。

(7)血液系统:急性肾衰竭中晚期常伴有贫血。

(二)多尿期

每天尿量可达4000mL甚至更多,多尿期早期(3～7日),尽管尿量增多但肾小管功能并未迅速恢复,血尿素氮水平可继续上升。

(三)恢复期

尿量正常,尿毒症症候群消失。随意饮食下尿素氮、肌酐值在正常范围。

四、辅助检查

(1)血生化:①血尿素氮、肌酐升高;②低钠;③高钾;④酸中毒;⑤低钙、低氯、高镁、高磷。

(2)尿液检查:对病因诊断有非常重要的意义,病因不同尿液发生不同的变化。

(3)影像学检查:B超、逆行肾盂造影、肾血管造影、放射性核素检查。

(4)肾活检组织病理学检查。

五、治疗

急性肾衰竭治疗原则主要为病因治疗,控制发病,缓解症状,调节水、电解质紊乱和酸碱失衡,控制氮质血症,供给足够的营养,血液净化及对症支持治疗。

六、护理

(一)常规护理

1.饮食护理

能进食者,鼓励经胃肠道进食,给予高热量、高纤维素、高生物效价蛋白质饮食。少尿、严重酸中毒和高钾血症患者避免进食含钾食物。

2.保持病室清洁

将患者置于清洁、空气流通的病室,减少探视,做好消毒隔离,防止交叉感染。

3.加强口腔和皮肤护理

保持皮肤完整、清洁,预防压疮和感染,注意皮肤黏膜有无出血。

4.卧床休息

应严格卧床休息,改善肾血流,减轻肾损害。

(二)专科护理

1.透析患者的护理

透析前向患者说明透析的原因和过程,消除紧张情绪,做好透析准备。透析过程中,密切观察患者生命体征;注意患者有无热原反应、失衡综合征和出凝血异常等的发生。血液透析后,应注意透析部位敷料是否干燥;观察有无出血、渗血;透析肢体尽量避免各种穿刺、注射和测量血压等。

2.水中毒

水中毒是急性肾衰竭的严重并发症,也是引起死亡的主要原因之一。如发现患者有血压增高、头痛、呕吐、抽搐、昏迷等脑水肿表现或肺部听诊闻及肺底部啰音伴有呼吸困难、咳血性泡沫样痰等肺水肿表现时,应及时报告医生,并采取急救措施。

3.高钾血症

高钾血症是急性肾衰竭常见的致死原因。应密切监测心电变化,一旦出现嗜睡、肌张力低下、心律失常、恶心、呕吐等高血钾症状时,应立即建立静脉通路,备好急救药品,并根据医嘱准备透析药品。

第二节 尿路感染

一、定义

尿路感染(UTI)是由于各种病原微生物感染所引起的肾、输尿管、膀胱和尿道急、慢性炎症的总称,其中以膀胱炎和肾盂肾炎最为常见。尿路感染多见于育龄期女性、老年人、免疫力低下及尿路畸形者。尿路感染是最常见的感染性疾病,发病率为 $1\% \sim 2\%$,特别是女性,约 1/3 的女性在 65 岁前至少有过一次尿路感染。根据感染部位,尿路感染分为上尿路感染和下尿路感染,上尿路感染指的是肾盂肾炎,下尿路感染包括尿道炎和膀胱炎。

二、病因

引起尿路感染的病原体主要为细菌,也有霉菌及其他病原体。绝大多数为革兰阴性杆菌,其中大肠埃希菌最常见,约占 80% 以上,其次为变形杆菌、克雷伯杆菌。

(1)机体抵抗力下降,尿液引流不畅或尿道黏膜有损伤时。

(2)其他少见的感染途径有经血行感染、经淋巴道感染和直接感染。

(3)易感因素。

1)性别:女性尿道短而宽,距离肛门较近,容易被细菌污染,尤其是经期、妊娠期、绝经期和性生活后较易发生感染。男女发病比例为 1 : 8。

2)尿液引流不畅或尿液反流:尿路梗阻可导致尿液积聚;泌尿系统畸形或结构异常时,可引起尿流不畅、尿液反流而发生感染。

3)医源性因素:导尿或留置导尿管、膀胱镜或输尿管镜检查、逆行性尿路造影等可致尿道黏膜损伤,可能将细菌带入尿道,引起尿路感染。

4)机体抵抗力低下:全身性疾病,如糖尿病、慢性肾脏疾病和长期使用糖皮质激素等可使机体抵抗力下降,容易发生尿路感染。

三、临床表现

(一)急性肾盂肾炎

临床表现因炎症程度不同而差异较大。多数起病急骤,具体表现如下。

1.全身表现

常有畏寒或寒战,体温可高达 38～40℃,伴全身不适、头痛乏力、食欲减退、恶心呕吐。轻者全身表现较少,甚至缺如。

2.泌尿系统表现

肾盂肾炎多由上行感染所致,故多伴有膀胱炎,可有尿频、尿急、尿痛、膀胱区胀痛等膀胱刺激症状,多伴有腰痛或肾区不适,肾区有压痛和(或)叩击痛,少数患者症状可不明显。

(二)急性膀胱炎

1.典型症状

起病急骤,尿频、尿急、尿痛非常明显,尿镜检可发现白细胞增多,偶有血尿。

2.全身症状

一般无发热或偶有低热,除乏力外无其他症状。

(三)无症状性菌尿

无症状性菌尿又称隐匿性尿路感染,即有真性菌尿但无尿路感染的症状。多见于老年人及孕妇。如不治疗,20%无症状菌尿者可发生急性肾盂肾炎。

四、辅助检查

(一)监测患者体温变化

急性肾盂肾炎患者体温常骤升骤降,热型为间歇热。体温常在数小时之内上升到 39～40℃,并伴有寒战。当体温骤升达高峰持续数小时后,又可于数小时内降至正常水平并伴大汗淋漓。无热期可持续一天至数天,高热期与无热期反复交替出现。

(二)了解患者全身症状及泌尿系统症状

了解患者有无膀胱刺激征,并检查有无肾区叩击痛及膀胱区压痛。

(三)尿液检查

进行尿常规检查时,送检尿标本必须新鲜、清洁。进行尿培养或菌落计数时,应注意在患者使用抗菌药之前或停药 5 天以上收集尿标本,并使用清晨第一次尿,以保证尿液在膀胱内有 6～8 小时停留时间。尿标本要保证清洁,留取标本前要充分清洗会阴部、包皮及消毒尿道口,要留取中段尿,并及时送检,否则应冷藏于 4℃冰箱内。尿菌落计数的标准是:尿含菌落数大于 $10^5/mL$ 为阳性,小于 $10^4/mL$ 为污染,$10^4～10^5/mL$ 应结合临床表现判断或者重复检查。

五、治疗

(一)一般治疗

急性期休息,多饮水,勤排尿。膀胱刺激征和血尿明显者,可口服碳酸氢钠片 1g,每日 3 次,以碱化尿液、缓解症状、抑制细菌生长、避免形成血凝块,对应用磺胺类药物者还可增强药物的抗菌活性并避免结晶形成。尿路感染反复发作者应积极寻找病因,及时祛除诱因。

(二)抗感染治疗

抗感染治疗的用药原则是:①选用致病菌敏感的抗生素;在无药敏结果时,应选用对革兰阴性杆菌有效的抗菌药物,尤其是首发尿路感染;治疗 3 天症状无改善,应按药敏结果调整用药;②抗生素在尿液和肾内的浓度要高;③选用肾毒性小,不良反应少的抗生素;④应根据 UTI 的部位和类型分别给予不同的治疗;⑤单一药物治疗失败、严重感染、混合感染、耐药菌株出现时应联合用药。

1.急性膀胱炎

对女性非复杂性膀胱炎,复方磺胺甲噁唑(SMZ-TMP,复方新诺明,2 片,每天 2 次;疗程 3 天)、呋喃妥因(每 8 小时 1 次,疗程 5~7 天)、磷霉素(3g 单剂)被推荐为一线用药。其他药物,如喹诺酮类(如氧氟沙星 0.2g,每天 2 次或环丙沙星 0.25g,每天 2 次)、半合成青霉素类(如阿莫西林 0.5g,每天 3 次)或头孢类(如头孢呋辛 0.25g,每天 2 次)可选用,疗程一般 3~7 天。约 90% UTI 可治愈。用药前可不做尿细菌培养,但为了明确细菌尿是否被清除,应嘱患者于疗程结束后 1 周复查尿细菌定量培养,如结果阴性表示急性细菌性膀胱炎已治愈,如仍为真性菌尿,应继续给予 2 周抗生素治疗。对于孕妇、老年患者、糖尿病患者、男性患者、机体免疫力低下和其他复杂性 UTI,均不宜用单剂量及短程疗法,应采用较长疗程。

2.急性肾盂肾炎

首次发生的急性肾盂肾炎的致病菌 80% 为大肠埃希菌,在留取尿细菌检查标本后应立即开始治疗,首选对革兰阴性杆菌有效的抗生素。72 小时显效者无须换药,否则应按药敏结果更换抗生素。①病情较轻者:可在门诊口服药物治疗,疗程 10~14 天。常用药物有喹诺酮类、半合成青霉素类、头孢菌素类等(见上述)。治疗 14 天后,通常 90% 可治愈。如尿菌仍阳性,应参考药敏试验选用有效抗生素继续治疗 4~6 周。②严重感染全身中毒症状明显者:需住院治疗,静脉用药。常用药物有:氨苄西林 1.0~2.0g,4 小时 1 次;头孢噻肟钠 2.0g,8 小时 1 次;头孢曲松钠 1.0~2.0g,12 小时 1 次;左氧氟沙星 0.2g,12 小时 1 次。必要时联合用药。经过上述治疗若好转,可于热退后继续用药 3 天再改为口服抗生素,完成 2 周(14 天)疗程。治疗 72 小时无好转,应按药敏结果更换抗生素,疗程不少于 2 周。经此治疗仍有持续发热者,应注意肾盂肾炎并发症如肾盂积脓、肾周脓肿、感染中毒症等。慢性肾盂肾炎治疗的关键是积极寻找并去除易感因素,其急性发作时治疗同急性肾盂肾炎。

3.再发性(反复性)UTI 的处理

再发性(反复性)UTI 包括重新感染和复发。①重新感染:治疗方法与首次发作相同。对半年内发生 2 次以上者,可用长疗程低剂量抑菌疗法,即在每晚临睡前排尿后服用小剂量抗生素 1 次,如 SMZ-TMP 1~2 片或氧氟沙星 0.2g 或呋喃妥因 50~100mg,每 7~10 天更换药物一次,连用半年。②复发:复发且为肾盂肾炎者,尤其是复杂性肾盂肾炎,在去除诱因(如结石、梗阻、尿路异常等)的基础上,应按药敏选用有效的强力杀菌剂,疗程不少于 6 周。反复发作者,给予长程低剂量抑菌疗法。

4.孕期的急性 UTI

宜选用毒性较小的抗菌药物,如阿莫西林、呋喃妥因或头孢菌素类等。孕期的急性膀胱炎,可用阿莫西林 0.25g,8 小时 1 次或头孢拉定 0.25g,6 小时 1 次,共口服 3~7 天。治疗后要复查以确证治愈。以后每个月做尿细菌培养,直至分娩。孕期的急性肾盂肾炎应静脉应用半合成广谱青霉素或第三代头孢菌素,疗程 2 周。孕期反复发生 UTI 者,可用呋喃妥因做长疗程低剂量抑菌疗法。

5.男性急性 UTI

年龄<50 岁的男性很少发生 UTI,但有尿路结构或功能异常者、同性恋、艾滋病患者(CD4+淋巴细胞<$0.2×10^9$/L 时)则 UTI 较为常见。50 岁以后,由于前列腺增生,易发生UTI。男性 UTI 不适合 3 天疗法,一般采用喹诺酮类或 SMZ-TMP 治疗 2 周(14 天)。对于常规治疗后反复感染的病例,应高度警惕前列腺炎。对于急性前列腺炎多先静脉使用抗生素,1~2 周症状缓解后,可改为口服治疗 4~6 周,部分病例则需治疗 12 周以上。慢性细菌性前列腺炎常需口服治疗 12~18 周以上。治疗后仍有不少患者会再发,再发者给予上述同样的治疗;常再发者可用长疗程低剂量抑菌疗法。

6.复杂性 UTI

除了抗生素治疗外,关键在于外科手术解除梗阻或去除异物。治疗前一定要做尿细菌培养和药敏。在结果出来前使用广谱抗生素静脉滴注,待培养结果出来后依药敏调整抗生素,急性期过后改为口服治疗 2 周,若同时行手术治疗疗程则延长至 4~6 周。对于反复发作的 UTI可考虑长期口服小剂量抗生素预防性治疗。

7.无症状性菌尿

是否治疗目前有争议,一般认为不需治疗,但有下述情况者应予以治疗:①妊娠期无症状性菌尿;②学龄前儿童;③曾出现有症状感染者;④肾移植、尿路梗阻及其他尿路有复杂情况者。依药敏选择有效抗生素,主张短疗程用药,如治疗后复发,可选长疗程低剂量抑菌疗法。

六、护理

多饮水,勤排尿;应用敏感抗生素,以控制症状;消灭病原体,去除诱因、防止复发为原则。

(一)急性期应卧床休息

高热、尿路刺激症状明显者应卧床休息。卧位时,肾的血流量较站位时多 50%,卧位时可增加肾的供血,增加肾的营养,从而有利于疾病的康复。同时应加强生活护理。体温恢复正常,症状明显减轻后方可起床活动。

（二）饮食与饮水

应鼓励患者多饮水以增加尿量，促使细菌和炎性渗出物的排出。进食高热量、高维生素、易消化食物，以保证充足的营养。高热、消化道症状明显可静脉补液。嘱患者多饮水，每日入量大于 2500mL，多排尿，每日尿量应保持在 1500mL 以上。对发热、头痛及腰痛者给予解热镇痛药，尿路刺激症状明显者予以对症治疗。

（三）抗感染治疗

选用对致病菌敏感、肾毒性小、不良反应小的抗生素。一般选用对革兰阴性杆菌有效的药物。急性膀胱炎可采用单剂量疗法和短疗程疗法。短疗程疗法即口服抗生素 3 天。可选用磺胺类、喹诺酮类药物。轻型肾盂肾炎宜口服有效抗菌药物 10～14 天，可选用喹诺酮类（如氧氟沙星），用药 72 小时可显效。严重肾盂肾炎有明显毒血症者需静脉用药，可选用头孢菌素类、喹诺酮类、青霉素类药物。必要时联合用药。治疗好转，可于热退后继续用药 3 天再改为口服抗生素，完成 14 天的疗程。

（四）碱化尿液

可口服碳酸氢钠。

（五）预防再感染

再感染是指尿路感染经治疗，细菌尿转阴后，再次发生真性细菌尿。再发可分为复发和重新感染。复发是指原致病菌再次引起感染，通常在停药 6 周内发生。而重新感染是指因另一种新致病菌侵入而引起的感染，一般多在停药 6 周后发生。对于复发性尿路感染，应积极寻找并去除易感因素，如尿路梗阻，并根据药敏结果选用有效的强力杀菌性抗生素，在允许的范围内使用最大剂量，疗程不少于 6 周。重新感染提示尿路防御功能低下，可采用长疗程、低剂量抑菌疗法行预防性治疗，如每晚临睡前排尿后服药一次，每 7～10 天更换药物一次，连用半年。如停药后仍复发频繁，则再采取此疗法 1～2 年或更长时间。

（六）健康教育

（1）生活规律，避免劳累，增强机体免疫力。

（2）多饮水、勤排尿。

（3）注意个人卫生，尤其是女性，要学会正确清洁外阴部。

（4）用药指导：嘱患者按时、按量、按疗程服药，勿随意停药，按医嘱定期随访。

第三节　尿路结石

一、定义

尿路结石是肾结石、输尿管结石、膀胱结石和尿道结石的总称。尿路结石是急诊常见病，尤其是输尿管结石患者常因"急性肾绞痛"来急诊就诊。尿路结石以草酸钙结石最常见，磷酸盐、尿酸盐、碳酸盐结石次之。上尿路结石以草酸钙结石多见，膀胱结石及尿道结石以磷酸镁铵结石多见。

二、临床表现

(一)上尿路结石

上尿路结石主要表现为与活动有关的肾区疼痛与血尿。其程度与结石的部位、大小、活动与否及有无损伤、感染、梗阻等有关。

1.疼痛

表现为腰部或上腹部突发的阵发性剧烈疼痛,如刀割样,沿输尿管放射至同侧下腹部和会阴部,持续数分钟至数小时不等。多在深夜至凌晨发作。肾区可有叩击痛。结石位于输尿管膀胱壁段和输尿管口时,可伴有膀胱刺激征。大而移动小的肾盂、肾盏结石可无明显临床症状,活动后可引起上腹部和腰部钝痛。

2.血尿

常有肉眼或镜下血尿,后者常见。

3.感染

尿路结石继发急性肾盂肾炎或肾积脓时,可出现高热、寒战等症状。

4.尿闭

双侧上尿路结石引起双侧尿路完全性梗阻时,可导致无尿,甚至出现尿毒症。

5.胃肠道症状

多数患者往往伴有恶心、呕吐、腹胀等胃肠道症状。

(二)下尿路结石

1.膀胱结石

排尿时突然尿流中断,并发生剧烈疼痛,可放射至会阴及阴茎头部和尿道远端,伴排尿困难和膀胱刺激症状,多见于 10 岁以下的男孩和患前列腺增生的老人。

2.尿道结石

排尿困难,尿流变细,点滴状排尿及排尿痛,甚至造成急性尿潴留。

三、辅助检查

(一)疼痛及肾区叩击痛

尿路结石所致的肾绞痛是突发性剧痛,变动体位不能缓解。剧烈的疼痛可使患者恶心呕吐、心动过速、血压升高等。疼痛部位与放射范围因结石梗阻部位不同而有所不同。疼痛沿输尿管走行方向,向下腹部、外生殖器或外阴部放射。患者肾区有明显叩击痛,脊肋角有压痛。

(二)尿常规检查

镜下有大量红细胞,红细胞形态多数正常。

(三)泌尿系统 X 线平片

X 线平片能发现 95% 以上的结石,其中磷酸钙结石影密度最高,磷酸镁铵结石和胱氨酸结石次之,尿酸盐结石则不显影。

（四）B超检查

结石表现为特殊声影，能发现X线平片不能显影的小结石和透光结石。

四、治疗与护理

救护原则：缓解病情，保护肾功能，消除病因，防止复发。80%直径在0.4cm以下的输尿管结石有自行排出的可能，直径在0.5～1.0cm时也有一定的自行排出可能，所以只要症状可以缓解，同时不造成明显的梗阻时，宜首先采用保守治疗，包括止痛、解痉、利尿、防止感染等。

（一）止痛

给予解痉止痛药，如哌替啶、东莨菪碱等。哌替啶肌内注射后吸收迅速，起效快，作用可持续2～4小时。注射后常出现眩晕、出汗、口干、恶心、呕吐、心动过速及体位性低血压等不良反应，应注意观察，及时处理。

（二）水化疗法

大量饮水，维持每日尿量在2000mL以上，有助于症状缓解及结石排出体外。睡前及半夜饮水，保持夜间尿液呈稀释状态，有利于减少晶体形成。

（三）饮食调节

含钙结石应限食含钙、草酸丰富的食物，如菠菜、茶、巧克力、各种坚果等。尿酸结石应忌食动物内脏，限食各种肉类和鱼虾等富含嘌呤的高蛋白质食物。胱氨酸结石要限食含蛋氨酸的食物，如蛋、奶、肉、花生和小麦等。

（四）对症治疗

尿路结石合并感染时，根据细菌培养及药物敏感试验选用敏感抗生素。有尿潴留等并发症时，及时采取措施，常用导尿术、耻骨上膀胱穿刺术等。

（五）去除病因

积极寻找病因，及时进行有效的治疗，如摘除甲状旁腺瘤等。

（六）去除已有结石

去除已有结石包括体外冲击波碎石、经皮肾镜取石或碎石术、输尿管镜取石或碎石术、腹腔镜输尿管取石、开放手术等。

第四节　肾动脉梗死

一、定义

肾动脉梗死是指肾动脉或其分支内血栓形成（肾动脉血栓形成）或被血栓栓塞（肾动脉栓塞），可以导致部分肾皮质和肾脏的缺血及坏死，即肾梗死。肾动脉梗死的临床表现及预后因其发病机制不同而有所差异。

二、病因与发病机制

肾动脉梗死的栓子主要来自心脏(如心房颤动或心肌梗死后附壁血栓、换瓣术后血栓等),但也可来自心脏外(如脂肪栓子、肿瘤栓子等)。

肾动脉梗死可导致肾脏缺血乃至肾梗死。肾梗死的形成与多种因素有关,如堵塞血管口径、血管壁收缩与舒张的应变状态、侧支循环的有无等。

由于肾组织缺血缺氧,首先出现肾小管上皮细胞肿胀、崩解、坏死、脱落,肾间质水肿,肾小球毛细血管扩张、瘀血及漏出性出血。随着疾病病程的发展,肾小球硬化、肾小管萎缩甚至消失,间质纤维化。当动脉管腔完全性闭塞时,血液供应区慢性缺血,早期可见肾小球毛细血管基底膜出现缺血性皱缩,血管祥塌陷,晚期肾小球硬化,肾小管萎缩及间质纤维化。

三、临床表现

临床上症状的严重程度,主要取决于肾动脉梗死的程度及范围,肾动脉主干或大动脉分支出现阻塞常可诱发肾梗死。

(一)急性肾梗死症状

急性肾动脉栓塞可表现为急性肾动脉梗死,患者突然出现剧烈腰痛、腹痛、背痛,类似于肾绞痛,还可出现恶心、呕吐及患侧脊肋角叩击痛。尿检可出现血尿(50%～70%),尿钠低,创伤性血栓形成几乎都有血尿形成。肾梗死后天冬氨酸转氨酶(AST)升高,3～4天后正常;乳酸脱氢酶(LDH)常于梗死后1～2天升高,2周后恢复正常水平;碱性磷酸酶(AKP)于梗死后3～5天达最高,4周后恢复正常。

(二)肾功能改变

急性双肾或孤立肾的肾动脉梗死,因肾血流量急剧减少,可导致快速、进展性少尿及急性肾衰竭;急性一侧肾动脉梗死的患者可引起急性肾衰竭,其发生条件为对侧肾发生痉挛或原有基础疾病;慢性一侧肾动脉梗死可建立侧支循环代偿,双侧慢性肾动脉梗阻可导致肾梗死,常伴有肾功能不全。

(三)高血压

60%患者因肾缺血引发肾素释放引起高血压,依病情而定,多数患者高血压状态可持续2～3周,而后恢复正常。后期由于血栓处动脉再通或侧支循环的建立,肾缺血得到改善,部分患者血压可恢复至正常,也可出现持续性高血压。

以下几方面可为早期明确诊断提供依据:①常见疾病如外伤、肾病综合征和心脏病;②可疑症状和体征,如突发腰痛、腹痛、恶心、呕吐、血压升高等;③化验结果异常,如蛋白尿、镜下血尿、白细胞尿等;④肾功能改变,如急性少尿、无尿等。

四、辅助检查

(一)实验室检查

血液检测肾功能状态,尿液镜检为蛋白尿或血尿。

（二）影像学检查

目前最可靠的诊断方法是选择性肾动脉造影，其方法简便、安全经济；可明确肾动脉血栓与栓塞的程度和范围，避免不必要的手术探查；也可同时进行肾血管扩张术或溶栓治疗。此外，还有 B 超、MRI 及放射性核素检查等。

五、救护措施

（一）初始处理

1.病情观察

肾动脉梗死时间过长，组织变性坏死的代谢产物进入血液循环，患者可能出现酸中毒、高钾血症、低血压、休克等一系列并发症，因此应密切观察患者神态、呼吸、尿量的变化，监测患者生理指标（如钾离子、CRP、血气分析）的变化。

2.卧床休息

绝对卧床休息，保持环境安静以降低新陈代谢。

（二）后续治疗与护理

1.外科治疗与护理

对于双侧肾动脉血栓或者孤立肾肾动脉血栓形成的患者，推荐行动脉内溶栓治疗，和（或）腔内血管成形术。血管开通之后需要长时间的抗凝治疗。上述治疗无效者可以考虑血管重建。年轻患者创伤后急性单侧肾动脉血栓，及任何年龄、任何原因引起的急性双侧血栓、栓塞（包括孤立肾肾动脉血栓、栓塞）均应考虑手术去除血凝块，否则数小时后可发生肾梗死。

2.溶栓治疗与护理

尽早恢复肾脏血流是治疗的关键，一般推荐 12 小时内进行。溶栓治疗主要使用尿激酶、链激酶等，其主要并发症是出血，轻度出血发生率为 5%～10%。应严密监测患者有无出血及各项指标变化，维持纤维蛋白原在 1.2～1.5g/L，凝血酶时间是正常值的 1.5～2.5 倍，纤维蛋白酶原复合物在 300～400mg/L。严密观察是否有瘀点、瘀斑，甚至出血。

3.抗凝治疗与护理

抗凝药、抗血小板药及去纤药治疗，可防止血栓形成，常用药物为肝素和华法林，但目前尚无高质量的循证医学证据。

4.对症治疗与护理

（1）高血压的治疗：高血压常出现于发病 1 周内，于 2～3 周后恢复正常，部分患者将持续终身。梗死区周围肾组织缺血，肾素分泌增加，肾素—血管紧张素系统活性增加是发生高血压的主要原因。因此，应用肾素—血管紧张素转换酶抑制剂或血管紧张素Ⅱ受体拮抗药可能有效；早期应用肾动脉血管成形术可改善肾缺血状态，因此也可纠正高血压；晚期病例外科切除患肾或将肾动脉完全栓塞也可控制高血压。

（2）急性肾功能衰竭的治疗：应及时行血液净化治疗，可减轻症状，为进一步外科或介入治疗赢得时间，提高生存率。

5.饮食与睡眠

应进食低盐、低脂、低磷、高钙、优质低蛋白饮食，如奶制品。少食动物内脏和易过敏的食物,酌情限制水分、钠和含钾食物摄入。患者应保持睡眠充足,尽量保证皮肤完整,减少皮肤感染的相关因素。

6.心理护理

安慰患者,减轻其恐惧及焦虑情绪。

第五节　急性肾小管坏死

一、定义

急性肾小管坏死(ATN)是 AKI 最常见的类型,是由多种病因所引起的肾组织缺血及(或)中毒性损害导致肾小管上皮细胞损伤/坏死,因而肾小球滤过率急剧降低而出现的临床综合征,临床表现为进行性氮质血症、水电解质与酸碱平衡紊乱等相关的一系列症状。中、重度急性肾小管坏死的患者不仅肾衰竭严重,而且常常合并一种或多种并发症,有时可危及生命,需要及时积极治疗和抢救。

二、病因与发病机制

通常 ATN 的病因可概括为两大类:肾组织缺血和(或)缺氧;肾毒素的中毒性损伤。

(一)肾组织缺血和(或)缺氧

由于肾前性氮质血症的各种病因未能有效去除,进而导致肾组织连续低灌注所致 ATN,又称为缺血性 ATN(ischemic ATN)。主要包括以下两大类原因:①有效循环血量下降,如各种原因引起的大出血、胃肠道体液丧失、烧伤及创伤引起的大量渗液、败血症所致的循环衰竭及休克等;②肾脏灌注不良,如血栓栓塞、急性血栓形成或夹层动脉瘤撕裂等。

(二)肾毒素的中毒性损伤

因某种类型的肾毒素直接或间接造成肾小管上皮中毒性损伤而导致 ATN,又称为中毒性ATN。主要包括:①外源性肾毒性物质,如氨基糖苷类、四环素族和抗真菌药物、甲醇、砷、斑蝥中毒等;②内源性肾毒性物质,如肌红蛋白、血红蛋白、溶瘤综合征等。

三、临床表现

ATN 典型的临床表现可分为 3 期:起始期、维持期和恢复期。

(一)起始期

起始期又称为肾前性氮质血症。临床上以原发病的表现为主,也可开始出现容量过多、电解质和酸碱平衡紊乱及尿毒症的症状和体征。

(二)维持期

维持期又称少尿期。一般持续 7～14 天。部分患者出现少尿(＜400mL/d)和无尿(＜100mL/d),但有些患者尿量在 400～500mL/d 以上,称为非少尿型 ATN。但无论尿量是否减少,肾功能都会逐渐减退,临床上出现一系列尿毒症的表现。①急性肾衰竭的全身表现,如厌食、呼吸困难、憋气、高血压、心律失常、头痛、嗜睡、意识障碍、出血倾向及贫血等症状。②水、电解质和酸碱平衡紊乱,如代谢性酸中毒、高钾血症、低钠血症、低钙和高磷血症等。

(三)恢复期

恢复期是患者通过肾组织的修复和再生达到肾功能恢复的阶段。此阶段尿量呈进行性增加,少尿或无尿患者尿量>500mL/d,即进入临床上的恢复期。与 GFR 相比,肾小管重吸收功能的恢复相对延迟,一般需 3～6 个月恢复正常。部分患者遗留不同程度的肾功能损伤。

四、辅助检查

(一)血液检查

血清肌酐和尿素氮进行性上升,血清钾浓度>5.5mmol/L,血 pH<7.35,碳酸氢根离子浓度<20mmol/L,血钙、血钠降低,血磷升高。

(二)尿液检查

ATN 时可有少量蛋白尿,尿比重<1.015,尿与血渗透浓度之比<1.1,尿钠增高,维持在20～60mmol/L,尿肌酐与血肌酐之比常<10。滤过钠排泄分数(FENa)>1%。

(三)影像学检查

首选尿路超声波检查,CT 血管造影(CTA)和磁共振血管造影(MRA)有助于判断血管病变。

(四)肾脏活检

肾脏活检是鉴别诊断的重要手段。

五、救护措施

(一)初始处理

1.纠正血容量

及时纠正可逆病因是恢复肾功能的关键。对于严重外伤、心力衰竭、急性失血等,应积极扩容、处理血容量不足或休克等。使用利尿剂的患者应严密监测血容量变化,监测血压、中心静脉压等。

2.感染与创伤的处理

ATN 主要由感染与创伤引起。应使用有效抗生素对症治疗,防止感染加重。常见感染的部位有肺部、泌尿道、伤口等,严密监测各部位有无感染症状。

(二)后续治疗和护理

治疗要点是:保持体液平衡;纠正电解质平衡;纠正代谢性酸中毒;防治感染;高营养疗法。

1.维持期治疗与护理

治疗重点是维持水电解质平衡、控制感染、排出毒素。

(1)保持体液平衡:少尿期患者应该严格记录 24 小时尿量,按照"量出为入,宁少勿多"的原则控制出入量,保持体液平衡,以防体液过多引起急性肺水肿。其计算方法:每日入液量＝

显性失液量＋非显性失液量－内生水量，一般情况下不显性失液量与内生水量的差值约为500mL。显性失液量系指前一日24小时内的尿量，大便、呕吐、出汗、引流液及创面渗液等丢失液的总和。不显性失液量系指每日从呼气失去水分(400～500mL)和从皮肤蒸发失去水分(300～400mL)。注意观察有无血容量不足情况，避免过度限制补液量，加重缺血性肾损害。以下6点可作为评价补液量适中的指标。①皮下无脱水或水肿现象。②每日体重不增加，若超过0.5kg或以上，提示体液过多。③血清钠浓度正常。若偏低，且无失盐基础，提示体液潴留。④中心静脉压在6～10cmH$_2$O。如果高于12cmH$_2$O，提示体液过多。⑤胸部X线片血管影正常，若显示肺充血征象，提示体液潴留。⑥心率快、血压高、呼吸加快，排除感染征象的情况下应考虑体液过多。

(2)保持电解质平衡。①高钾血症：最有效的方法为透析治疗，密切监测血钾浓度，当血钾＞6.5mmol/L，心电图出现异常变化时，应在透析治疗前予以紧急处理：a.避免食用含钾量高的食物和药物。b.禁用库存血。c.钠型离子交换树脂15～30g口服。d.25%～50%葡萄糖注射液加胰岛素静脉滴注。e.10%葡萄糖酸钙10～20mL稀释后缓慢静脉注射。f.5%碳酸氢钠100～200mL静脉注射。②低钠血症：少尿期的低钠血症无须补钠。当缺钠性低钠血症时，血清钠＜120mmol/L或同时伴有高血钾及代谢性酸中毒时才考虑补钠。③低血钙和高血磷：通过口服食物、药物补充钙剂，禁食含磷食物。④高血镁：运用钙剂对抗。

(3)纠正代谢性酸中毒：当HCO$_3^-$＜15mmol/L时，可给予5%碳酸氢钠100～250mL静脉滴注。

(4)防治感染：尽早使用抗生素。

(5)加强营养：补充营养，加强机体的营养状况和新陈代谢。

2.恢复期治疗与护理

恢复早期，肾小球滤过功能尚未完全恢复，应注意保持水、电解质和酸碱平衡，消除氮质血症，积极治疗原发病和防治并发症。后期肾功能恢复，尿量正常，注意定期随访肾功能。恢复期患者应逐渐增加活动量，适当锻炼，加强营养；注意个人卫生，注意保暖；避免妊娠、手术、外伤等；保持心情放松，积极配合治疗。

3.避免使用肾毒性药物

对于误服肾毒性物质者应立即进行洗胃或导泻，并采用有效解毒剂，充分补液促使已吸收毒物排泄。在治疗过程中应注意观察患者的生命体征及尿量。

第六节　终末期肾衰竭

一、定义

慢性肾衰竭(CRF)是所有原发或继发性慢性肾脏疾病引起的肾小球滤过率下降、肾脏其他功能损害、代谢紊乱等所导致的一组临床综合征，是各种原发性或继发性慢性肾脏病进行性进展的共同转归,其终末期称为尿毒症,又称为终末期肾衰竭。临床表现为肾小球滤过率<10mL/min,血清肌酐>707μmol/L(8.0mg/dL),伴有多种尿毒症症状,如严重贫血、恶心、呕吐以及各种神经系统并发症,甚至昏迷、水电解质和酸碱平衡紊乱。

二、病因与发病机制

(一)病因

慢性肾衰竭病因主要有糖尿病肾病、高血压肾小球动脉硬化、原发性与继发性肾小球肾炎、肾小管间质性疾病、肾血管疾病、遗传性肾病等。在发达国家,糖尿病肾病、高血压肾小球动脉硬化是主要致病因素。我国多见于原发性肾小球肾炎、糖尿病肾病、高血压肾小动脉硬化、狼疮性肾炎、多囊肾等。

(二)发病机制

1.慢性肾衰竭持续恶化的发生机制

(1)肾小球高滤过学说:各种病因引起的肾单位减少,导致健存肾单位代偿肥大,单个健存肾单位的肾小球滤过率增高,形成肾小球高灌注、高压力、高滤过。这种高血流动力学状态加重肾小球进行性损伤,最终导致肾小球硬化。

(2)矫枉失衡学说:肾小球滤过率下降导致某些物质代谢失衡,引发机体的适应性变化来代偿和纠正这些不平衡,但在适应过程中又出现了新的不平衡,造成机体损害,称为矫枉失衡。

(3)肾小管高代谢学说:残余肾单位的肾小管高代谢状态,导致氧自由基生成过多,细胞和组织损伤,造成肾小管萎缩、肾小管间质炎症、纤维化和肾单位功能丧失。

(4)其他:CRF的发生与脂质代谢紊乱、细胞因子和生长因子介导肾损伤、高蛋白饮食加速肾小球硬化等有密切关系。

2.尿毒症症状的发生机制

水电解质、酸碱平衡紊乱,尿毒症毒素,肾脏内分泌失调等可引发尿毒症。

三、临床表现

慢性肾衰竭早期临床症状不明显或不典型,随着疾病进展发展至肾衰竭失代偿期时才出现一系列的临床症状,尿毒症时可伴有全身多系统功能紊乱。

(一)水、电解质和酸碱平衡紊乱

表现为水钠潴留、高钠或低钠血症、高钾或低钾血症、低钙血症、高磷血症、高镁血症、代谢性酸中毒等。

(二)糖、脂肪、蛋白质代谢障碍

表现为糖耐量下降、高甘油三酯血症、高胆固醇血症、血浆清蛋白水平下降。

(三)各系统症状体征

1.消化系统表现

食欲缺乏和晨起恶心、呕吐是最常见的早期表现。晚期患者出现口腔黏膜溃烂、消化道溃疡,甚至发生消化道出血。

2.心血管系统表现

(1)高血压和左心室肥大：大部分患者存在高血压，主要原因是水钠潴留引起。高血压可引发左心增大、心力衰竭、动脉硬化，从而加重肾损伤。

(2)心力衰竭：是慢性肾衰竭常见的死亡原因。发生机制与水钠潴留、高血压、严重贫血、代谢性酸中毒、电解质紊乱、心肌病变等有关。

(3)心包炎：尿毒症性心包炎发生率大于 50%，但仅 $6\%\sim17\%$ 有明显症状。典型表现为胸痛，伴有心包摩擦音，严重者可发生心脏压塞。

(4)动脉粥样硬化：高血压、脂质代谢和钙磷代谢紊乱加速了动脉粥样硬化的发生，导致冠状动脉、脑动脉和全身周围动脉粥样硬化，也是重要的致死因素。

3.呼吸系统表现

晚期慢性肾脏病(CKD)患者出现肺充血和水肿，称为"尿毒症肺"。临床症状为弥散功能障碍和肺活量减少。少数患者可发生尿毒症性胸膜炎或胸腔积液。

4.血液系统表现

(1)贫血：是 CKD 患者常见的临床表现，发生机制是由于肾脏促红细胞生成素(EPO)生成减少所致，故称为肾性贫血，其他原因包括铁摄入不足、营养不良、红细胞寿命缩短、慢性失血、感染等。

(2)出血倾向：临床表现为鼻出血、皮肤瘀斑等，严重时出现消化道出血、颅内出血。其原因与血小板功能障碍等有关。

5.皮肤表现

皮肤瘙痒是尿毒症常见的临床症状，与继发性甲状旁腺功能亢进与皮下组织钙化等有关。

6.肾性骨营养不良症

简称肾性骨病，临床表现为纤维囊性骨炎，可伴有骨质疏松和骨硬化，早期诊断主要依据骨活组织检查。其发生与活性维生素 D_3 不足、继发性甲状旁腺功能亢进等有关。

7.神经、肌肉系统表现

神经系统病变包含中枢和周围两大神经病变。中枢神经系统病变称为尿毒症脑病，临床症状为疲乏、失眠、性格改变、记忆力下降、谵妄、昏迷等。周围神经病变多见于晚期患者，临床症状为肢体麻木、疼痛、深反射消失。尿毒症时可出现肌肉震颤、痉挛、肌肉萎缩等。

8.内分泌失调

女性患者表现为闭经、不孕；男性患者表现为阳痿、不育等。性激素紊乱有雄激素、雌激素水平下降，催乳素、黄体生成素水平升高等。

9.感染

发生机制与机体免疫功能下降、白细胞和淋巴细胞功能障碍等有关。主要见于肺部感染、尿路感染及皮肤等部位感染，是慢性肾衰竭的重要死亡原因。

四、辅助检查

(一)血常规检查

红细胞计数下降，血红蛋白浓度降低，白细胞计数升高或降低。

（二）尿液检查

夜尿量增多,尿渗透压降低。尿沉渣检查出现红细胞、白细胞、颗粒管型和蜡样管型。

（三）肾功能检查

血肌酐、血尿素氮水平升高,内生肌酐清除率降低。

（四）血生化检查

血浆清蛋白降低,血钙降低,血磷升高,血钾和血钠升高或降低,可伴有代谢性酸中毒等。

（五）影像学检查

B超、X线片、CT等提示双肾缩小。

五、救护措施

（一）初始处理

1.卧床休息

以减轻肾脏负担,监测患者的生命体征、神志、尿量、体重、尿常规、肾功能、电解质及血气分析的变化,有意识障碍的患者做好防护措施,避免意外损伤发生。

2.病情观察

随时监测患者意识状态,有无呼吸困难,胸闷及肺部啰音等急性左心衰竭的征象;有无高血钾、低血钠及代谢性酸中毒的变化,如头痛,嗜睡,意识障碍,共济失调,昏迷和抽搐等症状,应及时采取措施。

（二）后续治疗和护理

1.营养治疗

(1)饮食治疗:可以适当减轻尿毒症症状,延长健存肾单位的正常功能。治疗的核心是低蛋白饮食,密切监测营养指标,考虑个体化。

(2)必需氨基酸或 α-酮酸疗法:应用此疗法可补充机体对必需氨基酸的需求,避免负氮平衡。α-酮酸是氨基酸前体,在体内通过转氨基酸作用转化为相应的氨基酸,故补充 α-酮酸具有减轻尿毒症毒素蓄积、改善蛋白质营养的优点。

2.控制高血压和肾小球内高压力

严格、有效控制血压是延缓慢性肾衰竭进展的有效措施之一。

3.贫血的治疗

肾性贫血使用刺激红细胞生成素(rHuEPO),用法是每次 2000～3000U,每周 2～3 次,皮下注射。治疗靶目标为血红蛋白达到 110～120g/L。治疗期间应适当补充铁剂、叶酸、B 族维生素。rHuEPO 的应用使绝大部分尿毒症患者无须输血,仅严重贫血者予以输血。

4.纠正水、电解质和酸碱平衡紊乱

(1)水、钠平衡失调:尿毒症患者应控制盐和水的摄入。有明显水肿、高血压时可适当应用利尿剂,已透析者应加强超滤。严重水钠潴留、急性左心衰竭者,应尽早行透析治疗。

(2)高钾血症:尿毒症患者出现高钾血症,治疗同急性肾衰竭。

(3)代谢性酸中毒:一般口服碳酸氢钠 3～6g/d 即可纠正,严重者静脉滴注碳酸氢钠或乳酸钠。若经过补碱后仍不能纠正,应及时行透析治疗。

(4)钙磷代谢失调:若血磷高、血钙低,应及时限制磷的摄入,应用磷结合剂,减少肠道内磷的吸收,也可口服葡萄糖酸钙。若血磷正常、血钙低伴继发性甲状旁腺功能亢进明显者,给予骨化三醇口服,及时纠正低钙血症和治疗继发性甲状旁腺功能亢进。

5.控制感染

应结合血培养和药敏试验,及早运用无肾毒性或低毒性抗生素治疗,控制感染,并依据肾小球滤过率调整药物剂量。

6.其他对症治疗

(1)促进肠道清除尿毒症毒素:口服活性炭制剂、大黄制剂或甘露醇,可促进尿毒症毒素通过肠道排出,缓解尿毒症症状,适用于未接受透析治疗的慢性肾衰竭患者。同时纠正酸中毒、限制蛋白质摄入、保持大便通畅。

(2)皮肤瘙痒:外用炉甘石洗剂或乳化油剂涂抹,服用抗组胺药,限制磷的摄入及增强透析治疗对部分患者有效。

(3)高脂血症:可使用他汀类或贝特类药物。

7.连续性肾脏替代治疗

(1)透析疗法:是根据半透膜原理,清除体内代谢产物和多余水分,纠正水电解质平衡紊乱的一种治疗方法。尿毒症患者经药物治疗无效时,应尽早行透析治疗,包括血液透析、腹膜透析。

(2)肾移植:是目前治疗尿毒症最有效的方法。

(李宁宁)

第十一章　神经系统急症

第一节　急性脑功能衰竭

一、定义

急性脑功能衰竭又称为脑血管疾病,国内近年的流行病学调查显示,我国城乡脑血管发病率为 1.2%～1.8%,发病与年龄及性别有关。脑出血占所有脑卒中患者的 10%～20%。脑出血可发生在脑的任何部位,基底节区最多见,其次是大脑皮质下、脑桥及小脑。脑出血的病情比较危重,病死率高达 50% 左右,是造成长期残疾的首要原因。

二、病因与发病机制

脑出血最常见的病因是高血压和动脉粥样硬化。高血压可促进和加重动脉硬化,并可形成微动脉瘤。

另外,各种原因形成的动脉瘤,包括先天性、动脉硬化性、细菌性、创伤性动脉瘤;各种脑血管畸形;脑部肿瘤对脑血管的侵蚀和肿瘤血管破裂;凝血功能下降致脑出血;各种抗凝剂和溶栓剂使用不当也可致脑出血。

上述各种原因最终导致脑血管壁破裂,是脑出血最主要的发病机制。而脑动脉壁本身先天性的结构特点(动脉壁中层肌细胞少,外膜结缔组织不发达,无外弹力层)使脑动脉壁单薄,比其他动脉易于破裂出血。

激动、兴奋、排便等可使血压升高,病变的小血管破裂出血,但也有少数发生在安静时。容易受累的血管是豆纹动脉,因此出血多见于大脑基底节区域。

出血直接破坏并压迫脑组织而不向脑组织内浸润,引起死亡的机制是:①直接破坏生命中枢,特别是脑干出血,可在数小时内致死或导致植物状态;②出血破入脑室内,引起脑室填塞,自主神经系统严重紊乱;③血肿压迫周围脑组织,造成脑组织缺血、出血、水肿,以致颅内压进一步增高,最终发生脑疝、脑干继发损伤。

三、临床表现

(一)主要症状

脑出血的症状和体征取决于血肿形成的部位,可以没有任何先驱症状而发病,大多数于活动中突然发病。多有头痛、恶心、呕吐,意识障碍和血肿的大小有关,血肿直径在<2cm 一般不发生昏迷,直径>2cm 则多有意识障碍。主要有以下几方面的症状:

1.全脑症状

头痛、呕吐、各种意识障碍,是由于脑水肿和颅内压增高所致。

2.局灶症状

瘫痪、失语、脑神经麻痹,是由于脑出血造成脑实质破坏所造成的神经功能障碍。

3.可以出现急性胃黏膜病变的症状

如呕吐咖啡样物、黑便。

4.其他

抽搐、口角歪斜、饮水呛咳、复视等。

(二)主要体征

(1)中枢性偏瘫:肌力明显下降,巴宾斯基征(+),中枢性面瘫,意识障碍,昏迷,失语。

(2)脑膜刺激征阳性。

(3)眼部改变:瞳孔异常,出现散大、缩小,对光反射消失,迟钝的症状。

四、辅助检查

(一)血、尿检查

重症脑出血急性期可出现一过性白细胞增高以及肾功能损害。表现为蛋白尿及尿糖、尿素氮和血糖升高,随病情缓解而消退。

(二)头部 CT 扫描

能明确出血部位,了解继发性脑水肿,有无中线移位及有无脑室受压等。

(三)腰椎穿刺

可以了解脑脊液的情况及脑室压力,但对重症脑出血患者有诱发脑疝形成的可能,一般不宜做。

(四)脑血管造影术

可以诊断脑血管病变。

五、治疗

急性脑衰竭的治疗是多方面的,主要包括积极治疗原发疾病,降低颅内压,高压氧疗法,冬眠疗法,对症治疗和并发症的处理,同时应用脑保护剂和营养支持疗法。急性脑衰竭的预后主要取决于引起脑衰竭的病因及其所致脑损害的严重程度。

六、护理

(一)常规护理

(1)急性期要求患者绝对卧床。

(2)呕吐时头偏向一侧。

（3）避免腹压增高及剧烈咳嗽,保持大便通畅。

（二）专科护理

20%甘露醇 250mL,要求在 15～20 分钟滴完。甘露醇与呋塞米交替使用,严格按医嘱执行,准时用药。脱水、利尿剂使用后易出现电解质紊乱,应定时监测。

第二节　短暂性脑缺血发作

一、定义

短暂性脑缺血发作(TIA)是由于局部脑或视网膜缺血引起的短暂性神经功能缺损,临床症状一般不超过 1 小时,最长不超过 24 小时,且无责任病灶的证据。凡神经影像学检查有神经功能缺损对应的明确病灶者不宜称为 TIA。

传统 TIA 定义,只要临床表现在 24 小时内消失且不遗留神经系统体征,而不管是否存在责任病灶。研究证实,对于传统 TIA 患者,若神经功能缺损症状超过 1 小时,绝大多数神经影像学检查均可发现对应的脑部小梗死灶,因此,许多传统的 TIA 患者实质上是小卒中或轻型卒中。

在"高危非致残性缺血性脑血管事件诊疗指南 2016"中,轻型卒中定义为 NIHSS 评分≤3分或 5 分,或改良 Rankin 量表(mRS)评分≤3 分。非致残性缺血性脑血管事件(NICE):指发病后未遗留显著残疾的缺血性脑血管事件。包括以下 3 类:①TIA;②轻型卒中;③症状迅速缓解,未遗留残疾的缺血性脑血管事件(定义为:发病时症状重,但就诊时症状缓解为 TIA 或轻型卒中)。高危非致残缺血性脑血管事件(HR-NICE),存在下列情况之一者,视为 HR-NICE:①发病时间小于 24 小时的高危 TIA(ABCD2≥4 分)和轻型卒中;②急性多发性脑梗死(定义为 CT 或 MRI 显示 2 个及以上新发梗死病灶);③颅内或颅外大动脉粥样硬化性狭窄≥50%。

在病理生理上,TIA 和轻型卒中是一个连续动态演变的过程,因此早期区分两者的意义并不重要。TIA 与轻型卒中有相似的流行病学特征,表现为早期卒中复发风险高。TIA 与轻型卒中有明确的早期强化抗栓治疗降低卒中复发风险的循证医学证据。目前急性血管再通治疗如静脉溶栓治疗和血管内机械取栓治疗,往往将 NICE 人群(NIHSS 评分≤5 分)剔除在外。中国国家卒中登记Ⅱ(CNSRⅡ)数据显示,缺血性卒中比例为 85%,其中轻型卒中比例占缺血性卒中人群 46.4%。考虑我国的经济发展水平、人群健康素质及面临的防治任务,应把 HR-NICE 作为最为重要的防治人群,也是目前脑血管病的最佳防控窗口人群。

二、病因与发病机制

（一）高血压
高血压是目前公认的脑血管病最重要的、独立的危险因素。

（1）血压增高的程度与脑血管病危险的增加呈直接正函数关系。

（2）高血压所造成的脑血管病的危险与年龄性别的关系：脑血管发病率随年龄增加而上升。

（3）高血压患者如合并其他心脏疾病时，脑血管病的危险性会相应增加或在原有心脏病的基础上合并高血压时，其脑血管病的危险性更高。

（4）脑血管病的发病率与病死率与高血压的地理分布相一致。

（二）心脏疾病

心脏疾病是居脑血管病第 3 位的危险因素。各种心脏病如风湿性心脏病、冠状动脉粥样硬化性心脏病、高血压性心脏病、先天性心脏病以及可能并发的各种心脏损害如心房纤维颤动、房室传导阻滞、心功能不全、左心室肥厚、细菌性心内膜炎等，这些因素通过对血流动力学影响及栓子脱落增加了脑血管病的危险性，特别是缺血性脑血管病的危险。

（三）糖尿病

临床上反复发作的缺血性脑血管病患者中 10％～30％ 有糖尿病病史。糖尿病患者中脑血管病发病率比没有糖尿病的人群高 10 倍左右。糖尿病不仅引起微血管病变，也可以引起大血管病变，这些改变导致动脉粥样硬化和微循环障碍，从而促发缺血性脑血管病。

（1）糖尿病患者由于胰岛素不足或增高引起各种类型的高脂血症或者血清脂质水平正常，其运输脂类的脂蛋白异常（如 LDL 增高）都可引起和促进动脉粥样硬化的形成，LDL 可以通过泡沫细胞产生，而促进动脉硬化的形成。

（2）糖尿病的代谢异常主要是胰岛素的不足和血糖增高所致，病理表现为在特殊的器官出现小动脉硬化。

（四）脑动脉粥样硬化

脑动脉粥样硬化是全身动脉硬化的一部分，动脉内膜表面的灰黄色斑块、斑块表层的胶原纤维不断增生及含有脂质的平滑肌细胞增生，引起动脉管腔狭窄。

（五）血黏度增高

血黏度增高的患者，脑血流相对缓慢，使大脑相对缺血缺氧，同时血细胞比容、纤维蛋白原、血小板聚集性增高等，均可使血黏度增加，脑血流量下降，导致微循环障碍。对于老年人极易导致脑缺血发作或脑梗死形成，增加脑血管病的危险性。

（六）高脂血症

我国 15～69 岁做过血脂检查的人群中，高脂血症者占 40％。心脑血管疾病主要源于动脉粥样硬化，而 80％ 以上的动脉粥样硬化由高脂血症造成。高脂血症是导致动脉粥样硬化的重要因素，过多的脂质沉积于动脉内膜，内膜纤维结缔组织增生，局限性增厚，形成动脉粥样斑块，斑块增多或增大使管壁硬化，管腔缩小或闭塞，造成供血部位缺血性损害，最终发生各器官功能障碍。

（七）吸烟和酗酒等不良生活习惯

（1）吸烟是各种脑血管病，尤其是缺血性脑血管病的危险因素，并且每天吸烟量和持续时间长短也与脑血管病发病率成正比。长期吸烟可使血液黏滞度增加，血管壁损害，促使脑血管病的发生和发展。吸烟可以导致胆固醇及三酰甘油水平均升高，高密度脂蛋白降低，这种现象在同时酗酒者中更为明显。

（2）酗酒者的脑血管病发病率是普通人群的 4～5 倍。

三、临床表现

TIA 好发生于中老年人，男多于女。患者多伴有高血压、动脉粥样硬化、糖尿病或高脂血症等脑血管病危险因素。TIA 发病突然，局部脑或视网膜功能障碍历时短暂，不留后遗症状。常反复发作。血流动力学改变导致的 TIA，因每次发作缺血部位基本相同致临床表现相似或刻板；微栓塞导致的 TIA，因每次发作受累的血管和部位有所不同致临床表现多变。

（一）颈内动脉系统 TIA

神经功能缺损的持续时间平均为 14 分钟。临床表现与受累血管分布有关。大脑中动脉（MCA）供血区的 TIA 可出现对侧肢体的单瘫、轻偏瘫、面瘫和舌瘫，可伴有偏身感觉障碍和对侧同向偏盲，优势半球受累时常出现失语和失用。大脑前动脉（ACA）供血区的 TIA 可出现人格和情感障碍、对侧下肢无力等。颈内动脉（ICA）主干供血区 TIA 主要表现为眼动脉交叉瘫——由于病变侧眼动脉缺血出现同侧单眼一过性黑矇、失明（患者表现为突然出现一个眼睛视物模糊或完全失明，几秒内达到高峰，几分钟后恢复正常，为颈内动脉系统 TIA 所特有）和（或）对侧偏瘫及感觉障碍，Horner 交叉瘫（病侧 Horner 征，对侧偏瘫）；眼支供血区 TIA 表现眼前灰暗感、云雾状或视物模糊，甚至为单眼一过性黑矇、失明。

（二）椎—基底动脉系统 TIA

神经功能缺损的持续时间平均为 8 分钟。最常见表现是眩晕、平衡障碍、眼球运动异常和复视。可有单侧或双侧面部、口周麻木，单独出现或伴有对侧肢体瘫痪、感觉障碍，呈现典型或不典型的脑干缺血综合征。此外，还可出现下列 3 种特殊表现的临床综合征。①跌倒发作：表现为下肢突然失去张力而跌倒，但无意识障碍，常可很快自行站起，系脑干下部网状结构缺血所致。有时见于患者转头或仰头时。②短暂性全面遗忘症（TGA）：发作时出现短时间记忆丧失，患者对此有自知力，持续数分钟至数十分钟，发作时对时间、地点定向障碍，但谈话、书写和计算能力正常。TGA 是大脑后动脉颞支缺血累及边缘系统的颞叶海马、海马旁回和穹隆所致。③双眼视力障碍发作：双侧大脑后动脉距状支缺血导致枕叶视皮质受累，引起暂时性皮质盲。

值得注意的是，椎—基底动脉系统 TIA 患者很少出现孤立的眩晕、耳鸣、恶心、晕厥、头痛、尿便失禁、嗜睡或癫痫等症状，往往合并有其他脑干或大脑后动脉供血区缺血的症状与体征。

四、辅助检查

辅助检查包括血常规、凝血功能、血脂、血糖、电解质、肝肾功能、ECG、超声心动图、脑 CT/MRI 扫描、无创性颅内、外血管病变检查（颈部血管超声、TCD、CTA/MRA）等，必要时行蛋白 C、蛋白 S、抗凝血酶Ⅲ等易栓状态的筛查。这些初始检查项目一般要在 48 小时内完成，最好 24 小时内完成，其中最重要的是脑 CT/MRI 扫描，因其可以排除少量脑出血及其他可能存在的脑部病变。对于有自然流产、静脉血栓和多次 TIA 发作史的年轻女性,还应初始评估抗磷脂抗体(抗磷脂抗体综合征)。

五、治疗

(一)病因治疗

病因明确者应该针对病因治疗,控制卒中危险因素,如动脉粥样硬化、高血压、心脏病、糖尿病、高脂血症和颈椎病等。

(二)药物治疗

1.抗血小板治疗

非心源性栓塞性 TIA 推荐抗血小板治疗。发病 24 小时内,具有卒中高复发风险(ABCD2 评分≥4)的急性非心源性 TIA 或轻型卒中(NIHSS 评分≤3),应尽早给予阿司匹林联合氯吡格雷治疗 21 天;发病 30 天内伴有症状性颅内动脉严重狭窄(狭窄率≥70%)的 TIA,应尽早联用阿司匹林和氯吡格雷治疗 90 天。其他 TIA 或小卒中一般单独使用以下药物。①阿司匹林:50～325mg/d。②氯吡格雷(波立维):75mg/d。③小剂量阿司匹林 25mg/d 与缓释的双嘧达莫(潘生丁)每次 200mg 联合应用,每日 2 次口服。

2.抗凝治疗

心源性栓塞性 TIA 一般推荐抗凝治疗;频繁发作的 TIA 或椎—基底动脉系统 TIA 患者,对抗血小板治疗无效的病例可考虑抗凝治疗。药物主要包括肝素、低分子量肝素、华法林和新型口服抗凝药(如达比加群、利伐沙班、阿哌沙班等)。一般短期使用肝素后改为口服华法林治疗,目标为 INR 达到 2～3,用药量依 INR 结果调整。①肝素:普通肝素 100mg 加入 0.9% 氯化钠注射液 500mL 静脉滴注,20～30 滴/分。根据部分凝血活酶时间(APTT)调整剂量,维持治疗前 APTT 值 1.5～2.5 倍(100mg/d 以内)或用低分子量肝素 4000～5000IU,腹壁皮下注射,每日 2 次,7～10 天为一疗程。②华法林(warfarin):初始剂量 6～12mg/d,每晚 1 次口服,3～5 天改为 2～6mg/d 维持。剂量调整至 APTT 值为对照组 1.5 倍或国际标准化比值(INR)2.0～3.0,用药 4～6 周逐渐减量停药,可用于长期治疗。消化性溃疡或严重高血压为禁忌证。对瓣膜置换术后已服用足量口服抗凝剂治疗无效的 TIA 患者也可加用小剂量阿司匹林或双嘧达莫联合治疗。

3.降脂治疗

颈内动脉斑块、内膜增厚或颅内动脉狭窄者可使用他汀类降脂药物。常用药物有辛伐他汀(舒降之),20mg 口服,每日 1 次。

4.扩容治疗

纠正低灌注,适用于血流动力型 TIA。

5.钙通道阻滞剂

可选择性地阻断病理状态下的钙离子通道,减少血管平滑肌的收缩,扩张脑血管。常用的药物有尼莫地平 20～40mg,每日 3 次口服;桂利嗪(脑益嗪)25mg,每日 3 次;氟桂利嗪(西比灵)5～10mg 每晚 1 次口服。

6.其他药物

对有高纤维蛋白原血症的 TIA 患者,可选用降纤酶治疗改善血液高凝状态,如巴曲酶、安克洛和蚓激酶等。对老年 TIA 并有抗血小板禁忌证或抵抗性者,可选用活血化瘀性中药制剂治疗。

(三)溶栓治疗

对传统 TIA 的小卒中应考虑溶栓治疗;若 TIA 再次发作,临床有脑梗死的诊断可能,应积极进行溶栓治疗。

(四)手术治疗

手术治疗的目的为恢复、改善脑血流量,建立侧支循环和消除微栓子来源。对颈动脉有明显动脉壁粥样硬化斑块、狭窄(>70%)或血栓形成,影响脑内供血并有 TIA 的反复发作者,可行颈动脉内膜剥离术、颅内外动脉吻合术或血管成形术或血管内支架植入术等治疗。

六、护理

(一)常规护理

发作期间,嘱患者积极配合治疗,充分休息,必要时卧床休息。指导患者了解肥胖、吸烟、酗酒及饮食因素与脑血管疾病的关系。选择低盐、低糖、低脂、充足蛋白质和丰富维生素的饮食,如多食全谷类和鱼类、新鲜蔬菜、水果、豆类;少吃甜食;限制钠盐(<6g/d)和动物脂肪的摄入;忌辛辣、油炸食物,避免暴饮暴食;注意粗细搭配、荤素搭配;戒烟,限酒。

(二)专科护理

1.安全指导

指导患者采取适当的防护措施,避免因一过性失明或眩晕引起跌倒和受伤。发作时卧床休息,注意枕头不宜太高(以 15°~20°为宜),以免影响头部的血液供应;仰头或头部转动时,应缓慢、动作轻柔,转动幅度不要太大,防止因颈部活动过度导致 TIA 发作而跌伤;频繁发作的患者应尽量减少独处时间,如厕、沐浴及外出活动时应有家人陪伴,避免发生意外。

2.遵医嘱应用抗血小板聚集药

抗血小板聚集药可阻止血小板活化、黏附和聚集,防止血栓形成,减少 TIA 复发。常用药物有:

(1)阿司匹林:50~100mg,每天 1 次,晚餐后服用。阿司匹林通过抑制环氧化酶而抑制血小板聚集,长期服用可出现恶心、腹痛、腹泻等,严重者可致消化道出血。服药期间注意观察有无皮肤、黏膜或内脏出血。选用肠溶片小剂量服用,可减少不良反应。

(2)噻氯匹定:125~250mg,每天 1~2 次。噻氯匹定抑制腺苷二磷酸诱导的血小板聚集,疗效优于阿司匹林,不良反应主要为可逆性中性粒细胞减少症,服药期间应定期检测血常规。

(3)氯吡格雷:75mg,每天 1 次。氯吡格雷结构上与噻氯匹定相似,不良反应少。

(4)双嘧达莫:是环核苷酸磷酸二酯酶抑制剂,联合应用阿司匹林(25mg/d)效果优于单用阿司匹林,且不良反应减少。

3.遵医嘱应用抗凝血药

对频繁发作的 TIA 或发作持续时间长,每次发作症状逐渐加重,无明显的抗凝治疗禁忌者(无出血倾向、无溃疡病、无严重高血压、无肝肾疾病等),可及时给予抗凝治疗。应用抗凝血药期间应密切观察有无黏膜、皮下及内脏出血。

第三节 脑梗死

一、定义

脑梗死(CI)是指各种原因引起的脑部血液供应障碍,使局部脑组织发生不可逆性损害,导致脑组织缺血、缺氧性坏死。脑梗死包括脑血栓形成和脑栓塞。

二、病因与发病机制

(一)心源性疾病

常见病因为慢性心房颤动,栓子的主要来源是风湿性心瓣膜病,心内膜炎赘生物及附壁血栓脱落等以及心肌梗死,心房黏液瘤,心脏手术,心脏导管,二尖瓣脱垂和钙化,先天性房室间隔缺损(静脉反常栓子)等。

(二)非心源性疾病

如动脉粥样硬化斑块脱落,肺静脉血栓或凝块,骨折或手术时脂肪栓和气栓,血管内治疗时血凝块或血栓脱落等,颈动脉纤维肌肉发育不良(女性多见),肺感染,败血症,肾病综合征的高凝状态等可引起脑梗死。

(三)来源不明的栓子

引起脑梗死的主要机制是供应脑部血液的颅内或颅外动脉发生闭塞性病变而未能得到及时、充分的侧支循环供血所致。

三、临床表现

(一)临床特点

多数患者起病较缓,常在安静休息时或睡眠中发病。部分患者在发作前有头晕、头痛、肢体无力等前驱症状,约 1/3 的患者发病前曾有 TIA 史。神经系统局灶性表现多在数小时或1~2 天达到高峰,一般无意识障碍或意识障碍相对较轻、出现较晚。

(二)典型表现

1.颈内动脉血栓形成

多累及一侧大脑半球,出现对侧偏瘫、偏身感觉障碍、对侧同向偏盲等,优势半球受累可出现失语。

2.椎—基底动脉血栓形成

多累及脑干和小脑,眩晕最多见,并伴有恶心、呕吐、眼球震颤、复视、构音障碍、共济失调、吞咽困难等。基底动脉主干闭塞时,可出现延髓性麻痹、交叉性瘫痪、四肢瘫、昏迷等,病情进展迅速,可致死亡。

(三)临床类型

依据症状和体征的演进过程分为以下3类。①完全性卒中,病变进展迅速,多于起病6小时内达到高峰,神经功能缺失症状较重且完全。②进展性卒中,神经功能缺失症状在48小时内呈渐进性加重。③可逆性缺血性神经功能缺失,神经功能缺失症状较轻,但持续存在,一般在3周内恢复。

四、辅助检查

(一)实验室检查

1.脑脊液检查

目前一般不做脑脊液检查,脑脊液检查也不作为缺血性脑血管病的常规检查。多数脑梗死患者脑脊液正常,如梗死面积大、脑水肿明显者压力可增高,少数出血性梗死者可出现红细胞增多,后期可有白细胞及细胞吞噬现象。

2.血尿便常规及生化检查

主要与脑血管病危险因素如高血压、糖尿病、高血脂、心脏病、动脉粥样硬化等相关。

(二)其他辅助检查

1.脑CT扫描

脑梗死的脑CT扫描的主要表现如下。①病灶的低密度:是脑梗死重要的特征性表现,此征象可能系脑组织缺血性水肿所致。②局部脑组织肿胀:表现为脑沟消失,脑池、脑室受压变形,中线结构向对侧移位,即脑CT扫描显示有占位效应。此征象可在发病后4～6小时观察到。③致密动脉影:为主要脑动脉密度增高影,常见于大脑中动脉。是由于血栓或栓子较对侧或周围脑组织密度高而衬托出来。部分患者在缺血24小时内可出现。

2.脑MRI检查

能较早期发现脑梗死,特别是脑干和小脑的病灶。

3.DSA、MRA、经颅多普勒超声检查

此3项检查的主要目的是寻找脑血管病的血管方面的病因。经颅多普勒超声检查价格便宜、方便,能够及早发现较大的血管(如大脑前动脉、大脑中动脉、大脑后动脉及基底动脉等)的异常。脑MRA检查简单、方便,可以排除较大动脉的血管病变,帮助了解血管闭塞的部位及程度。DSA能够发现较小的血管病变,并且可以及时进行介入治疗。

五、治疗

脑血栓形成的治疗原则是改善脑血液循环,增进缺血区的血液灌流,挽救缺血半暗带的脑细胞。治疗目的是减少脑组织损伤,消除脑水肿,防止并发症,降低病死率和致残率。治疗措施为急性期溶栓治疗使血管再通,减轻脑水肿,缩小梗死灶,保护脑细胞;恢复期坚持康复锻炼,促进神经功能恢复。

六、护理

(一)常规护理

1.休息与体位

急性期绝对卧床休息,避免搬动;一般取平卧位,头部禁用冷敷,以防止脑血流量减少。

2.合理饮食

鼓励无吞咽困难的患者自行进食,少量多餐;给予低盐、低糖、低脂、低胆固醇、丰富维生素、足量纤维素的无刺激性食物,多食芹菜、豆类、鱼、香蕉、食醋等;有面肌麻痹者,应将食物送至口腔健侧的舌后部;有吞咽困难及呛咳者,加强吞咽功能训练,做好进食护理,防止误吸发生;昏迷患者应鼻饲流质饮食,保证每天的摄入量。

3.心理护理

关心、尊重患者,向患者耐心解释不能说话或吐字不清的原因,避免挫伤其自尊心;鼓励患者大声说话,对患者取得的进步应及时给予肯定和表扬;鼓励家属、朋友多与患者交流,耐心倾听其每一个问题。

(二)专科护理

1.遵医嘱应用溶栓药

在发病6小时内采用溶栓治疗,迅速溶解血栓,使缺血区血液再灌注,挽救缺血半暗带,防止脑细胞进一步发生不可逆性损伤。常用溶栓药物有尿激酶、阿替普酶。严格掌握溶栓治疗的适应证、禁忌证、药物剂量、监测出血时间、凝血时间、凝血酶原时间,观察有无继发性皮肤黏膜及内脏出血征象。

2.遵医嘱应用抗凝血药

目的在于防止血栓扩展和溶栓后再闭塞。常用药物有肝素、低分子量肝素及华法林等。

3.生活照顾

根据患者自理能力缺陷的程度,向患者提供生活照顾和帮助,指导、协助患者做好生活护理。如洗漱、进食、如厕、坐轮椅等;保持床单整洁、干燥;协助卧床患者定时翻身、拍背、按摩关节和骨隆突部位,预防压疮;指导患者保持口腔清洁,早晚间用温水全身擦洗,促进患肢血液循环;指导患者学会使用便器,保持大小便通畅和会阴部清洁;将日常用品和呼叫器置于患者伸手可及处,便于患者使用。

第四节 脑栓塞

一、定义

脑栓塞是指各种栓子随血流进入脑动脉,使血管急性闭塞或严重狭窄,导致局部脑组织缺血、缺氧性坏死,而迅速出现相应神经功能缺损的一组临床综合征。急性期病死率为5%～15%,多死于严重脑水肿、脑疝、肺部感染和心力衰竭。如栓子来源不能消除,10%～20%的脑栓塞患者可能在发病后2周内再发,病死率更高。

脑栓塞栓子来源可分为心源性、非心源性和来源不明性3种类型。心源性脑栓塞的栓子通常来源于心房、心室壁血栓及心脏瓣膜赘生物,少数来源于心房黏液瘤,也见于静脉栓子经未闭合的卵圆孔和缺损的房间隔迁移到脑动脉(称为反常栓塞)。近来研究表明,心源性脑栓塞较大动脉粥样硬化型脑梗死可能更为常见,约占全部脑梗死的20%。非瓣膜性房颤是心源性脑栓塞最常见的病因,约占50%。动脉粥样硬化性血栓栓子脱落导致脑栓塞较常见,其他非心源性脑栓塞如脂肪栓塞、空气栓塞、癌栓塞、感染性脓栓、寄生虫栓和异物栓等均少见。

二、病因与发病机制

根据栓子来源,病因可分为:心源性、非心源性、来源不明性。

(一)心源性

占脑栓塞的60%～75%。引起脑栓塞的栓子来源于各种心脏病,风湿性心脏病伴心房纤维颤动脑栓塞居于首位,约占半数以上;其他常见的有冠状动脉硬化性心脏病伴有房颤,亚急性感染性心内膜炎的赘生物,心肌梗死或心肌病的附壁血栓,二尖瓣脱垂、心脏黏液瘤和心脏手术合并症等的栓子脱落。

(二)非心源性

非心源性栓子引起的脑栓塞有明确病因,证明栓子是来自心脏以外。常见的非心源性栓子主要有以下几种。

1.动脉粥样硬化斑块脱落

主动脉、颈动脉或椎动脉粥样硬化所致血管内膜溃疡斑块脱落,造成脑栓塞。此外颈部大血管外伤,肺静脉血栓脱落等。

2.细菌性栓子

如亚急性细菌性心内膜炎患者,其心脏瓣膜上常形成含有大量细菌的赘生物。该赘生物性质松脆而易脱落成栓子。

3.脂肪栓子

常见于肱骨、股骨及胫骨等长骨骨折或长骨手术时,骨髓内脂肪组织被挤压进入血液中,形成脂肪栓子。

4.空气栓子

如在胸部手术或颈部手术、人工气胸、气腹、皮下气肿伴有血管损伤时,空气进入血液循环中形成气泡,便成为空气栓子。潜水作业者上升过快或进行高压氧治疗时高压氧舱减压过快时,溶解在血液中的空气游离出来,在血液中形成气泡并相互融合,也可形成空气栓子。

5.其他栓子

如支气管扩张、肺脓肿等形成的栓子以及身体其他部位的感染(如肺部感染、肢体感染、败血症)、肿瘤物质脱落形成的瘤栓子、寄生虫或虫卵、羊水等均可引起脑栓塞。

(三)来源不明性

约30%的脑栓塞不能明确原因。还有部分脑栓塞利用现代手段和方法,虽经仔细检查也未能找到栓子来源称为栓子来源不明者。

三、临床表现

(1)脑栓塞可发生于任何年龄,风湿性心脏病(简称风心病)引起的脑栓塞以青年女性多见,非瓣膜性房颤、AMI引起的以中老年人多见。典型脑栓塞多在活动中急骤发病,无前驱症状,在数秒或数分钟内症状发展到最高峰,是所有脑血管疾病中发病最快者。多属完全性卒中。大多数心源性脑栓塞患者伴有房颤、风湿性心脏病、冠心病和严重心律失常等栓子来源病史。有些心源性脑栓塞患者同时并发肾栓塞(腰痛、血尿等)、肠系膜栓塞(腹痛、便血等)和皮肤栓塞(出血点或瘀斑)等疾病表现。反常栓塞多在促进右向左分流的活动过程中发病,如用力排便、咳嗽、喷嚏、性交等。患者常有久坐、近期手术等诱发下肢深静脉血栓(DVT)的因素或存在脱水、口服避孕药等导致高黏血症或高凝状态的原因,也有在发病前后并发肺栓塞(气急、发绀、胸痛、咯血和胸膜摩擦音等)。

(2)不同部位血管栓塞会造成相应的血管闭塞综合征,但可能同时出现多个血管支配区的脑损害。因大多数栓子阻塞大脑中动脉及分支,临床表现为上肢瘫痪重、下肢相对较轻,感觉和视觉功能障碍不明显。栓子移位可能最后阻塞皮质分支,表现为单纯失语或单纯偏盲等大脑皮质功能缺损症状。脑栓塞易复发和出血,病情波动大,部分病例因血管再通临床症状可迅速缓解;有时因并发出血临床症状可急剧恶化;有时因栓塞再发,稳定或一度好转的局灶性神经体征可再次加重。

(3)心源性脑栓塞高度危险栓子来源有:二尖瓣狭窄伴房颤、心房颤动、病窦综合征、4周内心肌梗死、左心房或左心耳血栓、左心室血栓、扩张性心肌病、左心室区节段性运动功能不良、左心房黏液瘤、感染性心内膜炎。心源性脑栓塞中度危险栓子来源有:二尖瓣脱垂、二尖瓣环状钙化、二尖瓣狭窄不伴房颤、房间隔缺损、卵圆孔未闭、房扑、生物心脏瓣膜、非细菌性血栓性心内膜炎、充血性心力衰竭、4周~6个月的心肌梗死等。

四、辅助检查

CT和MRI检查可显示缺血性梗死或出血性梗死改变,合并出血性梗死高度支持脑栓塞诊断。许多患者继发出血性梗死临床症状并未加重,发病3~5天复查CT可早期发现继发梗死后出血。MRA可发现颈动脉狭窄程度或闭塞。心电图、心脏超声等检查有助于了解心脏情况。探查心脏栓子的来源首选经胸/经食管超声心动图(TTE/TEE),但心脏MRI优于TTE/TEE。有卵圆孔未闭和不明原因的脑梗死时,应探查下肢DVT等静脉栓子来源,化验蛋白C、蛋白S、抗凝血酶Ⅲ等筛查高凝状态;TTE/TEE和经颅多普勒超声发泡实验可用于探查卵圆孔未闭和右向左分流通道。如疑有主动脉弓大血管或颈部血管病变时,可作脑血管造影。

五、治疗

（一）脑栓塞治疗

与脑血栓形成治疗原则基本相同，主要是改善循环，减轻脑水肿，减少梗死范围。

（二）原发病治疗

针对性治疗原发病有利于脑栓塞病情控制和防止复发。对感染性栓塞应使用抗生素，并禁用溶栓和抗凝治疗，防止感染扩散。对非细菌性血栓性心内膜炎，口服抗凝药（如华法林）治疗其高凝状态的疗效欠佳时，可用肝素或低分子量肝素治疗。反常栓塞在卵圆孔未闭和DVT并存的情况下，可考虑经导管卵圆孔封堵术治疗。对脂肪栓塞，可采用肝素、5%碳酸氢钠及脂溶剂，有助于脂肪颗粒溶解。空气栓塞者可行高压氧治疗。有心律失常者应予以纠正等。

（三）抗凝治疗

心源性脑栓塞急性期一般不推荐抗凝治疗，对大多数房颤导致的卒中患者，可在发病4～14天开始口服抗凝治疗，预防卒中复发。存在出血转化的高危患者（如大面积梗死、早期影像学出血转化表现、血压控制不佳或出血倾向），抗凝一般推迟到14天后。无症状性脑出血转化的抗凝或抗血小板治疗一般不受影响。症状性出血转化或合并脑出血时，应权衡利弊，通常在病情稳定后数天或数周后启动抗血小板治疗，除非心脏机械瓣膜，症状性脑出血发病至少4周内避免抗凝治疗，但下肢DVT和PE的高危患者应在出血停止后1～4天开始予以预防剂量的抗凝治疗。

六、护理

（1）绝对卧床休息，氧气吸入，保暖。

（2）监测生命体征。

（3）给予导尿，解除尿潴留。

（4）注意观察患者的神志、面色及尿量。

（5）给予心理护理，缓解焦虑、忧郁的心情。

第五节 脑出血

一、定义

脑出血（ICH）是指原发性非损伤性脑实质内出血。病因多样，其中半数以上为高血压动脉硬化性脑出血，故又称为高血压脑出血。其他原因包括颅内动脉瘤破裂、脑血管畸形破裂、脑肿瘤出血、动脉炎、血液病、抗凝或溶栓治疗并发症等。脑出血约占全部脑卒中的20%～30%，急性期病死率为30%～40%。脑水肿、颅内压增高和脑疝形成是致死的主要原因。ICH预后与出血量、出血部位及有无并发症有关。脑干、丘脑和大量脑室出血预后较差。

二、病因与发病机制

脑出血最常见的病因是高血压,此类脑出血属于高血压的一种最严重也是最高级别的并发症之一,可在短时间内出现极为严重的症状,甚至短时间内影响患者呼吸、心跳等基本生理活动,造成患者的死亡。

(一)外界因素

脑血管病在季节变化时尤为多见,如春夏、秋冬交界的季节。季节的变化以及外界温度的变化可以影响人体神经内分泌的正常代谢,改变血液黏稠度,血浆纤维蛋白质、肾上腺素均升高,毛细血管痉挛性收缩和脆性增加。短时间内颅内血管不能适应如此较为明显的变化,即出现血压的波动,最终导致脑出血的发生。

(二)情绪改变

情绪改变是脑出血的又一重要诱因,包括极度的悲伤、兴奋、恐惧等,多数脑出血患者发病之前都有情绪激动病史。短时间情绪变化时出现交感神经兴奋,心跳加快、血压突然升高,是原本脆弱的血管破裂所致。

(三)不良生活习惯

吸烟对人体有较为严重的健康影响,是得到世界卫生组织公认的。长期吸烟可以使得体内血管脆性增加,对血压波动的承受能力下降,容易发生脑血管破裂。长期饮酒可引起血管收缩舒张调节障碍,并出现血管内皮的损伤,血管内脂质的沉积,使得血管条件变差,易发生脑出血。此外,经常过度劳累,缺少体育锻炼,也会使血黏度增加,破坏血管条件,导致脑出血的发生。

三、临床表现

脑出血多发生于 50 岁以上伴有高血压的患者。通常在情绪激动、精神紧张、剧烈活动、用力过度、咳嗽、排便等诱因下,血压升高而发病,但也可在安静无活动状态下发病。大多数患者起病急骤,常在数分钟或数小时内病情发展到高峰,也可在数分钟内即陷入昏迷,仅少部分患者发展比较缓慢,经数天才发展至高峰,类似缺血性脑梗死。较典型的脑出血首先表现为头痛、恶心、呕吐,经过数分钟至数小时后,出现意识障碍及局灶神经障碍体征,脉搏缓慢有力、面色潮红、大汗淋漓、大小便失禁、血压升高,甚至出现抽搐、昏迷程度加深、呈现鼾性呼吸,重者呈潮式呼吸,进而呼吸不规则或间停等。由于出血部位及范围不同,可产生一些特殊定位性临床症状。

(一)壳核—内囊出血

占脑出血的 50%~60%。系豆纹动脉尤其是其外侧支破裂所致。一般将壳核—内囊出血分为壳核外侧型(即外囊出血)和壳核内侧型(即内囊出血)。壳核—内囊出血除具有脑出血的一般症状外,病灶对侧常出现偏瘫、偏身感觉障碍与偏盲等"三偏综合征"。临床上由于出血所累及的范围不同,"三偏"可不完全,最常见的是偏瘫、偏身感觉障碍。外侧型多无意识障碍,轻度偏瘫,预后较好;内侧型依血肿的量和发展的方向,临床上可出现不同程度的病变对侧中枢性面瘫及肢体瘫痪,感觉障碍和同向性偏盲。双眼向病灶侧凝视,呈"凝视病灶"。优势半球病变可有失语。如血肿破入脑室或影响脑脊液循环时昏迷加深、偏瘫完全、头痛、呕吐、瞳孔不等大、中枢性高热、消化道出血,病死率高。

(二)丘脑出血

占脑出血的 10%~15%。系丘脑膝状体动脉和丘脑穿通动脉破裂所致。常有对侧偏瘫、偏身感觉障碍,通常感觉障碍重于运动障碍。深浅感觉均受累,而深感觉障碍更明显。可有特征性眼征,如上视不能或凝视鼻尖、眼球偏斜或分离性斜视、眼球会聚障碍和无反应性小瞳孔等。少量丘脑出血致丘脑中间腹侧核受累可出现运动性震颤和帕金森综合征样表现;累及丘脑底核或纹状体可呈偏身舞蹈、投掷样运动;优势侧丘脑出血可出现丘脑性失语、精神障碍、认知障碍和人格改变等。

(三)脑叶出血

占脑出血的 5%~10%,常由脑动静脉畸形、血管淀粉样病变、血液病等所致。出血以顶叶最常见,其次为颞叶、枕叶、额叶,也有多发脑叶出血的病例。绝大多数呈急性起病,多先有头痛、呕吐或抽搐,甚至尿失禁等临床表现;意识障碍少而轻;有昏迷者多为大量出血压迫脑干所致。受累脑叶可出现相应的神经缺损症状,如额叶出血可有偏瘫、尿便障碍、Broca 失语、摸索和强握反射等;颞叶出血可有 Wemicke 失语、精神症状、对侧上象限盲、癫痫;顶叶出血可有偏身感觉障碍、轻偏瘫、对侧下象限盲;枕叶出血可有视野缺损等。

(四)小脑出血

约占 10%。多由小脑上动脉分支破裂所致。常有头痛、呕吐,眩晕和共济失调明显,急骤发病,伴有枕部疼痛。出血量少者,主要表现为小脑受损症状,如共济失调、眼震和小脑语言等,多无瘫痪;出血量较多者,尤其是小脑蚓部出血,病情进展迅速,发病时或病后 12~24 小时出现昏迷和脑干受压征象,双侧瞳孔缩小至针尖样、呼吸不规则等。暴发型则常突然昏迷,在数小时内迅速死亡。

(五)原发性脑干出血

约占脑出血的 10%。90% 以上的高血压所致的原发性脑干出血发生在脑桥,少数发生在中脑。

1.脑桥出血

多由基底动脉脑桥支破裂所致,出血灶多位于脑桥基底部与被盖部之间。大量出血(血肿>5mL)累及双侧被盖部和基底部,常破入第四脑室,患者迅即出现昏迷、双侧针尖样瞳孔、呕吐咖啡样胃内容物、中枢性高热、中枢性呼吸障碍、眼球浮动、四肢瘫痪和去大脑强直发作等,病情进行性恶化,多在短时间内死亡。出血量小者,可无意识障碍,表现为交叉性瘫痪和共济失调性偏瘫,两眼向病灶侧凝视麻痹或核间性眼肌麻痹等。

2.中脑出血

少见,常有头痛、呕吐和意识障碍,轻症表现为一侧或双侧动眼神经不全麻痹、眼球不同轴、同侧肢体共济失调,伴对侧肢体瘫痪(Weber 综合征);重症表现为深昏迷,四肢弛缓性瘫痪,可迅速死亡。

3.延髓出血

更为少见,临床表现为突然意识障碍,影响生命指征,如呼吸、心率、血压改变,迅速死亡。轻症患者可表现为不典型的 Wallenberg 综合征。

(六)脑室出血

占脑出血的 3％～5％,分为原发性和继发性脑室出血。原发性脑室出血多由脉络丛血管或室管膜下动脉破裂出血所致,临床表现主要是血液成分刺激引起的脑膜刺激征和脑脊液循环梗阻引起的颅内压增高症状;临床上见到的脑室出血绝大多数是继发性脑室出血,即脑实质出血破入脑室,常同时伴有原发性出血灶导致的神经功能障碍症状。因此,轻者仅有头痛、恶心、呕吐、颈强直等脑膜刺激征,无局灶性神经损害症状;重者表现为意识障碍、抽搐、肢体瘫痪、肌张力增高、瞳孔缩小或大小不定,双侧病理反射阳性等。血凝块堵塞室间孔、中脑导水管及第四脑室侧孔者,可因急性脑积水而致颅内压急剧增高,迅速发生脑疝而死亡。

四、辅助检查

(一)颅脑 CT 扫描

颅脑 CT 扫描是诊断 ICH 的首选方法,动态 CT 检查还可评价出血的进展情况。

(二)MRI 和 MRA 检查

对发现结构异常,明确 ICH 的病因很有帮助。MRI 对检出脑干和小脑的出血灶和监测 ICH 的演进过程优于 CT 检查,对急性 ICH 诊断不如 CT。MRA 可发现脑血管畸形、血管瘤等病变。

(三)脑血管造影(DSA)

脑出血患者一般不需要进行 DSA 检查,除非临床上怀疑有血管畸形、血管炎或烟雾病又需外科手术或血管介入治疗时才考虑进行。DSA 可清楚显示异常血管和造影剂外漏的破裂血管及部位。

(四)腰椎穿刺

在 CT 广泛应用后,已无须采用腰椎穿刺诊断脑出血,以免诱发脑疝形成,如需排除颅内感染和蛛网膜下隙出血,可谨慎进行。

五、治疗

(一)内科治疗

急性期内科治疗原则是制止继续出血和防止再出血,减轻和控制脑水肿,预防和治疗各种并发症,维持生命体征。

1.一般治疗

(1)一般卧床休息 2～4 周,保持安静,避免情绪激动和血压升高。

(2)保持呼吸道通畅,给氧,防止并发症:对意识不清的患者应及时清除口腔和鼻腔的分泌物或呕吐物,头偏向一侧或侧卧位。必要时气管插管或行气管切开术。

(3)保持水、电解质平衡及营养支持:急性期最初 24～48 小时应予禁食,并适当静脉输液,每日控制在 1500~2000mL。48 小时后,如果意识好转,且吞咽无障碍者可试进流质,少量多餐,否则应下胃管鼻饲维持营养。

(4)保持功能体位,防止肢体畸形。

2.调控血压

一般认为 ICH 急性期患者血压升高是机体针对颅内压(ICP)升高为保证脑组织血供的一种血管自动调节反应,随着 ICP 的下降血压也会下降,因此降低血压应首先以进行脱水降颅压治疗为基础。血压仍过高,应给予降血压治疗。当 SBP>200mmHg 或 MAP>150mmHg 时,要用持续静脉降压药物积极降低血压;当 SBP>180mmHg 或 MAP>130mmHg 时,如果同时有疑似颅内压增高的证据,要考虑监测颅内压,可用间断或持续静脉降压药物来降低血压,但要保证脑灌注压在 60~80mmHg。若无颅内压增高的证据,降压目标为 160/90mmHg 或 MAP 110mmHg。但降血压不能过快,要加强监测,防止因血压下降过快致脑低灌注。药物选择乌拉地尔、非诺多泮、尼卡地平、拉贝洛尔等。

对低血压的处理,要首先分析原因,区别情况加以处理。引起低血压的原因如下。①脱水过量、补液不足。②大量呕吐失水或伴有应激性溃疡导致失血。③并发严重的感染。④心力衰竭、心律失常。⑤降压药、镇静剂及血管扩张药使用过量。⑥呼吸不畅并酸中毒。⑦脑疝晚期等。在针对病因处理的同时,可静脉滴注多巴胺、阿拉明等,将血压提升并维持在 150/90mmHg 左右为宜。

脑出血恢复期应积极控制血压,尽量将血压控制在正常范围内。

3.控制脑水肿、降低颅内压

脑出血后脑水肿约在 48 小时达高峰,维持 3~5 天后逐渐消退,可持续 2~3 周或更长。脑水肿可使 ICP 增高,并致脑疝形成,是影响 ICH 病死率及功能恢复的主要因素。积极控制脑水肿、降低 ICP 是 ICH 急性期治疗的重要环节。不建议用激素治疗减轻脑水肿。

4.止血治疗

止血药物如 6-氨基己酸、氨甲苯酸等对高血压性脑出血的作用不大。如有凝血功能障碍,可针对性给予止血药物治疗,例如肝素治疗并发的脑出血可用鱼精蛋白中和,华法林治疗并发的脑出血用维生素 K_1 拮抗。

5.防治并发症

(1)感染:发病早期病情较轻又无感染证据者,一般不建议常规使用抗生素;合并意识障碍的老年患者易并发肺部感染或因导尿等易合并尿路感染,可给予预防性抗生素治疗;若已经出现系统感染,则根据经验或药敏结果选用抗生素。

(2)应激性溃疡:对重症或高龄患者应预防应用 H_2 受体阻滞剂(H_2RB)。一旦出血按消化道出血的治疗常规进行。

(3)抗利尿激素分泌异常综合征:即稀释性低钠血症,可发生于 10% ICH 患者。应限制水摄入量在 800~1000mL/d,补钠 9~12g/d。

(4)脑耗盐综合征:系因心钠素分泌过高所致的低钠血症,治疗时应输液补钠。低钠血症宜缓慢纠正,否则可导致脑桥中央髓鞘溶解症。

(5)痫性发作:有癫痫频繁发作者,可静脉注射地西泮 10~20mg 或苯妥英钠 15~

20mg/kg缓慢静脉注射以控制发作。

(6)中枢性高热:多采用物理降温,可试用溴隐亭治疗。

(7)下肢深静脉血栓形成或肺栓塞:一旦发生,应给予普通肝素100mg/d静脉滴注或低分子量肝素4000U皮下注射,每天2次。对高危患者可预防性治疗。

(二)手术治疗

下列情况需考虑手术治疗:①壳核出血≥30mL,丘脑出血≥15mL;②小脑出血≥10mL或直径≥3cm或合并明显脑积水;③重症脑室出血(脑室铸型);④合并脑血管畸形、动脉瘤等血管病变。手术宜在早期(发病后6～24小时)进行。手术方法主要有去骨瓣减压术、小骨窗开颅血肿清除术、钻孔血肿抽吸术和脑室穿刺引流术等。

六、护理

(一)常规护理

1.休息

急性期安静休息,一般应卧床2～4周,避免搬动,尤其是在发病24～48小时;必须搬动时,保持患者身体长轴在一条直线上,以免牵动头部;患者取侧卧位,头部抬高15°～30°,以利颅内静脉血回流,减轻脑水肿。病室保持安静,光线柔和,限制亲友探视。各项护理操作轻柔,集中进行,防止患者受刺激而加重出血。嘱患者排便时避免屏气用力,以免颅内压增高或诱发再次出血,便秘者可遵医嘱应用缓泻剂,禁止灌肠。

2.皮肤护理及功能锻炼

协助患者每2～3小时翻身1次,最长不超过4小时。翻身时避免拖、拉、推等动作;将患者安置妥当后,可在身体空隙处垫软枕或海绵垫,必要时使用防压疮气垫。发病后保持瘫痪肢体于功能位;病后10～14天病情稳定后,即可对瘫痪肢体关节进行按摩和被动运动,进行康复治疗。

3.饮食护理

给予高蛋白、高维生素、清淡饮食,根据病情及时添加富含纤维素的蔬菜、水果;伴意识障碍、消化道出血的患者禁食24～48小时,昏迷或有吞咽困难者在发病第2～3天应鼻饲。清醒患者摄食时,以坐位或头高侧卧位为宜,进食要慢;面颊肌麻痹时,应将食物送至口腔健侧近舌根处,容易吞咽。

4.预防感染

向患者及其家属解释发生坠积性肺炎、尿路感染的危险因素及预防措施。保持病室清洁和空气流通,定时消毒,限制探视,以防交叉感染;定时吸痰、翻身拍背,做好口腔护理,随时清除呼吸道分泌物;对意识清醒的患者,鼓励其深呼吸及咳嗽,有效排痰;留置导尿过程中严格无菌操作,每天消毒尿道口1～2次;观察患者体温、呼吸的变化,若有发热、咳嗽、咳黄脓痰应考虑感染,及时处理。

(二)专科护理

1.降低颅内压药物

颅内压增高主要是因为早期血肿的占位效应和血肿周围脑组织的水肿。脑出血后3～5

天,脑水肿达到高峰。药物治疗可以减轻脑水肿,降低颅内压,防止脑疝形成。常用药物有20％甘露醇、呋塞米和白蛋白等。

2.降压药物

经降颅内压治疗后,收缩压≥200mmHg 或舒张压≥110mmHg 时,应降血压治疗,可适当给予作用温和的降压药物如硫酸镁等,避免使用利血平等强降压药物。用降压药时密切观察血压变化,防止血压降低得过快、过低,根据血压变化及时调整用药的速度和剂量。急性期后,血压仍持续过高时可系统地应用降压药。

第六节　癫痫持续状态

一、定义

癫痫持续状态(SE)或称癫痫状态,传统定义认为癫痫持续状态指"癫痫连续发作之间意识尚未完全恢复又频繁再发或癫痫发作持续 30 分钟以上未自行停止。"目前观点认为,如果患者出现全面强直阵挛性发作(GTCS)持续 5 分钟以上即有可能发生神经细胞损伤,对于 GTCS 的患者若发作持续时间超过 5 分钟就该考虑癫痫持续状态的诊断,并须用抗癫痫药物紧急处理。癫痫状态是内科常见急症,若不及时治疗可因高热、循环衰竭、电解质紊乱或神经细胞兴奋毒性损伤导致永久性脑损害,致残率和病死率均很高。任何类型的癫痫均可出现癫痫状态,其中全面强直阵挛发作最常见,危害性也最大。

二、病因与发病机制

可分为特发性和继发性,特发性多与遗传因素有关,多为难治性癫痫。继发性居多。

(一)病因

1.不规范抗痫药治疗

多见于新近发病患者开始规范药物治疗后突然停药、减量、不及时或未遵医嘱服药、多次漏服药物、自行停药、改用"偏方"和随意变更药物剂量或种类等,导致不能达到有效血药浓度,使 21％的癫痫患儿和 34％的成人患者发生癫痫状态。

2.脑器质性病变

脑外伤、脑肿瘤、脑出血、脑梗死、脑炎、代谢性脑病、变性病、围生期损伤和药物中毒患者,无癫痫史以癫痫持续状态为首发症状占 50％～60％,有癫痫史出现癫痫持续状态占 30％～40％。

3.急性代谢性疾病

无癫痫发作史的急性代谢性疾病患者以癫痫持续状态为首发症状占 12％～41％,有癫痫史者以持续状态为反复发作症状占 5％。

4.自身因素

癫痫患者在发热、全身感染、外科手术、精神高度紧张及过度疲劳等时,即使维持有效血药浓度也可诱发持续状态。

（二）诱发因素

发热、感染、劳累、饮酒、酒精戒断、妊娠及分娩等，停用镇静剂，服用异烟肼、三环或四环类抗抑郁药亦可诱发。

三、临床表现

（一）全面性发作持续状态

1.全面性强直—阵挛发作持续状态

全面性强直—阵挛发作持续状态是最常见、最严重的持续状态类型。是以反复发生强直—阵挛性抽搐为特征，2次发作间歇患者意识不恢复，处于昏迷状态。患者同时伴有心动过速，呼吸加快，血压改变，发热，酸中毒，腺体分泌增多（可致呼吸道梗死）等全身改变。

2.强直性发作持续状态

主要见于Lennox-Gastaut综合征患儿，表现为不同程度意识障碍（昏迷较少），间有强直性发作或其他类型发作，如肌阵挛、非典型失神、失张力发作等。EEG出现持续性较慢的棘慢或尖慢波放电。

3.阵挛性发作持续状态

阵挛性发作持续状态时间较长时可出现意识模糊甚至昏迷。

4.肌阵挛发作持续状态

特发性肌阵挛发作患者很少出现癫痫持续状态，严重器质性脑病晚期如亚急性硬化性全脑炎、家族性进行性肌阵挛癫痫较常见。

5.失神发作持续状态

主要表现为意识水平降低，甚至只表现反应性低下，学习成绩下降。EEG可见持续性棘慢波放电，频率较慢（<3Hz）。

（二）部分性发作持续状态

1.单纯部分性发作持续状态

临床表现以反复的局部颜面或躯体持续抽搐为特征或持续的躯体局部感觉异常为特点，发作时意识清楚，EEG上有相应脑区局限性放电。

2.边缘叶性癫痫持续状态

常表现为意识障碍和精神症状，又称精神运动性癫痫状态，常见于颞叶癫痫。

3.偏侧抽搐状态伴偏侧轻瘫

多发生于幼儿，表现为一侧抽搐，伴发作后一过性或永久性同侧肢体瘫痪。

四、辅助检查

（一）实验室检查

1.血常规检查

可除外感染或血液系统疾病导致症状性持续状态。

2.血液生化检查

可排除低血糖、糖尿病酮症酸中毒、低血钠以及慢性肝、肾功能不全和 CO 中毒等所致代谢性脑病癫痫持续状态。

（二）其他辅助检查

癫痫持续状态患者辅助检查应在迅速控制发作前提下酌情进行。

（1）常规 EEG、视频 EEG 和动态 EEG 监测可显示尖波、棘波、尖—慢波、棘—慢波等痫性波型，有助于癫痫发作和癫痫持续状态的确诊。

（2）心电图检查可排除大面积心肌梗死、各种类型心律失常导致广泛脑缺血、缺氧后发作和意识障碍。

（3）胸部 X 线检查可排除严重肺部感染导致低氧血症或呼吸衰竭。

（4）必要时可行头部 CT 和 MRI 检查。

五、治疗

癫痫持续状态的治疗目的为：保持稳定的生命体征和进行心肺功能支持；终止呈持续状态的癫痫发作，减少癫痫发作对脑部神经元的损害，寻找并尽可能根除病因及诱因；处理并发症。

（一）控制发作

控制发作是治疗的关键，否则危及生命。

（1）首选地西泮，静脉注射。适用于成人或儿童各型持续状态。地西泮偶尔可抑制呼吸，则停止注射，必要时使用呼吸兴奋药对症处理。

（2）异戊巴比妥钠：静脉注射至控制发作为止。

（3）10%水合氯醛：根据成人及儿童用量加等量植物油，保留灌肠。

（4）苯妥英钠：溶于生理盐水静脉注射，速度适宜。

（二）其他治疗

（1）保持呼吸道通畅，给予鼻导管或面罩吸氧，必要时行气管切开；进行心电、血压、呼吸、血氧饱和度监护，定时做血气、血生化分析。

（2）治疗诱发因素。

（3）牙关紧闭者放置牙垫，防止舌咬伤。

（4）给予 20%甘露醇快速静脉滴注，也可用地塞米松 10～20mg 静脉注射，防治脑水肿。

（5）控制感染或预防性应用抗生素，防治并发症。

（6）高热者给予物理降温，纠正代谢紊乱，维持水电解质平衡，给予营养支持。

（三）药物选择

理想的抗癫痫持续状态的药物应有以下特点：①能静脉给药；②可快速进入脑内，阻止癫痫发作；③无难以接受的不良反应，在脑内存在足够长的时间以防止再次发作。控制癫痫持续状态的药物都应静脉给药，难以静脉给药的患者如新生儿和儿童，可以直肠内给药。因此，药物的选择应基于特定的癫痫持续状态类型及它们的药代动力学特点和易使用性。常用药物有地西泮、苯妥英钠、10%水合氯醛。

六、护理

(一)常规护理

1.休息与活动

保证充足睡眠,避免过度劳累。病情允许者,适当参加体力和脑力活动,劳逸结合,做力所能及的事,保持愉悦心情。若有发作先兆应立即卧床休息。

2.环境

保持环境安静,温湿度适宜,避免强光、惊吓等刺激,居住环境光线柔和。

3.饮食护理

给予清淡、富营养、易消化饮食。避免暴饮暴食、辛辣刺激性食物,戒烟酒。保持良好饮食习惯。

(二)专科护理

1.防止受伤

出现发作先兆时,立即平卧或发作时陪伴者迅速抱住患者缓慢就地平放,避免摔伤;取下眼镜和义齿,将手边的柔软物垫在患者头下;将牙垫或厚纱布垫在上下臼齿之间。以防咬伤舌、口唇及颊部,但不可强行塞入。抽搐发作时,适度扶住患者手脚,以防自伤及趾伤,切不可用力按压肢体,以免造成骨折、肌肉撕裂及关节脱位。大小便失禁时,及时处理。少数患者抽搐停止、意识恢复过程中有兴奋躁动,应专人守护,放置保护性床挡,必要时使用约束带。

2.保持呼吸道通畅

使患者取平卧、头偏向一侧或侧卧位,使呼吸道分泌物由口角流出;解开衣领、衣扣和裤带,以免过紧影响呼吸;防止舌后坠阻塞呼吸道,必要时使用舌钳;吸氧,预防缺氧所致脑水肿,尤其是癫痫持续状态者;准备吸引器、气管切开包等,及时清除口鼻腔分泌物;不可强行喂食,防止窒息。

3.心理护理

帮助患者正确对待疾病,理解患者,耐心倾听,鼓励患者说出自己的内心感受,指导患者做好自我调节,维持良好的心理状态;鼓励患者积极参与各种社交活动,承担力所能及的社会工作;鼓励家属关爱、理解和帮助患者,减轻患者的精神负担,给予患者全身心照顾。

第七节 重症肌无力

一、定义

重症肌无力(MG)是一种神经—肌肉接头处传递障碍的自身免疫性疾病。若延髓支配的肌肉和呼吸肌严重无力急性发作,以致不能维持换气功能即为重症肌无力危象。

二、病因与发病机制

（一）病因

1.感染

以上呼吸道感染最为常见。

2.过度疲劳、情绪激动、手术、激素分泌状态的改变

如月经来潮、妊娠、分娩、甲状腺功能亢进等，均可为急性发作的原因。

3.药物因素

抗胆碱酯酶药物应用不当，可引起重症肌无力危象。

（1）氨基苷类及多黏菌素类抗生素，可抑制乙酰胆碱释放，应禁用。

（2）神经肌肉阻滞药及抗心律失常药，可降低肌膜的兴奋性或抑制神经肌肉的传递。

（3）中枢神经系统抑制药，可引起或加重呼吸困难。

（二）发病机制

重症肌无力是指一种影响神经—肌肉接头传递的，主要由乙酰胆碱受体抗体介导，细胞免疫和补体参与的自身免疫性疾病。当延髓所支配的呼吸肌及全身肌肉的无力进行性加重，出现喉肌和呼吸肌麻痹，引起通气和换气功能障碍，便出现危象状态。

三、临床表现

全身骨骼肌均可受累，但以脑神经支配的肌肉及脊神经支配的肌肉受累更为多见。不管何组年龄和任何群骨骼肌受累，共同的临床特点为：①受累骨骼肌极易疲劳，经休息或服用抗胆碱酯酶药物以后肌无力症状减轻或暂时好转；②肌无力症状易波动，常朝轻夕重，妊娠、上呼吸道感染、精神刺激等均可使症状加重；③受累骨骼肌无力的范围不能按神经分布解释。除肌无力外，一般不伴神经系统受累之症状和体征。

本病起病隐袭，最常见的首发症状为眼外肌不同程度的无力，包括上睑下垂，眼球活动受限而出现复视，但瞳孔括约肌不受累。眼外肌力弱由单眼开始，以后累及双眼或双眼同时发病，但两侧受累程度常不对称。除眼肌外，其他骨骼肌也可受累。延髓肌无力，常伴有表情肌和咀嚼肌无力症状，表现为兔眼、表情淡漠、苦笑面容、鼓腮和吹气不能等。延髓肌无力者表现为口齿不清、语言不利、重鼻音、伸舌不灵，以致进食困难、饮水呛咳等。早期患者仅为进食时间延长、讲话时间久后极易疲劳，后期患者则有伸舌、上提不能，乃至咽反射消失等。此时，若不及时诊治必将危及生命。少数急性起病，同时累及眼外肌、延髓肌、四肢甚至呼吸肌无力者，称为进展型重症肌无力。

四、辅助检查

（一）实验室检查

（1）血、尿及脑脊液常规检查均正常。

（2）可疑 MG 可进行甲状腺功能测定。

（3）血清自身抗体谱检查。①血清 AChR 结合抗体（AChR-Ab）测定：MG 患者 AChR-Ab 滴度明显增加，国外报道阳性率为 70%～95%，是一项高度敏感、特异的诊断试验。②不建议将 AChR-Ab 作为筛选试验，该抗体或横纹肌自身抗体也见于 13% 的 Lambert-Eaton 肌无力综合征患者。③肌纤蛋白（如肌凝蛋白、肌球蛋白、肌动蛋白）抗体见于 85% 的胸腺瘤患者，是某些胸腺瘤早期表现。

（二）其他辅助检查

1.肌疲劳试验（Jolly 试验）

受累随意肌快速重复收缩，如连续眨眼 50 次，可见眼裂逐渐变小；令患者仰卧位连续抬头 30～40 次，可见胸锁乳突肌收缩力逐渐减弱出现抬头无力；举臂动作或眼球向上凝视持续数分钟，若出现暂时性瘫痪或肌无力明显加重，休息后恢复者为阳性；如咀嚼肌力弱可令重复咀嚼动作 30 次以上，如肌无力加重以至不能咀嚼为疲劳试验阳性。

2.抗胆碱酯酶药试验

腾喜龙试验和新斯的明试验诊断价值相同，用于 MG 诊断和各类危象鉴别。

3.肌电图检查

低频（1～5Hz）重复神经电刺激（RNS）是常用的神经肌肉传导生理检查，是检测神经—肌肉接头疾病（NMJ）最常用方法。

4.病理学检查

诊断困难的患者可做肌肉活检，电镜下观察 NMJ，根据突触后膜皱褶减少、变平坦及 AChR 数目减少等可确诊 MG。

五、治疗

（一）严密观察病情

严密观察生命体征变化及药物反应等，及时做好相应处理。

（二）紧急处理

1.维持呼吸

对有呼吸困难、缺氧、发绀严重的患者可立即行气管插管或行气管切开，应用呼吸机辅助呼吸，支持治疗。

2.不同类型危象的处理

（1）肌无力危象：气管插管和正压呼吸开始后应停用胆碱能药物，避免刺激呼吸道分泌物增加。可应用胆碱酯酶抑制药如甲基硫酸新斯的明、溴吡斯的明，但注意应少量、多次用药，对心率过慢、心律不齐、机械性肠梗阻以及哮喘患者均忌用或慎用。若用药后症状不减轻，甚至加重，应警惕胆碱能危象发生。

（2）胆碱能危象：立即停用抗胆碱酯酶药物，待药物排出后重新调整剂量。可静脉或肌内注射阿托品，直到毒蕈碱样症状消失为止，同时还可应用碘解磷定。

（3）反拗性危象：停用抗胆碱酯酶药物，输液维持，至少 72 小时后才可从小剂量开始应用胆碱酯酶抑制药。

（三）病因治疗

待危象症状改善后，可选择肾上腺皮质类固醇激素治疗，合用抗胆碱酯酶药，对重症肌无力患者较安全，常用地塞米松、泼尼松等，可缩短危象发作时间。激素治疗半年内无改善者，应考虑用免疫抑制药，常用环磷酰胺和硫唑嘌呤。需注意骨髓抑制或感染，应定期检查血常规和肝肾功能。也可行血浆置换、免疫球蛋白治疗。全身型重症肌无力可考虑行胸腺切除术。

六、护理

（一）休息

绝对卧床休息。

（二）加强营养

对危象患者可经鼻饲或静脉补充营养。病情好转后仍须严格掌握在注射抗危象药物 15 分钟后再进食（口服者在饭前 30 分钟服药）。

（三）预防感染

(1)定时改变体位，叩背，防止肺不张。

(2)做好口腔、皮肤护理，预防口腔炎、压疮等并发症。

(3)气管切开术后，应及时吸痰，雾化吸入，保持呼吸道通畅。

(4)注意纠正水、电解质失衡。

第八节　吉兰—巴雷综合征

一、概述

吉兰—巴雷综合征(GBS)，又称急性炎性脱髓鞘性多发性神经病(AIDP)，是一种常累及脑神经的自身免疫介导的周围神经病。主要病理改变是周围神经组织中小血管周围淋巴细胞与巨噬细胞浸润以及神经纤维的脱髓鞘，严重病例可出现继发轴突变性。

二、病因与发病机制

本病确切病因尚未充分阐明。临床及流行病学资料显示 GBS 是由炎症引起的自身免疫反应性疾病，大量的病例统计发现，有 2/3 的 GBS 患者于发病前有呼吸道或胃肠道感染病史。目前已被证实的与前驱感染相关的病原体包括空肠弯曲菌、EB 病毒、巨细胞病毒、肺炎支原体以及流感嗜血杆菌等。近年来，陆续有不少研究发现其他与 GBS 相关的病原体，如戊型肝炎病毒、水痘带状疱疹病毒、军团菌、幽门螺杆菌、布氏杆菌、肺吸虫等。上述病原体（如空肠弯曲菌）感染人体后，会激活人体免疫系统，并产生相应抗体，而这类抗体由于错误识别自身抗原，与外周神经的特定神经节苷脂发生交叉反应，从而导致神经损害。

分子模拟学说是目前认为可能导致 GBS 发病的最主要机制之一，即认为病原体某些组分与周围神经一些成分的结构相同,机体免疫系统发生识别错误,自身免疫性细胞和自身抗体对正常的周围神经组分进行免疫攻击,导致周围神经脱髓鞘。

三、临床表现

(一)急性或亚急性起病
发病前1~3周常有胃肠道或呼吸道感染症状或疫苗接种史。

(二)肢体无力
首发症状常为四肢对称性无力,可自远端渐向近端发展或自近端向远端加重,多由双下肢开始逐渐累及躯干肌,多于数日至2周达高峰。严重病例可因累及肋间肌和膈肌致呼吸麻痹,四肢腱反射减低或消失。

(三)肢体感觉异常
如麻木、刺痛、不适感等;感觉缺失或减退,呈手套、袜子样分布。少数患者肌肉可有压痛,尤其腓肠肌压痛较常见,偶有出现Lasegue征和Kerning征等神经根刺激症状。

(四)神经系统
脑神经受累以双侧面神经麻痹最常见,其次为舌咽神经、迷走神经,动眼神经、展神经、舌下神经、三叉神经瘫痪较少见;自主神经功能紊乱症状较明显,表现为皮肤潮红、多汗、心动过速、直立性低血压、手足肿胀、营养障碍及尿便障碍等。

(五)GBS多为单相病程,病程中可有短暂波动
除上述典型临床病例外,尚有一些表现不典型的GBS变异型。

1.Miller-Fisher综合征(MFS)或称为Fisher综合征

表现为共济失调、眼外肌麻痹及腱反射消失三联症,伴脑脊液蛋白—细胞分离。几乎所有Fisher综合征患者均可检出抗CQlb抗体。MFS呈良性病程,预后较好,2~3周或数月内可完全恢复。

2.急性运动轴索性神经病

病前常有腹泻史,血清学检查可发现空肠弯曲菌(CJ)感染证据。急性起病,24~48小时迅速出现四肢瘫,多累及呼吸肌,肌肉萎缩出现早,病残率高,预后差。一般无感觉症状,病理及电生理表现主要为运动神经轴索损害。

四、辅助检查

(一)脑脊液检查
特征性表现为蛋白-细胞分离,即蛋白含量增高而细胞数目正常。发病数天内蛋白正常,1~2周后蛋白开始升高,4~6周后可达峰值。少数病例脑脊液细胞数可达$(20\sim30)\times10^6/L$。

(二)肌电图
F波异常示神经近端或神经根损害,对GBS诊断有重要意义。最初改变是运动单位动作电位降低,发病2~5周可见纤颤电位或正相波。神经传导速度检查早期可仅有F波或H波反射延迟或消失。

（三）腓肠肌神经活检

可作为 GBS 辅助诊断方法。活检可见炎症细胞浸润及神经脱髓鞘。

五、救护措施

（一）初始处理

1.呼吸道管理

重症患者可累及呼吸肌而导致呼吸衰竭,应密切观察呼吸情况,定时做血气分析;有呼吸困难、延髓支配肌肉麻痹的患者应注意保持呼吸道通畅,特别注意加强吸痰,防止误吸。对病情进展快,伴有呼吸肌受累者,应严密观察病情,若出现呼吸困难明显,肺活量明显降低,血氧分压降低时,应尽早行气管插管或气管切开,行机械辅助通气。

2.穿刺护理

协助医生行腰椎穿刺,做好穿刺后护理。

（二）免疫与药物治疗护理

1.免疫治疗

应尽早使用免疫球蛋白或血浆置换两种免疫治疗方式,两种治疗方法均为 GBS 的一线治疗方法,但联合治疗并不增加疗效,故推荐单一使用。在治疗过程中严密监测患者有无不良反应。

2.药物治疗与护理

近 20 年临床研究认为应用皮质类固醇治疗 GBS 无效,且产生很多不良反应,但无条件行血浆置换(PE)和静脉应用免疫球蛋白(IVIG)治疗的患者可试用甲泼尼龙 500mg/d 静脉滴注,连用 5 日或地塞米松 10mg/d,静脉滴注,7～10 日为一个疗程。患者应始终使用神经营养类 B 族维生素治疗,包括维生素 B_1、维生素 B_{12}(氰钴胺、甲钴胺)、维生素 B_6 等。

（三）康复治疗

病情稳定后,早期进行正规的神经功能康复锻炼,以预防失用性肌萎缩和关节挛缩。

（四）病情观察

正确采集病史,结合病史询问发病前症状;严密监测患者生命体征,观察体温是否正常、呼吸有无困难、心率有无异常以及患者有无吞咽困难、呼吸费力、缺氧等表现;观察患者首发症状和肢体肌力进展情况;重症患者密切监测生命体征,易发生窦性心动过速;偶见严重传导阻滞及窦性停搏,一旦发生,立即进行临时心内起搏植入;严格控制血压,遵医嘱合理用药。

（五）营养支持

延髓支配肌肉麻痹者有吞咽困难和饮水呛咳,需给予留置胃管,进行鼻饲,以保证每日足够热量、维生素,防止电解质紊乱。合并消化道出血或胃肠麻痹者,选择静脉营养支持。

（六）对症处理

(1)考虑有胃肠道空肠弯曲菌(CJ)感染者,选择大环内酯类抗生素进行治疗。

(2)如出现尿潴留,需要留置尿管,加强尿道口及会阴部护理,保持引流管路密闭、通畅,严格遵守无菌操作,定期更换尿管,加强膀胱功能的训练,尽量缩短留置时间。

(3)对有神经性疼痛的患者,适当应用药物缓解疼痛。

（4）如出现肺部感染、泌尿系感染、下肢深静脉血栓形成等，给予积极对症处理，以防止病情加重。

（七）心理护理

正确指导患者了解疾病的过程与预后，积极配合腰椎穿刺检查的目的；由于患者突然卧床不起，容易引起心理情绪低落、悲观、焦虑，护士应帮助患者积极面对，增强战胜疾病的信心；因语言交流困难和肢体肌无力严重而出现抑郁时，积极给予心理治疗，必要时遵医嘱给予抗抑郁药物；重症患者经气管切开术或气管插管时，采用书面交谈或肢体语言，避免患者因焦躁而意外拔管，必要时行约束具保护肢体。

第九节　脑膜炎

一、定义

脑膜炎是脑膜或脑脊膜（头骨与大脑之间的一层膜）被感染引起的疾病。通常伴有身体任何一部分细菌或病毒感染的并发症，比如耳部、鼻窦或上呼吸道感染。

二、病因与发病机制

化脓性脑膜炎最常见的致病菌是脑膜炎双球菌、肺炎球菌和 B 型流感嗜血杆菌，其次为金黄色葡萄球菌、链球菌、大肠埃希菌、变形杆菌、厌氧杆菌、沙门菌、铜绿假单胞菌等。

大肠埃希菌、B 组链球菌是新生儿脑膜炎最常见的致病菌；金黄色葡萄球菌或铜绿假单胞菌脑膜炎往往继发于腰椎穿刺、脑室引流及神经外科手术后。

最常见的 3 种脑膜炎致病菌来源于鼻咽部。

最常见的途径是菌血症引起脑膜炎。然而这些微生物是通过脉络丛还是通过脑膜血管侵入脑脊液尚不十分清楚。推测细菌进入蛛网膜下隙与外伤、循环内毒素或脑膜本身存在病毒感染破坏了血脑屏障有关。

除血液感染外，细菌可通过下列途径直接感染脑膜，如先天性神经外胚层缺陷、颅骨切开部位、中耳和鼻旁窦疾病、颅骨骨折、外伤引起的硬脑膜撕裂等。脑脓肿偶尔破溃进入蛛网膜下隙或脑室，从而侵犯脑膜。从脑脊液中分离出厌氧链球菌、类杆菌、葡萄球菌及混合菌群，常可提示脑膜炎与脑脓肿破溃有关。

较少数病例是医源性感染，由神经外科手术所致，极少数病例由中枢神经系统侵袭性诊疗操作引起。

三、临床表现

（一）结核性脑膜炎

早期表现为患儿精神状态改变，如烦躁好哭；精神呆滞；不喜欢游戏；还可有低热、食欲减退、呕吐、睡眠不安,消瘦表现。

年长儿可自诉头痛。如果病情严重,头痛呈持续性并加重,呕吐加重并可变为喷射性,逐渐出现嗜睡,还可出现抽搐,病情进一步加重则出现昏迷,频繁抽搐,四肢肌肉松弛、瘫痪。还可出现呼吸不规则,部分患儿死亡。

(二)化脓性脑膜炎

化脓性脑膜炎是小儿常见的,由各种化脓性细菌引起的脑膜炎症。以发热、头痛、呕吐、烦躁等症状为主要表现。神经系统检查和脑脊液检查异常。由于小儿抵抗力较弱,血脑屏障发育未完善,细菌易进入大脑神经系统。一般为身体其他部位感染引起败血症,细菌进入大脑所致。部分由于中耳炎、头部外伤后感染,细菌直接进入脑膜所致。

儿童时期起病急,体温可达 39℃ 以上,小儿常诉剧烈头痛,精神差,乏力,食欲减退,呕吐频繁。起病时小儿神志清醒,病情进展可发生嗜睡,神志模糊,言语杂乱,不能正确辨别方向,高热惊厥、昏迷。病情严重者在发病后 24 小时内就出现高热惊厥及昏迷。如果未及时治疗,病情进展,小儿颈部僵硬,头向后仰,背部僵硬,小儿整个身体向背后弯曲似"弓"样,医学上称角弓反张。小儿还可出现呼吸不规则,甚至出现呼吸衰竭,部分小儿皮肤有出血点。

较小的患儿由于囟门还没有闭合,骨缝可以裂开,所以症状出现晚,先有发热和呼吸道感染或腹泻症状,以后出现嗜睡、烦躁、易受惊吓、尖声哭叫、眼球固定,有时用手打头,摇头,往往到出现惊厥时才引起家长注意。

由于病变可引起脑膜粘连和脑实质的损害,因此可以出现脑神经麻痹、失明、听力障碍、肢体瘫痪,癫痫及智力减退等后遗症。

四、辅助检查

(一)实验室检查

(1)急性期周围血常规:白细胞计数明显增高,以中性粒细胞为主,可出现不成熟细胞。

(2)脑脊液压力增高,外观浑浊、脓样,白细胞计数在$(1\sim10)\times10^9/L$,少数病例更高,以中性粒细胞为主,可占白细胞总数的 90% 以上。有时脓细胞集积呈块状物,此时涂片及致病菌培养多呈阳性。偶有首次腰穿正常,数小时后复查变为脓性。蛋白升高,可达 1.0g/L 以上。糖含量降低,可低于 0.5mmol/L 以下。氯化物含量亦降低。

(3)细菌抗原测定:常用的方法有聚合酶链反应(PCR)、对流免疫电泳法(CIE)、乳胶凝集试验(LPA)、酶联免疫吸附试验(ELISA)、放射免疫法(RIA)等。

(4)其他选择性的检查项目包括:血常规、血电解质、血糖、尿素氮、尿常规。

(二)其他辅助检查

1.X 线检查

(1)化脓性脑膜炎患者胸部 X 线片特别重要,可发现肺炎病灶或脓肿。

(2)颅脑和鼻窦平片可发现颅骨骨髓炎、鼻旁窦炎、乳突炎,但以上病变的 CT 检查更清楚。

2.CT、MRI 检查

病变早期 CT 或颅脑 MRI 检查可正常,有神经系统并发症时可见脑室扩大、脑沟变窄、脑肿胀、脑移位等异常表现。并可发现室管膜炎、硬膜下积液及局限性脑脓肿。增强 MRI 扫描对诊断脑膜炎比增强 CT 扫描敏感。增强 MRI 扫描时能显示脑膜渗出和皮质反应。采取合适的技术条件,能显示静脉闭塞和相应部位的梗死。

五、治疗

细菌性脑膜炎是有生命危险的疾病,应立即治疗。症状出现就应马上去急诊。脑膜炎患者应及时就诊。

细菌性脑膜炎的治疗主要是根据脑脊液涂片和培养找到细菌,根据药物敏感试验选择有效的抗生素,及时治疗,争取减少后遗症的发生。还要对症处理高热,控制高热惊厥,减低颅内压,减轻脑水肿,还要使用激素减少颅内炎症粘连。

抗生素对病毒性脑膜炎不起作用,应该加用抗病毒的药物。

预防结核性脑膜炎最基本的方法是防止小儿受到结核菌感染,对小儿要做好预防接种,出生后即接种卡介苗,每隔 3~4 年复种,并避免接触有结核病患者。当小儿出现反复低热、咳嗽不易治愈时,应到医院拍胸片,如确定为肺结核应彻底治疗,以防向脑部扩散。如果小儿出现长期低热,精神状态发生改变,持续头痛、呕吐应到医院检查脑脊液,如果确诊为结核性脑膜炎,要彻底,正规地治疗,减少后遗症的发生。

六、护理

(一)常规护理

1.高热的护理

保持病室安静、空气新鲜。绝对卧床休息。每 4 小时测体温 1 次。并观察热型及伴随症状。鼓励患者多饮水。必要时静脉补液。出汗后及时更衣,注意保暖。体温超过 38.5℃时,及时给予物理降温或药物降温,以减少大脑氧的消耗,并记录降温效果。

2.饮食护理

保证足够热量摄入,按患者热量需要制订饮食计划,给予高热量、清淡、易消化的流质或半流质饮食。少量多餐,以减轻胃胀,预防呕吐的发生。注意食物的调配,增加患者食欲。频繁呕吐不能进食者,应注意观察呕吐情况并静脉输液,维持水电解质平衡。监测患者每天热卡摄入量,及时给予适当调整。

3.日常生活护理

协助患者洗漱、进食、大小便及个人卫生等生活护理。做好口腔护理,呕吐后帮助患者漱口,保持口腔清洁,及时清除呕吐物,减少不良刺激。做好皮肤护理,及时清除大小便,保持臀部干燥,预防压疮的发生。注意患者安全,躁动不安或惊厥时防坠床及舌咬伤。

4.心理护理

对患者及其家属给予安慰、关心和爱护,使其接受疾病的事实,鼓励战胜疾病的信心。根据患者及其家属的接受程度,介绍病情、治疗护理的目的与方法,使其主动配合。及时解除患者不适,取得患者及其家属的信任。

（二）专科护理

1.做好抢救药品及器械的准备

如氧气、吸引器、人工呼吸机、脱水剂、呼吸兴奋药、硬脑膜下穿刺包及侧脑室引流包等。

2.药物治疗的护理

了解各种用药的使用要求及不良反应。如静脉用药的配伍禁忌；青霉素稀释后应在 1 小时内输完，防止破坏，影响疗效；高浓度的青霉素须避免渗出血管外，防止组织坏死；注意观察氯霉素的骨髓抑制作用，定期做血常规检查；静脉输液速度不宜太快，以免加重脑水肿；保护好血管，保证静脉输液通畅；记录 24 小时出入量。

（李惠娟）

第十二章　外科急症

第一节　外科急腹症

一、急性阑尾炎

(一)定义

急性阑尾炎是外科常见病,在各种急腹症中居首位。依据临床过程和病理解剖学变化,急性阑尾炎可分为急性单纯性阑尾炎,急性化脓性阑尾炎,坏疽及穿孔性阑尾炎和阑尾周围脓肿四种病理类型。转移性右下腹痛是其典型的临床表现,70%～80%的患者可有此临床特征。实验室检查见白细胞和嗜中性粒细胞计数增高,持续性右下腹痛和固定压痛是该病重要体征。及时就医、早期诊断、早期治疗可取得良好治疗效果,但因个体差异,临床医生在诊断或治疗时仍需慎重对待,不可轻视。

(二)病因

1.管腔梗阻

阑尾位于右侧髂窝处,是一条细长的盲管,尖端封闭,根部与盲肠相通,解剖结构特殊。引起梗阻常见原因为淋巴滤泡增生及粪石,约占90%,其他如食物残渣、肿瘤、寄生虫、神经源性管腔收缩等是较少见原因。一旦出现梗阻,管腔内分泌物积存、内压增高,出现血运障碍,在此基础上管腔内细菌侵入受损黏膜,加剧阑尾炎症。

2.细菌感染

多为阑尾腔内细菌所致的直接感染,但无特定的病原菌。阑尾腔与盲肠相通,内含与盲肠相同的各种革兰阴性杆菌和厌氧菌,若阑尾黏膜因某种原因出现损伤,则细菌直接侵入管壁,引起不同程度的感染。此外,细菌也可通过血液循环、邻近组织感染蔓延等方式引起阑尾炎症。

3.其他

呕吐、腹泻等胃肠道功能紊乱可引起内脏神经反射,导致阑尾肌肉和血管痉挛,阑尾管腔狭窄、黏膜受损,此时细菌可直接入侵,诱发急性炎症。此外,阑尾扭曲、过长、系膜过短等先天性畸形也是引起急性炎症的原因。

(三)临床表现

1.腹痛

腹痛是急性阑尾炎最常见、最显著的体征,典型的腹痛开始于上腹部或脐周,数小时后转移并固定在阑尾所在的右下腹。在疾病初期,腹痛为一种内脏神经反射性疼痛,故中上腹和脐周疼痛范围较弥散,无法准确定位。而疼痛固定于右下腹是炎症侵及浆膜层和壁腹膜的结果。这种转移性右下腹疼痛的特点对于急性阑尾炎的诊断具有重要意义,可见于 70%～80% 的患者。但无典型的转移性右下腹疼痛史并不能排除急性阑尾炎。

腹痛的程度与阑尾炎的轻重无直接关系,有时阑尾坏疽穿孔时,管腔内压力降低,自觉腹痛可突然减轻,但这种疼痛缓解的现象是暂时的,当出现腹膜炎后,腹痛又会持续加剧,且范围更加扩散。阑尾炎可因类型不同腹痛也有差异,单纯性阑尾炎常表现为轻度隐痛,如疼痛持续性或加剧常表明阑尾已化脓或坏疽。

2.胃肠道症状

急性阑尾炎患者也可出现恶心、呕吐、腹泻等胃肠道症状,且多见于早期,程度较轻,可能由于反射性胃痉挛所致。病程晚期阑尾坏疽穿孔或盆腔位阑尾炎时刺激直肠,可出现腹泻现象,有的患者可因腹泻就诊时发现系急性阑尾炎,因此部分患者易误诊为肠炎,延误了阑尾炎的及时治疗。

3.全身反应

常见的全身症状为发热,一般为低热,体温通常在 38℃ 左右,寒战极为少见,并伴有全身乏力不适。当体温超过 38.5℃,甚至达到 39～40℃ 时,常提示阑尾已坏疽或穿孔。如发生门静脉炎时可出现寒战、高热和黄疸。阑尾坏疽穿孔导致腹腔广泛严重感染时患者可出现感染性休克表现,甚至合并其他脏器功能障碍。

(四)辅助检查

1.体征

(1)右下腹压痛:阑尾体表投影称为麦氏点,即右髂前上棘与脐连线的中、外 1/3 交界处,因此麦氏点压痛是急性阑尾炎常见的重要体征,但阑尾解剖位置常有变异,压痛点可随之改变,不管变异如何,压痛点仍在麦氏点附近。患者就诊时虽自觉腹痛位于上腹部,体检时往往已经出现右下腹固定点压痛,对于早期诊断具有重要的价值,是急性阑尾炎重要的体征。

(2)腹膜刺激征:腹膜刺激征包括腹肌紧张、反跳痛、肠鸣音减弱或消失等,是炎症累及壁层腹膜时的一种防御性反应,往往提示阑尾已经化脓、坏疽或穿孔。随着穿孔时间的延长,腹膜炎的范围也将扩大,但最明显的压痛点仍位于阑尾处,由此可明确腹膜炎真正的病因。儿童、老年、肥胖、妊娠、腹肌较弱等情况时腹膜刺激症状可不明显,须与对侧腹肌进行对比判断。

(3)其他。①结肠充气试验(Rovsing 征):患者取仰卧位时,用右手压迫左下腹,再用左手挤压近侧结肠,结肠内气体可传至盲肠和阑尾,引起右下腹疼痛为阳性。②腰大肌试验(psoas 征):患者取左侧卧位,使右大腿后伸,引起右下腹疼痛者为阳性。说明阑尾位于腰大肌前方、盲肠后位或腹膜后位。③闭孔内肌试验(obturator 征):患者取仰卧位,使右髋和右大腿屈曲,然后被动向内旋转,引起右下腹疼痛者为阳性。提示阑尾靠近闭孔内肌。④感觉过敏:在早期,尤其在阑尾腔有梗阻时,可出现右下腹皮肤感觉过敏现象,范围相当于第 10～12 胸髓节段神经支配区,位于右髂嵴最高点、右耻骨嵴及脐构成的三角区,也称为 Sherren 三角,它并不因阑尾位置不同而改变,如阑尾坏疽穿孔则在此三角区的皮肤感觉过敏现象即消失。

2.实验室检查

(1)血常规:血常规是急性阑尾炎患者重要的检查,因为约占90%的急性阑尾炎患者有白细胞计数和中性粒细胞比例增高,二者往往同时出现,白细胞计数一般在$(10\sim20)\times10^9/L$。白细胞计数超过$20\times10^9/L$以上者常提示阑尾已坏疽穿孔及并发腹膜炎症状。但年老体弱或免疫功能受抑制的患者,白细胞数不一定增多,但中性粒细胞比例可明显增高,具有同样重要意义。

(2)尿常规:尿液检查对于急性阑尾炎患者并无特殊意义,可作为鉴别诊断方法,如排除泌尿系结石、生育期女性除外产科情况等,因此常规检查尿液仍属必要。

3.影像学检查

在超声检查时可发现阑尾呈低回声管状结构,较僵硬,其横切面呈同心圆似的靶样显影,直径≥7mm,是急性阑尾炎的典型图像。同时超声检查对于输尿管结石、卵巢囊肿、异位妊娠、肠系膜淋巴结肿大等具有鉴别诊断的意义;螺旋CT扫描不受肠腔内气体干扰,同时可观察部分患者肠管梗阻情况,当诊断不肯定时可选择应用。

4.腹腔镜检查

该项检查在诊断的同时可以进行有效的治疗,对于难以鉴别诊断的阑尾炎具有明显的优势,在腹腔镜下可以直接观察阑尾有无炎症,也能分辨与阑尾炎有相似症状的邻近部位的疾病,但费用高昂、操作要求较高及需要麻醉医师配合。目前普及应用还有困难。

(五)治疗

1.手术治疗

手术治疗是急性阑尾炎最好的治疗方法,一旦确诊,应早期施行阑尾切除术,包括传统开腹阑尾切除及腹腔镜下阑尾切除术。手术操作一般不复杂,但遇到阑尾位置异常、尖端固定、盲肠后位阑尾、阑尾根部组织因穿孔坏死十分脆弱等情况时仍需谨慎对待。

2.非手术治疗

当急性阑尾炎处在早期单纯性炎症阶段时,可选择有效的抗生素进行抗感染治疗,一旦炎症吸收消退,阑尾能恢复正常。亦有患者因全身情况或客观条件不允许,虽有手术指征,也可先采取非手术治疗。若急性阑尾炎已合并局限性腹膜炎,形成炎性肿块,也应采用非手术治疗,使炎性肿块吸收,再考虑择期阑尾切除。值得注意的是,非手术治疗期间需密切注意患者体征变化,如出现阑尾穿孔或脓肿破溃致弥散性腹膜炎、病情未见好转或加重等情况需急诊手术治疗。

(六)护理

1.非手术护理

(1)卧位患者取半卧位。

(2)酌情禁食或流质饮食并做好输液的护理。

(3)对症护理,如物理降温、止吐,观察期间慎用或禁用止痛剂,禁服泻药及灌肠。

2.术前护理

(1)同普外科手术前护理常规。

(2)同情安慰患者,认真回答患者的问题,解释手术治疗的原因。

（3）禁食并做好术前准备,对老年患者应做好心、肺、肾功能的检查。

3.术后护理

（1）按麻醉方式安置体位,血压平稳后取半卧位。

（2）抗感染。

（3）饮食护理:术后1～2天肠功能恢复后可给流质饮食逐步过渡到软食、普食,但1周内忌牛奶或豆制品以免腹胀。同时1周内忌灌肠和应用泻剂。

（4）鼓励患者早期下床活动,以促进肠蠕动恢复,防止肠粘连。

4.病情观察

（1）非手术治疗。严密观察病情,包括患者的精神状态、生命体征、腹部症状和体征以及白细胞计数的变化,未明确诊断前禁用止痛剂,遵医嘱使用抗生素。如经非手术治疗病情不见好转或加重应及时报告医师手术治疗。

（2）手术治疗。术后病情观察如下。①腹腔内出血常发生在术后24小时内,手术当天应严密观察脉搏、血压。患者如有面色苍白、脉速、血压下降等内出血的表现或腹腔引流管有血液流出,应立即将患者平卧,快速静脉补液做好手术止血的准备。②切口感染表现为术后4～5天体温升高,切口疼痛且局部红肿、压痛或波动感,应给予抗生素、理疗等治疗,如已化脓应拆线引流。③腹腔脓肿:术后5～7天体温升高或下降后又上升,并有腹痛、腹胀、腹部包块或排便排尿改变等应及时与医师联系进行处理。④粘连性肠梗阻:常为慢性不完全性梗阻,可有阵发性腹痛、呕吐、肠鸣音亢进等表现。

5.健康教育

（1）出院前指导其注意休息,注意劳逸结合,2周内避免重体力劳动。

（2）鼓励多食用新鲜蔬菜、水果等富含维生素及粗纤维的食物;多饮水,保持大便通畅,养成良好的排便习惯。

（3）嘱患者出现腹痛、腹胀、恶心、呕吐和肛门停止排便排气时,应及时就诊。

二、急性胰腺炎

（一）定义

急性胰腺炎（AP）是指各种刺激因素所致胰腺分泌多种消化酶并作用于胰腺本身组织所引起的自身消化性疾病,是一种以腰肌紧张,压痛、反跳痛,肠鸣音减弱或消失,血、尿淀粉酶升高为特征的急腹症。临床上将胰腺以水肿为主的称为轻症急性胰腺炎（MAP）;以胰腺出血坏死为主,常并发胰腺坏死、假性囊肿、胰腺脓肿等局部并发症或器官衰竭的称为重症急性胰腺炎（SAP）。急性胰腺炎病变十分凶险,并发症多,病死率高。因此,早诊断、早治疗是关键。

（二）病因

急性胰腺炎最常见的发病原因是胆石症（包括胆道微结石）、乙醇、高脂血症。因胆总管和主胰管共同开口于壶腹和十二指肠乳头,胆石的嵌顿、炎症的水肿均可使胆汁和胰液的排出受阻,胆汁逆流至胰管,导致胰腺组织的受损和胰酶的激活,引起胰腺的自身消化而发生急性胰腺炎。另外,长期酗酒和暴饮暴食,特别是高脂餐后,使胰液分泌大量蛋白质,形成蛋白质"栓子"阻塞胰管,造成胰腺受损以及 Oddi 括约肌功能紊乱和十二指肠乳头水肿,促发急性胰腺炎。此外,还有腹部术后、药物和毒物、外伤、高钙血症、经内镜逆行胰胆管造影(ERCP)术后、十二指肠乳头旁憩室、胰腺分裂、壶腹周围癌、胰腺癌、血管炎、感染性(柯萨奇病毒、腮腺炎病毒、HIV、蛔虫症)、自身免疫性(系统性红斑狼疮、干燥综合征)、α_1-抗胰蛋白酶缺乏症等。

(三)临床表现

急性胰腺炎由于病变程度不同,患者的临床表现也有很大差异。

1.腹痛

常于饱餐和饮酒后突发剧烈的上腹部持续性钝痛,阵发性加重。常牵涉腰背部疼痛,左侧更为明显。胆源性者腹痛始发于右上腹,逐渐向左侧转移。出血坏死性胰腺炎常见刀割样剧痛,一般止痛药不易缓解。如同时伴有腹膜炎症则表现为全腹痛。

2.腹胀

与腹痛同时存在,是腹腔神经丛受刺激产生肠麻痹的结果。早期为反射性,继发感染后则由腹膜后的炎症刺激所致。腹膜后炎症越严重,腹胀越明显。腹腔积液时可加重腹胀。患者排便、排气停止。

3.恶心、呕吐

早期即可出现,常与腹痛伴发。呕吐剧烈而频繁,呕吐后腹痛不缓解,反复呕吐者呕吐物中混有胆汁或偶有血液。可出现脱水征、电解质紊乱和血压下降等。

4.腹膜刺激征

急性水肿性胰腺炎时压痛多只限于上腹部,常无明显肌紧张。急性出血坏死性胰腺炎压痛明显,并有肌紧张和反跳痛,范围较广或延及全腹。移动性浊音多为阳性。

5.其他

急性胰腺炎的发热一般为中等度热,持续 3～5 天,发热并非炎症而是组织损害引起。合并胆道感染常伴有寒战、高热。胰腺坏死伴感染时,持续高热 39℃ 以上,还应考虑并发腹膜炎、胰腺脓肿、肺部感染等并发症。结石嵌顿或胰头肿大压迫胆总管可出现黄疸。坏死性胰腺炎患者可有脉搏细速、血压下降,乃至休克。体检时在腰部可发现蓝—绿—棕色的皮肤斑(Grey Turner 征),脐周亦可出现蓝色改变(Cullen 征),提示腹腔内有出血坏死和血性腹水,预后较差。

6.多脏器功能衰竭

(1)循环衰竭:急性胰腺炎发生循环衰竭时,轻者表现为心率增快、血压偏低、心功能改变,重症则表现为血压下降呈休克状态,多数为低血容量休克,甚至出现心室颤动、心搏骤停。

(2)呼吸衰竭:常于 2～7 天发生。早期表现为胸闷、憋气、呼吸急促、发绀、肺部啰音,重者出现急性呼吸窘迫综合征(ARDS),进行性呼吸窘迫、气促、发绀、烦躁、低氧血症,晚期伴呼吸和代谢性酸中毒。

(3)肾衰竭:常于起病后 3～5 天发生,出现少尿、无尿、CO_2 结合率下降、肾前性氮质血症,乃至急性肾小管坏死,最终发生尿毒症。急性肾衰竭发生与休克和激肽类等血管活性物质有关。此外,胰腺本身的毒性物质影响毛细血管的通透性,也阻碍肾小管对氧的利用。

(4)胰性脑病:多见于急性胰腺炎发病后的 2～5 天,表现为神志改变,如谵语、烦躁、幻觉、共济失调、反应迟钝、意识丧失、昏迷等。其发病率为 10%～25%,病死率达 40% 以上。

7.并发症

(1)DIC:临床上表现为皮下出血、黏膜出血、血尿、血便、呕血、咯血,重症者有颅内出血。DIC 除与休克、急性肺功能衰竭和酸中毒有关外,还与胰腺释放的蛋白酶有关,这些物质进入血循环,可促发外凝血系统,引起 DIC。

(2)急性呼吸衰竭:ARDS 突然发作,表现为进行性呼吸窘迫、发绀等,常规氧疗不缓解。

(3)电解质紊乱:由于频繁呕吐、不同程度脱水可致水、电解质和酸碱平衡紊乱,低钾、低镁。

(4)败血症及感染:早期以革兰阴性杆菌为主,后期常为混合菌,败血症与胰腺脓肿同时存在。

(5)高血糖:30% 以上的患者有血糖增高,机制不明。可能由于胰高血糖素和胰岛素分泌失衡所致。

(6)低血钙:30%～60% 的患者发生,血钙低于 2.1mmol/L。胰高血糖素和胰岛素分泌失衡还可引起甲状旁腺素和降钙素异常,使钙—甲状旁腺素轴失灵,对低钙不反应,出现手足搐搦。低血钙与急性胰腺炎严重程度呈正相关。

(四)辅助检查

1.血清酶学检查

(1)强调血清淀粉酶测定的临床意义,尿淀粉酶变化仅作参考。血清淀粉酶在起病后 6～12 小时开始升高,48 小时开始下降,持续 3～5 天。血清淀粉酶超过正常值 3 倍可确诊为本病。但血清淀粉酶活性高低与病情严重程度不呈相关性。血清淀粉酶持续增高要注意病情反复、并发假性囊肿或脓肿、疑有结石或肿瘤、肾功能不全、高淀粉酶血症等。要注意鉴别其他急腹症(如消化性溃疡穿孔、胆石症、胆囊炎、肠梗阻等)引起的血清淀粉酶增高,但一般不超过正常值 2 倍。由于唾液腺也可产生淀粉酶,当患者无急腹症而有血淀粉酶升高时,应考虑其来源于唾液腺。

(2)血清脂肪酶活性测定:血清脂肪酶常在起病后 24～72 小时开始升高,持续 7～10 天。血清脂肪酶活性测定与血清淀粉酶测定有互补作用,其敏感性和特异性均略优于血清淀粉酶。同样,血清脂肪酶活性与疾病严重程度不呈正相关。部分患者此两种酶可不升高。

2.血清标志物

(1)C 反应蛋白(CRP):CRP 是组织损伤和炎症的非特异性标志物,有助于评估与监测 AP 的严重性。发病 72 小时后 CRP＞150mg/L 提示胰腺组织坏死。

(2)动态测定血清白细胞介素-6 水平增高提示预后不良。

3.生化检查

(1)暂时性血糖升高常见,可能与胰岛素释放减少和胰高血糖素释放增加有关。持久的空腹血糖＞10mmol/L 反映胰腺坏死,提示预后不良。

(2)暂时性低钙血症(＜2mmol/L)常见于 SAP,低血钙程度与临床严重程度平行,若血钙＜1.5mmol/L 提示预后不良。

4.影像学诊断

在发病初期24～48小时行腹部超声检查,是AP的常规初筛影像学检查,可以初步判断胰腺组织形态学变化,同时有助于判断有无胆道疾病,但受AP时胃肠道积气的影响,对AP不能做出准确判断。推荐CT扫描作为诊断AP的标准影像学方法,且发病1周左右的增强CT诊断价值更高,可有效区分液体积聚和坏死的范围。在SAP的病程中,应强调密切随访CT检查,建议按病情需要,平均每周1次。此外,MRI也可以辅助诊断AP。

ERCP和超声内镜(EUS)对AP的诊治均有重要作用。EUS主要用于诊断,尤其对于鉴别诊断恶性肿瘤和癌前病变(如壶腹部腺瘤、微小结石等)有重要意义。

胸部及腹部X线片检查对发现有无胸水、肠梗阻等有帮助。

(五)治疗

处理原则是去除病因、减轻和控制胰腺的炎症、阻断和防止并发症、支持疗法和治疗并发症。及时采取正确的措施是抢救成功的关键。

1.抑制胰腺的分泌

(1)禁食水:禁食水可免受食物和胃酸刺激,以使胰腺分泌减少到最低限度待其恢复。一般禁食5～8天,严重者2周。

(2)胃肠减压:以减少胃酸对胰腺分泌的刺激和改善胃肠道胀气,减轻胰腺外分泌各种酶的破坏作用,使胰腺的急性炎症消退。一般2～3天。

(3)全胃肠外营养(TPN):重症胰腺炎不但长期不能进食,而且机体处于高分解状态,患者处于负氮平衡,急需TPN补充各种营养物质,以使消化道完全休息,减轻疼痛,有利于预防和治疗感染。

(4)药物应用:抑制胰酶活性,主要有抑肽酶、5-氟尿嘧啶、加贝酯等可抑制蛋白酶、糜蛋白酶、凝血酶原、弹力纤维酶等。减少胰液分泌的有生长抑素和其类似物如奥曲肽,疗效好。抑制胃酸分泌有西咪替丁、雷尼替丁、法莫替丁、奥美拉唑等药物。临床上大剂量的奥曲肽可有效减轻疼痛等临床症状,有效降低脓肿和呼吸窘迫综合征的发生率、缩短住院时间、降低病死率。

2.解痉、止痛

吗啡可使Oddi括约肌痉挛,不利于胰液引流,以用哌替啶加阿托品为好。哌替啶50～100mg、阿托品0.5～1mg,每4～8小时肌内注射一次。年龄大的患者也可用亚硝酸异戊酯、亚硝酸甘油等。

3.阻断和治疗并发症

(1)纠正水、电解质紊乱和酸碱平衡失调:起病6小时后血容量下降20%～30%,病情进展及重症者下降更显著而发生低血容量性休克,应快速补液,先给晶体液,必要时给低分子右旋糖酐、血浆等,及时纠正水、电解质和酸碱平衡紊乱。

(2)抗生素:抗生素的应用是综合治疗内容之一。应用能透过血—胰屏障、能在胰腺组织内形成有效浓度、能有效抑制已知致病菌的抗生素。碳青霉素烯类、糖肽类和抗真菌药物联合应用,重锤猛击以求及时控制感染,挽救患者生命。

(3)腹腔灌洗:灌洗的目的是将渗出液中含有的多种毒性物质和有害物质引出体外,对改善一般情况、防止并发症是有益的,越早灌洗越好。

(4)加强监测:监护的重点为肺、肾、心及其他。监护的指征:$PaO_2<8kPa$,尿素氮>1.8mmol/L,血糖>11.0mmol/L,CT分级为Ⅲ和Ⅳ级,腹腔抽出血性腹水等。

4.外科手术治疗

急性胰腺炎发展至出血和坏死阶段,病死率高,手术治疗是使患者有生存机会的唯一手段。但要掌握好手术指征,包括:出血坏死性胰腺炎经内科治疗无效者或伴腹膜炎者;胰腺炎伴脓肿、假性囊肿需手术引流或切除者;反复发作且有胆管梗阻者。

(六)护理

1.病情观察

(1)生命体征的观察:对体温、脉搏、呼吸、血压、神志、尿量的及时评估很重要,这对早期发现和防止并发症起关键性作用。

(2)并发症的观察。①腹膜炎:观察腹部疼痛、压痛、反跳痛及腹肌紧张的程度,白细胞升高程度。②ARDS:观察患者的呼吸频率、呼吸困难程度以及血氧分压的下降程度。③DIC:观察患者的血压,皮肤温度、颜色,有无出血点,血尿、血便等。④胰性脑病:观察患者神志,有无谵语、反应迟钝或烦躁、兴奋等精神异常的表现。

(3)药物的效果观察。①抑酸解痉剂:观察患者的体温、心率和胃肠减压的量及颜色。②止痛药:观察腹痛缓解程度、能否睡眠等。

(4)补液速度和量的观察:在监测CVP和尿量、尿比重的变化下进行补液。24小时内要相应输入5～6L液体以及大量的电解质。

2.护理重点

(1)全胃肠外营养(TPN)的护理。

1)适应证:凡是需要维持和加强营养而不能从胃肠道摄取营养的患者,如消化道瘘、短肠综合征、急性胰腺炎、创伤、恶性肿瘤等。

2)途径:外周静脉营养及中心静脉营养。因静脉高营养分子量大、浓度高,在外周输入时患者有不适感,静脉刺激大,易引起静脉炎。目前应用最普遍的是中心静脉营养。

3)方法:①插管法,在锁骨下1/2处穿刺经锁骨下静脉置入一上腔静脉导管;②配液法,原则上热量与氮之比为(150～200J)∶1g;钾与氮的比例为5mmol∶1g;镁氮之比为1mmol∶1g,磷供给量为5～8mmol/4180kJ;③常用配方,3.5%氨基酸、5%葡萄糖混合液2000mL＋10%脂肪乳剂1000mL、9.7g氮;4.5%氨基酸、10%葡萄糖混合液2000mL＋20%脂肪乳剂1000mL、13.3g氮;3.5%氨基酸、10%葡萄糖2000mL＋10%脂肪乳剂1000mL、9.4g氮;每周输脂肪乳剂500～1000mL,补磷1～2次;输新鲜血浆1～2次;超过1个月时每周给多种微量元素注射液(安达美)2～3支;④胰岛素的使用,开始数日可按8～10g葡萄糖加胰岛素1IU,以后12～15g葡萄糖加胰岛素1IU,在5～7日胰岛功能适应后,逐渐减量,直至完全停用。

4)护理要求:输液剂量从每日1～1.5L开始,以后每1～2天剂量增加0.5～1L,直至总量达到3～4.5L/d;配好的混合液加脂肪乳剂最好加入无菌的高营养袋内混匀再输,无条件的可用两套输液装置加一个"三通"连接即可。输液速度应保持24小时恒定,最好用输液泵。初始速度60mL/h,若无不适可增加至80～100mL/h,总量以匀速滴入。

5)注意事项:①TPN 的监测,营养液输入速度不可过速,以免发生高血糖;TPN 不可突然停止,应每日减少 1L,逐渐过渡到停止;停用后 12 小时内静脉输入 10％葡萄糖注射液,以免发生低血糖;②血糖的监测,血糖超过 200mg/100mL 时,应减慢输入速度,必要时增用胰岛素;在 TPN 使用平稳情况下出现血糖突然增高,多为脓毒症所致,除降糖措施外,更重要的是控制感染、去除病因;血糖达 600～700mg/100mL 时,可发生非酮性高渗昏迷,病死率高,必须立即停止高渗糖的输入,改用不含糖的平衡液加胰岛素;③化验监测,开始 5～7 日每天测定血糖、尿糖(q6h)、电解质。除尿糖外,以后每周检查 2～3 次。

(2)腹腔灌洗的护理。

1)方法:在局麻下做脐下 4～5cm 的正中切口,切开腹膜将腹透管置入腹腔后进行腹腔灌洗术。①灌洗液应为等渗液,一般用生理盐水或平衡盐灌注,也可用腹膜透析液。如炎症严重可加适量抗生素。②灌洗液量一般为 1000～2000mL,q2～4 小时,灌洗 3～5 天。根据病情可增减时间。③液温为 37℃为最佳。

2)注意事项:①为保证灌洗出入平衡,减少腹膜吸收,灌入后保留 20 分钟,再引出灌洗液;引流不畅时可调整患者体位或导管位置,必要时进行腹部轻微按压,以利引流通畅;②每次终末留样本,进行颜色、透明度、碎屑的比较,以观察灌洗的效果;③伤口采用 3M 透明胶布,可观察伤口及管腔部位情况,防止管道脱落。

(3)饮食护理和指导。

1)轻型急性胰腺炎患者,腹痛缓解后可给藕粉、米汤等糖类饮食,禁蛋白质、脂肪和酸性食物。重者禁食,待腹痛缓解、拔胃肠减压管后可给以上饮食。危重者给予全胃肠外营养(TPN)治疗,待 TPN 停止后给予藕粉、米汤类饮食 3 天,如无不适可给米粥、面片等无脂半流饮食 3 天,仍无不适可给软饭、馒头、面包、蔬菜等高热量、高维生素、低蛋白质、无脂软食,以后逐步恢复低脂饮食1～2个月。

2)应避免暴饮暴食及酗酒。

(4)心理护理:患者因剧烈疼痛和禁食而痛苦、恐惧,再加上医疗费用高、心理压力大,护理人员不仅要动作轻柔、准确安全地积极治疗以解除其痛苦;还应以和蔼可亲、耐心细致的解释给其鼓励和信赖,解除其恐惧与焦虑情绪;选择合理方法,及时告知住院治疗费用以解除心理压力。

三、胃、十二指肠溃疡穿孔

(一)定义

胃、十二指肠溃疡穿孔是溃疡病常见并发症之一,也是常见的急腹症。本病是一多因疾病,可能与遗传、饮食习惯、环境、精神、药物、吸烟等有关。穿孔后立即引起化学性腹膜炎,随后转变为化脓性腹膜炎。

(二)病因与发病机制

1.病因

主要是胃炎和其他刺激因素长期影响于胃黏膜,使胃黏膜、十二指肠黏膜产生溃疡性损坏。

（1）胃酸和胃蛋白酶分泌增多（胃酸过多）。

（2）胃黏膜屏障被破坏。

（3）幽门螺杆菌感染：幽门螺杆菌是胃炎的主要诱因。

（4）遗传：有的人胃和十二指肠功能低下。

（5）不良习惯：生冷、辛辣食物、过热、粗糙，烟、酒等食物造成。饮食不规律。

（6）精神情绪：紧张、生气、长期处于恐惧之中。

（7）疾病：胃溃疡主要是胃内缺少胃黏液。伤胃物质和因素造成了胃黏膜屏障被破坏。

2.发病机制

十二指肠球部溃疡的发病机制比较复杂，但可概括为两种力量之间的抗衡：一是损伤黏膜的侵袭力，二是黏膜自身的防卫力，侵袭力过强、防卫力过低或侵袭力超过防卫力时，就会产生溃疡。

所谓损伤黏膜的侵袭力，主要是指胃酸、胃蛋白酶的消化作用，特别是胃酸，其他如胆盐、胰酶、某些化学药品、乙醇等，也具有侵袭作用。黏膜防卫因子主要包括黏膜屏障、黏液、HCO_3^- 屏障，前列腺素的细胞保护、细胞更新、表皮生长因子和黏膜血流量等，均能促进损伤黏膜的修复。正常时胃酸并不损伤黏膜，只有在黏膜因某种情况发生病损后胃酸、胃蛋白酶才引起自身消化作用，从而导致溃疡病的发生。

（1）胃酸、胃蛋白酶的侵袭作用：在十二指肠球部溃疡的发生过程中，胃酸、胃蛋白酶的侵袭力起主要作用。十二指肠球部溃疡时有过多的胃酸进入十二指肠球部，不能很好地被正常生理功能所中和，导致十二指肠的过度酸负荷，这是十二指肠球部溃疡发生的重要因素。

（2）黏膜防卫力量削弱：黏膜防卫力量的削弱主要是由幽门螺杆菌感染引起的。十二指肠球炎也可直接破坏黏膜屏障，从而导致十二指肠球部溃疡的发生。

（3）血液循环：良好的血液循环是提供丰富的营养和去除有害代谢物质的一个重要保证，对保护黏膜的完整性起重要作用。十二指肠球部的血液供应与胃小弯一样，直接由左胃动脉分出来的终端小动脉所供应，在黏膜与相邻的血管网交通较少，故血液供应相对较差，当黏膜有炎症水肿时更易受压迫而发生微循环障碍，助长黏膜的缺血性损伤，极易受胃酸之侵袭而发生溃疡。

（三）临床表现

（1）患者常有较长的胃、十二指肠溃疡病史。

（2）突发腹痛、性质剧烈，迅速波及全腹。

（3）休克症状。

（4）全腹压痛、反跳痛，以上腹部明显，腹肌紧张、肝浊音界缩小或消失，肠鸣音消失。

（5）X线检查示膈下游离气体。

（四）辅助检查

腹部 X 线和胃镜检查。

(五)治疗

1.非手术治疗

适用于:①全身情况好,血压、脉搏稳定者;②空腹时发生的穿孔,估计穿孔较小,就医较早,漏入腹腔的胃内容物不多,腹膜刺激征较轻者;③年龄较轻、溃疡病史较短或病史长但症状不重,发作不频繁者;④单纯性穿孔,无出血、幽门梗阻或恶性变等并发症者;⑤就医晚,腹膜炎已趋向局限化者;⑥全身情况太差或合并其他严重疾病,不能耐受手术者。治疗措施包括禁食,胃肠减压,维持水、电解质平衡,使用抗生素及严密观察病情变化等。

2.手术疗法

适用于:①全身情况较差,饱食后穿孔,穿孔后即出现休克或腹膜炎征象显著但尚能耐受手术者;②穿孔较大,腹腔内积液较多;③伴有出血、幽门梗阻或疑有恶性变者;④诊断不明确,不能排除其他急腹症而需及时手术治疗者;⑤就医较晚,腹腔内感染严重而无局限化趋势者;⑥经短时间非手术治疗无效者。手术方法有穿孔缝合修补术及胃大部切除术,应根据患者情况选择。

(六)护理

1.常规护理

(1)心理护理:护理人员要体贴关心患者,语言温和,态度和蔼,消除患者紧张害怕的心理。各项护理操作轻柔,准确到位,尽量减轻其痛苦。同时为患者创造安静无刺激的环境,缓解患者的焦虑。

(2)饮食护理:胃大部切除胃空肠吻合术,由于消化道重建改变了正常的解剖生理关系。因此饮食要少食多餐,循序渐进。术后24~48小时肠蠕动恢复可拔除胃管,当天可少量饮水。第2天每次进全流食50~80mL,第3天每次进全流食100~150mL,避免可导致胃肠胀气的食物,以蛋汤、菜汤、藕粉为好。第6天进半流食全量,术后10~14天进干饭。2周后恢复正常饮食。

2.专科护理

(1)术后监护。①术后置患者于监护室,妥善安置患者。主管护士及时了解麻醉及手术方式,对腹腔引流管、胃管、氧气管、输液管妥善固定。若为硬膜外麻醉应平卧4~6小时,若为全身麻醉在患者未清醒前应去枕平卧,头偏向一侧,保持呼吸道通畅。术后6小时重点监测,血压平稳后取半卧位,有利于呼吸并防止膈下脓肿,减轻腹部切口张力有效缓解疼痛。②密切观察生命体征及神志变化,尤其是血压及心率的变化。术后3小时内每30分钟测量1次,后改为1小时测量1次。4~6小时后若平稳改为4小时测1次。

(2)胃肠减压的护理。①密切观察胃管引流的颜色及性质,记录24小时引流量。胃大部切除术后多在当天有陈旧性血液自胃管流出,24~48小时自行停止转变为草绿色胃液。②保持有效的胃肠减压,减少胃内积气、积液,维持胃空虚状态,促进吻合口早日愈合。观察胃管是否通畅,发现胃管内有凝血块或食物堵塞时及时用注射器抽出,以生理盐水10~20mL反复冲洗胃管致其通畅。③留置胃管期间给予雾化吸入,每天2次,有利于痰液排出,并可减轻插管引起的咽部不适。④做好健康指导。主管护士应仔细讲解胃管的作用及留置时间,取得患者的合作。防止其自行拔管,避免重复插管给患者造成痛苦和不良后果。

（3）腹腔引流管的护理。腹腔引流管要妥善固定,避免牵拉、受压、打折。保持其通畅。术后24小时注意观察有无内出血的征兆,一般术后引流量≤50mL,淡红色,多为术中冲洗液。引流液黏稠时应经常挤捏管壁保持通畅。每天更换引流袋防止逆行感染,同时利于观察。术后3～5天若腹腔引流液<10mL可拔除引流管。

第二节 多器官功能障碍综合征

一、定义

多器官功能障碍综合征(MODS)是指在多种急性致病因素所致机体原发病的基础上,同时或相继发生2个或2个以上组织器官可逆性功能障碍。本综合征在概念上强调:①原发致病因素是急性的;②致病因素与发生MODS常间隔24小时以上,常呈序贯性器官受累;③病理变化缺乏特异性,以细胞组织水肿、炎症细胞浸润和微血栓形成等常见;④器官功能障碍是可逆性的,一旦发病机制被阻断,功能可望恢复。

MODS的受损器官包括肺、肾、肝、胃肠、心、脑、凝血功能障碍及代谢功能等,其中以肺最多见,其次是心、胃肠、脑及肾,肝、凝血功能障碍及代谢障碍等发生相对较少。多脏器功能衰竭发生时间不定,多在外伤、休克、严重感染或手术后5天发生,有时在发病后第2～3天就可发生,尤以肺和胃肠发生最早。MODS是创伤及感染后最严重的并发症。

二、病因与发病机制

(一)病因

1.组织损伤

严重损伤、大手术、大面积深度烧伤、病理产科以及创伤所致的失血性休克、缺氧、脂肪栓塞综合征等均可引起MODS。

2.感染和败血症

69%～75%的MODS与感染有关,其中以革兰阴性杆菌感染为主,主要病原菌有大肠埃希菌、假单胞杆菌属、变形菌属等。据报道,MODS继发于腹腔感染病灶的占所有病例的首位,其导致的MODS多表现为败血症和腹腔脓肿。

3.休克

休克可导致各脏器因血流不足而长时间呈组织低灌注状态,引起组织缺氧和组织损害;毒性因子蓄积直接损伤组织细胞。

4.心跳、呼吸骤停

心跳、呼吸骤停造成各脏器缺血、缺氧的组织损害,复苏后也可引起"再灌注"损害,同样可引起MODS。

5.医源性因素

大量输血后,微小凝集块导致肺功能障碍,凝血因子缺乏造成出血倾向或凝血障碍;输液过多可使左心负荷增加,严重时引起急性左心衰竭、肺水肿等致缺氧加重;去甲肾上腺素等血管收缩药的大剂量使用,加重了各重要脏器的微循环障碍;长期、大剂量使用抗生素可引起肝、肾功能障碍;大剂量激素的应用易造成免疫抑制、应激性溃疡出血、继发感染等;高浓度氧持续吸入使肺泡表面活性物质破坏,肺血管内皮细胞损伤,导致间质性肺水肿等,引起急性肺功能不全;正压通气和呼气末正压通气(PEEP)等使用不当,会引起急性心、肺功能障碍,这些均可以引起 MODS。

此外,常见诱发 MODS 的高危因素,如复苏不充分或延迟复苏,持续存在感染病灶,基础脏器功能失常,年龄≥55 岁,嗜酒,大量反复输血,创伤严重度评分(ISS)≥25 分,营养不良,胃肠道缺血性损伤,外科手术意外,糖尿病,大剂量、长时间应用糖皮质激素,恶性肿瘤,使用胃酸抑制药,高乳酸血症、高渗血症、高血钠等。

(二)发病机制

MODS 的发病机制尚不完全清楚,目前较为一致的看法是,由创伤、休克、感染等因素所导致的失控的"免疫炎症反应"可能是其最重要的病理学基础和 MODS 形成的根本原因。

1.细胞因子等生物活性物质过量产生

致伤因素作用于机体可以引起全身炎症反应综合征(SIRS),能否进一步发展为 MODS,与细胞因子的释放、作用等密切相关。在通常情况下,炎症反应在时间与空间上均有自限性,对正常组织与远处器官并无明显损害。当其过量产生时,可造成全身多器官细胞广泛受损。

2.肠道内细菌与内毒素易位

在多种应激因素的刺激下,肠道黏膜的屏障功能被破坏,肠道内蓄积的细菌和内毒素得以侵入体内。肠道细菌和内毒素易位是炎性介质产生的重要因素之一,进一步发展则会加重全身炎症反应,并很容易使炎症反应失控,内皮细胞被大量破坏,损伤组织器官。

3.心肌抑制

休克患者血中心肌抑制因子(MDF)、肿瘤坏死因子(TNF)、血小板活化因子(PAF)等。它们不但可以抑制心肌收缩力,而且可以降低冠状动脉血流量。在创伤、休克、感染等因素的作用下,机体处于高代谢、高负荷的状态,心脏负荷也增大,这种异常的高消耗状态使已经受损的心脏极易发生衰竭。心脏功能一旦受损,预后极差,患者往往因心功能衰竭死亡。

4.内皮细胞炎症及血管通透性增加

SIRS 时所产生的绝大多数体液介质都可以导致内皮细胞炎症及血管通透性增高。血管通透性增加将导致组织和器官水肿、单位体积血管床数量减少、氧弥散距离增加,从而导致缺氧或加重细胞缺氧。

5.血液高凝及微血栓形成

机体在 SIRS 时炎性介质细胞因子的异常增多,从而导致细胞因子、凝血因子和补体系统的相互作用。在一般情况下,凝血活化的每一个步骤都有相应的抗凝物质存在,但在脓毒血症状态下,凝血启动的同时,抗凝系统也同时遭到破坏。

6.缺血—再灌注损伤

组织氧代谢障碍包括组织氧输送减少和组织利用氧障碍两个方面。机体的代谢状态决定氧输送和氧消耗之间的关系。MODS 患者虽然氧输送处于正常状态,但机体对氧的利用发生障碍,组织仍处于缺氧状态,从而导致器官损害。

7.高代谢

脓毒血症的代谢具有"自噬"性和强制性的特点,其强烈的促使体内蛋白质分解、抑制糖和脂类利用的高代谢反应是神经内分泌和体液介质共同作用的结果。由于大量消耗蛋白质,机体在短期内迅速陷入营养不良,器官结构和功能、各种依赖酶的反应均会受到全面损害。

三、临床表现

(一)循环系统

因各种原因引起的短时间内心排血量急剧减少,甚至丧失排血功能,称为急性心功能不全或心力衰竭。心脏功能障碍在 MODS 中的发生率较其他脏器为最低,一旦发生,常伴随休克、脏器供血减少、微循环障碍、代谢性酸中毒等。因心排血量减少的速度、程度与维持时间的不同及代偿功能的差异,可出现不同的临床表现,如晕厥、休克、急性肺水肿及心搏骤停等。

1.心源性晕厥

由于心脏排血量减少,致使脑部缺血而发生短暂意识障碍,称阿—斯综合征,即心源性脑缺血综合征。当发作持续数秒,可出现昏迷、四肢抽搐、发绀、呼吸暂停等表现。

2.心源性休克

因心脏排血功能受损,导致排血量减少、有效循环血量不足引起的休克。收缩压＜80mmHg,脉压差＜20mmHg,心率快,脉搏细速,皮肤湿冷,面色苍白或发绀,尿量减少,烦躁,反应迟钝甚至昏迷,并伴有原有的心脏病及心功能不全的体征。

3.急性肺水肿

因急性心肌梗死或严重高血压等突然发生严重的左心室排血不足或左心房排血受阻,肺静脉及肺毛细血管压力急剧增加,液体自毛细血管漏至肺间质、肺泡甚至气道所致。患者突然出现气促、焦虑、发绀、阵咳,咳大量白色或粉红色泡沫痰,双肺可闻及大量哮鸣音和水疱音,心尖部可闻及奔马律,但往往被肺部水疱音掩盖。

4.心搏骤停

因各种原因所致的心脏突然停搏,有效泵血功能消失,引起全身严重缺血、缺氧。根据心脏活动情况及心电图表现,心搏骤停可分为 3 种类型:心室颤动、心脏停搏、心电—机械分离。临床表现为心音消失、脉搏扪不到、血压测不出、意识突然丧失、呼吸断续呈叹息样或停止、瞳孔散大等。

(二)呼吸系统

因呼吸系统或其他疾病所致的呼吸功能障碍,进而导致机体急性缺氧或二氧化碳潴留。临床表现与缺氧发生的速度、持续时间及严重程度等密切相关。临床上缺氧和二氧化碳潴留两者往往同时存在,其表现有许多是相似的,患者可出现头痛、意识障碍、精神错乱、活动受限等症状。在 MODS 中,急性呼吸功能障碍表现为早期的低氧血症,进而发展为以急性呼吸困难为特征的 ARDS。ARDS 的发生常与创伤、休克、感染、误吸、氧中毒等因素引起的肺损伤有关,是急性呼吸衰竭中病死率最高的临床综合征。其机制为肺顺应性下降、肺内分流增加和双肺弥散性间质浸润,造成通气、弥散和气体交换障碍。临床表现为:早期因肺间质水肿引起反射性呼吸深快,导致过度通气,出现呼吸性碱中毒,可形成无发绀性缺氧。随着病情进展,呼吸困难加剧而有发绀,气道分泌物增加,出现代谢性酸中毒合并高碳酸血症、血压下降、少尿、心肌缺氧乃至昏迷、死亡。

(三)肝脏

急性肝衰竭在 MODS 中出现较早,肝脏损害造成代谢和解毒功能障碍,是导致全身脏器功能衰竭的重要因素。临床表现为黄疸,血清胆红素$>34.2\mu mol/L$,且持续数天以上,丙氨酸氨基转移酶(ALT)、天冬氨酸氨基转移酶(AST)和乳酸脱氢酶(LDH)值高于正常值的 2 倍。此外,患者还可出现血清清蛋白降低、凝血酶原减少、难治性高血糖等改变(此时,应排除肝、胆疾病引起的变化)。

(四)肾脏

当出现 MODS 时,急性肾衰竭往往是由于急剧发生的肾小球缺血,肾血流量减少或毛细血管狭窄、堵塞造成少尿或无尿。肾小管变性、坏死,回吸收氯离子的能力下降,致使肾髓质的渗透压梯度减小或肾的尿浓缩功能降低,出现低渗尿或等渗尿。最新文献报道,非少尿型肾衰竭发病率高于少尿型肾衰竭,可能是因为利尿药的早期应用使一些少尿型肾衰竭转变为非少尿型肾衰竭,而肾功能监测水平的提高使非少尿型肾衰竭的检出率提高。非少尿型肾衰竭的发病机制在于肾小球滤过率的减少低于肾小管再吸收水分的减少。其预后较好,是因为尿多而较少发生高血钾、酸中毒和水潴留。实验室检查:血尿素氮$\geqslant 35.7mmol/L$,血清肌酐$\geqslant 309.4\mu mol/L$,常需血液透析治疗。

(五)胃肠道

严重创伤、休克、感染等引起的胃肠黏膜溃疡、出血和坏死,是 MODS 常见的病变之一。主要原因是胃肠缺血使黏膜上皮细胞变性坏死,又因胃泌素和肾上腺皮质激素分泌增多,使胃酸分泌增加,H^+透过黏膜上皮细胞,引起胃肠黏膜出血坏死。患者可出现胃肠蠕动减弱、胃肠麻痹、呕血、黑便等症状。

(六)血液系统

创伤、感染和大手术常可激活凝血系统,使血液凝固性增高,消耗大量凝血因子和血小板,使微循环内广泛地形成微血栓,导致 DIC,继而出现微循环障碍,组织缺血缺氧,同时激活纤维蛋白溶解系统,进一步促使血液凝固性降低,各脏器、皮肤和黏膜出现广泛出血。DIC 与 MODS 互为因果,DIC 既是 MODS 的触发因子,又是其加重因子。

(七)中枢神经系统

缺氧,高碳酸血症和水、电解质紊乱以及药物等因素可致使患者出现反复惊厥、昏迷、颅内压增高、瞳孔改变及呼吸节律异常等临床表现。

四、辅助检查

两个以上系统或器官功能障碍,器官功能不全或衰竭的诊断标准:

(一)呼吸系统

急性起病,$PaO_2/FiO_2\leqslant 200$(已用或未用 PEEP),胸部 X 线片显示双肺浸润性阴影,肺毛细血管楔压(PCWP)≤18mmHg 或无左心房压升高的依据。

（二）循环系统

心源性休克、心肌梗死、心脏停搏、严重心律失常；血压下降，收缩压＜90mmHg 持续 1 小时以上或需升压药维持血压；多巴胺用量≥10μg/(kg·min)；低心排量，心排指数＜2.5L/(min·m²)；左心室舒张末压上升＞10mmHg。

（三）肾脏

排除肾前性因素后，血清肌酐持续＞177μmol/L，伴有少尿或多尿或有肾病者，肌酐上升超过原有值的 2 倍；尿素氮＞18mmol/L。

（四）肝脏

血清胆红素＞34.2μmol/L，伴有黄疸，ALT、AST 及 LDH 值超过正常值 2 倍。在排除肝、胆疾病后，出现血清清蛋白降低、凝血酶原减少以及难治性高血糖改变等症状。

（五）胃肠道

上消化道出血 24 小时出血量＞400mL 或不能耐受食物或胃肠蠕动消失或坏死性肠炎。

（六）血液系统

有皮肤瘀斑等出血倾向的临床表现。实验室检查异常：血小板进行性下降，血小板计数＜50×10⁹/L，或减少 25%，或出现 DIC。

（七）中枢神经系统

意识障碍，仅存在痛觉，格拉斯哥昏迷评分一般＜7 分。

（八）代谢

不能为机体提供所需能量，糖耐量降低，需要用胰岛素或出现骨骼肌萎缩、肌无力等表现。

五、治疗

（一）控制原发病

治疗 MODS 的关键是控制原发病，应及时有效地处理原发病，减少、阻断炎症介质或毒素的产生与释放，防治休克与缺血再灌注损伤。

（二）器官功能支持与维护

1.肺功能支持

MODS 以肺功能障碍最常见，在急救过程中维持良好的呼吸功能，保持危重患者氧气的供应，改善心血管及其他器官的功能是至关重要的。

（1）应用糖皮质激素：糖皮质激素能降低毛细血管通透性，增加肺表面活性物质，以减轻肺水肿，防止肺不张，减少肺内分流，改善和纠正低氧血症等。此外，糖皮质激素尚可稳定细胞膜，减少血管活性物质的释放，扩张支气管，改善通气，以纠正缺氧及二氧化碳潴留。

（2）预防肺部感染：合理应用抗生素，充分湿化气道及有效排痰是预防肺部感染的主要措施。

2.心血管功能支持

（1）维持动脉血压，保证重要脏器的血液灌注：及时补充血容量，维持有效循环血量，并合理应用血管活性药物,使患者的动脉收缩压维持在 80~90mmHg。

(2)改善微循环:合理应用血管扩张药,保证充分的氧供及血液灌注,及时纠正酸中毒以及降低血液黏滞度。

3.肾功能支持

(1)监测肾功能:监测每小时尿量以及尿中成分是预防和早期发现急性肾衰竭最简便的方法。

(2)应用利尿药:在血容量补充后早期使用利尿药,可及时控制肾衰竭。

(3)持续血液净化治疗:即连续性肾脏替代疗法,是指将动脉血液引入一小型高效能、低阻力的滤过器,依靠人体自身动脉与静脉压力差作为循环动力,清除体内潴留水分及部分代谢产物,并将已经净化的血液经静脉回输体内。

4.肝功能支持

(1)营养支持:给予低脂、高糖和控制蛋白质饮食;热量主要由糖类供应,每天应保持 5.02~6.69MJ。静脉补充葡萄糖、大剂量维生素、能量合剂及适量的胰岛素等。必要时可以给予鼻饲或全胃肠外营养补充足够热量。

(2)胰高血糖素与胰岛素的应用:胰高血糖素对尿素环境中的酶有诱导作用,胰岛素可促进氨基酸通过细胞膜的作用,两种激素联合应用能防止肝细胞坏死,并能促进肝细胞再生、改善高氨血症和降低血浆中芳香氨基酸水平,有利于肝性脑病恢复。用法:胰高血糖素 1mg+正规胰岛素 12IU,加入 5%葡萄糖注射液 500mL 中静脉滴注,每日 1 次,早期使用。

(3)血液净化:指应用物理、化学等方法清除体内过多水分及血中代谢废物、毒物、抗体等致病物质,同时补充人体所需的电解质等以维持机体的水、电解质和酸碱平衡,保持机体内环境的相对稳定。

5.消化功能支持

血液灌注不足、缺血、缺氧、营养不良和其他应激因素都可致使胃肠黏膜屏障功能衰竭,肠道细菌及内毒素易位,从而导致肠源性感染,出现腹部胀气、麻痹性肠梗阻及应激性溃疡。而严重感染、呼吸衰竭、休克后,多有应激性胃溃疡出血。因此,应适当使用胃黏膜保护药或联合应用 H_2 受体阻滞药以预防和治疗胃黏膜病变。监测胃液 pH,并维持 pH 在 3.5~4.5,可预防应激性溃疡的发生。此外,应用血管活性等药物,可在改善全身血液循环的同时改善胃肠道血液灌注;应用微生态制剂可恢复胃肠道微生态平衡。

6.凝血功能支持

(1)抗凝:创伤初期,凝血及纤溶系统功能亢进,但能保持平衡。发生败血症时,平衡遭到破坏,纤维蛋白水平升高,纤溶活性降低,可用少量肝素和阿司匹林或吲哚美辛抑制凝血亢进。在高凝状态或明显血栓形成时或有严重微循环障碍和组织灌注不足、伴有功能障碍时,可用肝素和抑肽酶治疗,治疗期间注意监测血小板计数,若治疗有效,血小板数量可增加。

(2)补充凝血因子:DIC 会消耗大量的凝血因子,最终导致止血和凝血障碍,因此,必须补充凝血因子,如血小板混悬液、纤维蛋白原、新鲜血浆、全血等,必要时监测 DIC 相应指标以补充相应的凝血因子。

7.脑功能支持

脑细胞是全身各脏器细胞中耐受缺氧能力最差、可逆性最差的细胞,故脑功能衰竭重在预防。维持适当的血压水平及良好的肺通气,控制体温及抽搐,使用肾上腺皮质激素,并维持水、电解质及酸碱平衡是预防脑功能衰竭的有效措施。

8.代谢支持

MODS 的发生、发展与体内脏器功能衰竭,尤其是蛋白质过度分解造成量的减少或不能充分利用密切相关。MODS 患者的代谢具有独立的模式,对营养支持有特殊要求。代谢支持的目的在于保持正氮平衡,而非普通的热价平衡。代谢支持的基本思想是,补给患者必须的基本营养底物,以满足脏器代谢的需要,总的原则和方法是:

(1)供给适当的能量:在创伤早期,应为机体提供适量的营养底物以维持细胞代谢的需要,即代谢支持,而非供给较多的营养底物以满足机体营养的需要,即营养支持。具体要求:非蛋白热量<146kJ/(kg·d),其中 40% 以上的热量由脂肪提供,以防糖代谢紊乱,从而限制二氧化碳的产生,减轻肺部负担;将氮的供给量提高到 0.25g/(kg·d),以减少体内蛋白质的分解。在创伤中后期患者病情较稳定的情况下,则可适当增加热量以满足机体恢复的需要。

(2)代谢调理:即用药物或生物制剂以调理机体的代谢,从而降低代谢率、促进蛋白质的合成。如应用环氧化酶抑制药以抑制前列腺素(PG)的产生或生长因子以促进蛋白质的合成。

(3)代谢支持的途径:肠内和肠外营养是代谢支持的两大途径。对多器官功能衰竭患者可经中心静脉导管输注新型的营养物质,如复方氨基酸、脂肪乳剂、多种维生素和微量元素复合液等。

9.合理使用抗生素

尽快明确病原菌,尽早实施目标治疗。将病原学依据与临床表现相结合,区分病原菌的"致病"和"定植";采用降阶梯的治疗策略,同时注意防治菌群失调与真菌感染。

六、护理

(一)了解 MODS 发生的病因,做好防范护理

(1)纠正缺氧:利用机械通气辅助呼吸等措施及时纠正各种原因引起的缺氧,保证各重要脏器的供氧,避免因缺氧所致的脏器功能障碍。

(2)纠正休克、低血压。

(3)控制感染:MODS 时机体免疫功能低下,患者易发生感染,应取有效措施及时预防、控制感染,如尽量避免不必要的侵入性诊疗操作;保持引流通畅;加强气道管理,充分咳嗽排痰,合理使用抗生素等。

(4)维持内环境稳定:及时发现并纠正各种原因所致的水、电解质紊乱及酸碱平衡失调。

(5)避免大量输液及输血:在危重病救治过程中,应尽量避免大量输液及输血,必要时可小剂量应用强心药以预防心力衰竭。

(6)加强营养支持:MODS 时机体处于高代谢状态,设法保证营养至关重要。临床上常通过静脉、管饲或口服改善糖、脂肪、蛋白质等供应。

（二）病情观察

1.体温

一般情况下血液温度、直肠温度及皮肤温度间各相差 0.5～1.0℃，当严重感染合并脓毒血症休克时，血液温度可达 40℃以上，而皮肤温度可低至 35℃以下，这提示病情十分危险，往往是临终表现。

2.脉搏

经常监测脉搏的快慢、强弱、规则及血管弹性，注意交替脉、短拙脉及奇脉，以了解血容量、心脏和血管功能状态。

3.呼吸

监测呼吸的节律与深浅，观察是否伴有发绀、哮鸣音、三凹征、强迫体位及胸腹式呼吸变化等，注意有无深大呼吸、潮式呼吸、点头呼吸等垂危征象。

4.血压

密切观察患者的血压，注意收缩压、舒张压及脉压，以了解其心脏与血管功能状况。

5.意识

密切观察患者的意识状态、瞳孔和睫毛反射，并注意区分中枢性意识障碍与其他原因造成的意识障碍征象。

6.尿液

注意观察患者尿液的量、色、比重、酸碱度与血尿素氮、肌酐的变化，警惕非少尿性肾衰竭。

7.皮肤

注意观察患者的皮肤颜色、湿度、温度、弹性、皮疹、出血点、瘀斑等，了解有无缺氧、脱水、过敏及 DIC 等现象。

8.药物反应

密切观察患者的药物反应，如应用洋地黄类药物的患者有无中毒症状；应用利尿药的患者水、电解质是否平衡；应用血管扩张药的患者是否出现"首剂综合征"等。

（三）器官功能监测与护理

目前 MODS 的监护包括 ICU 中常规的血流动力学、呼吸功能、肝肾功能、凝血功能及中枢神经系统功能等监测，此外还应加强对氧输送量与耗氧量及胃肠黏膜内 pH 的监测。

1.氧输送量（DO_2）和氧利用量（VO_2）的监测

氧输送量是组织在单位时间内能获取氧的量，就整个机体而言，氧输送量等于心脏指数和动脉血氧含量的乘积。氧输送量是循环功能的最佳指标，是组织灌注和氧合的必要条件，也是某些药物和其他干预措施有效性的重要评价指标之一。

氧利用量是指组织在单位时间内利用氧的量，包括氧消耗及氧摄取率，氧消耗等于心脏指数和动静脉血氧含量差的乘积，而氧摄取率等于氧消耗与氧输送的比率。氧利用量是机体代谢功能变化的最佳评估指标，氧利用量下降是各种休克的共同特征，也是低血压危象发生前最早的病理生理变化，显著下降则往往表示预后较差；升高则表明氧的需求增加或氧摄取增加，感染患者的存活率与其增加与否有关。氧摄取率结合氧输送的变化则可以判断氧供不足是绝对的还是相对的。

2.胃肠黏膜内 pH 监测

急性胃肠黏膜损伤是严重创伤早期最常见的并发症,而胃肠黏膜缺血是导致损伤的主要原因,因为胃肠道是对缺血缺氧反应最敏感的器官。在创伤、休克及严重烧伤等危重状态下,胃肠道往往在整体循环监测未出现明显异常前就已经处于缺血、缺氧状态,并在诱发肠源性感染及 MODS 上起重要作用。目前,临床上直接监测胃肠道循环情况尚存在较大的技术上的困难。对危重病患者的观察研究发现,在患者血压未显著下降、动脉血 pH 无明显变化时,其胃肠道 pH 已经显著下降,且恢复缓慢,多在休克复苏 6 小时以后。同时也发现,pH 与门静脉血流量呈正相关。因此,通过对胃肠黏膜内 pH 监测以实现胃肠道的循环监测具有重要意义。①可以判断"隐型代偿性休克",即不具备低血压、脉速、少尿、高乳酸血症及血流动力学异常等显性休克表现,但确实存在内脏器官缺血、缺氧的一种状态。②预警脓毒血症、MODS,指导治疗。③评价疗效及预测预后。

监测方法:将一根附有半透膜囊的胃管插入胃或肠腔内,然后向囊内注入 4mL 0.9％氯化钠注射液,胃肠腔内的二氧化碳即向囊内氯化钠注射液弥散,约 30 分钟后可以取得压力均衡,然后抽出所注入的 0.9％氯化钠注射液,在血气分析仪上测出二氧化碳分压,再抽取动脉血测出碳酸钠含量,用体温和血红蛋白校正后代入 Henderson-hasselbalch 公式,即可得出胃肠内 pH。

(四)感染预防与护理

MODS 患者免疫功能低下,机体抵抗力差,极易发生医院感染,且由于长期、大量使用抗生素,强大的抗生素压力造就了许多多重耐药菌株,定植于该特定环境以及患者与工作人员的皮肤和黏膜。工作人员的手是医院感染的重要因素,洗手是切断传播途径最经济有效的措施。此外,污染的医疗设备及用品,如各种导管、呼吸机的管道系统等,也是重要的感染源。加强病房管理,改善卫生状况,严格消毒隔离与无菌操作,是降低医院感染发生率的重要措施。

(五)心理护理

MODS 患者存在严重的躯体损伤和精神创伤,可出现疼痛、失眠、焦虑、恐惧等症状,医护人员应及时正确地给予患者心理支持,鼓励患者积极配合治疗,缓解其情绪反应,并避免创伤后应激综合征的发生。

第三节　头部创伤

一、概述

(一)定义

头部创伤可涉及头皮、颅骨和脑,其中心问题是颅脑损伤。在我国因创伤致命的伤员中,半数以上与颅脑损伤有关。在交通事故中,因颅脑创伤而死亡的人数占首位。因此必须重视颅脑创伤的救治和预防。

(二)病因与发病机制

1.病因

(1)颅骨变形冲击下面的脑组织或骨折片陷入,造成脑损伤。

(2)脑加速性运动或减速性运动造成的脑损伤。

(3)脑的旋转运动造成脑表面与内部结构的损伤。

2.发病机制

(1)加速性损伤(如木棒伤):主要发生在着力点下面的脑组织,故也称冲击伤。而着力点对应部位产生的脑损伤称为对冲伤。

(2)减速性损伤(如坠落伤):损伤着力点下方的脑组织,着力点侧因脑组织向着力点大幅运动,脑表面与颅前窝底或颅中窝底的粗糙凹凸不平骨面相摩擦,而产生对冲性脑损伤。

(3)挤压性损伤(如头部被车轮碾轧伤):暴力从两个相对方向同时向颅中心部集中,除两个着力点部位的脑损伤外,脑中间结构损伤亦较严重,脑干受两侧来的外力挤压向下移位,中脑嵌于小脑幕裂孔和延髓嵌入枕骨大孔而致伤。

(4)挥鞭样损伤:暴力作用于躯体部造成头颈过度伸展,继而又向前过度屈曲造成脑干和颈髓上部损伤,此时颈部还可造成椎骨骨折或脱位,椎间盘脱出及高位颈髓和神经根损伤。

(5)综合性损伤:在以上 4 种因素中,同时 3 种或 3 种以上作用下颅脑所受的损伤称综合性损伤,这种损伤极严重,病死率极高。

(三)临床表现

(1)意识状态:是反映颅脑伤严重程度的可靠指标,也是反映脑功能恢复的重要指标。

(2)生命体征:包括血压、脉搏、呼吸和体温的观察。

(3)瞳孔变化:对颅脑损伤有重要的临床意义,双侧瞳孔散大,对光反射消失,眼球固定伴深昏迷或去大脑强直,多为原发性脑干损伤或临终前的表现,伤后就出现一侧瞳孔散大,可能是创伤性散瞳,视神经或动眼神经损伤。伤后一段时间才出现的进行性一侧瞳孔散大,伴意识障碍加重、生命体征紊乱和对侧肢体瘫痪,是脑疝的典型改变。

(4)剧烈头痛伴频繁呕吐,患者躁动,常为颅内压急剧增高的表现,应警惕颅内血肿和脑疝的可能性。

(5)包括癫痫、反射和脑膜刺激征,注意有无肢体瘫痪。反射的检查包括角膜反射、腹壁反射和病理反射。病理反射多见于原发性和继发性脑损伤。

(四)辅助检查

颅脑 X 线、CT 检查。

(五)治疗

保持呼吸道通畅,维持良好的静脉通道,给予患者充足的氧气吸入,及时采取止血和包扎措施。如果患者身体状况允许,可做 CT、X 线检查,同时稳定好患者家属的情绪。

(六)护理

1.常规护理

(1)体位:不同病情采用不同的体位。颅内高压者可采用头高位(15°~30°),有利于静脉血回流和减轻脑水肿。急性期患者意识不清并伴有呕吐或舌后坠者,应采用平卧位,头偏向一侧或采用侧卧位,以利呕吐物和口腔分泌物的外引流;休克者宜采用平卧位;有脑脊液耳、鼻漏者应避免头低位,采用半卧位常能明显减轻脑脊液漏。

(2)营养支持:昏迷2~3天者,根据生命体征插胃管,鼻饲。若后组脑神经麻痹,舌咽神经麻痹,表现为吞咽障碍,应严格禁食3~5天。

(3)心理护理:神志清醒的患者应做好心理护理,避免情绪激动导致颅内压升高。

2.用药护理

(1)应用脱水剂时应注意水、电解质、酸碱平衡:20%甘露醇在输注过程中应快速静脉滴注,避免药液外渗造成局部坏死,对年老患者,注意观察尿量的变化,防止肾衰竭的发生。

(2)控制液体摄入量:对颅脑创伤的患者,短时间内大量饮水及过量过多地输液,会使血流量突然增加,加剧脑水肿,使颅内压增高。

(3)禁用吗啡、哌替啶镇静,因为这些药物有呼吸抑制作用,可诱发呼吸暂停,也影响病情的观察。

(4)如有抽搐情况,可根据医嘱给予地西泮,每次使用地西泮后应注意观察呼吸变化。

二、脑震荡

(一)定义

脑震荡是原发性脑损伤中最轻的一种,表现为受伤后出现一过性的脑功能障碍,经过短暂的时间后可自行恢复,其通常的特点是外伤后短暂的意识障碍,常表现为近事遗忘,无其他神经功能障碍;无肉眼可见的神经病理改变,显微镜下可见神经组织结构紊乱。幼儿中的脑震荡发生率最高。运动和自行车事故是多数5~14岁脑震荡病例的原因,而摔倒和交通事故则是成年人脑震荡的最常见原因。脑震荡性遗忘症的程度大致与意识丧失的持续时间和头部损伤的严重程度相关。患者既可有顺行性遗忘症(记不住新信息),也可有逆行性遗忘症,后者包括遗忘受伤前的情况或在少见病例中,遗忘以前数天或更长时间的情况。在一些例外病例中,非常轻的头部打击可引起持续数小时的记忆障碍。顺行性记忆缺失的持续时间一般短于逆行性记忆缺失的持续时间,两种情况都可在数小时后改善。脑震荡不引起自传体信息的丢失,如患者的姓名和出生日期。这种类型的记忆丧失是癔症或诈病的一种症状。有脑震荡相关性遗忘症的患者没有虚构现象,临床很多情况类似于一过性完全性遗忘。

(二)病因和发病机制

脑震荡在临床脑损伤中最常见,但其机制却一直是个谜。它常在头部遭受轻度暴力的打击后产生,但并无可见的器质性损害,在大体解剖和病理组织学上均未发现病变,所表现的一过性脑功能抑制,可能与暴力所引起的脑细胞分子紊乱、神经传导阻滞、脑血循环调节障碍、中间神经元受损、中线脑室内脑脊液冲击波以及脑干网状结构受损影响上行性活化系统的功能等因素有关。在20世纪,为了解释脑震荡的病理生理学基础,产生了数个有价值的学说,这些学说都从某个特定的角度对其进行了探讨,并且在某些方面给出了解释,但单个学说均不足以解释,仍缺乏定论。

1.血管源性学说

此学说认为脑震荡时,颅骨遭暴力打击后的变形促使颅内压升高,将血液逼出毛细血管,同时合并血管功能的改变,造成的短暂脑缺血是脑震荡的主要病理生理基础。但这却很难解释即刻发生的意识障碍问题。

2.脑震荡的惊厥学说

由 Walker 等在 1944 年提出,他认为脑震荡外力刺激皮质形成类似癫痫样的放电,并向下传播,而产生一系列的症状。脑震荡的神经电生理学特征具有类似癫痫样的表现:皮质电活动最初呈自发的高兴奋表现,继之以较长时间的抑制期;此段时间,传入刺激不能引起皮质的相应反应。脑震荡和癫痫大发作的症状及体征又极其相似,并有足够的证据显示,脑震荡后神经元能量代谢提高,存在弥散性的神经兴奋。

3.网状上行激动系统学说

起源于 20 世纪 40 年代,一度占据主导地位。它认为,头部遭受的外力打击暂时抑制了脑干网状结构中上行激动系统的上行激动通路,使网状结构的电活动暂时遭到破坏,从而导致即时的意识丧失。但是,该学说却无法解释外力是如何影响上行网状激活系统(ARAS)的问题。虽然发现了脑干的一些组织学改变,但却缺乏有力的神经病理证据来证明损害在网状结构。此外,它缺乏有力的电生理学证据,且脑震荡后即刻发现的皮质脑电图与之不符合。此外,它也无法解释在实验动物和某些临床病例中脑震荡后即刻发生的癫痫样运动和外伤后的近事遗忘。

4.向心学说

该学说在 20 世纪 70 年代由 Ommaya 等提出,认为突发的旋转力会在脑局部产生瞬间的剪切力,从而对中线结构产生影响,影响程度依作用强度而不同,轻者的神经损伤只是可逆的功能性改变;重者则是不可逆的器质性改变。此学说认为,脑震荡和重型闭合性脑伤的机制是相同的,区别只在于损伤程度的不同。但是,根据 Ommaya 等的模型,只有重型脑伤所致的损害才能波及中脑的 ARAS,影响其功能而导致意识丧失,轻型脑伤只影响皮质下的白质纤维,不会向深处传播。这就使得向心学说难以解释脑震荡的短暂意识障碍及其他各种症状。

5.脑桥胆碱能学说

在动物实验和临床研究中,无论是轻型还是重型脑损伤,都发现脑脊液中乙酰胆碱的升高。此学说认为,乙酰胆碱激活了脑桥被盖部胆碱能的抑制系统而导致意识丧失。根据胆碱能学说的观点,脑震荡时只在脑桥被盖部存在高代谢,脑的其余部位因受到抑制都应是低代谢的状态。但新近的研究却发现,脑震荡后短期内不仅脑桥被盖部,更广泛的区域,包括皮质、海马都有高代谢反应的证据;不仅如此,实验动物脑震荡前注射抗胆碱药东莨菪碱,也没达到预期的避免脑震荡症状发生的目的。

脑震荡后肉眼观察脑组织基本正常,常规 HE 染色光镜检查仅轻度非特异性改变,包括散在神经元肿胀、个别神经元坏死、较弥漫的神经纤维髓鞘及间质水肿、轻度瘀血等。水肿的轴索末梢可发生"瓦勒变性",进而发生"反应性生芽"。这些轴索变化在有髓神经纤维和无髓神经纤维均可见,还可见散在小出血灶特别是昏迷时间较长、症状较重的脑震荡,病理变化更明显。并推测这种病变在人类的典型例子是拳击运动员在多次脑震荡后发生脑萎缩。Ⅰ型透射电镜则观察到脑震荡后神经元、神经纤维和间质均有水肿。特别是神经元线粒体明显肿胀,线粒体嵴被推挤至周边。其变化有时序:伤后 30 分钟开始,1 小时达高锋,24 小时恢复正常。

（三）临床表现

脑震荡患者有须明确的头部外伤史,伤后即刻发生意识障碍,程度一般不严重,可表现为昏迷或一过性神志恍惚,持续时间一般不超过 0.5 小时;头部损伤后的瞬间感觉头晕眼花,但无短暂意识丧失,这种临床状态的后果不确定,但一般认为是最轻型的脑震荡。可能同时有血压下降、心率减慢、面色苍白、出冷汗、呼吸暂停继而浅弱和四肢松软等现象。这是暴力传导致使大脑、脑干和颈髓功能抑制,引起血管神经中枢和自主神经调节紊乱。大部分患者中枢神经功能迅速自下而上由颈髓向大脑皮质恢复,多在 0.5 小时内恢复正常。

有的患者清醒后对受伤发生的时间、地点和伤前不久的情况等不能记忆,出现近事遗忘或称逆行性遗忘,但对往事能够记述,出现记忆中枢海马回功能受损的表现。几乎所有的脑震荡患者都有不同程度的头痛、恶心、呕吐、头晕、乏力、耳鸣、畏光、失眠、心悸、烦躁、注意力和记忆力减退等症状,临床症状的严重程度与脑震荡的严重性有关,有时可合并呕吐。还可表现为一定程度的精神状态改变,如出现情绪不稳定、易激动、欣快感等,也有部分患者可表现为忧郁、淡漠。一般在数日至数月恢复,若上述症状持续 3～6 个月仍无明显好转,除考虑是否有精神因素外,还需除外继发损伤。

此外,人脑震荡后经常会出现一组中枢神经功能障碍症候群。由于其表现与其他颅脑损伤后的症状相似,所以,通常笼统地称为"脑外伤后综合征"或"脑震荡后综合征(PCS)"。PCS症状缺少特异性,主要表现为持久的躯体、认知和行为症状,典型症状包括头痛、记忆力和注意力下降、眩晕、焦虑、失眠、抑郁、易激惹、易疲乏及对声光敏感。脑外伤后癫痫(外伤性癫痫)作为一种独立病症,不归类于 PCS。同脑震荡本身一样,仍不明确 PCS 是属于器质源性还是属于精神源性。目前,PCS 的症状也主要靠患者主诉,还没有可诊查的客观征象,特别是其临床表现经常受精神因素影响,有些脑震荡者可完全没有后遗症;有精神问题或心理压力的伤者多有 PCS。并且表现的症状明显而严重。

（四）辅助检查

1.实验室检查

腰椎穿刺颅内压正常,部分患者可出现颅内压降低。脑脊液无色透明,不含血,白细胞数正常。生化检查也多在正常范围,有的可查出乙酰胆碱含量大增,胆碱酯酶活性降低,钾离子浓度升高。

2.其他辅助检查

(1)颅骨 X 线检查:无骨折发现。

(2)颅脑 CT 扫描:颅骨及颅内无明显异常改变。

(3)脑电图检查:伤后数月脑电图多属正常。

(4)脑血流检查:伤后早期可有脑血流量减少。

（五）治疗

脑震荡患者一般无须特殊治疗,伤后密切观察,避免一旦发生颅内血肿,不能及时诊断和治疗。伤后早期卧床休息,静养 1～2 周,可给予安神、镇静、镇痛等治疗,服用神经营养药物,自觉症状明显者可早期行高压氧治疗。减少外界刺激,注意脑力休息,少思考问题,不阅读长篇读物,避免长时间看电视,同时劝解患者消除对脑震荡的惧怕心理,多数患者在 2 周内痊愈,预后良好。对于急性期回家的患者,应嘱家属密切观察患者头痛、呕吐和意识障碍等症状,如有情况应及时来院检查。对于头痛、头晕、失眠较严重的患者,可适当选用不良反应较少的镇痛、镇静药,如罗通定、布洛芬、地西泮和神经功能改善药谷维素、吡拉西坦(脑复康)以及钙拮抗药尼莫地平等对症治疗,避免使用吗啡类药物以免影响病情观察。

(六)护理

1.常规护理

(1)协助患者平卧休息,保持安静。

(2)做好心理护理:患者发生脑震荡后,往往有情绪反应,应向患者及其家属耐心解释,帮助其正确认识病情,消除恐惧心理,增加对治疗的信心,配合治疗。

2.专科护理

遵医嘱酌情使用镇静、止痛药物。

三、脑挫裂伤

(一)定义

脑挫裂伤是脑挫伤和脑裂伤的总称,多呈点片状出血。脑挫伤指脑组织遭受破坏较轻,软脑膜尚完整者;脑裂伤指软脑膜、血管和脑组织同时有破裂,伴有外伤性蛛网膜下隙出血。脑挫裂伤的程度与致伤力的大小有关,加速性损伤时,受力处颅骨变形或发生颅骨骨折,可造成受力部位及其邻近部位脑组织的挫裂伤,通常为局灶性。减速性损伤时,脑挫裂伤常发生于远离冲击点的对冲部位,且造成广泛性的脑挫裂伤。

(二)病因与发病机制

暴力作用于头部,在冲击点和对冲部位均可引起脑挫裂伤。脑实质内的挫裂伤,则因为脑组织的变形和剪性切力所造成,见于脑白质和灰质之间,以挫伤和点状出血为主,如脑皮质和软脑膜仍保持完整,即为脑挫伤,如脑实质破损、断裂,软脑膜也撕裂,即为脑挫裂伤。严重时均合并脑深部结构的损伤。

对冲性脑挫裂伤的发生部位与外力的作用点、作用方向和颅内的解剖特点密切相关。当枕顶部受力时,产生对侧额极、额底和颞极的广泛性损伤最为常见,而枕叶的对冲性损伤却很少有。这是由于前颅底和蝶骨嵴表面粗糙不平,外力作用使对侧额极和颞极撞击于其,产生相对摩擦而造成损伤。而当额部遭受打击后,脑组织向后移动,但由于枕叶撞击于光滑、平坦的小脑幕上,外力得以缓冲,很少造成损伤。

(三)临床表现

1.意识障碍

意识障碍是脑挫裂伤最突出的临床表现之一,其严重程度是衡量伤性轻重的指标。轻者伤后立即昏迷的时间可为数十分钟或数小时,重者可持续数日、数周或更长时间,有的甚至长期昏迷。一般以昏迷时间超过 30 分钟为判定脑挫裂伤的参考时限。如果患者昏迷后清醒或好转后再次昏迷,应考虑继发脑损害的存在,如颅内出血、脑水肿和弥散性脑肿胀。由于 CT 检查的应用,发现部分没有原发昏迷的患者 CT 扫描时也可见脑挫裂伤征象,临床上应予以足够重视。

2.头痛、恶心、呕吐等症状

脑挫裂伤患者由于同时伴有不同程度的脑水肿和外伤性蛛网膜下隙出血,清醒后多有头痛、头晕、恶心、呕吐以及记忆力减退和定向力障碍,严重者可出现智力减退。伤后早期出现恶心、呕吐可能由于头部受伤时第四脑室底部呕吐中枢受脑脊液的冲击、蛛网膜下隙出血对脑膜的刺激或对前庭系统的刺激等所致,若脑挫裂伤急性期已过,仍持续剧烈头痛、频繁呕吐或者一度好转后又加重,须警惕继发颅内出血的可能。对于昏迷患者则应注意呕吐物误吸后窒息的危险。

3.生命体征变化

早期多表现为血压下降、脉搏呼吸浅快,这主要为脑干功能抑制所致,常于伤后不久逐渐恢复,若出现持续性低血压,需注意有无复合伤存在。如果生命体征短时间内即恢复正常并出现血压进行性升高,脉搏洪大有力,心率变慢,呼吸深缓,则需考虑发生颅内血肿及脑水肿、脑肿胀等继发性损伤。脑挫裂伤患者常有低热,若损伤波及下丘脑则会出现中枢性高热。

4.脑膜刺激征

因蛛网膜下隙出血引起,表现为畏光,颈强直,克氏征阳性,多在1周后消失,若持久不见好转,应注意排除颈椎损伤或继发颅内感染。

(四)辅助检查

脑挫裂伤患者检查时应详细询问头部受伤经过,特别应注意分析受伤机制和严重程度。根据有明确颅脑外伤史,伤后原发昏迷超过30分钟,有神经系统定位体征,脑膜刺激征阳性,结合CT扫描等辅助检查,即可确立脑挫裂伤的诊断。临床上需与颅内血肿鉴别,颅内血肿一般表现为继发昏迷,与脑挫裂伤原发昏迷之间可有一个中间好转或清醒期,并且颅高压症状明显,明确的诊断有赖于辅助检查。

1.腰穿检查

腰穿检查颅内压多显著增高,脑脊液呈血性,含血量与损伤程度有关;颅内压明显增高者应高度怀疑有颅内血肿或严重肿胀、脑水肿。已出现颅内压明显增高、颅内血肿征象或脑疝迹象时禁忌腰穿。

2.头颅X线片

在伤情允许的情况下,头颅X线片检查仍有其重要价值,不仅能了解骨折的具体情况,而且对分析致伤机制和判断伤情有其特殊意义。

3.头颅CT和MRI扫描

CT扫描能确定脑组织损伤部位及性质,脑挫裂伤多表现为低密度和高、低密度混杂影像,挫裂伤区呈点片状高密度区,数小时后病灶周围出现低密度水肿带,同时可见侧脑室受压变形,严重者出现中线移位。CT扫描对脑震荡和脑挫裂伤有明确的鉴别诊断意义,并能清楚显示挫裂伤的部位、程度以及继发损害,如颅内出血、水肿,同时通过观察脑室、脑池的大小和形态及移位情况间接估计颅内压的高低,因此是首选的重要检查。但需要强调的是,CT只反映CT检查当时的颅内情况,CT不能预测颅内血肿和严重脑肿胀的发生和发展。其中创伤性迟发性颅内血肿的首次CT特征为:侧裂池有较明显的积血;侧裂池周围的额颞叶有较明显的挫裂伤,其皮质下有较大范围的点状出血。MRI 扫描较少用于急性颅脑损伤诊断,但对诊断脑挫裂伤的敏感性明显优于 CT,主要表现为脑挫裂伤灶内的长 T_1、长 T_2 水肿信号及不同时期的出血信号。

(五)治疗

脑挫裂伤治疗以非手术治疗为主,其治疗原则是减少脑损伤后的病理生理反应,维持机体内外环境的生理平衡,促进脑组织功能康复,预防各种并发症的发生,严密观察有无继发性颅内血肿发生。若出现颅内继发性血肿、难以遏制的脑水肿、颅内高压时需考虑手术治疗。

对于轻型脑挫裂伤患者的非手术治疗可参照脑震荡的治疗,密切观察病情变化,针对脑水肿对症治疗,及时复查 CT 扫描。对于中重型脑挫裂伤患者则应加强专科监护,注意保持气道通畅,持续给氧,对有呼吸困难者应及时行气管插管呼吸机辅助呼吸。维持水、电解质平衡,在没有过多失钠的情况下,含盐液体 500mL/d 即可。含糖液补给时要防止高血糖以免加重脑缺血、缺氧损害及酸中毒。如果患者 3~4 天不能进食时,宜留置胃管,鼻饲流食以补充热量和营养。对于休克患者在积极抗休克治疗同时,应详细检查有无骨折、胸腹腔有无脏器伤和内出血,避免延误复合伤治疗。

伤后 6 小时应除外颅内血肿,无血压过低及其他禁忌证即可进行脱水治疗。其中 20% 甘露醇为临床上最常用的渗透性脱水药,它除了有确切的降低颅内压的作用外,尚可降低血细胞比容、降低血液黏滞度、增加脑血流量和增加脑氧携带能力。目前主张小剂量甘露醇,每次 125mL,6~8 小时 1 次,10~15 分钟快速静脉滴注。值得注意的是甘露醇进入血脑屏障破坏区可加重局部脑水肿,大剂量、长期使用或血浆渗透压超过 320mol/L 时可引起电解质紊乱、肾衰竭、酸中毒等,如同时应用其他肾毒性药物或有败血症存在时更容易发生肾衰竭。当出现弥散性脑肿胀时,则应立即给予激素和巴比妥疗法,同时行过度换气及强力脱水,冬眠降温、降压也有助于减少脑血流量减轻血管炎性水肿。

患者的躁动、抽搐、去脑强直和癫痫发作常加重脑缺氧,促进脑水肿,应及早查明原因给予有效的抗癫痫和镇静治疗,苯巴比妥 0.1~0.2g 肌内注射,并避免使用有呼吸抑制作用的药物。对于颅脑损伤患者是否需要给予预防性抗癫痫药的问题一直存在着争议。不少学者认为伤后给予抗癫痫药能有效地预防癫痫灶的形成和癫痫的发生,而一些前瞻性的临床研究却认为预防性抗癫痫药无效。但后来有学者提出,预防性抗癫痫药的效果不是单单取决于是否给药,而是取决于药物在血液中的浓度,只要达到药物有效的治疗浓度,就能起到预防癫痫的作用。

急性期治疗中应注意保护脑功能,可以酌情使用神经功能恢复药物,待病情平稳后尽早开始各种脑功能锻炼,包括听力、语言、肢体功能的康复治疗。对于不伴有气胸、休克、颅内血肿、感染等患者,可采用高压氧治疗;可降低脑外伤后因合并低氧血症、低血压、贫血等,从而导致继发缺血缺氧性脑损伤的可能,早期适时使用高压氧疗法有助于可逆性脑损伤的好转。在脑挫裂伤治疗中也要注意发生弥散性血管内凝血的可能,注意观测血流动力学变化。

原发性脑挫裂伤一般不需要手术治疗,但对于下列两种情况应考虑急诊手术治疗。①继发脑内血肿 30mL 以上,CT 示有占位效应,非手术治疗欠佳或颅内压超过 40kPa(400mmH$_2$O)。②严重脑挫裂伤,脑组织挫碎坏死伴脑水肿导致进行性颅内压增高,降颅压治疗无效,颅内压达到 5.33kPa(533mmH$_2$O),应尽早行开颅手术,手术目的是清除颅内血肿和挫碎坏死的脑组织,充分内外减压。碎化脑组织的特征是组织颜色呈暗灰色,吸除时无出血,质地松脆,易于吸除;值得注意的是靠近或位于重要功能区的碎化脑组织的吸除须十分谨慎,少量的碎化脑组织可以不用处理。脑挫裂伤后期并发脑积水时,宜先行脑室引流待查明积水原因后再给予相应处理。

(六)护理

1.常规护理

(1)头位与体位:头部抬高15°,身体自然倾斜,避免颈部扭曲,以利颅内静脉回流,从而减轻脑水肿,降低颅内压。

(2)持续低流量给氧。

(3)及时清除呼吸道分泌物,保持呼吸道通畅。

2.专科护理

(1)每30分钟测量1次生命体征,并严密观察神志、瞳孔的变化。

1)意识状态:意识状态变化提示病情变化。一般来说,意识障碍减轻,说明伤情好转;意识障碍加深,提示伤情恶化。

在观察过程中,若出现下列情况,提示患者意识障碍有所减轻,伤情有所好转。①由深昏迷状态转入比较灵敏的生理反射;②由昏迷状态转入躁动或做提裤、抓创口、拔导尿管等动作;③由浅昏迷状态转入能遵医嘱做举手、睁眼、伸舌等意识动作等。

若出现以下情况,提示患者意识障碍有所加重,伤情有所恶化,应警惕出现颅内出血及脑水肿等危象的可能。①神志由清楚转入模糊或不完全主动要求排尿、进食。②由嗜睡状态转入强刺激下才能唤醒。③由躁动不安转入昏迷状态。

2)生命体征:对生命体征的测量和观察应注意以下事项。①测定的次序,应先测呼吸,后测脉率,最后测血压,目的是避免因刺激引起躁动而影响数据的准确性。②测定的时间,应按伤情而定,伤情不稳定时应勤测。③应了解分析各项数据的动态变化;应特别注意有无呼吸节律及深浅的变化,凡出现间歇性或周期性的呼吸,均为危险征兆;监测血压应注意脉压差的变化。

3)神经系统体征:应注意观察瞳孔、肢体瘫痪及锥体束征。

(2)开放静脉通路,给予脱水治疗,如20%的甘露醇静脉滴注,呋塞米静脉推注等。

(3)控制感染:遵医嘱预防性使用抗生素。

四、颅内出血

(一)定义

颅内血肿是急性颅脑损伤中最常见的继发性损伤之一。当颅内出血聚集于颅腔内一定部位而达相当体积,对脑组织构成压迫而引起相应的临床症状,称为颅内血肿。外伤性颅内血肿占颅脑损伤的8%~10%,在重型颅脑损伤中占40%~50%,它是重型颅脑损伤主要死亡原因之一。根据血肿部位可分为:①硬脑膜外血肿(EDH);②硬脑膜下血肿(SDH);③脑内血肿

（ICH）。

（二）临床表现

1.病史

受伤经过，有无意识丧失，丧失时间，是否恢复，是否再度发生意识丧失等。

2.硬膜外血肿

多因颅骨骨折跨越脑膜中动脉骨管沟等原因造成硬脑膜中动脉及颅骨板障静脉、静脉窦等出血。随着血肿的扩展出现颅内压增高，甚至脑疝。患者意识有典型的中间清醒期，随后再度出现意识障碍，并伴随进行性患侧瞳孔散大，对侧肢体瘫痪。

3.硬膜下血肿

出血可来自矢状窦旁桥静脉破裂或由于严重脑挫伤引起皮质动脉破裂造成。血肿位于硬脑膜与蛛网膜之间。急性硬膜下血肿局部症状类似硬膜外血肿，但患者中间清醒期不明显。慢性硬膜下血肿，出血速度慢，患者逐渐适应，症状不典型，而且多变。

4.脑内出血

多与硬膜外血肿或硬膜下血肿形成复合血肿。常与脑膜下血肿一同发生，神经系统症状更明显。由于颅内压进一步增高导致脑疝发生。患者可出现意识丧失，瞳孔不等大等圆，对光反射消失等。

5.辅助检查

通过 X 线片、CT 或脑扫描等检查结果，可了解脑损伤的程度及血肿的位置。CT 可直接而全面了解脑损伤的情况及有无继发性血肿等；MRI 扫描可比 CT 更清楚地显示散在小量的出血。腰椎穿刺可了解有无出血和出血的程度。

（三）辅助检查

脑出血属于神经科急诊，需要在短时间内立刻明确诊断，目前辅助检查主要分为实验室检查和影像学检查两种，随着目前医疗水平的逐渐提高，影像学检查因为其具有时间短、无创、结果准确等优点，已逐渐成为首选的检查方法。

1.头颅 CT 检查

临床疑诊脑出血时首选 CT 检查，可显示圆形或卵圆形均匀高密度血肿，发病后即可显示边界清楚的新鲜血肿，并可确定血肿部位、大小、形态以及是否破入脑室，血肿周围水肿带和占位效应等；如脑室大量积血可见高密度铸型，脑室扩张，1 周后血肿周围可见环形增强，血肿吸收后变为低密度或囊性变，CT 动态观察可发现脑出血的病理演变过程，并在疾病治疗过程中的病情变化时第一时间指导临床治疗。目前头颅 CT 已成为较为广泛的检查方法。

2.MRI 检查

可发现 CT 不能确定的脑干或小脑小量出血，能分辨病程 4～5 周后 CT 不能辨认的脑出血，区别陈旧性脑出血与脑梗死，显示血管畸形流空现象，还可以大致判断出血时间，是否多次反复出血等，但 MRI 检查需要患者较长时间（10 分钟以上）静止不动躺在扫描机内，对已有意识障碍的患者较难做到，一般不及 CT 检查应用广泛。

3.DSA 全脑血管造影检查

脑血管造影曾经是脑出血的重要诊断手段，因其不能显示血肿本身，仅能根据血肿周围相关血管的移位来推测血肿的部位及大小,且 DSA 检查为一项有创检查,目前一线应用已明显减少。值得一提的是,DSA 在脑出血原因的鉴别上仍意义重大,因其可直观地看到脑血管的走形及形态,怀疑有脑血管畸形或动脉瘤破裂的患者应该需要做 DSA 检查明确诊断。

4.脑脊液检查

脑出血诊断明确者一般不做脑脊液检查,以防脑疝发生,但在无条件做脑 CT 扫描或脑 MRI 检查时,腰穿仍有一定诊断价值。脑出血后由于脑组织水肿,颅内压力一般较高,80%患者在发病 6 小时后,由于血液可自脑实质破入到脑室或蛛网膜下隙而呈血性脑脊液,所以脑脊液多数呈血性或黄色,少数脑脊液清亮。因此,腰穿脑脊液清亮时,不能完全排除脑出血的可能,术前应给脱水剂降低颅内压,有颅内压增高或有脑疝的可能时,应禁忌做腰穿。

(四)治疗

颅内血肿的治疗可分为非手术治疗和手术治疗两大类。

1.非手术治疗

适应证:①伤后神志清楚或意识障碍不明显,GCS>8 分;②症状逐渐好转,神经系统无明显阳性体征,生命体征平稳;③头颅 CT 检查血肿量,硬脑膜外血肿≤15mL,硬脑膜下血肿≤30mL,颅后窝血肿≤10mL;④脑深部或多发性小灶急性血肿;⑤中线结构移位应在 10mm 以内者;⑥颅内压在 27.54cmH_2O 以下的隐匿性颅内血肿,不伴有脑挫裂伤和脑受压者;⑦老年患者非手术治疗的指征可适当放宽。对颞部、颅后窝及双额极的脑内血肿非手术治疗要谨慎,因为这些部位的血肿病情变化快,观察较困难。非手术治疗措施:早期应用甘露醇和地塞米松,后期口服利尿药等,有条件者进行颅内监护,动态观察。

2.手术治疗

手术清除血肿是最有效的治疗方法。有手术指征,应立即手术。

(五)护理

1.常规护理

(1)注意安全,防止损伤:患者因四肢运动失常或意识丧失,容易发生意外,应加上床栏,保护患者。翻身时注意保护患者,预防皮肤损伤、脱臼等。并应防止冷热伤害。

(2)给予患者及其家属心理支持:鼓励患者及其家属讲出心理的焦虑、恐惧。帮助其接受疾病带来的改变,并在适当的情况下,帮助患者学习康复的知识与技能。

2.专科护理

(1)头位与体位:头部抬高 15°,身体自然倾斜,避免颈部扭曲,以利颅内静脉回流,从而减轻脑水肿,降低颅内压。

(2)保持呼吸道的通畅:必要时应用气管内插管,进行辅助呼吸,维持 PaCO_2 为 25~30mmHg,PaO_2 高于 70mmHg。

(3)正确应用脱水药物降低颅内压,并适当限制水分的摄入,伤后前 3 天应使患者处于相对生理性脱水状态。液体输入量为 1000~1500mL/d,但应用利尿药物时,注意防止患者脱水。

(4)维持水、电解质平衡:每天记录出入量,特别是尿量。监测患者的电解质及血糖情况,特别是高热或呼吸障碍的患者,要随时注意调节输液成分及剂量,保障患者的酸碱及水、电解质平衡。

(5)维持营养供给:昏迷的患者早期3～4天应禁食。短期保持轻度的脱水状态,可减轻脑水肿。3～4天后,患者如无呕吐,无脑脊液鼻漏,肠鸣音正常,可应用鼻饲补充营养。但严重脑损伤的患者,易发生急性胃黏膜病变导致出血,一般少量多次给予清淡流质饮食,防止出血。

(6)控制高热:有高热的患者,要查明高热的原因并做相应的处理。头颅外伤使视丘体温调节失调而往往出现高热。为了减少脑代谢需氧,必须应用一些降温措施,包括定时测体温、减少被盖、应用冰袋或冰帽、应用退热药物。必要时应用冬眠低温疗法,以降低患者的氧耗,避免脑损害的加重。

(7)脑脊液外漏的护理:头下垫无菌巾,头部抬高。及时清除鼻前庭、外耳道内的积血、污垢。定时用盐水擦洗,并防止脑脊液反流。

(8)预防并发症:加强皮肤护理,经常翻身按摩骨突处,避免压疮发生。鼓励患者深呼吸、咳痰。定时吸痰并叩击背部,以利痰液咳出,避免肺部并发症发生。

第四节　颈部创伤

一、定义

颈部创伤不如其他部位的损伤那么常见,占全部创伤的5%～10%。但此部分多为重要结构,一旦损伤,常累及颜面、颅内和口腔的重要器官,可导致危及生命的大血管损伤、颈部神经损伤、颈段脊髓神经损伤等,病死率高。

二、病因与发病机制

(一)病因
(1)闭合性颈部损伤常见于打斗、拳击或其他钝性伤。
(2)开放性颈部损伤常见于投射物(如枪弹、弹片、铁片等)损伤、工业意外、车祸、颈自杀与凶杀等。

(二)发病机制
颈部范围虽小,但密集许多重要器官和组织,根据颈部解剖学特点,使其损伤尤其是穿通性损伤时对生命有潜在的危险性,可发生窒息、大出血、失血性休克、空气栓塞等,可立即致死,尤其是伴脊髓损伤、发生高位截瘫者,预后多不良。

三、临床表现

(一)血管损伤
伤口大量出血,受伤部位有进行性及扩张性血肿或搏动性血肿等。

（二）上呼吸道、消化道损伤

呼吸困难、喘鸣、气体交换量下降、吞咽困难、咯血、呕血、鼻出血等。

（三）颈部神经损伤

舌偏斜，口角下垂。Horner 综合征（上眼睑下垂，瞳孔缩小，无汗）及颈部感觉消失等。

四、辅助检查

颈部 X 线、B 超、血管造影等可明确诊断。

五、治疗

颈部开放性损伤的主要危险为出血、休克、窒息、截瘫及昏迷等。急救处理应执行创伤复苏的 ABC 原则，即首要注意气道出血和循环状况，挽救生命，减轻病残。

六、护理

（一）常规护理

(1)保持呼吸道通畅采取平卧体位，头偏向一侧，及时清除口腔内异物，必要时紧急气管插管或切开。

(2)按病情需要给予合适的饮食，必要时予以鼻饲。

（二）用药护理

(1)喉部疼痛难忍时，可用 1‰丁卡因喷雾治疗，注意勿过量。

(2)颈部损伤患者观察期间不得使用吗啡止痛，以免抑制呼吸。

(3)建立静脉通道，给予补液扩容，及时正确使用抗生素和止血药，大出血者做好输血准备。

第五节　胸部创伤

一、概述

（一）定义

胸部创伤居全身各系统创伤的第 4 位，多由于交通事故、塌方、钝器伤所致，开放性损伤以刀刃伤多见。主要临床表现为胸痛、呼吸困难。特征性表现为反常呼吸运动、咯血、皮下气肿、心脏压塞等。胸部创伤按致伤原因和伤情可分为闭合性和开放性两大类。胸部闭合伤是由暴力撞击或胸部挤压所致的胸部组织和脏器损伤，其严重程度取决于受伤组织和被累及脏器的数量和严重程度。单纯胸部创伤病死率低于 2%。胸部开放性损伤以战时多见，平时多见于刀伤。常见的胸部创伤有肋骨骨折、创伤性气胸、心脏创伤等。因胸腔内含有与生命有关的重要脏器心和肺，故胸部创伤一旦发生，病情往往较重，常可危及生命，若不及时进行有效的救护,患者可在短时间内死亡。

(二)病因

目前,胸部创伤的主要原因是交通事故、高处坠落和挤压伤。一般根据是否穿破壁层胸膜造成胸膜腔与外界沟通,分为闭合性和开放性两大类。

1.闭合性损伤

多由于暴力挤压、冲撞或钝器打击胸部所引起。轻者只有胸壁软组织挫伤和(或)单纯肋骨骨折,重者多伴有胸腔内器官或血管损伤,导致气胸、血胸。有时还可造成心脏挫伤、裂伤,产生心包腔内出血。十分强烈的暴力挤压胸部,可引起创伤性窒息。此外,高压气浪、水浪冲击胸部可引起肺爆震伤。

2.开放性损伤

平时多因利器所致,战时则由火器弹片等贯穿胸壁所造成,可导致开放性气胸或血胸,影响呼吸和循环功能,伤情多较严重。

(三)临床表现

(1)胸痛、咳嗽、深呼吸或身体转动时疼痛加重。严重者疼痛剧烈伴气促、呼吸困难、发绀,甚至休克。

(2)伤处局部肿胀或瘀血、压痛明显,可触及骨摩擦感或有骨擦音。局部胸壁变形、软化及反常呼吸运动。

(3)胸痛、胸紧闷感、严重呼吸困难、发绀、烦躁不安、休克。

(4)胸部广泛性皮下气肿,严重时扩展至面颈部、腹背部、阴囊及四肢。检查时可发现脉搏细弱、血压低、气管显著向健侧偏移;伤侧胸壁饱满、肋间隙变平、呼吸幅度明显减弱,叩诊为鼓音,听诊呼吸音消失。

(5)立即评估患者生命体征、意识状态,判断有无休克表现。观察患者有无气促、呼吸困难、发绀、咯血等表现。

(6)观察胸部损伤情况,有无挫伤、有无伤口、有无反常呼吸运动、有无皮下气肿等情况。

(四)辅助检查

(1)胸部 X 线片可显示肋骨骨折的部位、数量及错位情况,并了解胸膜腔及肺内情况。连枷胸虽然通过视诊和触诊确诊,但胸部 X 线片有助于明确其范围及合并伤。

(2)动脉血气分析对了解病情的严重程度很有帮助。对病情监护、诊断呼吸衰竭及决定治疗方案有重要参考价值。

(3)诊断性胸腔穿刺可抽出气体、体液。

(五)治疗

(1)保持呼吸道通畅,尤其昏迷患者。

(2)吸氧疗法。

(3)开放性气胸现场急救:用敷料、绷带、三角巾迅速填塞和覆盖伤口,并进行固定。覆盖范围应超过伤口边缘 5cm,运送伤员时可使其半坐位,并随时观察患者呼吸情况,一旦发生呼吸停止,立即行呼吸复苏。

(4)在医疗监护下,迅速送医院做 CT 检查、X 线片协助诊断和鉴别诊断。

（六）护理

1.常规护理

（1）根据病情，将患者放置于复苏室或抢救室。

（2）患者半卧位，保持呼吸道通畅，及时清除呼吸道分泌物或异物。

（3）做好心理护理，安慰患者，使其消除紧张情绪，配合治疗。

（4）神志清醒者应从流质、半流质过渡到普食，昏迷者尽早鼻饲。

2.专科护理

（1）高流量吸氧4～6L/min，保证氧浓度在45%以上。合并肺水肿时，在吸氧湿化瓶内加30%～50%乙醇，以去除肺泡表面张力。

（2）积极抗休克处理。

（3）持续心电监护、血氧饱和度监测、血气监测，密切观察心律、心率、呼吸、血压、中心静脉压的动态变化，根据病情及时准确地给药，合理调整输液、输血速度。

（4）对放置胸腔闭式引流管的患者，做好引流管的护理。

（5）协助做好床边胸部X线片及各项检查。

（6）有张力性气胸或血气胸者必须先做胸腔闭式引流，术后方可使用呼吸机治疗。并根据血气结果正确调节呼吸机的各种参数。

二、肋骨骨折

（一）定义

肋骨骨折是指肋骨的完整性和连续性中断，是最常见的胸部损伤。肋骨骨折可分为单根或多根骨折，同一肋骨也可有一处或多处骨折。肋骨骨折多见于第4～7肋，因其长而薄，最易折断；第1～3肋因较粗短且有锁骨、肩胛骨及胸肌保护而较少发生骨折，但一旦骨折，常提示致伤暴力巨大；第8～10肋虽然长，但其前端肋软骨形成肋弓，与胸骨相连，弹性大，不易骨折；第11～12肋前端不固定而且游离，弹性也较大，故也较少发生骨折。

（二）病因

1.外来暴力

多数肋骨骨折为外来暴力所致。外来暴力又分为直接和间接两种。直接暴力是打击力直接作用于骨折部位，间接暴力则是胸部前后受挤压而导致的骨折。

2.病理因素

多见于恶性肿瘤发生肋骨转移的患者或严重骨质疏松者。此类患者可因咳嗽、打喷嚏或病灶肋骨处轻度受力而发生骨折。

（三）临床表现

1.症状

骨折部位疼痛，深呼吸、咳嗽或体位改变时加重；部分患者可有咯血。多根、多处肋骨骨折者可出现气促、呼吸困难、发绀或休克等。

2.体征

受伤胸壁肿胀，可有畸形；局部压痛；有时可触及骨折断端和骨摩擦感；多根多处肋骨骨折者,伤处可有反常呼吸运动;部分患者可有皮下气肿。

（四）辅助检查

1.实验室检查

肋骨骨折伴血管损伤致大量出血者的血常规检查可示血红蛋白容量和血细胞比容下降。

2.影像学检查

胸部 X 线检查可显示肋骨骨折的断裂线或断端错位、血气胸等,但不能显示前胸肋软骨折断征象。

（五）治疗

1.闭合性肋骨骨折

（1）固定胸廓:目的是限制肋骨断端活动,减轻疼痛。可用多条胸带、弹性胸带或宽胶布条叠瓦式固定。

（2）止痛:必要时给予口服吲哚美辛、布洛芬、地西泮、可待因、曲马朵、吗啡等镇痛镇静药或中药三七片、云南白药等;也可用 1％普鲁卡因做肋间神经阻滞或封闭骨折部位。

（3）处理并发症:处理反常呼吸。主要是牵引固定,即在伤侧胸壁放置牵引支架或用厚棉垫加压包扎以减轻或消除胸壁的反常呼吸运动,促进患侧肺复张。

（4）建立人工气道:对有闭合性多根多处肋骨骨折、咳嗽无力、不能有效排痰或呼吸衰竭者,应实施气管插管或切开、呼吸机辅助呼吸。

（5）应用抗菌药物,预防感染。

2.开放性肋骨骨折

此类患者除经上述相关处理外,还需及时处理伤口。

（1）清创与固定:彻底清洁胸壁骨折处的伤口,缝合后包扎固定。多根多处肋骨骨折者,清创后可用不锈钢丝对肋骨断端行内固定术。

（2）胸膜腔闭式引流术:用于胸膜穿破者。

（3）预防感染:应用敏感的抗菌药物。

（六）护理

1.维持有效气体交换

（1）现场急救:采取紧急措施对危及生命的患者给予急救。对于出现反常呼吸的患者,可用厚棉垫加压包扎以减轻或消除胸壁的反常呼吸运动,促进患侧肺复张。

（2）清理呼吸道分泌物,鼓励患者咳出分泌物和血性痰,对气管插管或切开者,应用呼吸机辅助呼吸者,加强呼吸道护理,包括吸痰和湿化。

（3）密切观察生命体征、神志、胸腹部活动以及气促、发绀、呼吸困难等情况,若有异常,及时报告医师并协助处理。

2.减轻疼痛

遵医嘱行胸带或宽胶布条固定,后者固定时必须由下向上叠瓦式固定,后起健侧脊柱旁,前方越过胸骨;遵医嘱应用镇痛、镇静剂或用 1％普鲁卡因做肋间神经封闭;患者咳痰时,协助或指导其用双手按压患侧胸壁。

3.预防感染

(1)密切观察体温,若体温超过 38.5℃,应通知医师及时处理。

(2)鼓励并协助患者有效咳痰。

(3)对开放性损伤患者,及时更换创面敷料,保持敷料洁净、干燥和引流管通畅。

(4)遵医嘱合理使用抗菌药物。

三、张力性气胸

(一)定义

张力性气胸是指钝性伤或穿透性伤造成胸壁、肺、支气管或食管上的创口呈单向活瓣与胸膜腔相通,吸气时活瓣开放,空气进入胸膜腔,呼气时活瓣关闭,空气不能从胸膜腔排出。随着呼吸,伤侧胸膜腔内积气越来越多,压力不断升高,以致超过大气压,形成张力性气胸。伤侧肺组织高度受压缩而丧失通气,纵隔被推向健侧,使健侧肺也被压缩,通气面积减少,从而造成潮气量和通气量减少并产生肺内分流,引起严重呼吸功能障碍和低氧血症。

(二)病因与发病机制

1.发病原因

张力性气胸指胸膜腔的漏气通道呈单向活瓣状,吸气时胸膜腔内压降低,活瓣开放,气体进入;呼气时胸膜腔内压升高,活瓣关闭,气体不能排出,创伤性气胸的肺、支气管,胸壁损伤创口可呈单通道活瓣膜作用,自发性气胸的胸膜破口也可形成这样的活瓣作用。

2.发病机制

由于气体持续进入胸膜腔而不能排出,使胸膜腔内压力持续升高,造成以下改变。

(1)患侧肺脏被完全压缩萎陷,从而完全丧失通气和换气功能。

(2)纵隔持续向健侧移位,压迫心脏及大血管,影响循环功能。

(3)健侧肺脏部分被压迫,影响健侧肺的通气和换气功能。

当胸膜腔内压增高到一定程度,气体通过壁层胸膜或纵隔胸膜进入纵隔或胸壁,产生纵隔气肿或患侧胸部,头、面、颈部的皮下气肿,皮下气肿标志胸膜腔内气体蓄积的程度,同时亦可以减低胸膜腔内的压力,如治疗不及时,会造成气体交换严重受限,静脉回流受阻,心排血量下降,组织缺氧,患者伤侧胸廓饱满,严重呼吸困难、发绀和休克。

(三)临床表现

(1)病史:是否有胸部钝性伤或锐器刺伤史。

(2)胸痛、胸紧闷感、严重呼吸困难、发绀、烦躁不安、休克。

(3)胸部广泛性皮下气肿,严重时扩展至面颈部、腹背部、阴囊及四肢。检查时可发现脉搏细弱、血压低、气管显著向健侧偏移;伤侧胸壁饱满、肋间隙变平、呼吸幅度明显减弱,叩诊为鼓音,听诊呼吸音消失。

(四)辅助检查

(1)实验室检查:目前暂无相关资料。

(2)其他辅助检查。①X线表现:胸片是诊断气胸最可靠的方法,可显示肺萎陷的程度、肺部情况、有无胸膜粘连、胸腔积液及纵隔移位等。②胸部 CT 扫描：能清晰显示胸腔积气的范围和积气量、肺被压缩的程度，在有些患者可以见到肺尖部肺大疱的存在，同时胸部 CT 还能显示胸腔积液的多少。尤其是对含极少量气体的气胸和主要位于前中胸膜腔的局限性气胸，在 X 线胸像上容易漏诊，而 CT 则无影像重叠的弱点，能明确诊断。

（五）治疗

（1）立即行胸膜腔穿刺排气及胸膜腔闭式引流，变张力性气胸为闭合性气胸。

（2）若胸膜腔闭式引流后如仍持续有大量气体溢出，患者呼吸困难不缓解，应立即行剖胸探查术，手术修补裂口。

（3）使用抗生素预防感染。

（六）护理

1.常规护理

（1）保持呼吸道通畅，预防感染，鼓励患者有效咳嗽排痰。

（2）加强基础护理，以协助患者自理，鼓励患者早期下床活动。

2.专科护理

行胸膜腔穿刺术或胸腔闭式引流患者，按胸膜腔穿刺术或胸腔闭式引流常规护理。

四、创伤性血胸

（一）定义

创伤性血胸是指胸部损伤后致胸膜腔积血，常见于胸部穿透伤或严重钝性挤压伤。创伤性血胸属于胸部创伤的严重并发症之一，常与胸部的其他部位伤或全身多发伤合并存在。

（二）病因与发病机制

1.病因

创伤性血胸的病因见表 12-1。

表 12-1　创伤性血胸的病因

类别	病因
心脏、大血管伤	例如心脏贯通伤和胸主动脉、上下腔静脉或肺动静脉干撕裂伤等，它多发生在胸腔和纵隔穿透伤。出血量多而流速快，如果不及时救治在短期内即可发生失血性休克死亡
胸壁血管损伤	例如肋间动静脉和胸廓内动脉，这些血管属于体循环血管，压力高、出血量大，流速快，自行停止较慢也难以自行止血。多数可引起大量血胸需紧急手术止血
肺组织血管伤	由于属于肺循环血管，多为小口径肺动、静脉，因其血管壁薄、血压仅为体循环血压的 1/4~1/3，加之肺组织具有弹性回缩的力量，故出血量较小，速度也慢，多能在数小时内停止出血
膈肌和腹腔器官伤	主要见于胸腹联合伤，尤其是腹腔内的肝、脾损伤，其出血可通过破裂的膈肌进入胸腔

2.发病机制

血液流入胸膜腔内，由于心、肺和膈肌的活动发生去纤维蛋白的作用，短期内少量的胸内积血中纤维蛋白无法自行逸出,因而使血液失去其自行凝固的作用。故当胸腔穿刺时抽出的血液不会凝固。如果血胸发生时间较久,胸膜渗出的纤维素会覆盖在胸膜上使肺的呼吸活动受限,其去纤维蛋白作用也随之消失,这时胸膜腔内积血也会发生逐渐凝固,如果在短时间内大量出血时呼吸运动不足以发挥其去纤维蛋白作用,也可出现血胸凝固现象,称为凝固性血胸,胸腔穿刺抽不出或不易抽出血液。

凝固性血胸3天以后,其附在胸膜上的纤维素和血块逐渐由于成纤维细胞和成血管细胞的侵入会发生机化形成纤维板,这种脏层胸膜纤维板可随时间逐渐增厚压迫肺,壁层胸膜纤维板的增厚可限制胸壁活动。如果胸膜间隙完全被纤维素所填塞称为纤维胸,其胸壁运动及呼吸功能严重受限,伤侧的肺功能显著降低。

大量血胸也可引起血容量的降低、伤侧肺的受压、肺不张、生理性右向左的分流、纵隔移位或休克等并发症。血胸还可成为胸膜腔感染的条件,一旦受污染细菌的侵入还可形成脓胸。

(三)临床表现

1.血胸的分类(表12-2)

表 12-2　血胸的分类

类别	血量
小量血胸	出血量不超过 500mL,一般无临床症状,在 X 线片上仅见膈肋角的消失
中量血胸	出血量 500~1500mL,上界可达肺门平面
大量血胸	出血量超过 1500mL,上界可达胸膜腔顶,严重地压缩肺

2.症状

小量血胸临床上可无明显症状,伤员仅有轻度吸收热。中等量以上血胸可引起两种不良结果(表12-3)。

表 12-3　血胸的症状

类别	症状
内出血引起贫血	有效血容量不足,表现为口渴、脉快、面色苍白,呼吸困难及血压下降等休克症状
肺组织受压显著	使肺通气量减少、气体变换量不足,伤员还可有胸闷、气急、呼吸困难等症状

3.体征

小量血胸可无特殊症状,中等量以上血胸可发现伤侧胸廓呼吸运动减小。伤侧胸部饱满,肋间隙增宽。触诊发现气管移向健侧。叩诊下胸部呈浊音或实音。听呼吸音减弱或消失。如果并发血气胸时,上胸部呈鼓音,下胸部呈浊音。

(四)辅助检查

1.胸部 X 线片检查

可以发现肋膈角消失,胸部大片密度增高阴影,呈外高内低的弧形。

2.胸部 CT 检查

可明确出血的位置或来源。

3.实验室检查

检查或复查血常规,了解血红蛋白含量和血细胞比容的变化情况,以判断有无活动性出血,凝血功能检查以备行急诊手术。

4.B超检查

发现液性暗区。

(五)治疗

1.治疗原则

(1)抗休克。

(2)彻底清除积血。

(3)防治继发感染。

2.治疗方法

(1)补充血容量。①对小量血胸,生命体征稳定可暂不需特殊处理。②对中、大量血胸,血压不稳定已出现休克者,应尽快补液、输血,维持血压和循环的稳定。

(2)手术治疗。①胸腔穿刺术:对中量以上血胸,在伤后即可进行胸腔穿刺术,同时予以输液、输血。穿刺部位在腋中线或腋后线上第5肋间隙或第6肋间隙,原则上应在伤后8～12小时尽快地排空血胸,解除对肺组织的压迫,使肺重新复张恢复功能。②胸腔闭式引流术:对中、大量血胸应予置放闭式引流装置,有利于保证胸膜腔的负压,促进肺的膨胀,可减少血液对胸膜腔的刺激,减轻胸膜增厚和粘连以及对肺功能的影响,同时又可观察胸内出血情况,防止继发感染。③开胸探查止血术:血胸开胸探查的适应证为进行性血胸、伴有心脏及大血管损伤者、伴有气管、支气管损伤或食管损伤者、凝固性血胸伴有胸腔内异物存留者、胸腹联合伤的存在且血胸液中有污染物(胆汁、胃液物、粪便等)。

(3)抗感染治疗。给予头孢菌素类抗生素预防感染,如头孢唑啉钠2g,加入生理盐水100mL中,静脉滴注,每天3次。

(六)护理

1.急救护理

严重胸部外伤常合并其他部位和脏器的损伤,情况往往危重紧急。护士应迅速、准确地配合医师进行各种抢救措施,挽救生命,提高救治成功率。

(1)对呼吸、心搏停止的患者,应立即行心肺复苏。对窒息患者,应立即彻底清除口腔和呼吸道分泌物或异物,口对口人工呼吸及胸外心脏按压复苏。同时气管插管,供氧及辅助呼吸。而对于血容量不足、呼吸功能不全和血气胸,应先抢救,再行X线检查,尽快对严重胸部损伤的致命情况做出判断。

(2)保持呼吸道通畅,密切观察患者的呼吸频率、节律及缺氧症状,如出现呼吸困难、发绀,应高流量吸氧或应用呼吸机辅助呼吸。昏迷患者应尽早气管插管;伴有颌面及喉部损伤者,宜行气管切开。

(3)胸腔闭式引流的护理。①保持管道的密闭和无菌:使用前仔细检查引流装置的密闭性能、引流瓶有无破损、各衔接处是否密封等。更换引流瓶时,应严格遵守无菌操作规程,防止感染。②有效体位:患者取半卧位,利于呼吸和引流。鼓励患者进行咳嗽、深呼吸,利于积液排出,恢复胸膜腔负压,使肺充分扩张。③维持引流通畅:任何情况下引流瓶不应该高于患者胸腔,以免引流液逆流入胸膜腔造成感染。应定时挤压引流管,每 0.5～1 小时挤压 1 次,防止受压、扭曲、阻塞。④妥善固定:妥善固定引流管于患者床旁。运送患者时双钳夹管,水封瓶置于床上患者双下肢之间,防止滑脱。下床活动时,引流瓶位置应低于膝关节,并保持其密封。若引流管从胸腔滑脱,立即用手捏闭伤口皮肤,消毒处理后,用凡士林纱布封闭伤口,再做进一步处理。⑤观察记录:严密观察引流液的量、性状、水柱波动范围,并准确记录。⑥拔管护理:48～72 小时后,引流量明显减少,经 X 线胸片检查肺膨胀良好,患者无呼吸困难即可拔管。拔管后应注意观察患者有无胸闷、呼吸困难,切口漏气、渗液、出血,皮下气肿,拔管后第 2 天更换敷料。

2.病情观察

(1)严密监护患者神志、瞳孔及生命体征的变化,如心率、血压、呼吸、尿量等的变化。监测血常规、血细胞比容、心电图、动脉血气分析等。备好各种急救设备和药品。一旦患者心搏、呼吸停止,应立即进行开胸心肺复苏术。

(2)血胸患者易致胸内感染,要密切观察体温的变化,每 4 小时测体温 1 次。高热患者给予物理降温或药物降温。患者若出现寒战、发热、头痛、头晕等中毒症状,胸膜腔穿刺抽出血性浑浊性液体,并查出脓细胞,提示血胸已继发形成脓胸,应按脓胸处理。

3.健康教育

(1)加强与患者的沟通,对呼吸困难者做好解释工作,解释疼痛、呼吸困难发生的原因,从而缓解患者的紧张和担心。

(2)教会患者自我放松的技巧,如缓慢深呼吸,全身肌肉放松、听音乐或看书看报,以分散患者的注意力,减轻疼痛,积极配合治疗。

第六节　腹部创伤

一、定义

腹部创伤是指腹部在外力作用下,导致组织、器官结构遭到破坏或其功能发生障碍,是一种常见的外科急症,包括腹壁的损伤和腹腔脏器的损伤,如肝、脾、胰腺、十二指肠等脏器的损伤。

腹部创伤在平时各种损伤中,占 0.4%～2.0%,战伤中占 5%～50%。腹部创伤常与多发性骨折、创伤性休克、脊柱损伤等伴随发生,早期伤情较隐匿,症状体征不明显,必须进行严密检查评估和监测。大多数腹部创伤因涉及内脏而伤情严重,病死率可高达 10%～40%,是各类创伤导致死亡的第三大致死因素。如伴有腹腔实质性脏器损伤或大血管损伤,可因大出血而导致死亡;如为空腔脏器损伤破裂时,可因发生严重的腹腔感染而威胁生命。

腹部创伤的分类如下。

(一)根据损伤后腹壁的完整性分类

1.开放性腹部损伤

开放性腹部损伤指有体表皮肤破损,多系利器或火器损伤所致。开放伤根据致伤因素和特点分为高速伤和低速伤。高速伤多由于高速飞行的枪弹所致,低速伤多系刀刃刺伤,低速枪弹或弹片伤。开放性损伤根据腹膜的完整性是否受到破坏,分为腹壁穿透伤和非穿透伤。根据创口的性质和特点分为非贯通伤和贯通伤。

2.闭合性腹部损伤

闭合性腹部损伤是指受伤处的皮肤无破损,损伤的范围可仅局限于腹壁,也可能伴有内脏损伤。暴力的强度、硬度、速度、作用方向,内脏的解剖特点、功能状态,是否有病理改变等因素,在一定程度上决定了腹部创伤的范围、严重程度以及是否涉及内脏和涉及什么内脏等。例如肝脏、脾脏的组织结构较脆弱、位置固定、血液供应丰富,因而在遭受暴力打击之后,相比其他内脏而言,更容易破裂。闭合性损伤无体表创口,因而较容易被忽视,一旦延误治疗时机,常导致严重的后果,在伤情评估时更应引起重视。

(二)根据腹腔脏器损伤情况分类

1.单纯腹壁伤

创伤仅累及腹壁各层,未伤及腹腔内脏器组织,如腹壁血肿。常见于腹壁利器刺伤、打击伤。

2.腹腔脏器伤

分为实质性脏器伤、肠系膜脏器伤和空腔脏器伤。实质性脏器伤,常引起腹腔内出血,如肝脏、脾脏;空腔脏器伤则易引起严重的腹腔感染,如胃肠道破裂。

3.血管损伤

常合并内脏和其他器官损伤,容易引起大出血,尤其是伤及下腔静脉、腹主动脉等大血管时,可致失血性休克,严重时危及生命。

二、病因与发病机制

腹部创伤在突发的灾害或事故中较为常见,多由于暴力作用引起,如交通事故、地震、矿难中,由于挤压、撞击等原因导致腹部直接或间接遭受创伤;咳嗽、举重等,可引起肌肉的撕伤或断裂,而致腹壁损伤;枪弹、利器等可引起撕裂伤或穿透性损伤。

腹膜血管、淋巴管丰富,同时含有大量的活性细胞,腹膜腔面积大,几乎与人体表面积相当。当腹腔损伤时,引起的炎症反应严重,液体丢失量大,可引起严重的水电解质、酸碱平衡失调。若伴有腹内实质性脏器的破裂、出血,也可以引起空腔脏器的穿孔,除了腹腔内炎症改变产生炎症反应综合征,大量有效血容量的丢失也会加重水电解质及酸碱平衡,甚至出现创伤失血性休克。

此外,损伤所致胃肠的缺失、缺氧以及本身肠道免疫功能的改变,可导致胃肠黏膜屏障功能的减弱,肠道菌群的失调,肠道细菌及内毒素的移位,进一步增加腹腔内压力,出现腹腔间室综合征,最终导致多脏器功能不全或衰竭。

三、临床表现

(一)气道、呼吸、循环的评估
初步判断有无潜在出血可能。

(二)快速评估患者意识水平
充分暴露后,根据受伤过程,进一步从头到脚评估判断是否存在腹部损伤。

(三)是否合并内脏损伤
腹部损害无论是开放伤还是闭合伤,首先应确定有无内脏损伤,再分析脏器损伤的性质、部位、严重程度。

(四)腹腔内出血和腹膜炎
腹痛、压痛、反跳痛、腹肌紧张、肠鸣音减轻或消失是最常见的症状和体征。多数患者由于临床症状较为典型,要确定内脏损伤并不困难,但对于少数早期就诊而腹内脏器损伤的体征不明显者,进行持续的生命体征及病情观察就十分必要。

当有任一以下情况时应考虑有腹内脏器损伤。①早期出现休克征象者(尤其是出血性休克)。②有持续性甚至进行性腹部剧烈疼痛,伴恶心、呕吐和腹胀等症状。③明显的腹膜刺激征者。④有移动性浊音、肝浊音界消失和肠鸣音减弱或消失者。⑤有呕血、尿血或便血者。⑥直肠指诊在直肠前壁有触痛、波动或指套有血迹者。⑦有气腹表现者。

(五)判断是否存在多发性损伤
如腹内某一脏器有多处破裂;腹腔内有一个以上的脏器受到损伤;腹部以外受损累及腹内脏器。无论哪一种情况,应注意避免漏诊。

四、辅助检查

(一)实验室检查
血常规、尿常规、血生化、血尿淀粉酶等均可协助诊断。

(二)诊断性腹腔穿刺及腹腔灌洗
诊断性腹腔穿刺阳性率可达90%以上,故对诊断腹腔内脏有无损伤和哪一类脏器损伤有很大帮助。但在严重腹胀或怀疑有广泛腹腔粘连的情况应慎重。若诊断性腹腔穿刺阴性而又高度怀疑腹内有严重损伤,可采取诊断性腹腔灌洗术,进一步检查。

(三)腹部超声检查
主要用于肝、胆、胰、脾、肾的损伤,对腹腔内及周围积液量的检查具有重要临床价值。

(四)X线检查
腹部平片可以观察到膈下积气,某些脏器的大小、形态和位置的改变。

(五)CT检查
CT检查可确定脏器损伤的部位、范围与周围器官的关系,准确率达90%以上,目前主要用于实质性脏器损伤的诊断,腹腔内发现游离气体可作为空腔脏器损伤的依据。

(六)MRI 检查

对血管和某些特殊部位的损伤,如膈肌破裂和十二指肠壁间血肿有较高的诊断价值。

(七)腹腔镜检查

近年来腹腔镜逐渐应用于腹腔损伤的早期诊断,确诊率高达 99%,可直接观察到损伤脏器的确切部位和损伤程度,判断出血来源。

五、治疗

(1)对单纯腹壁损伤的治疗,与其他软组织损伤的处理相同。

(2)对于暂时不能明确内脏有无损伤的患者,应严密观察病情的动态变化。

(3)对已确诊或高度怀疑腹腔内脏损伤者,应在做好紧急术前准备,力争早期手术,以达到探查、止血、修补和引流腹腔残余液体的治疗措施。对实质性脏器破裂所致的腹腔大出血,应当机立断,在抗休克的同时,迅速剖腹止血,对空腔脏器破裂者,多为失液性休克,故应在纠正休克的前提下进行手术。若伴有感染性休克而不易纠正者,应尽早进行手术治疗。

六、护理

(一)急救护理

(1)根据损伤情况的轻重缓急,进行急救处理:腹部损伤可合并多发性损伤,在急救时应分清主次和轻重缓急。首先处理危及生命的重要情况,如心搏呼吸骤停、窒息、大出血、张力性气胸等。对已发生休克者迅速建立通畅的静脉通路,及时补液,必要时输血。对开放性腹部损伤,应妥善处理伤口,及时止血,做好包扎固定。如有少量肠管脱出,可用消毒或清洁碗覆盖保护后再包扎,勿现场还纳,以防污染腹腔。若有大量肠管脱出,应先将其还纳入腹腔,暂行包扎,以免肠管因伤口收缩受压缺血或肠系膜受牵拉引起或加重休克。

(2)病情观察期间护理原则上执行急性腹膜炎非手术治疗的护理措施,但应注意以下 6 点。①禁食。腹部损伤患者可能有胃肠道穿孔或肠麻痹,应禁食,给予胃肠减压行负压吸引以减轻腹胀和减少胃肠液外漏,待病情好转,肠功能恢复后,可拔除胃肠减压管,开始进流质饮食。禁食期间需及时补充适量的液体,并注意防止水、电解质紊乱和酸、碱平衡失调。②应用抗生素。腹部损伤后可应用广谱抗生素预防和治疗腹腔内感染。③观察期间禁用吗啡类镇痛药,以免掩盖病情的观察,耽误治疗。禁止灌肠。④加强与患者沟通,关心患者,解除其紧张、焦虑情绪,使患者能积极配合治疗。⑤术前护理:尽快做好手术前的各项准备,除一般手术常规准备外,对休克患者应及时补充足够的血容量,监测中心静脉压,必要时可采用两条静脉输液途径。术前留置胃肠减压和导尿管。⑥术后护理:严密观察呼吸、脉搏、血压等生命体征的变化。术后禁食,胃肠减压行负压吸引以减轻腹胀和减少胃肠液外漏。待肠蠕动恢复后,逐步增加饮食。患者清醒后,生命体征平稳,改为半卧位,以利引流。注意腹腔引流的通畅,并严密观察和记录引流液的性质、颜色和量。

(二)病情观察

(1)监测呼吸、脉搏、血压的变化,并注意神志改变,危重病者随时测定。

（2）加强临床症状和体征的观察，以判断病情进展变化。

（3）每隔30分钟检查腹部体征，了解腹膜刺激征的程度和范围改变，肝浊音界有无缩小或消失，有无移动性浊音等。

（三）健康教育

1.心理指导

指导患者保持乐观的情绪，避免情绪激动，学会自我调节心情，消除恐惧、紧张、焦虑、抑郁等不良心理，树立战胜疾病的信心。

2.饮食指导

术后应禁食禁饮，若感觉口渴，可将棉签沾水湿润嘴唇，但绝不能喝水。当患者胃肠道功能恢复后可拔除胃管，方可给予饮食。原则是从少到多，从稀到稠，少量多餐。

3.用药指导

对疼痛剧烈的患者，遵医嘱使用镇痛药或 PCA 泵，以减轻损伤所致的不良刺激并防止发生神经源性休克。预防和控制腹腔感染时，可应用抗生素，以减轻疼痛。

4.日常生活指导

居住环境保持安静整洁，保持病室空气新鲜，适宜温度和湿度，避免着凉，光线柔和。生活中常用物品放于患者易于拿取的地方。

5.出院指导

改变不良的生活方式，注意休息，劳逸结合，适当锻炼和运动，日常生活不要过度依赖家属，从事一些力所能及的活动，保证充足的睡眠。若有腹痛、腹胀、肛门停止排气等不适，及时就诊。定期门诊随访。

第七节 骨与关节创伤

一、定义

骨折是指骨的完整性或连续性中断。关节损伤是指构成关节的骨、关节软骨、滑膜、关节囊、韧带等组织的损伤，包括关节脱位和周围韧带损伤。对骨与关节损伤的患者，若不迅速、准确、全面地进行有效的处理与急救护理，将影响患者的后期治疗和功能恢复，会大大地降低患者的生活质量。

二、病因

（一）直接外力

外力直接作用于骨骼，使受力部位发生骨折。

（二）间接外力

外力间接作用于骨骼而发生骨折。

三、临床表现

(一)全身表现

多数骨折只会引起局部症状,但严重骨折和多发性骨折可引起全身反应,如休克、发热、呼吸窘迫综合征等。

(二)局部表现

1.骨折的症状和体征

(1)骨折的一般表现。①疼痛和压痛。骨折处有明显疼痛与压痛。触诊骨折部位常出现较剧烈的压痛。②肿胀及瘀斑。骨折发生后,局部血肿形成或有创伤性炎性反应致患处肿胀明显,2～3天后加剧。血肿浸润皮下可见瘀斑。③功能障碍。骨折使肢体内骨骼支持作用障碍、局部疼痛等,引起肢体活动受限。

(2)骨折的专有体征。①畸形。骨折后,因肌肉收缩,肢体重量和不同方向的外力作用导致骨折的移位如成角、侧方、短缩、分离、旋转等畸形。②反常活动。在肢体非关节部位出现不正常的活动。③骨擦音或骨擦感。骨折断端碰触而产生骨擦音或骨擦感。

如具备以上3个条件中的一个即可诊断为骨折,但是三个条件都不出现也不能排除骨折,如裂缝骨折。为患者体检时应特别注意,不可反复多次检查,防止损伤血管、神经。

(3)骨折的早期并发症。

1)休克:多发生于严重粉碎性骨折和开放性骨折伴有血管和脏器损伤的患者。

2)周围组织损伤:骨折导致邻近部位的重要血管、神经、脊髓等损伤,如伸直型肱骨髁上骨折的近端可能伤及肱动脉,上肢骨折致桡神经损伤等。

3)内脏器官损伤:如肋骨骨折可导致气胸、血胸,骨盆骨折可致尿道、膀胱损伤等。

4)脂肪栓塞综合征:常见于骨干骨折如股骨、胫骨等。主要临床表现为:临床上出现呼吸功能不全、发绀,胸部X线示有广泛性肺实变,严重者见"暴风雪"样改变。动脉低血氧(60mmHg以下)可致烦躁不安、嗜睡,甚至昏迷和死亡。脑部发生栓塞时,表现为神志障碍、昏睡、谵妄或抽搐。

5)骨筋膜室综合征:骨筋膜室内压力增高达到一定程度(前臂65mmHg,小腿55mmHg),供应肌肉血液的小动脉关闭,可形成缺血—水肿—缺血的恶性循环。根据缺血程度不同可导致不同结果:①濒临缺血性肌挛缩,若能及时恢复血液供应,可不影响肢体功能;②缺血性肌挛缩,严重影响肢体功能;③坏疽,常需截肢。

2.关节损伤的症状和体征

(1)关节脱位:表现为局部疼痛、畸形、活动障碍,触诊在正常关节部位变软或空虚,而在附近可触及不正常的骨性隆起,正常关节骨性标志的关系发生改变。

(2)韧带损伤:常与骨折或关节脱位同时发生,症状和体征不突出。若为单纯的韧带损伤,表现为局部疼痛、肿胀和不同程度的活动障碍。

四、辅助检查

凡疑为骨折者应常规进行X线检查。X线检查可确定骨折的类型和移位情况,此检查对于骨折的治疗具有重要的指导意义。摄片包括正侧位,需包括邻近关节,有时还加摄特定位置或健侧相应部位的对比 X 线片。

五、治疗

(一)急救原则

骨折急救的目的是用最为简单有效的方法抢救生命、保护患肢、迅速转运,以便尽快得到妥善处理。

1.首先抢救生命

对呼吸、心跳停止的患者,立即进行心肺复苏;对急性大出血必须尽快确定诊断,采取有效措施,防止失血性休克而死亡;对昏迷患者,注意维持呼吸道通畅。

2.妥善处理伤口

妥善处理伤口包括伤口的迅速止血及清洁。大血管出血时可用止血带止血,每 40~60 分钟放松一次,放松时间以局部血流恢复、组织略有新鲜渗血为宜。严格记录扎止血带的持续时间,以免引起组织坏死。

3.妥善固定

固定肢体的目的包括:①减轻疼痛;②防止因移动伤肢时,骨折端可能损伤邻近的血管、神经或脏器;③便于伤员搬运和转送。

4.迅速转运

迅速将伤员转送至医院。对重伤员宜优先安排。若为开放性骨折,有受到污染而感染的危险,尽量争取 6 小时内送到医院进行清创。断离的肢体,更应及早送到医院,以免离体的肢体发生坏死,失去再植的机会。

(二)复位

把错位的骨折端恢复到原来的位置称为复位,但不是所有的错位骨折均需复位,只有当骨折移位影响功能恢复,妨碍骨折愈合时,才是复位的适应证。复位时间原则上越早越好。复位法有手法复位、持续牵引复位和手术复位。

1.手法复位

即用手法使骨折复位。手法复位一般应在麻醉下进行,手法应轻柔,患肢经手法牵引和对抗牵引,以骨折的远端向骨折的近端复位。

2.持续牵引复位

多用于手法复位有困难或夹板、石膏固定有困难者。持续牵引有皮牵引和骨牵引两种方法:①皮牵引,多用于手法复位失败或局部有严重肿胀而不宜手法复位者如肱骨髁上骨折、小儿股骨骨折;②骨牵引,适用于成人股骨骨折、胫腓骨不稳定性骨折。

3.手术复位

适用于:①手法不能复位,如骨折间软组织嵌入、骨折块连同肌腱断裂等;②手法复位及外固定不能保持对位,如胫腓骨斜形或螺旋形骨折;局部循环不佳,如股骨颈骨折应行稳定的内固定;合并主要血管损伤的骨折。

（三）固定

对复位的骨折进行固定是骨折愈合的必要条件。固定的形式可分为外固定和内固定。

1.外固定

于肢体的外部将骨折固定称为外固定,常用的方法有石膏、夹板、外固定架和牵引。

（1）石膏外固定:采用石膏夹板的形式做局部固定或超关节固定。

（2）夹板外固定:一般多用木制夹板、衬垫和布带作为固定器材,主要用于上肢骨折。

（3）外固定架:常用于开放骨折。最多用于胫骨骨折。

2.内固定

用各种形式的内固定器材直接作用于骨骼本身,称为内固定。常用的内固定器材有内针、螺丝钉、接骨钢板等。内固定适用于:①骨折需手术复位者;②骨折可用手法复位,但外固定难以维持其位置者;③多发伤中的主要骨干骨折;④严重的开放性骨折。

六、护理

（一）石膏固定患者的护理

（1）石膏未干时,不应覆盖被服,以促其速干。

（2）若需在石膏未干之前搬运患者,须用手掌托,避免在石膏上压出手指的凹陷来。

（3）抬高患肢,以利静脉及淋巴回流,减轻肢体肿胀。

（4）注意观察肢体远端感觉、运动和血液循环状况,注意评估"5P"征:疼痛、苍白、感觉异常、麻痹及脉搏消失。

（5）保持石膏型清洁,避免受潮。

（6）注意石膏下有无出血征象。若血液或渗出液渗出石膏外,用笔标记出范围、日期,并详细记录。

（7）寒冷季节应注意石膏固定肢体的保暖,以防冻伤。

（8）加强按摩,至少每天一次用手指蘸乙醇伸入石膏边缘里面进行按摩。

（9）指导患者功能锻炼如做石膏型内肌肉的舒缩活动。如病情许可,鼓励下床活动,防止关节僵硬和肌萎缩。

（二）小夹板固定患者的护理

（1）根据骨折部位等选择相应规格的预制夹板,准备软质固定衬垫。

（2）小夹板固定后,若需搬运,一定要充分支托,保持局部固定不动。

（3）夹板外布带捆扎松紧合适。太紧可能造成肢体软组织或血管、神经等受压致伤,太松则失去固定作用。

（4）抬高患肢,以利肢体血液回流,减轻疼痛与肿胀。

（5）小夹板固定前后均应注意观察患肢远端有无感觉、运动及血液循环障碍等状况,以防发生骨筋膜室综合征。

（6）指导患者做患肢功能锻炼。

（三）牵引患者的护理

（1）保持对抗牵引力量。颅骨牵引时,抬高床头;下肢牵引时,应抬高床尾;若身体移位,抵住了床头或床尾,应及时调整,以免失去反牵引作用。

（2）维持有效牵引。①牵引绳不应脱离滑轮的滑槽及不能有物品压迫。②牵引期间始终保持正确位置,牵引方向与肢体长轴应成直线。③保持牵引锤悬空,牵引重量不可随意增减。④皮牵引的患者注意胶布有无滑移及松脱。

（3）观察患肢远端感觉、运动及循环状况。

（4）骨牵引针孔处的护理。①每天用 75％乙醇滴针孔处,预防针孔处感染。②避免钢针左右移动。

（5）避免过度牵引:对骨折或脱位患者,应每日测量牵引肢体的长度,可通过 X 线观察牵引效果并及时调整。牵引重量可先加到适宜的最大量,复位后逐渐减少。

（6）防止足下垂:下肢水平牵引时应在膝外侧垫棉垫,防止压迫腓总神经;应用足底托板将小腿关节置于功能位。

（7）预防呼吸、泌尿系统并发症:鼓励患者利用牵引架上拉手抬起上身,以加强深呼吸,促进血液循环,并有助于排净膀胱中尿液。

第八节　泌尿系统损伤

一、肾损伤

（一）定义

肾深藏于肾窝,受到脂肪囊和周围组织结构较好的保护。在肾的后面有肋骨、脊椎和背部的肌肉,前面有腹壁和腹腔内容物,而上面则被膈肌所覆盖。正常肾有 1～2cm 的活动度,故肾较少受伤。肾损伤多由火器伤、刺伤及局部直接或间接暴力所致。依创伤的程度可将其分为挫伤、撕裂伤、碎裂伤和肾蒂伤 4 种类型。

肾损伤约占所有泌尿生殖道损伤的大多数,其原因有钝性损伤、贯通伤（战争期间及高犯罪地区增加）及医源性损伤（由于手术、体外震波碎石或肾活检）,其并发症包括出血不止、尿外渗、脓肿形成和高血压等。

（二）病因

肾损伤可在下列情况时发生。

1.直接暴力

肾区受到直接打击,伤员跌倒在一坚硬的物体上或被挤压于两个外来暴力的中间。

2.间接暴力

人自高处跌落时,双足或臀部着地,由于剧烈的震动而伤及肾。

3.穿刺伤

常为贯通伤,可以损伤全肾或其一部分,一般会伴发腹腔或胸腔其他内脏损伤。

4.自发破裂

肾也可无明显外来暴力而自发破裂,这类"自发性"的肾破裂常由于肾已有病变,如肾盂积水、肿瘤、结石和慢性炎症等所引起。

(三)临床表现

肾损伤的临床表现颇不一致。有其他器官同时受伤时,肾损伤的症状可能不易觉察。其主要症状有休克、出血、血尿、疼痛、伤侧腹壁强直和腰部肿胀等。

1.休克

早期休克可能由剧烈疼痛所致,但后期与大量失血有关。其程度与伤势和失血量有关。除血尿、失血外,肾周筋膜完整时,血肿局限于肾周筋膜;若肾周筋膜破裂,血液外渗到筋膜外形成大片腹膜后血肿;如腹膜破裂,则大量血液流入腹膜腔使病情迅速恶化。凡短时间内迅速发生休克或快速输血400mL仍不能纠正休克时,则常提示有严重的内出血。

晚期继发性出血常见于伤后2～3周,偶尔在2个月后也可发生。

2.血尿

90%以上的肾损伤患者有血尿,轻者为镜下血尿。但肉眼血尿较多见。严重者血尿甚浓,可伴有条状或铸型血块和肾绞痛,有大量失血。多数患者的血尿是一过性的。开始血尿量多,几天后逐渐消退。起床活动、用力、继发感染是继发血尿的诱因,多见于伤后2～3周。部分患者血尿可延续很长时间,甚至几个月。将每小时收集的尿液留在试管中分别依次序排列在试管架上来比较尿色深浅,可以了解病情进展情况。没有血尿不能除外肾损伤的存在,尿内血量的多少也不能断定损伤的范围和程度。肾盂遭受广泛性的损伤、肾血管受伤(肾动脉血栓形成、肾蒂撕脱)、输尿管断裂或被血块或肾组织碎片完全堵塞、血液流入腹腔及血和尿同时外渗到肾周围组织等损伤情况时,尽管伤情严重,但血尿可不明显。如尿标本由导尿所得,需与导尿本身引起的损伤出血相鉴别。

3.疼痛与腹壁强直

伤侧肾区有痛感、压痛和强直。身体移动时疼痛加重,但轻重程度不一。这种痛感是由肾实质损伤和肾被膜膨胀引起。虽然腹壁的强直会影响准确的触诊,但在某些患者中仍可在腰部扪及由肾出血形成的肿块。疼痛可局限于腰部或上腹或散布到全腹,放射到背后、肩部、髋区或腰骶部位。如伴腹膜破裂而有大量尿液、血液流入腹腔,可致全腹压痛和肌卫(肌肉收缩痉挛)等腹膜刺激征。这种情况在幼童患者中较易发生。

当血块通过输尿管时,可有剧烈的肾绞痛。

腹部或腰部的贯通伤常有广泛的腹壁强直,可由腹腔或胸腔内脏的损伤引起,但亦可为肾区血肿或腹腔内出血所致。

4.腰区肿胀

肾破裂时的血或尿外渗在腰部可形成不规则的弥散性肿块,如肾周筋膜完整,则肿块局限,否则在腹膜后间隙可造成广泛性的肿胀,之后皮下可出现瘀斑。这种肿胀即使在腹肌强直时往往也可以扪及。从肿胀的进展程度可以推测肾损伤的严重程度。为缓解腰区疼痛,患者脊柱常呈侧弯。有时尚须与脾、肝包膜下出血所形成的肿块相鉴别。

(四)辅助检查

1.X线

腹部X线片上,肾阴影增大暗示有肾被膜下血肿,肾区阴影扩大则暗示肾周围出血。腰大肌阴影消失,脊柱向伤侧弯曲,肾阴影模糊或肿大,肾活动受限及伤侧横膈常抬高且活动幅度减小,更可指示肾周组织有大量血或尿外渗。由于肠麻痹可见肠道充气明显。另外,尚可能发现有腹腔内游离气体、气液平面、腹腔内容变位、气胸、骨折、异物等严重损伤的证据。

2.尿路造影

排泄性尿路造影能确定肾损伤的程度和范围。轻度的肾损伤可无任何迹象或仅为个别肾盏的轻度受压变形或在肾盏以外出现囊状的局限阴影。血块存在于肾盂、肾盏内表现为充盈缺损。在 CT 断层片上可见肾实质有阴性阴影。广泛肾损伤时,一个弥漫不规则的阴影可扩展到肾实质的一部分或肾周,造影剂排泄延迟。集合系统有撕裂伤时可见造影剂外溢。输尿管可因血尿外渗而受压向脊柱偏斜、肾盂输尿管连接处向上移位和肾盏狭窄等,排泄性尿路造影亦可反映两肾的功能。先天性孤立肾虽极少见,但应想到这一可能。休克、血管痉挛、严重肾损伤、血管内血栓形成、反射性无尿、肾盂或输尿管被血块堵塞等原因均可导致肾不显影,故首先必须纠正休克,使收缩血压高于 12kPa(90mmHg)后再进行排泄性尿路造影。大剂量排泄性尿路造影(50％泛影葡胺 2.2mL/kg＋150mL 生理盐水快速静脉滴注)可得到比一般剂量更好的效果,并且可避免因压腹引起的疼痛。摄断层 X 线片可以减少肠内容物的干扰而使显影更清楚。为了避免肠胀气影响 X 线片的清晰度,故排泄性造影应在伤后尽早进行。一般不采用膀胱镜逆行尿路造影。

3.血管造影

如有血管断裂时,血管造影动脉期可显示血管内造影剂外渗。有肾实质裂伤时,肾实质期可见肾呈不规则带状缺损或离解成碎块;如有肾内血肿可见血管分支移位;若有包膜下血肿,则可见包膜动脉与肾分离,肾实质轮廓呈弧形压迹。血管造影还可证实创伤后动脉瘤和动静脉瘘。

4.B 超表现

肾挫伤可有肾轮廓轻度肿大,肾实质浅层出现局限性高回声带或较小的低回声区。肾包膜下小血肿可产生相应回声。肾裂伤时,肾多有弥散性增大,肾包膜向外膨出,包膜下为无回声区,肾实质内显示边缘不规则的低回声区。肾窦可变形、扩大、与肾皮质分界不清、肾盂内有积血,显示肾盂、肾盏不同程度的分离、扩张。完全性断裂或断裂成数块者,与肾脂囊内血肿和血凝块混合在一起,结构模糊不清。肾蒂损伤时,输尿管在与肾盂交界处断裂,大量尿液积聚在肾门,形成低回声区,但有时 B 超对断裂口不易显示。

5.CT 表现

肾挫伤可显示肾大,增强后实质强化延迟或不强化。肾部分裂伤或完全裂伤,CT 可清楚显示裂伤部位、范围及有无血肿。新鲜血肿为高密度,尿外渗为低密度。根据位置,可区分血肿在肾内、肾包膜下或肾周。后者由于肾周间隙内纤维间隔和脂肪的存在,可呈混杂密度。增强后扫描,若见造影剂外渗,则提示裂伤延及收集系统。伤后数天,由于血红蛋白逐渐吸收,血肿变为低密度。肾包膜下或肾周血肿常显示为由肾包膜或肾周筋膜包围的肾外新月形或半月形低密度影。肾外尿囊肿也可显示相似的肾外低密度影。

6.MRI 表现

诊断原则基本相似,但亚急性和慢性血肿的表现比 CT 更具特征性。

（五）治疗

1.非手术治疗

适于肾挫伤或轻度撕裂伤,包括绝对卧床休息、抗感染、应用止血药等。严格制动至少 2周,保持排便通畅,预防呼吸道感染,避免腹压突然增高导致继发性出血。

肾损伤的治疗是依照患者的一般情况、肾损伤的范围和程度以及其他器官有无严重损伤来确定的。因此,在处理上应考虑:①休克的治疗;②其他器官损伤的治疗;③肾损伤的处理主要为支持治疗或手术治疗;④至于手术的时间和方法,选择正确的初期治疗方法常是决定预后的重要因素。

对有严重休克的患者,首先进行紧急抢救,包括卧床休息、镇静止痛、保持体温、输血(或血浆)输液等。许多患者经处理后,休克已获得纠正,一般情况可好转。若休克为大量出血或弥散性腹膜炎引起,则应选择一个尽早且较安全的时期进行探查手术。一般广泛性损伤需手术探查时,可采取腰部切口,因其步骤简单、危险性较小,必要时亦可将切口下角横向延长,切开腹膜探查腹腔内容物。伴有腹腔内脏损伤时,应行紧急剖腹探查,此时可经腹部切口探查。在打开后腹膜探查伤肾之前,先游离并阻断伤肾血管可防止措手不及的大出血,避免不必要的肾切除。

钝性损伤所致的孤立轻微肾损伤,仅表现为镜下血尿的患者,处理可仅予以观察。单纯的肾挫伤或轻微撕裂伤表现为肉眼血尿的患者,如无严重的出血或休克,一般采用支持治疗。①绝对卧床至少 2周,待尿液变清后可允许起床活动。但小裂伤创口的愈合需 4～6周,因此剧烈活动至少应在症状完全消失后 1个月才能进行。②应用镇静止痛和解痉药。③适量抗生素预防和抗感染。④止血药物。⑤定时观察血压、脉搏、血常规、腰腹部体征和血尿进展情况。局部可冷敷,必要时输血补充血容量。⑥3～5周复查排泄性尿路造影并注意有无高血压。

2.手术治疗

其手术指征包括:①开放性肾创伤;②伴有腹内脏器伤或疑有腹腔内大出血或弥散性腹膜炎;③抗休克治疗血压不能回升或升而复降,则提示有大出血;④尿路造影等客观检查提示有明显造影剂外溢,有较大肾实质破裂或肾盂损伤;⑤肾动脉造影显示有肾动脉损伤或栓塞;⑥非手术治疗过程中肾区肿块不断增大,肉眼血尿持续不止,短期内出现严重贫血;⑦明显肾周感染。

肾损伤的手术治疗有下列常用的 6种方法。

(1)肾部引流:肾损伤的患者早期手术常可达到完全修复的目的,引流只是作为整个手术的一部分。但在尿外渗伴感染、肾周血肿继发感染、病情危重又不了解对侧肾情况时,则只能单做引流术。如发现腹膜破裂,应吸尽腹腔内的血液和尿液,然后修补腹膜裂口,在腹膜外放置引流。引流必须彻底。引流不彻底常是肾周感染不能控制、大量纤维瘢痕形成的原因。如能放置硅胶负压球引流,效果最佳。术后引流至少留置 7天,连续 3天的日引流量少于 10mL才能去除引流。如肾损伤严重而患者处于危险状态时,应用填塞法止血(对大的出血点应加以结扎);等待患者情况好转时,再行肾切除术。

(2)肾修补术或部分肾切除术:肾实质裂伤可用丝线缝合。修补集合系统裂口应用可吸收缝线,如垫入脂肪块或肌肉块可防止缝线切割。失去活力的破碎组织应清创。如无明显感染,一般不必留置内支架或造口。创面应彻底引流。在平时的闭合性肾损伤,这些方法的疗效是良好的。但在战时,对于有感染的贯通伤,结果多不满意。因肾实质感染、坏死和晚期出血等常需第二次手术,甚至被迫切除全肾。

(3)肾切除术:应尽一切力量保留伤肾。但肾切除术较修补术简易,既能解除出血原因和感染来源,亦可避免再度手术和晚期残疾的后患。在病情危重需行肾切除时必须证实对侧肾功能良好后才能进行。至少应打开腹膜,查清对侧肾情况。肾切除适用于以下的情况。①无法控制的大出血。②广泛的肾裂伤,尤其是战时的贯通伤。③无法修复的肾蒂严重损伤。④伤肾原有病理改变且无法修复者,如肾肿瘤、肾脓肿、巨大结石和肾积水。肾错构瘤易发生破裂出血,但属良性,且肿瘤常为多发并可能侵犯双肾,故应尽量争取做部分肾切除。

(4)肾血管修复术:肾动脉是终末分支,结扎其任一支动脉即可致相应肾实质梗死。而肾静脉分支间有广泛交通,只要保留其一条较粗的分支通畅就不会影响肾功能。左肾静脉尚通过精索静脉(或卵巢静脉)和肾上腺静脉等分支回流,故可在这些分支的近腔静脉端结扎肾静脉主干而不影响肾血液循环。因此,在肾静脉损伤时,左肾的挽救机会较多。对冲伤引起的肾动脉血栓形成,一旦经动脉造影证实,即应积极手术取栓。

(5)肾动脉栓塞疗法:通过选择性动脉造影的检查注入栓塞剂可达到满意的止血效果。常用的栓塞剂为可吸收的自体血块和吸收性明胶海绵碎片。如先注入少量去甲肾上腺素溶液使正常肾血管收缩,则可达到使栓塞剂较集中于受伤部位的目的。

(6)目前,国内外已可用冷冻的肾保存液灌注肾并冷冻保存 72 小时而不影响肾功能的恢复,故有可能经工作台仔细修复伤肾后冷冻保存,待患者情况稳定后再行植入髂窝。

(六)护理

1.常规护理

(1)绝对卧床休息 3～4 周,恢复后 3 个月内避免参加体力劳动。过早下床有可能引发再度出血。

(2)休克时按休克护理常规处理,如快速建立输液、输血通道、复苏等,并确定是否伴其他脏器损伤。对严重肾损伤患者,即使其血压处于正常范围内,仍需采取防治休克的措施,并密切观察生命体征、神志、尿量等变化。

2.专科护理

(1)留置尿管,并严密观察尿量、颜色的变化,尿量不少于 50mL/h,判断血尿有无进行性加重。

(2)输液和输血,补充血容量,维持水、电解质平衡。

(3)止血、止痛、镇静处理。

(4)抗生素应用,因血肿和尿外渗有利于细菌生长,感染又是继发性出血的重要原因之一,早期使用抗生素可预防感染。

3.病情观察

密切观察生命体征、神志、尿量、血红蛋白、血细胞比容、尿中血量及腹腔内包块等情况。

4.健康教育

(1)心理护理:安慰开导患者解释绝大多数情况下,通过卧床休息和药物治疗,能够愈合。

损伤严重时,即使将患肾切除,对侧肾脏也能代偿,从而消除患者的紧张、恐惧心理。

(2)卧位和休息:①绝对卧床休息至少2～4周,待病情稳定后,尿检正常才能离床活动,过早活动可能再度出血,加重肾脏的损害;②合并骨盆骨折的患者,应卧硬板床,防止骨折移位而刺伤附近的组织,加重损伤;③休克时取平卧位,以保证脑组织血液供给,防止脑缺氧。

(3)多饮水:饮水量在3000mL/d以上,补充血容量,保证足够的尿量,达到冲洗尿路,促进肾脏功能恢复的目的。

(4)留置导尿管和伤口引流管时候应注意:保持伤口引流管、导尿管通畅,避免受压和脱出。引流液颜色变红或浑浊说明有出血和感染的可能,应及时告知医护人员。

(5)饮食:肛门排气后留置饮食,以减少大便形成,避免因用力排便使伤口裂开,影响愈合。

二、尿道损伤

(一)定义

尿道损伤是泌尿系统最常见的损伤,绝大多数见于男性,青壮年居多。损伤可大致分为撕裂伤、横断伤和钝挫伤3种类型。根据解剖学关系,以尿生殖隔为界,将男性尿道分为前尿道和后尿道两大部分,其中前尿道包括尿道球部和阴茎部,后尿道包括前列腺部及膜部。而尿道损伤的部位、程度和处理原则基本依照前、后尿道的解剖学关系确定,如处理不当,可导致感染、狭窄梗阻及性功能障碍。

(二)病因与发病机制

1.病因

(1)前尿道损伤:前尿道损伤按损伤部位分为球部尿道损伤、阴茎部尿道损伤和尿道外口损伤;按损伤程度分为尿道挫伤、尿道裂伤、尿道断裂。

男性前尿道损伤多由骑跨伤或会阴部遭受直接暴力打击引起的会阴部闭合性损伤所致,性生活中海绵体折断、手淫、精神病患者自残也是造成闭合性前尿道损伤的原因,反复查导尿管、进行尿道膀胱镜检查也可引起尿道损伤。

(2)后尿道损伤:后尿道损伤按损伤部位可分为膜部尿道损伤和前列腺部尿道损伤。损伤程度可分为:①尿道挫伤,仅为尿道黏膜损伤或尿道海绵体部分损伤,而阴茎海绵体完整,局部肿胀和瘀血;②尿道裂伤,尿道部分全层裂伤,尚有部分尿道连续性未完全破坏;③尿道断裂,尿道伤处完全断离,连续性丧失,其发生率为全部尿道损伤的40%～70%。

后尿道损伤多合并骨盆骨折(90%以上),常见于车祸和塌方等挤压伤。由于骨盆骨折造成盆底结构变形,前列腺盆底附着处及耻骨前列腺韧带受到急剧牵拉甚至撕断,使前列腺突然向上方移位,穿行其中尿道膜部和前列腺部可发生撕裂伤,前列腺尖部剧烈移位或尿生殖隔移位可产生强烈的剪切力,严重者会造成后尿道完全性断裂。后尿道断裂后,外渗尿液可积聚于耻骨后间隙和膀胱周围。

2.发病机制

(1)前尿道损伤:尿道球部损伤时,血液及尿液渗入会阴浅筋膜包绕的会阴浅袋,使会阴、阴囊、阴茎肿胀,有时向上扩展至下腹壁。因为会阴浅筋膜的远侧附着于尿生殖隔,尿液不会外渗到两侧股部。尿道阴茎部损伤时,如阴茎筋膜完整,血液及尿液渗入局限于阴茎筋膜内,表现阴茎肿胀,如阴茎筋膜也破裂,尿外渗范围扩大,与尿道球部损伤相同,尿道损伤合并尿外渗,若不及时处理或处理不当,会发生广泛皮肤、皮下组织坏死、感染和脓毒症。

（2）后尿道损伤：见表 12-4。

表 12-4　后尿道损伤的病理分期

类别	病理
损伤期	损伤后 72 小时之内,此期的病理生理改变是出血和创伤性休克,尿道组织破坏和缺损,尿道失去完整性和连续性,引起排尿困难和尿潴留,血液和尿液经损伤处外渗到耻骨后间隙和膀胱周围
炎症期	闭合性尿道损伤后 72 小时到 3 周,开放性尿道损伤有时虽未达 72 小时,有明显感染迹象者也称炎症期。全身病理生理变化以中毒和感染为主,可出现高热和血白细胞升高
狭窄期	尿道损伤 3 周后损伤部位炎症逐渐消退,纤维组织增生,瘢痕形成,导致尿道狭窄,称创伤性尿道狭窄

（三）临床表现

1.前尿道损伤

（1）尿道滴血及血尿：为前尿道损伤最常见症状。尿道黏膜的挫裂伤可出现较大量的血尿,尿道完全断裂有时反而可仅见到少量血尿。

（2）疼痛：受损伤处局部有疼痛及压痛,排尿时疼痛加重,向阴茎头及会阴部放射。

（3）排尿困难及尿潴留：轻度挫伤可无排尿困难,严重挫伤或尿道破裂者,因局部水肿或外括约肌痉挛而发生排尿困难,有时在数次排尿后出现完全尿潴留。尿道断裂者因尿道已完全失去连续性而完全不能排尿,膀胱充盈,有强烈尿意,下腹部膨隆。

（4）血肿及瘀斑：会阴部骑跨伤患者常发生会阴部、阴囊处肿胀、瘀斑及蝶形血肿,阴茎折断伤引起的前尿道损伤患者出现袖套状阴茎肿胀说明 Buck 筋膜完整,若出现会阴部蝶形肿胀说明 Buck 筋膜已破裂,血肿被 Colles 筋膜所局限。

（5）尿外渗：尿道断裂后,用力排尿时,尿液可从裂口处渗入周围组织,形成尿外渗。尿外渗未及时处理或继发感染,导致局部组织坏死,化脓,出现全身中毒症状甚至全身感染,局部坏死后可能出现尿瘘。

（6）休克：前尿道损伤一般不出现休克,合并有其他内脏损伤或尿道口滴血和血尿重而时间长者也应观察患者血压、脉搏、呼吸和尿量等,密切注意有无休克发生。

2.后尿道损伤

（1）休克：骨盆骨折所致后尿道损伤常合并其他内脏损伤,一般较严重。骨盆骨折、后尿道损伤、前列腺静脉丛撕裂及盆腔内血管损伤等,均可导致大量出血,引起创伤性、失血性休克。

（2）尿道滴血及血尿：为后尿道损伤最常见症状,多表现为尿初及终末血尿或小便终末滴血。

（3）疼痛：后尿道损伤疼痛可放射至肛门周围、耻骨区及下腹部,直肠指检有明显压痛。骨盆骨折者骨盆有叩压痛及牵引痛,站立或抬举下肢时疼痛加重,耻骨联合骨折者耻骨联合处变软,有明显压痛、肿胀。

（4）排尿困难及尿潴留：严重挫伤或尿道破裂者,因局部水肿或外括约肌痉挛而发生排尿困难。有时在数次排尿后出现完全尿潴留，尿道断裂者因尿道已完全失去连续性而完全不能排尿，膀胱充盈，有强烈尿意，下腹部膨隆。

（5）血肿及瘀斑：伤处皮下见瘀斑，后尿道损伤血肿一般位于耻骨后膀胱及前列腺周围，严重者引起下腹部腹膜外血肿而隆起，有尿生殖隔破裂者血肿可蔓延至会阴、阴囊部。

（6）尿外渗：盆腔内尿外渗可出现直肠刺激症状和下腹部腹膜刺激症状，尿外渗未及时处理或继发感染，导致局部组织坏死、化脓，出现全身中毒症状甚至全身感染，局部坏死后可能出现尿瘘。

（四）辅助检查

1.前尿道损伤

（1）尿道造影：怀疑前尿道损伤时逆行尿道造影是首选的诊断方法。逆行尿道造影可以清晰和确切地显示尿道损伤的部位、程度、长度和各种可能的并发症，是一种最为可靠的诊断方法。尿道断裂可有造影剂外渗，尿道挫伤则无外渗征象。

（2）导尿检查：导尿可以检查尿道是否连续、完整。

（3）膀胱尿道镜检查：是诊断尿道损伤最为直观的方法。

2.后尿道损伤

（1）骨盆 X 线片：可明确骨盆骨折的部位及程度。

（2）尿道造影或膀胱尿道造影：目前认为逆行尿道造影或膀胱尿道造影应作为诊断尿道损伤的首选辅助检查，应用 15%～20% 的造影剂 20～30mL（可加入 8 万 U 庆大霉素）在严格无菌条件下进行。若发现造影剂外溢，则可诊断尿道损伤，并根据造影剂外溢的程度及位置明确尿道损伤的程度和位置。若造影剂通过损伤部位进入后尿道或膀胱显影，则提示尿道部分断裂；若造影剂大量外溢，而后尿道及膀胱不显影，则提示尿道完全断裂。

（3）排泄性尿路造影：后尿道断裂时行排泄性尿路造影可显示膀胱位置抬高，呈泪滴状表现。

（4）导尿及膀胱镜检查：在未明确后尿道损伤部位和程度的情况下，不应实施导尿及膀胱镜检查，有创检查可能加重血肿、感染等损伤。不适当的导尿操作可能加重不完全的尿道撕裂伤，严重者可能导致完全尿道断裂。此外，还可能增加耻骨后间隙及膀胱周围的感染风险。

（五）治疗

1.前尿道损伤

（1）全身治疗：预防和治疗休克，立即给予抗感染、补充血容量及合并损伤等处理。发生急性尿潴留无法手术者，暂予耻骨上膀胱造口术引流尿液，待病情稳定后再处置尿道损伤。

（2）局部治疗。①前尿道挫伤的治疗：前尿道轻微损伤，出血不多，排尿顺利者，可予以观察处理。如因疼痛或水肿造成排尿困难甚至尿潴留者，可插入导尿管并留置 1 周时间，同时加强膀胱冲洗及给予抗感染药物预防感染。②前尿道不完全断裂的治疗：轻度破裂，尿道周围无明显尿外渗及血肿，且导尿管顺利插入，尿液清亮或淡红色，可留置导尿管 2 周后拔除，日后根据情况进行尿道扩张术。同时给予抗感染药物及雌激素治疗，不必手术。③前尿道完全断裂的治疗：如导尿管不能插入，导出液体为鲜红色血液，阴囊部明显血肿且有尿液外渗，则需急诊行尿道修补术或尿道端—端吻合术，同时彻底止血并清除血肿，术后留置引流管持续引流。手术中对位严密能满意地恢复尿道的解剖连续性,愈合后很少再需要进行尿道扩张术。

(3)并发症处理。①尿外渗:如尿外渗严重,应尽早在尿外渗部位行多处切开,留置多孔橡皮管引流。必要时行耻骨上膀胱造口术,3个月后再行尿道修补术。②尿道狭窄:晚期发生尿道狭窄,可根据尿道狭窄的程度及部位不同选择相应的治疗。③尿瘘:尿外渗未及时引流,感染后尿道周围可形成脓肿,脓肿穿破形成尿瘘,狭窄时尿流不畅也可引起尿瘘。治疗应在解除尿道狭窄时切除或搔刮瘘道。

2.后尿道损伤

(1)全身治疗。预防和治疗休克,立即给予抗感染、补充血容量及合并损伤等处理。发生急性尿潴留无法手术者,暂予耻骨上膀胱造口术引流尿液,待病情稳定后再处置尿道损伤。

(2)局部治疗。后尿道断裂伤的治疗方案较多,但都遵循同一个原则:应根据患者伤时所处的时间、地点和医疗条件施行救治,应在避免近、远期并发症的前提下,恢复尿道原有的解剖生理结构和功能,达到最佳的治疗效果。目前主流治疗方案可以分为以下3种。①闭合性的后尿道钝挫伤:可行留置导尿管治疗,顺利置入气囊导尿管后,留置导尿管3周,稍加牵引有利于尿道对合。②后尿道损伤合并骨盆骨折及膀胱、直肠等其他器官损伤:应首先预防和治疗骨盆骨折导致的出血休克及其他重要器官合并伤,防治继发性感染。若生命体征不平稳,重要脏器存在严重合并伤,同时出现尿潴留和尿外渗时,试行导尿治疗失败的情况下,应及时行耻骨上膀胱造口术,待病情稳定后,再行二期尿道修补术。③完全性后尿道断裂:对于完全性后尿道断裂,稳定性骨盆骨折,且无严重出血性休克及直肠损伤的情况下,伤后72小时内,即尿道创伤期可行耻骨上膀胱造口术+尿道会师术,术后牵引5~7天,牵引力300~750g为宜,牵引角度与躯体纵轴成45°留置导尿管3~4周,拔管时行膀胱尿道造影,根据狭窄程度进行必要的尿道扩张术。

(3)并发症处理。①骨盆骨折:合并后尿道损伤的骨盆骨折部位多在耻骨和坐骨,无移位或移位不明显者,可不必做特殊处理,卧床3~6周即可下床活动。若骨折移位明显,骨盆不稳定、合并多处骨折或粉碎性骨折者,应协同骨科医师联合手术治疗。②盆腔出血:盆腔出血患者往往就诊时已处于休克状态,应及时予以输血、补液等抢救性抗休克治疗维持生命。若在行后尿道修补术时遇到盆腔出血,则可应用缝扎、骨蜡封闭、填充止血等方法,也可应用动脉栓塞法治疗创伤性盆腔出血。③后尿道损伤并发直肠损伤:早期可立即修补,并做暂时性乙状结肠造口,减少粪便污染的机会,有利于直肠损伤的愈合。待炎症控制3个月后再行尿道修补术。并发尿道直肠瘘时,应于3~6个月后再行修补术。

(六)护理

1.抗休克处理

取平卧位,迅速建立输液通道,准备输液输血,并确定是否合并有其他器官的损伤。

2.血尿的变化

血尿的严重程度往往反映损伤的程度,因此需要观察血尿的变化,定时做尿常规、血红蛋白及红细胞测定。

3.抗感染

泌尿系损伤后常常容易诱发感染,因此均需预防性使用抗生素。严格执行各项无菌技术操作。

4.对症处理

损伤后有疼痛和血尿,需要绝对卧床 3～4 周。过早下床活动可能导致再度出血。

第九节 脊柱和脊髓创伤

一、脊柱骨折

(一)定义

脊柱骨折又称为脊椎骨折,占全身骨折的 5％～6％,其中以胸腰段脊柱骨折最多见。最常见的合并症是脊髓损伤造成的截瘫,以及受伤平面以下感觉、运动、反射功能全部或部分丧失,可继发其他并发症,危及生命。

(二)病因及分类

脊柱骨折多见于男性青壮年。多由间接外力引起,为由高处跌落时臀部或足着地、冲击性外力向上传至胸腰段发生骨折;少数由直接外力引起,如房子倒塌压伤、汽车压撞伤或火器伤。

1.根据受伤时的暴力作用方向分类

屈曲型、伸直型、屈曲旋转型、垂直压缩型。

2.根据损伤程度和部位分类

胸、腰椎骨折与脱位;颈椎骨折与脱位;附件骨折。

3.根据骨折的稳定程度分类

(1)稳定型骨折:单纯压缩性骨折,不超过椎体原高度的 1/3,骨折无移位。

(2)不稳定型骨折:损伤较为严重,复位后容易移位。

(三)临床表现

1.活动受限

受伤部位局部疼痛伴脊柱活动障碍。

2.畸形

受伤部位脊柱可有畸形,脊柱棘突骨折可见皮下瘀血、功能障碍,伤处局部有触痛、压痛和叩痛,如颈痛、胸背痛、腰痛或下肢痛。骨折部有压痛和叩击痛。颈椎骨折时,屈伸运动或颈部回旋运动受限。胸椎骨折躯干活动受限,合并肋骨骨折时可出现呼吸受限。腰椎骨折时腰部有明显压痛,屈伸下肢感腰痛。

3.常合并脊髓损伤

可有不全或完全瘫痪的表现。如感觉、运动功能丧失,大小便障碍等。

4.休克

严重者可出现休克。

(四)辅助检查

X 线片可确定骨折的部位、程度、成角和移位等情况。必要时可做 CT 或 MRI 检查进一步明确诊断。

（五）治疗

患者伴有多发性损伤，如颅脑损伤、胸部损伤、腹部损伤、严重的内外出血以及休克等，危及生命的急症应优先处理。

1.胸、腰椎骨折

（1）单纯压缩骨折。①椎体压缩不足 1/3 的患者或老年患者不能耐受复位和固定者，卧硬板床，骨折部位加厚枕，使脊柱过伸，3 日后开始腰背肌锻炼，初起臀部不离床左右移动，以后背伸，使臀部离开床面，逐渐加大力度，伤后第 3 个月可以少许下床，3 个月后逐渐增加下床活动的时间。②椎体压缩大于 1/3 的年轻患者，可用双踝悬吊法过伸复位，复位后用石膏背心固定 3 个月，固定期间坚持每日背肌锻炼。

（2）爆破型骨折。有神经症状和有骨折片挤入椎管内的，需手术治疗。

2.颈椎骨折

（1）稳定型骨折。牵引复位，复位后石膏固定。①颌枕带牵引：轻度压缩骨折采用颌枕带卧位牵引复位，牵引重量 3kg，复位后头颈胸石膏固定 3 个月，石膏干固后可起床活动。②颅骨牵引：压缩明显或双侧椎间关节脱位采用持续颅骨牵引复位，牵引重量 3～5kg，复位后再牵引 2～3 周，头颈胸石膏固定 3 个月。

（2）爆破型骨折。原则上手术治疗，一般经前路手术，祛除骨片、减压、植骨融合及内固定。该类损伤一般病情严重，若存在严重并发伤，待病情稳定后再行手术。

（六）护理

1.急救搬运

脊柱骨折、脱位易引起脊髓损伤，其中有部分患者由于急救搬运不当引起，因此要强调搬运方法，正确的搬运方法是：三人平托患者，同步行动，将患者放在脊柱板、木板或门板上；也可将患者保持平直体位，整体滚动到木板上。严禁弯腰、扭腰。如有颈椎骨折、脱位，需要另加一人牵引固定头部，并与身体保持一致，同步行动。脊柱骨折伴休克的患者应立即就地抢救，待生命体征平稳后再搬运。

2.保持皮肤的完整性，预防压疮发生

（1）轴式翻身：损伤早期应每 2～3 小时翻身一次，分别采用仰卧位和左、右侧卧位。侧卧时，两腿之间应垫软枕。每 2 小时检查皮肤一次。

（2）保持病床清洁干燥和舒适：有条件的可使用特制翻身床、小垫床、明胶床垫、电脑分区域充气床垫、波纹气垫等。注意保护骨突部位，使用气垫或棉圈等使骨突部位悬空，定时对受压的骨突部位进行按摩。保持个人清洁卫生和床单平整干燥。

（3）避免营养不良：保证足够的营养素摄入，提高机体抵抗力。

3.并发症的护理

（1）脊髓损伤：观察患者皮肤颜色、温度和有无感知觉障碍。搬运患者时避免脊髓损伤。已发生损伤的患者做好相应的护理。

（2）失用性肌萎缩和关节僵硬：尽早进行功能锻炼是预防该并发症的首要措施。瘫痪肢体保持功能位，预防畸形。定时对全身各关节进行被动按摩、理疗，促进血液循环，预防关节僵直和肌萎缩。伤后 2～3 天可进行腰背肌的锻炼,利用腰背肌的过伸,借助椎体前方韧带和椎间盘的张力,使椎体逐渐复位。

4.术前护理

(1)颈椎前路手术患者:协助患者做气管推移训练,防止术中牵拉气管、食管导致喉头水肿、呼吸困难等不适。患者取仰卧位,枕头垫于肩下,头略后仰,使颈部肌肉放松。用一侧拇指或第 2～4 指端在颈外侧皮下插入胸锁乳突肌内侧缘的内脏鞘和血管神经鞘之间,先左右摇摆气管,然后将气管、食管向非手术切口侧推移,使气管和食管推移过正中线,推移力量适中。术前 3 天开始训练,第 1 天从每次 1～2 分钟起,逐渐增加,2～3 天达到推移气管 10～20 分钟,以不产生呛咳和呼吸困难为宜。每天训练 3 次,每次间隔 2～3 小时。

(2)颈部后路手术患者:训练时取俯卧位,适应术中体位。从 30 分钟开始,逐渐延长至 3～4 小时。

5.健康教育

(1)功能锻炼指导:第 1 个月主要在床上进行四肢活动和腰背肌功能锻炼,2～3 个月后逐渐下床进行适度活动。出院后也要坚持功能锻炼,预防并发症的发生。

(2)定期复查:了解内固定有无移位及骨折愈合情况。

二、脊髓损伤

(一)定义

脊髓损伤是脊柱损伤最严重的并发症,往往导致损伤节段以下肢体严重的功能障碍。因椎体移位或骨折碎片嵌入椎管,使脊髓或马尾神经产生不同程度的损伤。受伤平面以下的感觉、运动、反射完全消失,括约肌功能完全丧失功能,称为全瘫;部分丧失称为不完全性截瘫。

(二)病理分型

根据脊髓和马尾损伤不同程度可分为以下 6 类。

1.脊髓震荡

脊髓损伤后出现短暂性功能抑制状态。无明显器质性改变,显微镜下仅有少许水肿。临床表现为受伤后损伤平面以下立即出现弛缓性瘫痪,经过数小时至两天,脊髓功能即开始恢复,且日后不留任何神经系统的后遗症,是最轻的脊髓损伤。

2.脊髓挫伤与出血

为脊髓的实质性破坏,外观虽完整,但脊髓内部可有出血、水肿、神经细胞破坏和神经传导纤维束的中断。脊髓挫伤的程度有很大的差别,轻者为少量的水肿和点状出血,重者则有成片挫伤、出血,可有脊髓软化及瘢痕的形成,因此预后极不相同。

3.脊髓断裂

脊髓的连续性中断,可为完全性或不完全性,不完全性常伴有挫伤,又称挫裂伤。脊髓断裂后恢复无望,预后恶劣。

4.脊髓受压

骨折移位,碎骨片与破碎的椎间盘挤入椎管内可以直接压迫脊髓,而皱褶的黄韧带与急速形成的血肿亦可以压迫脊髓,使脊髓产生一系列脊髓损伤的病理变化。及时去除压迫物后脊髓的功能可望部分或全部恢复;如果压迫时间过久,脊髓因血液循环障碍而发生软化、萎缩或瘢痕形成,则瘫痪难以恢复。

5.马尾神经损伤

第 2 腰椎以下骨折脱位可产生马尾神经损伤,表现为受伤平面以下出现弛缓性瘫痪。马尾神经完全断裂者少见。

6.脊髓休克

脊髓遭受严重创伤和病理损害时即可发生功能的暂时性完全抑制,临床表现以弛缓性瘫痪为特征,各种脊髓反射包括病理反射消失及二便功能均丧失。其全身性改变,主要可有低血压或心排出量降低,心动过缓,体温降低及呼吸功能障碍等。

脊髓休克在伤后立即发生,可持续数小时至数周。儿童一般持续 3～4 天,成人多为 3～6 周。脊髓损伤部位越低,其持续时间越短。如腰、骶段脊髓休克期一般小于 24 小时。如果脊髓休克期结束,损伤平面以下仍然无运动和感觉,说明是完全性脊髓损伤。

(三)临床表现

1.脊髓损伤

在脊髓休克期间表现为受伤平面以下出现弛缓性瘫痪,运动、反射及括约肌功能丧失,有感觉丧失平面及大小便不能控制,2～4 周后逐渐演变成痉挛性瘫痪,表现为肌张力增高,腱反射亢进,并出现病理性锥体束征,胸端脊髓损伤表现为截瘫,颈段脊髓损伤则表现为四肢瘫,上颈椎损伤的四肢瘫均为痉挛性瘫痪,下颈椎损伤的四肢瘫由于脊髓颈膨大部位和神经根的损毁,上肢表现为弛缓性瘫痪,下肢仍为痉挛性瘫痪。

2.脊髓圆锥损伤

正常人脊髓终止于第 1 腰椎体的下缘,因此第 1 腰椎骨折可发生脊髓圆锥损伤,表现为会阴部皮肤鞍区感觉缺失,括约肌功能丧失致大小便不能控制和性功能障碍,两下肢的感觉和运动功能仍保留正常。

3.马尾神经损伤

马尾神经起自第 2 腰椎的骶脊髓,一般终止于第 1 骶椎下缘,马尾神经损伤很少为完全性的。表现为损伤平面以下弛缓性瘫痪,有感觉及运动功能障碍及括约肌功能丧失,肌张力降低,腱反射消失,没有病理性锥体束征。

(四)辅助检查

X 线片可确定骨折的部位、程度、成角和移位等情况。必要时可做 CT 或 MRI 检查进一步明确诊断。

(五)治疗

1.非手术治疗

(1)急救处理:保持呼吸道通畅,遵循 ABC 抢救原则,即维持呼吸道通畅、恢复通气、维持血循环稳定。必要时可做气管插管或气管切开。建立静脉通道,积极输血和补充血容量,必要时对威胁生命的出血进行急诊手术。给患者使用糖皮质激素、脱水机、营养神经的药物减轻脊髓水肿的继发性损害。

(2)固定好受伤部位,局部制动。

2.手术治疗

尽早解除对脊髓的压迫,保持脊柱的稳定性。

(六)护理

1.一般护理

急性期患者应卧床休息。患者一般营养状况差,食欲减退,需供给高蛋白、多维生素及高热量饮食,以增强机体抵抗力。病变水平以下感觉障碍,注意保暖,防止烫伤。关心患者,多与患者交谈,消除患者的顾虑,协助患者树立乐观的生活态度,使患者主动积极配合治疗。

2.病情观察

急性期患者病情不稳,须严密观察呼吸变化,若出现呼吸困难、心率加快、发绀及吞咽困难等症状,是上升性脊髓炎的表现,应立即给予吸氧,行气管插管或气管切开,使用人工呼吸机辅助呼吸,积极抢救。

3.症状护理

周围神经损伤及长期卧床造成肠蠕动减慢,出现腹胀和便秘,影响食欲,应解除腹胀,减轻痛苦,可进行腹部按摩或肛管排气,多饮水,多吃粗纤维食物、水果、蔬菜,防止便秘。可用泻药、开塞露、肥皂水灌肠等方法协助排便。大便干结,可戴橡胶手套掏出。有尿潴留时应置导尿管,定时放尿,应注意预防泌尿系统感染。

4.并发症护理

(1)肺部感染:患者长期卧床,抵抗力降低,须注意保暖,避免受凉,预防感冒。由于呼吸肌群功能低下,咳嗽无力,应协助患者翻身拍背,吸痰。痰黏稠不易吸时,可做雾化吸入,稀释痰液利于排出,痰多且深不能吸出时,应行气管切开。

(2)压疮:患者的脊髓受损水平以下支配部位感觉障碍,瘫痪卧床,局部受压,血液循环差,皮肤营养障碍,加之尿便失禁刺激皮肤而破溃形成压疮。压疮感染严重可致败血症而死亡,故应积极预防。应做到患者的床垫软,床单平整,每日清洁皮肤,保持皮肤清洁干燥。每2~3小时翻身一次,翻身时动作要轻稳,不可拖拉患者,以防损伤皮肤。如发现皮肤有变色、破损,应避免再受压直到愈合。同时注意加强营养,增强身体抵抗力。

(3)泌尿系统感染:患者排尿障碍,出现尿潴留或尿失禁。尿潴留时需用导尿管排尿。在进行导尿及膀胱冲洗技术操作时,应严格无菌操作。置留导尿管的男患者应每日清洗尿道口,女患者应每日冲洗会阴,保持会阴部清洁,防止逆行感染。尿失禁的患者,须及时更换内裤,使患者清洁舒适,减少感染机会。

5.健康教育

(1)普及脊髓损伤急救搬运知识:颈部外伤特别注意头颈制动,搬运时保持脊柱的正常轴线,切忌发生前屈、后伸或扭转。

(2)加强安全护理,防止烫伤、冻伤、跌伤。

(3)嘱咐患者出院后坚持康复锻炼,预防并发症发生。患者家属可协助患者做肢体的被动运动,保持关节功能位,预防足下垂。

(4)指导患者及其家属掌握清洁导尿术进行间隙导尿,预防长期导尿导致泌尿系统感染。

第十节　四肢和骨盆创伤

一、定义

骨盆骨折是一种病死率较高的创伤,占所有骨折的 0.3%～6%。目前,未合并软组织或内脏器官损伤的骨盆骨折病死率为 10.8%,复杂的骨盆骨折病死率为 31.1%。损伤后早期,死亡主要是由于大出血、休克、多器官衰竭与感染等。

四肢损伤在平时、战时均多见,其中以软组织伤及骨折为主。其次为关节伤,少数合并血管神经伤。如果处理不当,不仅增加伤员的痛苦,而且可导致残疾或死亡。

二、病因

骨盆骨折多为直接暴力撞击、挤压骨盆或从高处坠落冲撞所致,低能量损伤所致的骨折大多不破坏机体环境的稳定,治疗上相对容易,但是中、高能量损伤常在骨盆受到破坏的同时,合并广泛的软组织、盆内脏器伤和其他骨骼及内脏的损伤。

四肢伤平时多由于工矿意外塌方、交通事故、摔伤、跌伤、压伤所引起。战时创伤主要以火器伤为主,其致伤物又以子弹、弹片多见。四肢伤根据损伤程度的不同,引起肢体不同部位的损伤。

(一)骨盆创伤

轻者仅有摔伤,患者骨折的连续性及稳定性依然存在。重者出现不稳定性骨折,可合并胸外伤,容易致残。对于骨质粉碎,且有潜行性骨折的患者病死率高,容易出现休克现象。

(二)四肢创伤

伤情复杂多样,失血量较大,伤及血管时可引起致命性大出血,如果处理不当可能造成肢体缺血坏死或筋膜间隙综合征。常伴有骨折和神经损伤,长骨骨干损伤后髓腔内大量脂肪可能进入体循环,并聚集在肺血管而造成脂肪栓塞综合征。

三、辅助检查

对病情不稳定有大出血可能的患者应避免搬动,可行床边 X 线检查,以明确诊断。

四、治疗

严重的骨盆骨折,应注意全身情况,首先处理危及生命的并发症,如出血性休克;其次才是骨折。

五、护理

(1)做好心理护理,减少焦虑情绪。
(2)注意夹板固定应包括骨折部位上、下各一个关节。

第十一节　多发伤

一、定义

多发伤即多发性创伤,是指在同一致伤因素作用下,人体同时或相继出现两个以上解剖部位或器官的创伤,且至少其中有一处为可危及生命的严重创伤或伴发创伤性休克。多发伤在创伤急救中可具体表现为颅脑外伤(伤者出现颅骨骨折,伴有昏迷、浅昏迷的颅内血肿及脑组织挫伤等)、颈部外伤(伤者除颈部损伤外常伴有大血管的损伤、形成血肿或颈椎损伤)、胸部外伤(发生率较高的如多发性肋骨骨折、血气胸、心脏损伤、肺挫伤等)、腹部外伤(腹部内出血、腹腔内脏器破裂等常合并有较大量的失血,甚至出现失血性休克,严重时危及生命)、泌尿生殖系统外伤(如膀胱破裂、尿道撕裂、肾破裂等)、复杂性骨盆骨折(常伴休克)、脊柱外伤(伤者脊椎骨折、脱位伴有脊髓损伤)、四肢外伤(四肢的骨折、肢体的离断、四肢皮肤的撕脱伤等)。多发伤常常发生突然且伤者病情重,对医疗救治及护理配合要求较高,因此,学习多发伤的处理是从事临床急危重症护理工作者的必修环节。

二、病因

多发伤的病因多样,主要为机械性的钝力或锐器造成。平时多发伤主要见于交通事故、爆炸伤、高处坠落伤、挤压伤等。其中,交通事故的发生率最高,而战时多发伤主要见于枪弹伤和爆炸伤。

三、临床表现

由于人体各系统的整体联系,不能将多发伤看作是简单的不同解剖部位损伤的叠加,而是这些损伤之间的紧密关联,可以相互影响,产生协同负性作用,处理不当甚至会掩盖病情,严重威胁伤者的生命安全。多发伤的临床特点主要有以下几点。

(一)伤情重,变化快

多个部位的损伤同时出现,往往由于损伤范围大、不同部位损伤程度轻重不一,伤者往往病情较重,伤情变化快,且伴有生命体征不稳,严重时随时有生命危险,救治及护理必须争分夺秒。

(二)诊断困难

多发伤造成伤者生理功能严重紊乱,伤者早期症状常表现隐匿,如腹内实质性脏器早期出血不多,生命体征变化不显著,缺乏典型临床表现,阳性体征不易引出,给诊断带来困难。此外,各部位损伤的症状和体征互相掩盖,当多发伤同时出现几个部位的重伤,涉及多个专科救治时,容易出现救治先后的混乱,造成误诊、漏诊。

(三)处理优先顺序矛盾

由于伤及多处,各个部位伤情损伤程度不同或同时有多个部位的严重创伤,未及时处理需要优先救治的创伤,则有可能错过抢救时机,甚至威胁患者生命。

(四)休克发生率高

由于多发伤涉及部位多,伤者往往失血量较大,休克的发生率高,尤其是低血容量性休克,不论患者是否有明显的低血容量表现,都应警惕低血容量性休克的发生。

(五)低氧血症发生率高

多发伤早期即可出现低氧血症,发生率可高达 90%,根据临床特征可分为两种类型:一是由气体交换障碍造成的呼吸困难性低氧血症;二是由循环障碍,全身供血、供氧不足造成的低氧血症。

(六)感染发生率高

多发伤后机体免疫功能下降,伤口污染严重,正常菌群移位,加之治疗过程中侵入性操作,易发生局部感染,重者甚至出现脓毒血症等全身感染。

(七)多器官功能障碍发生率高

多发伤后机体出现严重而持续的炎症反应,如休克、感染及高代谢反应等易导致多器官功能障碍,累及器官数目越多,病死率就越高。

(八)并发症发生率高

多发伤后常出现应激性溃疡、弥散性血管内凝血等并发症,增加了救护难度。

四、辅助检查

(一)实验室检查

红细胞、血红蛋白与血细胞比容下降提示大量出血;血尿是泌尿系损伤的重要标志。血电解质和血气分析可了解水、电解质紊乱,酸碱平衡失调状况及有无呼吸功能障碍。其他血生化检查有助于了解肝肾功能状况。

(二)X 线检查

可用于诊断肋骨骨折、脊椎骨折、股骨骨折等。膀胱造影可用来协助诊断膀胱损伤。

(三)B 超检查

可用于诊断肝、脾、胰、肾等的损伤,并能根据脏器的形状和大小提示有无损伤以及损伤的部位、程度和周围积血、积液情况。

(四)CT、MRI 检查

可用于协助颅骨骨折、脊椎骨折、脑挫裂伤等的诊断。

五、治疗

多发伤往往伤情较重,因此在救治过程中需要医护人员针对危及生命的创伤迅速处理,在处理过程中发现问题、完善诊断、遵循"先处理后诊断,边诊断边处理的原则"优先处理危及生命但可逆转的创伤。保持气道通畅、止血、建立有效通路、监测生命体征,需要手术者急诊手术治疗。

(一)现场救治

原则是先抢救生命,后保护功能;先重后轻,先急后缓。

1.迅速脱离危险现场

救护人员到达现场后,首先应迅速排除可以继续造成伤害的原因,使伤员迅速安全地脱离危险环境。如将伤员从变形的车体、倒塌的建筑物中抢救出来,转移到安全、适宜的地方进行急救。搬运时注意动作轻柔,避免过快过猛的动作,切忌将伤肢从重物下拉出来,以免造成继发性损伤。

2.维持呼吸道通畅

呼吸道梗阻或窒息是受伤现场和输送途中伤员死亡的首要原因。可采取以下措施处理,恢复呼吸道通畅。①松开衣领,置伤员于侧卧位或头转向一侧,以保持呼吸道通畅。②用手或用吸引器迅速清除口、鼻、咽喉部的异物、血块、分泌物及呕吐物等。③对颅脑损伤而有深昏迷及舌后坠的伤员,可托起下颌骨,使头后仰,牵出下坠的舌,将头偏向一侧,窒息多可以解除。④喉头水肿及颈部或面颌部外伤所致气道阻塞的伤员,可用大号针头进行环甲膜穿刺。

3.及时有效止血

及时正确的止血是减少现场伤员死亡的重要措施,可采取指压法和加压包扎法控制明显的外出血。①可压住出血伤口近心端动脉干,迅速加压包扎,抬高患肢,以控制出血。②对无法止血的四肢大血管破裂,可用橡胶止血带或充气止血带。记录使用止血带时间,每30分钟至1小时松解一次。解开止血带时不可突然松开,同时压住出血伤口以防止大出血造成休克。

4.处理创伤性气胸

(1)在受伤现场,气量较少的闭合性气胸可不做处理。

(2)胸部有开放性伤口时,应迅速用大型急救包或厚的敷料严密封闭伤口,变开放性气胸为闭合性气胸,如现场无无菌敷料,应立即用可得到的任何敷料覆盖,包扎要牢固可靠。

(3)有张力性气胸、呼吸困难、气管明显移位者,应立即向患侧胸壁锁骨中线第二肋间插入带有活瓣的穿刺针排气减压。

(4)对血气胸者进行胸腔闭式引流。

(5)对胸壁软化伴有反常呼吸者应固定浮动胸壁。

5.正确处理伤口

(1)有创面的伤口,用无菌敷料或清洁的毛巾、衣服、布类覆盖创面,用绷带或布条包扎。

(2)外露的骨骼、肌肉、内脏等组织切勿回纳入伤口内,以免将污染物带入伤口或深部。不要随意去除伤口内异物或血凝块,以免发生大出血。

(3)颅脑伤,应用敷料或布类物品做一大于伤口面积的圆环放在伤口周围,然后包扎,防止颅骨骨折碎片在包扎时陷入颅内。

(4)有内脏脱出的腹部伤,先用大块无菌纱布盖好内脏,后用凹形物(如饭碗)扣上或用纱布、绷带等做成环状保护圈,再用绷带、三角巾包扎伤口,以免内脏继续脱出。

(5)骨折部位要妥善包扎固定,以免骨折端发生异常活动,加重损伤。

6.妥善保护离断肢体

用无菌急救包或清洁的布料包扎好离断肢体,有条件者可装入塑料袋内,周围置冰块,低温保藏,以减慢组织的变性和防止细菌滋生繁殖,但切忌使冰水浸入断肢创面或血管腔内。断肢应随同伤员运送医院。如伤势严重,不能立即行再植手术,应将断离肢体送至手术室,处理后低温保存,待伤员全身情况许可时,立即行再植手术。

7.积极纠正休克

给予休克患者迅速地止血、输液扩容和应用抗休克裤。在现场没有血压计的情况下,可用手触动脉法估计血压状况。

8.现场观察

了解受伤原因、暴力情况、受伤时间、最初的体位、神志和出血量等,并做好记录,以便向医院救治人员提供详细伤情,以助于判断病情、估计出血量和指导治疗。

(二)急诊室救治

急诊室救治原则首先要维持生命安全。主要包括:解决呼吸道阻塞或呼吸功能紊乱引起的呼吸功能衰竭和心跳呼吸骤停;制止大出血;预防、纠正休克造成的循环功能衰竭。

1.维持呼吸道通畅

及早清除呼吸道阻塞物,畅通气道,给予氧气吸入,必要时行气管插管或气管切开,应用呼吸机辅助呼吸。

2.积极抗休克治疗

积极补充有效的循环血量。如休克患者合并肢体或内脏的严重创伤,应在积极抗休克的同时紧急手术止血。

3.正确处理胸部损伤

有反常呼吸运动者,用厚棉垫压在"浮动"的胸壁处,用胶布固定,亦可用巾钳肋骨悬吊法或者胸廓外固定外加呼吸机正压通气。有气胸者,尽快穿刺抽气、闭式引流,必要时开胸手术。

4.颅脑损伤的处理

应用甘露醇、高渗糖、呋塞米等;给予脑部降温;限制液体入量,成人每天不超过 2000mL。颅内血肿一旦诊断明确,应尽快钻孔减压。

5.腹部内脏损伤的处理

疑有腹腔内出血者,立即行腹腔穿刺术、B超探查。尽快输血,防治休克,做好术前准备,尽早剖腹探查。

6.骨科处理

多发性创伤患者 90% 以上合并骨折,骨盆骨折易引起出血性休克,可直接危及患者生命。开放性骨折、经关节的骨折或合并有神经和血管损伤的骨折应在迅速纠正全身情况后尽早手术治疗。

六、护理

(一)现场救护

遵循"先救命后治伤、先重后轻、先急后缓"的原则,先将伤者脱离危险环境,摆放合适体位,搬运时避免造成伤员的继发性损伤,救治过程中注意保暖。

1.心肺复苏

心搏骤停者,第一时间实施现场心肺复苏术。

2.解除气道梗阻

对梗阻原因做出迅速判断,及时解除气道梗阻,缓解呼吸困难症状,减少窒息的发生率。

3.控制活动性出血

根据出血情况选择合理的止血方式。

4.处理创伤性血气胸

张力性气胸迅速排气减压;开放性气胸采取有效措施封闭创口;针对血气胸进行胸腔穿刺或胸腔闭式引流,缓解呼吸困难症状的同时进行抗休克救治。

5.正确保存离断肢体

用无菌纱布或干净包布包裹伤员离断肢体,外套无菌或洁净塑料袋,置于低温(0~4℃)袋子中保存,将离断肢体与伤员一同送往医院救治。

6.伤口处理

对伤口进行基本处理。包扎伤口,一方面可以保护伤口避免污染,另一方面也可以协助压迫止血;固定骨折部位,在不影响救治的情况下,适当止痛。

7.抗休克处理

在迅速止血的前提下,积极扩充血容量,配合使用抗休克裤。

8.现场观察

监测生命体征、意识及伤情变化,了解受伤原因、时间、体位及已经采取的治疗措施,以便向随后的救治人员进行交接。

(二)转运途中救护

经过现场救护处理的伤员,根据病情,需要转送至医院接受进一步检查和救治时注意途中救护。搬运时,依照伤情选择合适体位,保证伤者安全。转运途中,继续监测伤者的意识、瞳孔、生命体征及病情变化。

(三)急诊科救护

转运至急诊科的伤者,需要明确诊断和进一步救治,必要时进行手术处理。

1.继续呼吸支持

确保呼吸通畅,根据病情给予相应处理,如气管插管、机械通气等。

2.继续循环支持

保持输液通路的有效使用,控制出血,积极抗休克,遵医嘱用药,输血,必要时行中心静脉压及有创血压监测,留置导尿并观察每小时尿量。

3.各部位创伤的处理

进一步完善实验室检查及其他影像学检查,必要时进行手术治疗。遵医嘱应用抗生素,预防感染。

4.支持治疗

维持水、电解质及酸碱平衡,保障重要脏器的功能。

5.止痛及心理护理

剧烈疼痛者,在不影响诊断及治疗的前提下,使用止痛药物。治疗过程中,安慰伤者,给予心理护理。

6.密切观察伤情并做好记录

悉心观察伤者的病情变化,监测生命体征、意识及瞳孔变化,发现异常时通知医生配合抢救。

第十二节 复合伤

复合伤是指人体同时或相继遭受两种或两种以上不同性质致伤因素作用而引起的损伤。复合伤有多种类型,常见的复合伤主要有放射复合伤、烧伤复合伤、化学复合伤。复合伤通常具有一伤为主、伤情可被掩盖、多有复合效应的特点。

一、放射复合伤

人体同时或相继遭受放射和多种非放射损伤且以放射损伤为主的创伤称为放射复合伤。

(一)护理评估

伤情程度、存活时间及病死率主要取决于辐射剂量的多少及合并其他损伤的程度。患者除具有造血功能障碍、感染、出血等特殊病变的临床症状外,还可能会出现休克、胃肠道系统功能障碍、组织坏死等损伤症状。特别是休克,其发生率和严重程度较单一伤为重,是早期死亡的重要原因之一。如创面伴有伤口,则伤口愈合延迟,且易发感染,导致组织坏死更加严重,甚至发生创面溃烂,最终导致创口肉芽组织形成不良,创口愈合延迟。伴有骨折的患者则骨痂形成慢,造成骨折不愈合或形成假关节。

(二)急救护理

1.紧急救护

(1)去除致伤因素:防止再次损伤。

(2)保持呼吸道通畅:特别是昏迷患者,必要时给氧。

(3)及时止血:及时进行包扎或采取相应止血措施。

2.一般护理

(1)抗休克:迅速开通多条静脉通道,按医嘱及时输液,补充血容量。

(2)预防感染:及早并彻底清创,加强对创面局部感染的控制,可适当应用抗生素。

(3)抗辐射处理:对局部进行清洗和消毒,胃肠道沾染者可采取催吐、洗胃、导泻等措施,并尽早口服碘化钾。

(4)饮食护理:可根据伤情食用清淡、易消化,富含纤维素、维生素的食物,症状重者可暂时禁饮、禁食,必要时通过静脉和胃肠外营养补充足够能量。

(5)心理护理:伤情较重的患者,易出现紧张、焦虑甚至恐惧的情绪,应加强心理指导。

二、烧伤复合伤

烧伤复合伤是指人体同时或相继受到热能和其他创伤所致的损伤,其中以烧伤为重。临床比较常见的是烧伤合并冲击伤。

（一）护理评估

烧伤复合伤除因烧伤导致体表损伤,引起患者脱水、易感染等症状外,还可引起机体各器官功能的障碍,特别是合并有其他创伤的患者,还会表现为相应伤情的临床症状,出现相互加重的效应,致使休克、感染等的发生程度重且发生率较高、持续时间长。

1.伴心脏创伤

早期出现心动过缓,以后出现心动过速,严重者会有各种类型的心律失常,甚至出现心力衰竭。

2.伴肺创伤

会出现肺出血、水肿、破裂等,导致气胸、血胸、肺不张,患者可有胸闷、咯血、呼吸困难,严重者出现肺出血、肺水肿症状,是现场死亡的主要原因。

3.伴肝创伤

可出现肝血肿、出血、破裂等,有肝功能障碍的表现,有肝区疼痛,丙氨酸氨基转移酶升高,出、凝血障碍等。

4.伴肾创伤

可出现少尿、无尿、血尿,血尿素氮及肌酐升高等肾衰竭的表现。

5.其他

造血功能可受到抑制,血白细胞、红细胞、血小板等可减少;可出现听力、语言、视力、运动等障碍,也可有昏迷等症状。

（二）急救护理

1.紧急救护

(1)防治肺损伤:严重的肺出血、肺水肿是早期死亡的主要原因。应快速有效地保持呼吸道通畅,有呼吸困难、窒息者紧急行气管插管或气管切开,并给予高流量的氧气,若发生肺水肿,给氧时通过 $20\% \sim 30\%$ 乙醇湿化,必要时机械辅助呼吸。

(2)抗休克:初步估计烧伤的程度和面积,迅速建立多条静脉通道,根据相关要求进行及时有效的补液,维持血压,防止患者发生休克。

(3)创面处理:对于烧伤创面应尽早进行冷疗,并做好包扎处理,争取在 6 小时内进行清创,对于深度创伤,应早期切痂进行自体植皮。对于有创口的患者,要及早进行清创并注意无菌操作;有骨折的患者要尽早对骨折进行固定,必要时手术处理。

2.一般护理

(1)抗感染:对于创面要尽早用无菌敷料进行包扎,注意无菌操作,防止感染。同时防止各种内源性感染,使用抗生素和破伤风抗毒素预防注射。

(2)病情观察:随时密切观察患者呼吸、血压、脉搏、心律、心率、意识及瞳孔的变化,一旦出现异常要尽早进行处理。

(3)对心、脑、肾的保护:除随时注意观察相应脏器出现的异常症状外,可进行预防性的治疗,防止心力衰竭、脑功能障碍及肾衰竭。

(4)疼痛护理:让患者采取合适的体位,除及时包扎、止血外,可按医嘱适当应用镇痛剂。

（5）心理护理：患者会出现焦虑、紧张、恐惧的心理表现，应随时加强心理指导。

三、化学复合伤

化学复合伤是指一种或多种化学致伤因素与其他致伤因素同时或相继作用于人体引起的损伤。目前多见于专业人员使用的化学制剂或民用化学药物，如强酸、强碱、工业有害化学制剂与溶剂、农药等。

（一）护理评估

化学毒物可经呼吸道、消化道、皮肤黏膜进入人体，引起中毒症状，严重者导致死亡。尤其是当合并有创伤伤口时，毒物可经伤口快速吸收，中毒程度明显加重。毒物的种类不同，其临床表现也各有差异，有些毒物会导致肺水肿，引起呼吸困难，严重的导致呼吸衰竭；有的毒物影响中枢神经系统，导致头痛、头晕、幻觉、狂躁、昏迷等症状；有些引起循环系统异常，导致心率增快、心律失常等，严重者可导致心力衰竭。

（二）急救护理

1.紧急救护

（1）迅速撤离危险现场：施救者应迅速穿戴好防护服和防护面具，并携带相关防护用具，及时地将患者运送到安全通风的区域，为下一步抢救做好准备。

（2）清除毒物：尽早对沾染毒物的部位进行清洗，以便于消除有毒物质并减少毒物经创口吸收，必要时可选用相应的中和剂、保护剂等进行清洗，然后用无菌敷料进行包扎。在毒物诊断明确的情况下，有条件时也可选用相应的抗毒剂或特效解毒剂。

2.一般护理

（1）病情观察：加强患者临床症状的观察，注意患者生命体征、意识、瞳孔、尿量、排泄物及分泌物等的变化，如有异常，及时处理。

（2）预防并发症：对患者可能出现的呼吸衰竭、心力衰竭、休克等并发症，可通过保持呼吸道通畅、防治肺水肿、应用洋地黄类强心药、迅速补充血容量等措施进行预防和治疗。

（3）心理护理：加强心理护理，解除患者焦虑、恐惧心理。

第十三节　挤压综合征

一、定义

挤压综合征是指四肢或躯干肌肉丰厚部位，遭受重物长时间挤压，解除压迫后，出现的肢体肿胀、肌红蛋白血症、肌红蛋白尿、高血钾、急性肾衰竭和创伤性休克等综合征。

二、病因病理

挤压综合征多发生于房屋倒塌、工程塌方、交通事故等意外伤害中，战时或发生强烈地震等严重自然灾害时可成批出现。

（一）肌肉缺血坏死

挤压综合征的肌肉病理变化与筋膜间隔区综合征相似。持续的机械挤压力引起肌细胞和微血管损伤，低灌注导致肌细胞缺氧、水肿。如持续时间超过2.5小时，骨骼肌纤维便开始出现不可逆坏死。当压迫解除后，缺血肢体恢复血供，大量液体被扣留在骨筋膜室，从而引起肌肉发生缺血性水肿，肌内压上升，肌肉血液循环发生障碍，形成缺血—水肿恶性循环，最后使肌肉神经发生缺血性坏死。

（二）缺血再灌注损伤

由于组织缺氧引起细胞代谢异常、细胞膜完整性破坏，钾离子、乳酸、肌酸激酶及各种炎症介质和毒素被释放。压迫解除后，缺血肢体恢复血供，缺血—再灌注机制启动，造成细胞内钙超载，自由基、肌红细胞等大量释放。当肌红蛋白进入血液循环后，被肾小球滤过，在肾小管内形成管型，阻塞肾小管，导致近端肾小管上皮细胞损伤，严重时可致肾缺血性梗死。

以上病理生理变化最终会导致低血容量休克、以高血钾为代表的电解质紊乱、代谢性酸中毒和恶性心律失常等急性后果以及急性肾功能衰竭、凝血功能障碍、成人呼吸窘迫综合征和脓毒症等远期并发症。

三、临床表现

（一）局部症状

伤部压力解除后，伤处疼痛与肿胀严重，皮下瘀血，皮肤有压痕，皮肤张力较高，受压处及周围皮肤有水疱。伤肢远端血液循环障碍，部分患者动脉搏动可以不减弱，毛细血管充盈时间正常，但肌肉组织等仍有缺血坏死的危险。伤肢肌肉与神经功能障碍，如主动与被动活动及牵拉时出现疼痛，应考虑为筋膜间隔区内肌群受累的表现。皮肤感觉异常。检查皮肤与黏膜有无破损、胸腹盆腔内器官有无损伤等并发症。

（二）全身症状

1.休克

少数患者早期可能不出现休克或者休克期短暂未被发现。大多数患者由于挤压伤剧痛的刺激，组织广泛的破坏，血浆大量的渗出，而迅速产生休克，且不断加重。

2.肌红蛋白血症与肌红蛋白尿

这是诊断挤压综合征的一个重要依据。患者伤肢解除压力后，24小时内出现褐色尿或自述血尿，同时尿量减少，比重升高，应考虑是肌红蛋白尿。肌红蛋白在血与尿中的浓度，待伤肢减压后4～12小时达到高峰，以后逐渐下降，1～2日后恢复正常。

3.高钾血症

肌肉坏死，细胞内的钾大量进入循环，加之肾衰排钾困难，在少尿期血钾可每日上升2mmol/L，甚者24小时内升高至致命水平。高血钾同时伴有高血磷、高血镁及低血钙，可以加重血钾对心肌抑制和毒性作用，应连续监测。少尿期患者常死于高钾血症。

4.酸中毒及氮质血症

肌肉缺血坏死后，大量酸性代谢产物释出，使体液pH降低，导致代谢性酸中毒。严重创伤后组织分解代谢旺盛，大量中间代谢产物集聚体内，非蛋白氮与尿素氮迅速升高，临床上可出现神志不清、呼吸深大、烦躁口渴、恶心等酸中毒与尿毒症的一系列表现。

四、辅助检查

（一）血、尿常规检查

可提示有代谢性酸中毒、高钾血症、肌红蛋白血症、肌红蛋白尿与肾功能损害。休克纠正后首次排尿呈褐色或棕红色，为酸性，尿量少，比重高，内含红细胞、血红蛋白、肌红蛋白、白蛋白、肌酸、肌酐和色素颗粒管型等。每日应记出入量，经常观测尿比重，尿比重低于1.018者，是诊断急性肾衰竭的主要指标之一。多尿期与恢复期尿比重仍低，尿常规可渐渐恢复正常。

（二）血红蛋白、红细胞计数与血细胞比容

可估计失血、血浆成分丢失、贫血或少尿期水潴留的程度。

（三）血小板与出凝血时间

可提示机体出凝血、纤溶机制的异常。

（四）谷草转氨酶（GOT）、肌磷酸激酶（CPK）检测

测定肌肉缺血坏死所释放的酶的含量，了解肌肉坏死程度及其消长规律。CPK＞1万U/L，有特异性诊断价值。

（五）血钾、血镁、血肌红蛋白检测

可了解病情的严重程度。

五、治疗

挤压综合征是骨伤科的危、急、重症，应做到早期诊断，积极救治，早期切开减压与防治肾衰竭。院前早期诊断和急救是降低患者病死率及器官功能障碍发生率的关键。凡重压超过1小时者，均应按挤压综合征处理，密切注意其变化，积极防治并发症。

（一）现场急救处理

(1)医护人员迅速进入现场，尽早解除重物对患者的压迫，避免或降低本病的发生。

(2)患肢制动，减少坏死组织分解产物的吸收与减轻疼痛，强调活动的危险性。

(3)患肢用凉水降温或裸露在凉爽的空气中。禁止按摩与热敷，防止组织缺氧进一步加重。

(4)不要抬高患肢，避免降低其局部血压，影响血液循环。

(5)患肢有开放性伤口和活动性出血者应止血包扎，但避免使用加压包扎法和止血带。

(6)予以大剂量的补液，首选静脉通道，静脉途径不可行时可考虑选择口服、鼻饲、骨髓输液及皮下输液等。补液方案需要个性化订制，推荐以大剂量的温热、等张、不含钾的晶体液。

（二）患肢处理

1.早期切开减压

其适应证为：①有明显挤压伤史；②患肢明显肿胀，局部张力高，质硬，有运动和感觉障碍者；③尿肌红蛋白试验阳性（包括无血尿时隐血阳性）或肉眼见有茶褐色尿。切开可使筋膜间

隔区内组织压下降,改善静脉回流,恢复动脉血供,防止或减轻挤压综合征的发生或加重。如肌肉已坏死,清除坏死组织,同时引流可防止坏死分解产物进入血液,减轻中毒症状,减少感染的发生或减轻感染程度。

2.截肢

其适应证为:①患肢肌肉已坏死,并见尿肌红蛋白试验阳性或早期肾衰竭的迹象;②全身中毒症状严重,经切开减压等处理仍不见症状缓解,已危及患者生命;③患肢并发特异性感染,如气性坏疽等。

(三)全身治疗

1.补液治疗

早期大量补液是挤压综合征一切治疗的基础,目的是通过补偿淤积液体、改善微循环、稀释毒素及增加肾灌注来纠正休克,保护器官功能。在前 2 小时内液体复苏量和速度,成人推荐以 0.9％生理盐水 1～1.5L/h 快速滴注,儿童推荐 15～20mL/(kg·h);随后成人液体复苏减少为 500mL/h,儿童减少为 10mL/(kg·h);伤后 6 小时内液体复苏量达到 3～6L 的患者,应当进行再评估,避免容量负荷过重。需要注意的是,补液在解除压迫前就要开始;对于老人、儿童、慢性重度营养不良及有心力衰竭等基础疾病者,需控制补液速度及总量;监测电解质、细胞代谢、心电图、血流动力学等指标对指导补液有重要价值。

2.药物治疗

药物治疗包括抗感染、镇痛、营养支持、纠正电解质紊乱(主要是高钾血症、低钙血症)等对症处理。但需注意的是由于肾脏损伤的存在,肾毒性药物的使用尤要谨慎,如非甾体抗炎药(NSAIDs)就绝对禁用。

3.血液净化治疗

挤压综合征院内救治的核心是血液净化。如伤员出现严重高钾血症、急性肾功能衰竭和液体超负荷,血液透析治疗是挽救生命的主要措施。在血液透析出现之前,以挤压综合征为代表的创伤后急性肾功能衰竭患者的病死率居高不下,达到 84％～91％,而早期血液透析治疗可以显著降低此类患者的病死率。因此,也有学者认为,血液净化不只限于治疗,也可以起预防作用。血液净化的主要模式有血液透析、腹膜透析或连续性血液净化等,需根据伤情个性化选择。

六、护 理

(一)常规护理

伤员情绪波动更为突出,不易接受现实,担心自己生命的安全,伤肢的存弃,内心焦虑、恐惧、悲哀、绝望,易激惹,这些不良情绪不利于控制伤情,会使伤员血压上升,出血加重,心率和呼吸增快及降低机体免疫力和环境适应能力。所以,一定要做好伤员心理疏导。护理人员要应用医学心理学知识,坚持以人为本,安慰伤员,缓解伤员的紧张情绪,以沉着冷静、温和关怀的态度增进伤员信任感。向患者介绍血液透析治疗的目的,通过血液透析治疗可以帮助患者度过无尿期及控制高血钾,但需每天透析,连续几周;向其讲解血液透析治疗的注意事项和需要配合的事项,以消除疑虑,取得患者合作,使患者积极正确地配合治疗。

(二)专科护理

1.血液净化护理

挤压综合征所致急性肾损伤的血液净化治疗首推血液透析,使患者度过无尿期及控制高钾血症。在腹部没有外伤而又没有血液透析条件情况下,可以腹膜透析作为过渡,但每天操作腹腔感染率甚高。如有条件,最好做连续性静脉—静脉血液透析(CVVHD),比其他方法能更好地维持酸碱及电解质平衡,可滤出部分炎性介质、细胞因子及活化的补体成分,血流动力学稳定,血压影响不大,即使休克状态下也能进行。由于挤压伤后肾衰竭以高分解状态为特点,所以血液透析的时间比慢性肾衰竭透析患者要长(每天8~12小时)。如果有条件,最好每天透析。

(1)严密监测生命体征:监护患者心率、血压、呼吸、血氧饱和度,根据患者病情变化和治疗目的调整血流量、超滤量,随时记录病情变化,并准确记录出入液量,对患者的病情进行动态评估,并及时报告给医生。

(2)维护管路:患者多采用深静脉置管法,对意识不清者,适当约束四肢。防止深静脉或留置针拔出;对意识清楚者,耐心讲解其重要性及安全性,消除顾虑,取得配合。插管成功后应妥善固定,每天常规换药,严格无菌技术操作。应用肝素盐水预冲血滤管路时,遵医嘱应用首剂肝素。患者体位改变或剧烈咳嗽时,易引起置管受压或扭曲,造成血液不足,大量空气从输液端进入管路,造成凝血堵塞。因此,出现血流不足时应关闭血泵,调整导管位置或开放输液端,然后逐步调整血流量。及时更换堵塞的血滤器。

(3)预防感染:体外循环可成为细菌感染源,管道连接、取样处和管道外露部分成为细菌侵入的部位,一旦细菌侵入,患者即可发生败血症。因此,治疗过程中操作人员需要高度谨慎,严格无菌技术操作,避免打开管道留取血标本。使用抗生素抗感染治疗是必要的,但不能使用对肾有毒性的药物。在急性肾损伤时应参照内生肌酐清除率酌情减量,并应在透析进行完成后使用。

(4)皮肤护理:保持置管处皮肤清洁干燥,每天消毒穿刺点并更换敷贴。治疗持续时间较长,又因患者大多病情危重,并使用呼吸机、各种引流管等,患者处于被动体位,翻身困难易患压疮,故治疗前给患者使用防压疮气垫,并取合适体位防止皮肤破损。

(5)预防出血:应用抗凝剂可能引起重伤患者出血,而无肝素血液净化患者滤器凝血发生率高。在透析中使用肝素的剂量及脱水量均应合适。每次透析的时间及间隔应根据患者对治疗的反应而定。加强患者各种引流液、大便颜色、伤口渗血等情况的观察。发现出血即停用肝素泵入,必要时适当给予鱼精蛋白中和。

2.多尿期护理

患者进入多尿期时尿量增多,高血钾的危险性基本消除,病情好转,但肾功能仍较差,不能放松治疗和护理,应注意水和电解质平衡,适当补钾。在多尿期,只要尿素氮、血肌酐高,就应继续血液透析,以便加快代谢产物的排出和缩短疗程,促进早日康复。

3.并发症的预防护理

(1)防止感染:各种操作注意无菌,严防交叉感染,及时换药,保持伤口引流畅通,必要时做细菌培养和药敏试验。

（2）加强呼吸和泌尿系统的护理：保持呼吸道通畅，改善肺血液循环，纠正缺氧等措施保护肺功能。保持会阴部清洁，留置尿管者每天清洁尿道口等，防治尿路感染。

（3）创伤造成的大量渗出、组织坏死，加之创伤后组织修复，能量需求大大增加，应指导患者进高热量、高蛋白、易消化食物，胃肠情况较佳者，尽可能给予早期肠道营养，以利于维持肠道黏膜质量，降低分解代谢和预防肠源性感染。辅之以静脉营养，必要时可选择性应用中心静脉营养。

（4）保护创伤后胃肠功能可应用制酸药，每6～8小时静脉滴注，尽量早期进食，严重后留置胃、十二指肠插管，可以胃肠减压，防止休克期胃肠胀气。

4.防治高钾血症

给予高浓度葡萄糖加胰岛素（使血钾向细胞内转移）；碳酸氢钠纠正酸中毒（使血钾向细胞内转移）；10％葡萄糖酸钙10mL静脉缓慢（5～10分钟）推注（增加心肌兴奋性）；口服离子交换树脂；给予利尿药促进尿钾的排出，但用药后尿量不增加者不应反复应用，以免加重肾小管损伤。避免输入含钾药物，不输库存血，指导患者避免进食含钾的食物，给予血液净化治疗解除高钾状态。

5.碱化尿液

遵医嘱输注5％碳酸氢钠注射液，促进肌红蛋白排泄。受挤压肢体水肿严重时，可应用甘露醇。但如果已经呈现少尿状态，不可再用甘露醇，以免加重肾损害。

6.及时处理伤肢

伤情较轻，肢体肿胀不明显，血液循环无明显障碍者，暂时制动肢体，给予冷敷，密切观察。伤肢明显肿胀伴血液循环障碍者或肢体肿胀不明显，但尿肌红蛋白阳性者，应协助医师切开减压，解除筋膜间隔压力差，改善肢体血供，减轻神经压迫，必要时给予引流，防止有害物质吸收。切开减压时所有受害肌间隔都要彻底切开，给予充分减压和引流，并彻底清除坏死的肌肉组织。一般术后切口内留置负压引流管，做好引流管的常规护理。伤口每天换药1次，及时清除坏死组织，还应注意抬高患肢，保护患肢伤口，密切观察伤口分泌物的性质、量及颜色，并测体温每天4次，记录血常规、尿常规，伤口分泌物培养及药物敏感试验结果，并合理使用抗生素。观察动脉搏动和指（趾）端血运感觉、活动及皮肤温度。如出现不良症状，应立即通知医生，及时采取相应措施，以免延误治疗。伤肢无保留意义，坏死组织吸收产生大量毒素经切开减张等处理，不见症状缓解或者并发特异性感染，如气性坏疽影响生命时应行截肢术。在外科治疗的前提下，合理应用高压氧可使组织血供得到明显改善，渗出减少，解除缺氧-组织水肿的恶性循环。

（李惠娟）

第十三章 妇科急症

第一节 异位妊娠

一、定义

受精卵在子宫体腔以外着床称为异位妊娠,习惯称为宫外孕。根据受精卵种植的部位不同,异位妊娠分为:输卵管妊娠、宫颈妊娠、卵巢妊娠、腹腔妊娠、阔韧带妊娠等,其中以输卵管妊娠最常见(占 90%～95%)。输卵管妊娠多发生在壶腹部(占 75%～80%),其次为峡部,伞部及间质部妊娠少见。

异位妊娠是妇产科常见的急腹症之一,发病率约为 1%,并有逐年增加的趋势。由于其发病率高,并有导致孕产妇死亡的危险,一直被视为具有高度危险的妊娠早期并发症。

二、病因及发病机制

输卵管妊娠原因:输卵管炎症是主要原因,输卵管发育不良或功能异常、精神因素可引起输卵管痉挛和蠕动异常,干扰受精卵的运送,引起异位妊娠。放置宫内节育器与异位妊娠发生也有相关性。

三、临床表现

(一)症状

1.停经

输卵管壶腹部及峡部妊娠一般停经 6～8 周,间质部妊娠停经时间较长。当月经延迟几日后出现阴道不规则流血时,常被误认为月经来潮。

2.阴道流血

常表现为短暂停经后不规则阴道流血,量少,点滴状,色黯红或深褐。部分患者阴道流血量较多,似月经量,约 5% 表现为大量阴道流血。阴道流血表明胚胎受损或已死亡,导致 β-HCG 水平下降,卵巢黄体分泌的激素难以维持蜕膜生长而发生剥离出血,并伴有蜕膜碎片或管型排出。当病灶去除后,阴道流血才逐渐停止。

3.腹痛

95%以上输卵管妊娠患者以腹痛为主诉就诊。输卵管妊娠未破裂时,增大的胚囊使输卵管膨胀,导致输卵管痉挛及逆蠕动,患侧出现下腹隐痛或胀痛。输卵管妊娠破裂时,突感患侧下腹部撕裂样剧痛,疼痛为持续性或阵发性;血液积聚在直肠子宫陷凹而出现肛门坠胀感(里急后重);出血多时可引起全腹疼痛、恶心呕吐;血液刺激横膈,出现肩胛部放射痛(称为Danforth 征)。腹痛可出现于阴道流血前或后,也可与阴道流血同时发生。

4.晕厥和休克

部分患者由于腹腔内急性出血及剧烈腹痛,入院时即处于休克状态,面色苍白、四肢厥冷、脉搏快而细弱、血压下降。休克程度取决于内出血速度及出血量,往往与阴道流血量不成比例。体温一般正常,休克时略低,腹腔内积血被吸收时略高,但通常不超过 38℃。间质部妊娠一旦破裂,常因出血量多而发生严重休克。

(二)体征

1.腹部体征

出血量不多时,患侧下腹明显压痛、反跳痛,轻度肌紧张;出血量较多时可见腹膨隆,全腹压痛及反跳痛,但压痛仍以输卵管妊娠处为甚,移动性浊音阳性。当输卵管妊娠流产或破裂形成较大血肿或与子宫、附件、大网膜、肠管等粘连包裹形成大包块时,可在下腹部扪及有触痛、质实的块物。

2.盆腔体征

妇科检查阴道可见少量血液,后穹隆饱满、触痛。宫颈举痛明显,有血液自宫腔流出,子宫略增大、变软,内出血多时子宫有漂浮感。子宫后方或患侧附件可扪及压痛性包块,边界多不清楚,其大小、质地、形状随病变差异而不同。包块过大时可将子宫推向对侧,如包块形成过久,机化变硬,边界可逐渐清楚。

四、辅助检查

(一)B 超检查

已成为诊断输卵管妊娠的主要方法之一。文献报道超声检查的准确率为 77%~92%,随着彩色超声、三维超声及经阴道超声的应用,诊断准确率不断提高。

(二)妊娠试验测定

β-HCG 为早期诊断异位妊娠的常用手段。β-HCG 阴性,不能完全排除异位妊娠。妊娠β-HCG 阳性时不能确定妊娠在宫内或宫外。疑难病例可用比较敏感的放射免疫法连续测定。

(三)腹腔穿刺

腹腔穿刺包括经阴道后穹隆穿刺和经腹壁穿刺,是一种简单、可靠的诊断方法。内出血时,血液积聚于直肠子宫陷凹,后穹隆穿刺可抽出陈旧性不凝血。若抽出血液较红,放置 10 分钟内凝固,表明误入血管。当有血肿形成或粘连时,抽不出血液也不能否定异位妊娠的存在。当出血多,移动性浊音阳性时,可直接经下腹壁一侧穿刺。

(四)腹腔镜检查

腹腔镜有创伤小、可在直视下检查并同时手术、术后恢复快的特点,适用于输卵管妊娠未流产或未破裂时的早期确诊及治疗。但出血量多或严重休克时不做腹腔镜检查。

五、治疗

根据病情缓急,采取相应的处理。

(一)手术治疗

手术治疗为主。应在积极纠正休克的同时,进行手术抢救。近年来,腹腔镜技术的发展,也为异位妊娠的诊断和治疗开创了新的手段。

(二)药物治疗

用于治疗异位妊娠的药物主要是甲氨蝶呤(MTX)。MTX 是叶酸拮抗剂,可抑制四氢叶酸生成,从而干扰 DNA 合成,使滋养细胞分裂受阻,胚胎发育停止而死亡。MTX 杀胚迅速,疗效确切,不良反应小,也不增加此后妊娠的流产率和畸胎率,是治疗早期输卵管妊娠安全可靠的方法。

局部用药可采用在 B 型超声引导下穿刺,将 MTX 直接注入输卵管妊娠囊内。也可以在腹腔镜直视下穿刺输卵管妊娠囊,吸出部分囊液后,将药液注入其中。此外,中医采用活血化瘀、消癥杀胚药物,有一定疗效。

六、护理

诊断明确,尤其是伴有内出血者,应在积极补充血容量、纠正休克的同时,立即手术治疗。早期输卵管妊娠且要求保留生育能力的年轻患者,可采取药物治疗。

(一)接受手术治疗患者的护理

(1)异位妊娠破裂,有失血性休克者,应配合医生抢救休克,迅速建立静脉通路,积极补充血容量。

(2)患者取头低平卧位。立即给予氧气吸入,浓度为 25%,流量为 2~5L/min,注意保暖。用 0.9% 生理盐水开放静脉,以便能够迅速补充血容量,遵医嘱给药。

(3)立即监测生命体征,尤其注意监测血压和尿量,并做好记录。

(4)留取血、尿标本,检查 HCG、血常规、血型,交叉配血备用。

(5)协助医生做体格检查、盆腔检查及后穹隆穿刺。

(6)如需手术,立即通知手术室,并做术前准备。术前准备包括备皮、抗生素敏感试验、导尿等。送患者至手术室,并与手术室护士交接患者病情及治疗。

(7)做好自体输血的准备。在紧急情况或缺乏血源时,自体输血是抢救休克的有力措施。自体输血不会引起溶血、过敏、发热等反应。符合以下条件的腹腔血液方可回输:小于 12 孕周胎膜未破,出血时间少于 24 小时,血液未受污染,镜检红细胞破坏率小于 30%。方法是每 100mL 回收血内加入 3.8% 枸橼酸钠 10mL(或肝素 60U)抗凝,经过自体输血回输装置(或 8 层纱布过滤)输入,每回输 400mL 应补充 10% 葡萄糖酸钙 10mL。

(8)输卵管妊娠手术可经腹腔镜完成。腹腔镜手术是治疗异位妊娠的主要方法,除非患者生命体征不平稳,需要快速进腹止血并完成手术,其余情况均可经腹腔镜手术。护理人员应根据术式做好相应术前准备。

(9)向患者解释术前准备工作的目的,减轻患者的紧张、焦虑情绪。

(二)药物治疗患者的护理

采用化学药物治疗,常用药物为 MTX,治疗机制是抑制滋养细胞增殖、破坏绒毛,使胚胎组织坏死、脱落、吸收。

(1)严密观察病情变化:观察急性腹痛及输卵管破裂症状,做好大出血的抢救和手术准备。①嘱患者绝对卧床休息,避免增加腹压的活动或按压腹部。如腹痛突然加重或脸色苍白、脉搏加快、血压下降,伴有恶心、呕吐、肛门下坠感等症状,应立即通知医生,及时做好手术准备。②遵医嘱做各项化验及检查。通过 B 超和血 HCG 检查进行密切监测,注意药物的不良反应。若用药后 14 天,血 HCG 下降并连续 3 次阴性,腹痛减轻或消失者为显效。若病情无改善,甚至出现急性腹痛或输卵管破裂症状,立即做好术前准备。

(2)提供安静的休息环境和周到、细致的护理,减少不必要的刺激。

(3)预防感染:卧床期间做好会阴护理,防止发生盆腔感染;嘱患者注意保暖,预防感冒,如有咳嗽及时处理,避免慢性咳嗽增加腹压。严密观察与感染有关的体征,如体温、脉搏、白细胞计数及分类。

(4)提供饮食指导:指导患者进食高营养、高纤维、易消化饮食,补充铁剂,促进血红蛋白的合成,增强机体抵抗力。保证水分的摄入,保持大便通畅,必要时可用缓泻剂。避免运用腹压,以免诱发输卵管破裂和活动性出血。

(三)健康教育及出院指导

(1)向患者讲解有关异位妊娠的病因、临床表现、治疗计划,消除患者的紧张和顾虑。

(2)提供心理支持。鼓励患者说出内心的感受和对未来怀孕的影响,帮助其尽快调整心态,充满信心地迎接新的生活。

(3)指导患者及时随诊复查,遵医嘱用药,避免盆腔感染。

(4)注意外阴清洁,术后患者禁止性生活 1 个月。

(5)术后或药物治疗后应注意休息,加强营养,纠正贫血,提高机体抵抗力。

(6)采取有效的避孕措施或制订适宜的生育计划。因为输卵管妊娠有 10% 的再发生率和 50%～60% 的不孕率,注意再次妊娠时及时就医,并做好早孕时的监护,告诫患者避免轻易终止妊娠。

第二节　前置胎盘

一、定义

正常情况下,胎盘附着于子宫的底部、后壁、前壁或侧壁。如果妊娠 28 周后,胎盘附着于子宫下端,胎盘边缘达到或者覆盖宫颈内口,其位置低于先露部,称为前置胎盘。前置胎盘是一种严重的妊娠并发症,也是妊娠晚期出血最常见的原因。

二、病因

目前前置胎盘的病因尚不明确,多产和高龄是前置胎盘的危险因素。其他发病相关因素包括子宫内膜病变或损伤、双胎、产褥感染、多次人工流产或刮宫、引产以及剖宫产等,此外吸烟和吸毒的妇女也被认为是前置胎盘的高危人群。

(一)子宫内膜不健全

如子宫内膜炎之后或宫内手术后内膜受损或黏膜下肌瘤,子宫体部内膜被伸展而变薄,蜕膜不能适应妊娠的需要,于是受精卵延迟植入,而抵达子宫下端或受精卵原先植入较高的部位上,因蜕膜血管形成缺陷甚至缺如,营养供应不足,胎盘向宽广发展,扩大其面积以补充不足。此种胎盘大且薄,由此延伸到子宫下端,形成前置胎盘。

以下事实可为上述理论提供依据。患红细胞增多症的孕妇,因其携氧量不足,而胎盘往往大而薄。再者,胎盘粘连或胎盘植入在所有孕妇中发生率较低,但在前置胎盘中却常常并发,这可以说明蜕膜不健全对前置胎盘的影响。此外,对前置胎盘的完整病理标本检查也发现缺乏基蜕膜,此时其他部位蜕膜血液流通不足,唯有代偿性地增加胎盘面积以利于胎儿—母体的有效交换,脐带就趋于发生偏心的位置,故临床上常发现前置胎盘的脐带往往是边缘附着。

(二)受精卵发育迟缓

当受精卵达到子宫体腔时,若其滋养层发育迟缓,尚未具有植入能力,势必继续下降,直至子宫下段方能植入,于是即在该处发展成为前置胎盘。

(三)包蜕膜性前置胎盘

实际上是膜状胎盘的变异,其原因不明,可能是由于包蜕膜在妊娠3个月后继续维持血液供应,其下的平滑绒毛膜不退化,包蜕膜像桥梁一样,跨过宫颈内口与对侧壁的真蜕膜融合,成包蜕膜相融合,形成包蜕膜性前置胎盘。

三、临床表现

前置胎盘最具特征性的症状为无诱因、无痛性反复阴道流血。通常出现于妊娠中晚期。部分早期妊娠发生流产也是因为胎盘的异常附着所导致。

(一)症状

前置胎盘的出血是由于形成中的胎盘异常附着所致,表现为无诱因、无先兆、无痛性、反复性出血。少数发生于妊娠中期病例,出血原因为前置胎盘不能随妊娠月份的增加或临产后子宫下段逐渐伸展、宫颈管消失和宫颈扩张而相应地向宫体方向伸展,致使前置胎盘的前置部分附着处剥离,使边缘血管破裂而出血。通常首次出血很少为致命性的大出血,通常为少量出血,可自行停止,只是重复出现。有些情况,尤其是胎盘附着于靠近而未覆盖宫颈口处时,出血直到分娩时才发生。

无痛性反复性出血发生的早晚、次数、血量多少与前置胎盘的类型密切相关。完全性前置胎盘初次出血比其他类型早,大约在28周,出血发作频繁,血量较多,甚至有时一次大量出血即可使患者陷入休克状态,症状为重。边缘性前置胎盘初次出血较晚,约在37周以后,出血量较小,症状较轻。部分性前置胎盘初次出血时间和血量介于以上两者之间,临产后伴随子宫收缩、子宫下段逐渐向上牵引,出血随之增加。边缘性或部分性前置胎盘患者,破膜后胎显露如能迅速下降直接压迫胎盘,出血可停止。无禁忌的情况下,人工破膜有利于胎显露对胎盘的压迫,起到止血作用。由于反复多次或一次大量出血,产妇可发生贫血,其程度与出血量成正比。完全性前置胎盘一次严重出血可使患者休克,胎儿因缺血缺氧发生窘迫以致死亡。

(二)体征

通常患者的情况和出血量的多少有关。出血量不及月经血量可没有任何体征。大量出血时可有面色苍白,脉搏细数,血压下降等休克现象。腹部检查子宫大小与闭经月份一致,腹软无压痛。前置胎盘占据子宫下段导致胎先露高浮,胎位异常,如臀位、横位的发生率增加。若已临产,检查可发现子宫肌张力正常,宫缩为阵发性,宫缩时出血量增加,间歇期子宫可以完全放松,有时在耻骨联合上缘可听到胎盘的轰鸣杂音。

四、辅助检查

(一)超声检查

B超检查属于无创性检查和监护技术,可清楚看到子宫壁、胎头、宫颈和胎盘的位置,对前置胎盘诊断的准确率可达 90%～95%。通过胎盘占据位置所形成的半月形弥漫光点区,可确定胎盘附着的准确部位,然后通过胎盘与宫颈内口的关系可确定前置胎盘的类型,为手术术式的选择提供依据。

B超诊断前置胎盘时,必须注意妊娠周数。妊娠 20 周左右如 B 超所见胎盘位置过低,无阴道出血者可能是一种正常的生理变化,逐月检查可发现随着子宫的不断增大,B 超下可见胎盘向宫体方向移动,胎盘下缘也逐渐上移。对妊娠中晚期胎盘位置低已出现阴道出血者,认为应属于晚期流产范围。

(二)产后检查胎盘和胎膜

胎盘娩出后仔细检查以核对产前诊断。前置部分的胎盘有陈旧性血块,呈紫红色。陈旧性血块如出现在胎盘边缘,距胎膜破口处<7cm,则为部分性前置胎盘。剖宫产时,术中可直接了解胎盘附着部位,无须检查胎膜破口部位。

五、治疗

前置胎盘病情变化多端,产前难以估计病情结局,应重视引起前置胎盘的各种高危因素,一旦出血,立即住院。处理原则是抑制宫缩、止血、纠正贫血和预防感染。根据出血量的多少,有无休克、妊娠周数、产次、胎位、胎儿是否存活、是否临产、宫口开大程度及前置胎盘的类型等进行全面评价以制订治疗方案。

(一)对未明确诊断的患者应注意以下两点

1.及早确诊

妊娠晚期出血患者,应在有输血、抢救、剖宫产条件的医院进行确诊性检查和处理。

2.紧急转送的处理

对患者阴道大量出血而当地无条件处理时,应在输液、输血条件下,消毒外阴,以无菌纱布条填塞阴道以暂时压迫止血,迅速护送至上级医院。

(二)期待疗法

积极地期待疗法的目的是在保证孕妇安全的前提下,让胎儿能达到或接近足月,以提高围生儿存活率。期待疗法适用于妊娠<34 周、胎儿体重<2000g、胎儿存活、阴道流血不多、一般情况良好无须紧急分娩的孕妇。期待治疗时应住院观察以备随时应付紧急情况。

1.常规处理

孕妇应取左侧卧位,绝对卧床休息,血止后方可轻微活动,禁性生活;定时间断吸氧,每日 3 次,每次 1 小时,以提高胎儿血氧供应;保持心态平静,适当给予地西泮等镇静药,密切观察阴道流血情况;加强胎儿监护,检测胎儿宫内情况,包括胎心率、胎动计数、行无刺激试验等;少做腹部检查,必要时操作要轻柔。

2.孕期足量输血和减少产时出血

如孕妇血红蛋白≤80g/L 或血细胞比容<0.3 或心率>110 次/分或收缩压下降 2～2.7kPa(15～20mmHg),应纠正孕妇贫血状况,维持正常血容量,使血红蛋白维持在>100g/L,血细胞比容>0.3。除服用补血药硫酸亚铁每天 0.393 次以及维生素 C 及钙片外,孕期输血要足量。中央性前置胎盘往往发生较早、出血量较多,应反复输血以维持孕妇正常的血细胞比容和血容量。

3.抑制宫缩

在纠正血容量的同时如伴有激惹性宫缩时,应采用宫缩抑制药以控制胎盘错位性出血,使妊娠周期延长 3～4 周。常用宫缩抑制药有硫酸镁、利托君、沙丁胺醇(舒喘灵)等。有学者认为长期口服沙丁胺醇有增加分娩期出血的不良作用,因此只适用于宫缩出现时方可应用,应用时间不宜过长。

4.B 超检查

对前置胎盘进行分型后,还需进一步了解胎盘附着的主体部位在上还是在下段,胎盘的形态、大小、厚薄,有无植入等,为估计期待的期限、出血量、频度、输血量等做到最佳的安排。采用阴道 B 超检查时应动作轻柔,减少出血机会。

5.测定胎肺成熟度及促进胎肺成熟

结合妊娠周数、羊水测定胎肺成熟度及促进肺成熟是期待疗法的关键。估计孕妇近日需终止妊娠者,妊娠周数<34 周,应促进胎肺成熟,减少产后新生儿呼吸窘迫综合征的发生。地塞米松 5～10mg,2 次/天肌内注射,连用 2～3 天;情况紧急时,可羊膜腔内注入地塞米松 10mg。要改变以往单纯依靠妊娠周数及胎儿体重来判断胎儿成熟与否,也要避免妊娠 35～36 周后,胎儿已经成熟仍继续期待,对胎儿无益却使孕妇出血的危险性增加。

6.预防感染

应给予广谱抗生素预防感染。

(三)终止妊娠

如保守治疗成功,仍应适时终止妊娠,这与自然分娩及大出血紧急手术时处理相比,围生儿病死率明显下降。

1.终止妊娠的指征

一般认为完全性前置胎盘应在妊娠 34～35 周,估计胎儿体重＞1500g 时处理;边缘性前置胎盘应在妊娠 37 周时考虑结束妊娠;而部分性前置胎盘可根据胎盘覆盖宫颈内口的面积,适时终止妊娠。但如果孕妇反复发生大量出血甚至休克时,无论胎儿是否成熟,为了保证母亲安全应终止妊娠;妊娠周数达到 36 周以上,胎儿成熟度检查提示胎儿肺成熟;妊娠周数未达到 36 周,出现胎儿窘迫征象或胎儿电子监护发现胎心异常;出血量多,危及胎儿;胎儿已经死亡或出现难以存活的畸形,如无脑儿。

2.剖宫产

目前剖宫产是处理前置胎盘的急救措施和适时分娩的主要手段。注意术前输血输液,纠正贫血和休克,术中应选择合适的子宫切口尽快娩出胎儿,胎儿娩出后于宫体注射缩宫药。如发现植入性胎盘可行子宫切除以免发生胎盘剥离面大出血。人工剥离胎盘后,出血往往较多,可采用热盐水纱布压迫,缝合子宫下段开放的血窦,结扎双侧子宫动脉或髂内动脉,纱布条填塞宫腔,以遏制大量的剥离面出血。当上述措施无效时,唯一方法即为子宫全切,以保全产妇生命。

对边缘性前置胎盘、部分性前置胎盘宫口已开大 2cm 或估计经产妇可在较短时间内分娩者,可尝试经阴道分娩。在宫口开大 2cm 后,行人工破膜,使胎先露压迫胎盘止血。产程中应仔细观察,如出血量大,则立即改行剖宫产。分娩后由于胎盘往往不易自行剥离而应人工剥离。产后仔细检查子宫下段、宫颈、阴道穹等处有无裂伤。如产后出血量大,可按上述止血方法治疗。

六、护 理

前置胎盘根据以下综合情况做出决定:①阴道出血严重程度;②妊娠周数、产次、胎位、胎儿是否存活;③前置胎盘的类型;④临产与否。

(一)期待疗法

(1)应在保证孕妇安全的前提下尽可能延长孕周达到或接近足月,以提高围产儿存活率。此方案适用于妊娠少于 34 周、胎儿体重小于 2000g、胎儿存活、阴道流血量不多、一般情况良好的孕妇。

患者应采取侧卧位,绝对卧床休息,止血后方可轻微活动;禁止性生活、阴道检查及肛查;一般不进行阴道 B 型超声检查;密切观察阴道流血量;每日间断吸氧,每次 20 分钟,提高胎儿血氧供应;保持心态平静,必要时给予地西泮等镇静剂;监护胎儿宫内情况,包括胎心率、胎动计数等;纠正孕妇贫血状况,可给予铁剂口服,血红蛋白低于 70g/L 时,应输血,使血红蛋白不小于 100g/L,血红细胞比容大于 0.30。

在期待治疗的过程中,在保证孕妇安全的前提下尽可能延长孕周,抑制宫缩,估计孕妇近日需终止妊娠者,若胎龄小于 34 周,应促胎肺成熟。

妊娠 35 周以后,子宫生理性收缩频率增加,前置胎盘的出血率随之上升,因此期待治疗至 36 周,各项指标均说明胎儿已成熟者,可适时择期终止妊娠。

（2）期待疗法期间的护理。①密切观察病情的进展情况,包括生命体征的变化、阴道出血量、胎心率、宫缩情况等。②提供周到细致的护理,及时满足患者的需要。协助患者进食、洗漱、穿着、修饰、如厕。③提供舒适安静的环境,保持心态平静,保证充足的睡眠,每天 8～9 小时,精神放松,减少紧张。④预防感染,严密观察与感染有关的体征,注意会阴部护理,加强营养,增加机体抵抗力。必要时遵医嘱应用抗生素,注意观察药物疗效和不良反应。

（二）终止妊娠

当阴道大量出血时,无论胎儿成熟与否,应以抢救母亲为主,及时终止妊娠。

1.院前急救措施

患者大量阴道流血时,怀疑凶险性前置胎盘者,让患者取头低平卧位,注意保暖,保持安静;马上电话联系救护车。转送过程中可给予吸氧,注意纠正休克,迅速静脉输液、输血,若条件许可,在消毒条件下用无菌纱布进行阴道填塞、腹部加压包扎以暂时压迫止血,迅速护送到有手术条件的上级医院治疗。

2.院内急救措施

（1）剖宫产是处理前置胎盘的主要手段。阴道一次性出血量多时,应立即开放静脉,遵医嘱采取相应的输血、输液、止血措施,维持血容量。及时为患者做好术前准备,遵医嘱给予促进胎肺成熟的药物,情况紧急时,可羊膜腔内注入地塞米松 10mg,以加强胎儿呼吸功能。术前备好血源,做好处理产后出血的准备。同时备好新生儿复苏的抢救物品,预先通知儿科医生到场,抢救新生儿。

（2）阴道分娩适用于经产妇、边缘性前置胎盘、已临产、阴道出血不多时,可人工破膜,利用胎先露压迫胎盘止血。

（3）加强产褥期的护理,预防感染和产后出血。

（三）健康教育及出院指导

1.期待疗法期间

（1）教会孕妇自我监护的方法、自数胎动的方法及疾病的相关知识。

（2）告知孕妇临产先兆,如有先兆症状,例如破水、规律宫缩,及时告知医生以便及早处理。

（3）嘱患者勿搓揉乳房或腹部,以免诱发宫缩。

（4）提供饮食指导:多食粗纤维食物,保证大便通畅,必要时给予大便软化剂。鼓励孕妇进食高蛋白质、高维生素、富含铁的食物,纠正贫血。

2.出院指导

指导产妇按时复查,向患者讲解产褥期护理、营养方面的知识及婴儿护理、母乳喂养方面的知识。应做好健康教育指导,包括计划妊娠的妇女应戒烟、戒毒,避免被动吸烟;避免计划外的妊娠,落实有效的避孕措施,避免人流、多产、多次刮宫或引产,降低剖宫产率,预防感染,减少子宫内膜损伤和子宫内膜炎的发生;怀孕后按时进行产前检查,重视妊娠期出血,无论量多少均应就医,便于早发现、早治疗。

第三节　胎盘早剥

一、定义

胎盘早剥是指妊娠 20 周后或分娩期。正常位置的胎盘在胎儿娩出前,部分或全部从了宫壁剥离。胎盘早剥起病急,进展快。轻型胎盘早剥主要症状为阴道流血,出血量一般较多,色黯红,可伴有轻度腹痛或腹痛不明显,贫血体征不显著。重型胎盘早剥主要症状为突然发生的持续性腹痛和(或)腰酸、腰痛,其程度因剥离面大小及胎盘后积血多少而不同,积血越多疼痛越剧烈。若处理不当,可危及母儿生命。

二、病因

(一)血管病变

胎盘早剥多发生于子痫前期、子痫、慢性高血压及慢性肾脏疾病的孕妇。当这类疾病引起全身血管痉挛及硬化时,子宫底蜕膜也可发生螺旋小动脉痉挛或硬化,引起远端毛细血管缺血坏死而破裂出血,血液流至底蜕膜层与胎盘之间,并形成血肿,导致胎盘从子宫壁剥离。

(二)机械因素

腹部外伤或直接被撞击、性交、外倒转术等都可诱发胎盘早剥。羊水过多时突然破膜,羊水流出过快或双胎分娩时第一胎儿娩出过快,使宫内压骤减,子宫突然收缩而导致胎盘早剥。临产后胎儿下降,脐带过短使胎盘自子宫壁剥离。

(三)子宫静脉压突然升高

妊娠晚期或临产后,孕产妇长时间仰卧位时,可发生仰卧位低血压综合征。此时由于巨大的妊娠子宫压迫下腔静脉,回心血量减少,血压下降,而子宫静脉却瘀血,静脉压升高,导致蜕膜静脉床瘀血或破裂,导致部分或全部胎盘自子宫壁剥离。

(四)其他

高龄孕妇、经产妇易发生胎盘早剥;不良生活习惯(如吸烟、酗酒及吸食可卡因等)也是国外发生率增高的原因;孕妇有子宫肌瘤,特别是胎盘附着部位有子宫肌瘤者,易发生早剥。

三、临床表现

(一)阴道出血

轻型以外出血为主,重型以内出血为主。阴道出血量与休克程度不成比例。

(二)腹痛

突然发作的持续性腹痛,程度与胎盘后积血多少有关,积血越多,疼痛越剧烈。

四、辅助检查

(一)实验室检查

了解贫血程度及凝血功能。可行血常规、尿常规及肝、肾功能等检查。重症患者应做以下试验。

1.弥散性血管内凝血(DIC)筛选试验

血小板计数、血浆凝血酶原时间、血浆纤维蛋白原定量。

2.纤溶确诊试验

凝血酶时间、副凝试验和优球蛋白溶解时间。

3.情况紧急时

可行血小板计数,并用全血凝块试验监测凝血功能,可粗略估计血纤维蛋白原含量。

(二)B超检查

可协助了解胎盘附着部位及胎盘早剥的程度,并可明确胎儿大小及存活情况,超声声像图显示胎盘与子宫壁间有边缘不清楚的液性暗区即为胎盘后血肿,血块机化时,暗区内可见光点反射。如胎盘绒毛膜板凸入羊膜腔,表明血肿较大。

五、治疗

胎盘早剥处理不及时,严重危及母儿生命,应及时诊断,积极治疗。

(一)纠正休克

对处于休克状态的危重患者,积极建立静脉通道,迅速补充血容量,改善血液循环。根据血红蛋白的多少,输注红细胞、血浆、血小板、冷沉淀等。最好输新鲜血,既可补充血容量又能补充凝血因子,应使血细胞比容提高到 0.30 以上,尿量＞30mL/h。

(二)及时终止妊娠

胎盘早剥危及母儿生命,其预后与处理的及时性密切相关。胎儿娩出前胎盘剥离可能继续加重,难以控制出血,时间越长,病情越重,因此一旦确诊重型胎盘早剥,必须及时终止妊娠。

1.剖宫产

适用于:①Ⅱ度胎盘早剥,不能在短时间内结束分娩者;②Ⅰ度胎盘早剥,出现胎儿窘迫征象者;③Ⅲ度胎盘早剥,产妇病情恶化,胎儿已死,不能立即分娩者;④破膜后产程无进展者。剖宫产取出胎儿与胎盘后,立即注射宫缩药,并按摩子宫促进子宫收缩。发现有子宫胎盘卒中时,在按摩子宫同时,可以用热盐水纱垫湿热敷子宫,多数子宫收缩转佳。若发生难以控制的大量出血,应快速输入新鲜血、凝血因子,并行子宫切除术。

2.阴道分娩

产妇一般情况好,宫颈口已开大,估计短时间内可结束分娩,尤其对于胎儿死于宫内者,可行人工破膜、缩宫素静脉滴注让其从阴道分娩。但必须严密观察母胎的情况。

(三)并发症处理

1.凝血功能障碍

迅速终止妊娠,阻断促凝物质继续进入母体血液循环;及时输新鲜血,补充血容量,有条件可输血小板浓缩液,输纤维蛋白原。如无新鲜血时,可选用新鲜冷冻血浆作为应急措施。抗凝首选肝素,适用于 DIC 高凝阶段及未去除病因之前。可阻断 DIC 的发展。DIC 的晚期应用肝素可加重出血,一般不主张用肝素治疗。抗纤溶药物:如氨基己酸 4~6g,氨甲环酸(止血环酸)0.25~0.5g,氨甲苯酸(对羧基苄胺)0.1~0.2g 溶于 5%葡萄糖注射液 500mL 内静脉滴注。

2.急性肾衰竭

胎盘早剥出血过多致休克及发生 DIC 均影响肾脏血流量,严重时可使双肾皮质或肾小管缺血坏死,临床上出现少尿无尿,如每小时尿量<30mL 应补充血容量。如每小时<17mL 或无尿时应考虑肾衰竭,立即静脉注射呋塞米 40~80mg。以上治疗无效,应控制液体入量,积极采取透析疗法进行抢救。

3.产后出血

分娩后及时应用宫缩药,按摩子宫等加强子宫收缩,防止产后出血。剖宫产时发现子宫胎盘卒中,用热盐水纱布热敷及按摩子宫等各种治疗后无效,可行子宫动脉上行支结扎,也可用肠线 8 字缝合卒中部位的浆肌层。上述处理仍无效,出血不能控制者,应及时行子宫切除术。

六、护 理

(一)常规护理
让患者绝对静卧,注意保暖,吸氧。

(二)专科护理

1.纠正休克
对处于休克状态的危重患者,积极开放静脉通道,补充血容量。及时输入新鲜血,若发生弥散性血管内凝血,应测中心静脉压指导补液量。

2.终止妊娠
终止妊娠的方式可根据患者的具体情况选择。①经阴道分娩:适用于经产妇宫口已开大、估计短时间内能结束分娩者,应先行人工破膜,然后用腹带扎紧腹部以利于止血。如宫缩乏力可静脉滴注缩宫素引产,同时密切观察血压、脉搏、胎心变化及阴道出血情况。②剖宫产适用于:重型胎盘早剥短时间不能经阴道分娩者;轻型早剥胎儿存活但有胎儿宫内窘迫者。破膜后产程进展缓慢,患者情况恶化,无论胎儿存活与否均应剖宫产抢救孕妇。

3.并发症的处理
(1)子宫胎盘卒中:子宫表面颜色青紫甚至发黑,但不是子宫切除的绝对指征,应在胎儿和胎盘娩出后视子宫收缩情况而定,如宫缩欠佳用宫缩剂无效,则应行子宫切除术。

(2)预防产后出血:胎盘早剥患者易发生产后出血,故分娩后应及时使用缩宫素或麦角新碱。如各种措施仍未控制出血,需及时行子宫切除;如大量出血、无凝血块,应按凝血障碍进行处理。

(3)凝血功能障碍:观察产程,同时应注意阴道出血有无凝血块。应根据患者的情况输新鲜血及纤维蛋白原,必要时加用肝素及抗纤溶治疗。

(4)防治急性肾衰竭:诊治过程中随时注意尿量,如少于 30mL/h 应及时补充血容量;如尿量少于 17mL/h 或无尿,应考虑急性肾衰竭,应静脉滴注呋塞米 40~80mg,必要时重复,通常 1~2 天可以恢复。若短期内尿量不增且血中尿素氮、肌酐、血钾明显增高,二氧化碳结合力下降,提示肾衰竭,出现尿毒症时应行血液透析。

(三)病情观察

1.严密观察腹痛并正确评估阴道出血情况

对未临产而出现腹痛或阴道流血的妊娠期高血压疾病的患者,应考虑有胎盘早剥的可能。注意观察腹痛性质、程度及子宫高度、范围,严防子宫胎盘卒中发生,子宫卒中越严重子宫收缩越差,产后出血量越多,如经各种止血、促宫缩处理后无效,最终会导致子宫切除,甚至会威胁母婴生命,故应特别警惕。对阴道出血患者应正确评估其阴道出血量及腹腔内出血情况,并做好记录。但阴道出血量不能反映剥离程度、真正失血量和凝血障碍的情况,一旦孕产妇出现腹部胀感、子宫张力变大或阴道少量流血,要马上进行 B 超检查,因 B 超是诊断胎盘早剥最重要的辅助检查手段。一旦确诊,应迅速终止妊娠,这是挽救母婴的最佳方法。

2.严密观察羊水性质

胎盘后血肿穿破胎膜溢入羊水中成为血性羊水,是胎盘早剥的一个重要体征。行人工破膜时应在宫缩间歇期行高位穿刺,使羊水缓慢流出,发现血性羊水或胎心音改变时应引起高度重视,并立即配合做好阴道分娩或即刻手术的准备及抢救新生儿窒息的准备。

(四)健康教育

1.绝对卧床休息

产前嘱孕妇绝对卧床休息,取左侧卧位,一切护理操作和检查均应轻柔,避免突然更换体位,做好床边护理。

2.心理护理

胎盘早剥产妇因为疼痛和出血较多,往往会有恐惧、焦虑心理,护理人员应给予患者心理上的支持,进行针对性的心理指导,尽量使患者镇静,从而消除患者的恐惧、紧张心理。同时,还要做好家属的解释工作,协助产妇建立战胜疾病的信心,从而配合治疗和护理。

第四节　急　产

一、定义

急产分娩是指在产道无阻力的情况下,宫口迅速开全,分娩在短时间内结束,总产程小于 3 小时,以经产妇为多见,占正常分娩的 3%。

二、病因与发病机制

(1)多数急产发生于经产妇,有时亦发生在有流产史、中期引产史的初产妇。上述产妇过去经过妊娠生理变化,再次妊娠分娩,软产道及盆底组织相对较为松弛。

（2）个别孕妇肌肉、筋膜组织先天发育软弱亦可发生急产，产后常有阴道膨出及子宫脱垂倾向。

（3）胎儿偏小，骨盆相对宽大，先露部位低下，都易发生急产。

（4）宫缩力强是急产主要因素，宫缩时宫腔内压力常达 50mmHg（6.67kPa）以上，宫缩有间歇，但较短。

（5）宫缩持续时间偏长也是造成急产的因素。

（6）个别情况下也有错误应用宫缩剂造成超强宫缩致使产程缩短，发生急产。

（7）精神、内分泌的改变也是宫缩强烈的内在因素，但这方面真正引起急产的原因尚不清楚。

三、临床表现

引起急产的一个主要原因是宫缩过强、过频。由于宫缩过强、过频使患者疼痛难忍，而出现痛苦面容、呻吟、大喊大叫、辗转不安。

四、治疗

（1）如宫缩急、有下坠感，宫口全开或已露胎头，多已来不及送产房分娩，可在急诊科准备接生。

（2）常规消毒外阴，备皮。

（3）开始接生，注意保护会阴和处理脐带。

（4）产后检查胎盘、胎膜是否完整。

（5）检查会阴部，如有裂伤及时缝合。

（6）观察婴儿性别及一般情况，向产妇交代。

（7）填写分娩记录及产程时间和所用药物。

（8）测量产妇血压、脉搏，观察宫缩和阴道出血情况，产后观察 1 小时左右，如无异常将产妇送到病房，详细交代病情。

五、护理

（一）减轻疼痛的支持性措施

指导孕妇宫缩时做深呼吸，双手轻揉下腹部或腰骶部，以减轻疼痛；与孕妇交谈，帮助孕妇做腹部按摩，以分散其注意力，减轻疼痛。

（二）减轻焦虑、恐惧

热情接待孕妇，提供温馨舒适的待产环境，让亲属陪伴在其身边。多与孕妇交谈，鼓励其说出焦虑、恐惧的心理感受，听取孕妇的诉说并给予同情、安慰和鼓励。用温馨的语言、和蔼的态度、娴熟的操作技术，赢得孕妇的信赖，增加其安全感。密切观察孕妇的产程进展和胎心音变化情况，及时给予指导与帮助。

（三）接诊过程中提供协助

对经产妇或有过急产史的孕妇,因出现规律宫缩而到急诊科就诊时,急诊护士应立即通知产科医生。当医生尚未到达现场而产程已进入第二产程阶段,应采取如下措施:

(1)第二产程开始的征象:阴道检查触不到宫颈边,胎头降至骨盆出口压迫骨盆底组织,孕妇出现排便感,并不自主的向下屏气。随着产程进展,会阴逐渐膨隆和变薄,肛门松弛。

(2)协助孕妇取左侧卧位或屈膝仰卧位,并指导其每次宫缩时张口哈气且不要向下用力,可使生产速度减缓。同时迅速做好接生准备。

(3)鼓励孕妇放松并陪她同步呼吸,有助于孕妇调整呼吸频率。

(4)绝不可夹紧孕妇的双腿或用力将胎头往内推回以企图减缓生产,因为这样可造成新生儿头颈部的伤害。

第五节　流产

一、定义

妊娠在28周前,胎儿体重不足1000g而中断者,称为流产。分自然流产和人工流产。发生在妊娠12周之前为早期流产,12～28周者为晚期流产。早期流产发生率较高。流产不仅影响妇女身体健康、劳动和学习,甚至可因急性出血或严重感染而威胁孕妇生命。因此,防治流产对保障妇女健康有很大意义。

二、病因

导致流产发生的原因是多种的,主要有以下两方面。

（一）胚胎方面

1.胚胎遗传基因缺陷

主要为染色体异常,在自然流产病例中约占60％。卵及(或)精子的缺陷或受外界不良因素的影响,染色体出现单体、三体、多倍体等数目异常及断裂、缺失、易位等结构异常,均可导致流产。异常越严重,流产发生的时间越早。一般小于孕16周的流产多数与胎儿染色体异常有关;孕17周以后流产的胎儿则多数是正常的。因染色体异常流产的流产物表现为空孕囊或结构异常的胚胎。

2.胎盘异常

滋养细胞的发育和功能不全是胚胎早期死亡的重要原因。检查流产物可见胎盘组织半数以上存在绒毛水肿、血管减少和滋养细胞的退行性变,另外,胎盘内巨大梗死、前置胎盘、胎盘早期剥离而致胎盘血循环障碍,胎儿死亡而致流产。

（二）母体方面

1.全身性疾病

妊娠期急性高热可引起子宫收缩而发生流产;细菌毒素或病毒通过胎盘进入胎儿循环,导致胎儿死亡。慢性疾病如严重贫血或心力衰竭,致胎儿严重缺氧,偶尔也可引起流产。慢性肾炎或高血压患者的胎盘可以发生梗死而引起晚期流产。

2.内分泌失调

黄体功能不全的妇女,排卵受精后体内孕激素不足,蜕膜发育不良,影响胚泡的植入与发育,而致流产。甲状腺功能低下的妇女,可因胚胎发育不良而导致流产。肾上腺分泌的雄激素过多、泌乳素过多也是流产的原因;糖尿病可致胎儿畸形、死胎,因而流产发生率高于正常孕妇。

3.生殖器官疾病

子宫发育不良、子宫畸形、子宫肌瘤可以影响胚胎发育而发生流产。宫颈重度裂伤,宫颈内口松弛易致胎膜早破可引起晚期流产。

4.免疫因素

近代生殖免疫研究表明,流产特别是复发性和习惯性流产中,有50%~60%与免疫因素有关。

(1)自身免疫病型:是与自身抗体有关的一种自身免疫疾病,约占免疫病因的1/3。在患者体内可以检出自身抗体,其中以抗磷脂抗体[主要为狼疮抗凝因子(LAC)和抗心磷脂抗体(ACL)]多见,其次为抗核抗体(ANA),后者可抽提抗原抗体(抗 ENA 抗体)。此类型患者采用免疫治疗法可使妊娠成功率达到92.9%。

(2)同种免疫病型:胎儿基因的半数来自父方,所以可认为正常妊娠是一种成功的半同种移植。如孕妇对胚胎半固体抗原识别和反应性低下,孕期无法产生适当的封闭抗体和保护性抗体,可使胚胎遭受排斥而流产。采用主动免疫治疗可使妊娠获得成功。

5.母儿血型不合

如 Rh 或 ABO 血型系统等,可能是晚期流产的原因之一。

6.其他

跌伤、劳动过度或性交等诱因,可促使子宫收缩而造成流产。妊娠期缺乏维生素或某些毒物进入体内,均可造成流产。

(三)父方因素

近年来研究发现无症状的菌精症可干扰精卵结合与孕卵着床,使胚胎流产。

三、临床表现

停经、腹痛及阴道出血是流产的主要症状,其发生的时间、程度随流产的临床发展而不同。

(一)先兆流产

表现为停经后出现少量阴道出血,量比月经少,初为鲜红色、粉红色,渐为深褐色,早孕反应仍存在,有时伴有轻微下腹痛、腰痛、腹坠。妇科检查:子宫口未开,子宫大小与妊娠月份相符。尿妊娠试验阳性。如胚胎正常,病因去除后出血停止,子宫收缩消失,妊娠可以继续。

(二)难免(或不可避免)流产

由先兆流产发展而来,继续妊娠已不可能。表现为阴道出血量增多或有血块,下腹阵发性剧痛,妇科检查:宫口已开,有时可见胚胎组织堵子宫口;子宫与停经月份相符或稍小。妊娠试验多为阴性。

(三)不完全流产

常发生在妊娠 8～12 周,部分妊娠物已排出体外,尚有部分残留于子宫腔内或附着于子宫壁上。子宫不能很好地收缩,致使阴道出血持续不止,严重时可引起出血性休克。妇科检查:子宫口开大,有时可见胎盘组织堵于宫口,子宫较停经周数小。尿妊娠试验阴性或阳性。如有残留的组织日久未除可形成胎盘息肉,引起反复出血,且诱发感染。

(四)完全流产

胎儿、胎盘、蜕膜组织完全排出,阴道出血渐停止,腹痛随之消失。妇科检查:宫口关闭,子宫接近正常大小。

(五)稽留流产

也称为过期流产,指胚胎或胎儿已死亡滞留宫腔内超过 2 个月未能排出者。按妊娠时间计算已到孕中期胎龄,但子宫不见增大甚至逐渐缩小;孕妇多有少量阴道流血,可无明显腹痛、腰痛等症状;至妊娠中期仍未感胎动,检查听不到胎心,触不到胎动;妊娠试验由阳性转为阴性。胚胎死亡后,组织溶解,产生溶血活酶,可进入母体血循环引起 DIC,消耗大量凝血因子,致全身各器官大量出血,危及患者生命,是十分险恶的并发症。妊娠物稽留宫内时间越长,引起 DIC 的可能性越大。此外,稽留时间长也易引起感染。因此,对此种类型的流产更应及时诊断、处理。

(六)感染性流产

原有生殖道感染性疾病、阴道流血时间长、外阴清洁卫生差、不洁性交、不洁检查都可导致感染。病原体常为多种病菌,包括需氧及厌氧菌的混合感染。可局限于子宫,也可波及子宫周围组织形成输卵管炎、盆腔结缔组织炎、腹膜炎,甚至败血症。上述各型流产过程中均可并发感染,以不全流产最多见。

(七)习惯性流产

习惯性流产指连续自然流产 3 次或 3 次以上者。近年常用复发性流产取代习惯性流产,定义为连续 2 次及 2 次以上的自然流产。每次流产多发生于同一妊娠月份,其临床经过与一般流产相同。早期流产常见原因为胚胎染色体异常、免疫功能异常、黄体功能不足、甲状腺功能减退症等。晚期流产常见原因为子宫畸形或发育不良、宫颈内口松弛、子宫肌瘤等。宫颈内口松弛常发生于妊娠中期,胎儿长大,羊水增多,宫腔内压力增加,羊膜囊经宫颈内口突出,宫颈管逐渐缩短、扩张。患者常无自觉症状,一旦胎膜破裂,胎儿迅即娩出。

四、辅助检查

(一)妊娠免疫试验

血或尿中 HCG 阳性可确诊为与妊娠有关疾病,但阴性并不能否定流产,特别是妊娠物与子宫壁分离已久,长期滞留宫腔者,应结合病史及其他检查确诊。

(二)B 超检查

可见子宫增大,宫腔内有滞留的胎儿及(或)胚胎组织和积血,宫口开大,可见有组织嵌顿,诊断准确性较高。

（三）病理检查

排出物的病理切片检查有助于鉴别是否妊娠产物,确定诊断。

（四）细菌培养

疑有感染时,宫腔拭子的细菌培养或宫颈黏液及胚胎组织送检 TORCH 及支原体等,结果有助于确定感染病原体。

五、治疗

流产发生后,若能正常处理,一般无后遗症。若处理不当,轻者造成贫血、盆腔炎或继发不孕;重者大量失血或严重感染,可危及生命。

（一）根据流产类型治疗

1.先兆流产

应卧床休息,禁止性生活,尽量不做阴道检查,以减少刺激;精神上的支持与心理治疗也是重要的治疗措施之一。同时可用镇静药物,如苯巴比妥每次 0.06g,2～3 天;对黄体功能不全的妇女,肌内注射黄体酮每次 20mg,每天 1 次,有利于蜕膜的生长和早期孕卵的发育,一般在阴道出血停止 1 周后停药。若胚胎已死,用药时间过长,胚胎不易排出,可导致稽留流产。有些人工合成的孕激素类药物有致胎儿畸形作用,早期妊娠不宜应用。口服维生素 E 每次 10～20mg,每天 3 次,有利于孕卵的发育。

2.难免流产

促使胚胎和胎盘组织及早完全排出,以防止出血和感染。子宫＜12 孕周者进行吸宫术,术前或术时注射缩宫素 10U,使子宫收缩,减少出血。出血严重的应在输血、输液的同时进行吸宫。子宫超过 12 孕周时,可先肌内注射缩宫素 10U,以后 30 分钟再注射 5U,共 4～6 次或用缩宫素 10～20U 加入葡萄糖注射液中静脉滴注,促使子宫收缩将胎儿、胎盘排出。出血较多,子宫口已开大者,亦可行钳刮术。

3.不全流产

应行吸宫或钳刮术以清除宫腔内残留组织。出血时间较长者,应同时给抗生素预防感染。出血较多时,可在静脉输液滴注宫缩药的同时进行钳刮术,必要时输血。

4.完全性流产

一般不需要特殊处理。

5.稽留流产

及时促使胎儿和胎盘排出,以防稽留日久发生凝血功能障碍。处理前应做凝血功能检查,如有凝血功能障碍或 DIC,应予以适当处理,待凝血功能改善或 DIC 消除后,再予引产或手术,如无上述情况,则口服己烯雌酚 5～10mg,每天 3 次,以提高子宫肌肉对缩宫素的敏感性,一般术前用药 3～5 天。子宫＜12 孕周可进行宫颈扩张和钳刮术。术前做输血准备,术时可注射缩宫药以减少出血。由于胎盘与子宫粘连较紧,操作应轻柔小心,防止子宫穿孔。1 次刮不净者,休息 1 周后再刮。子宫＞13 孕周。可给予静脉滴注缩宫素、前列腺素及依沙吖啶胎膜外引产等,促使宫腔内容物排出。

6.习惯性流产

以预防为主,在受孕前,即应开始采取预防措施。由于原因复杂,男女双方均应详细检查,包括女方基础体温、基础代谢率,男方精液以及夫妇双方染色体核型分析和血型等检查。若怀疑女方子宫畸形或子宫内口松弛者应行子宫输卵管碘油造影。如能找到原因,妊娠前做针对性的治疗,效果较好。已经怀孕者,应在妊娠早期即开始超前治疗,一般治疗超过以前流产的孕月,在此期间避免性生活。子宫颈内口松弛症所致晚期习惯性流产,可在妊娠4~5个月间,以尼龙线做子宫颈口缝合术使颈口缩小,防止流产,预产期前2周拆线。若手术失败,发生难免流产时,应及时拆除缝线,以防造成宫颈严重损伤。

7.感染性流产

(1)可做血或宫颈分泌物的细菌培养及药物敏感测试。

(2)选择有效敏感的抗生素控制感染。

(3)阴道出血不多,可控制感染后再刮宫。阴道出血多,应在静脉滴注大量抗生素的同时刮宫,首先钳夹出大块组织,不宜用刮勺搔刮子宫,以防感染扩散。术后继续抗感染治疗后再行第2次刮宫,彻底清除宫腔内组织,并送病理检查。

(4)若并发感染性休克,一方面抗感染,另一方面抗休克。感染严重无法药物控制时,才考虑切除子宫,并注意检查凝血功能,以防DIC的发生。

(二)手术治疗

子宫畸形,如双角子宫、纵隔子宫可行矫治手术,术后避孕1年。

(三)免疫治疗

适用于原因不明的自然流产或免疫性习惯性流产。

(1)夫妇双方静脉血及男方精液进行抗精子抗体检测,为阳性者。①鼓励丈夫用避孕套6个月至两年,可降低精子抗体含量乃至消失,以利妊娠。②男性免疫性不育,可用泼尼松20~40mg,每日服用,使抗体降低或消失。但长期应用可产生许多不良作用。③女性抗体阳性,可用甲泼尼龙96mg/d,连用3~5天,应用几个疗程后可降低抗体含量。也可用泼尼松5mg,2次/天,同时按中医辨证论治,用穿山甲(代)、三棱、皂角等,3个月为1个疗程,可降低抗体含量。

(2)女方血清中无丈夫白细胞抗体者,做皮下注射丈夫淋巴细胞治疗。①于计划妊娠前2个月开始,3周1次,共4次,若治疗后1个月仍未怀孕,则加注1次。②用肝素抗凝取丈夫静脉血,用淋巴细胞分离液无菌分离淋巴细胞,以磷酸缓冲液洗涤3次,浓缩到1.2~1.5mL,淋巴细胞数为$(2~2.5)×10^{10}$/L,用1mL注射器吸取浓缩淋巴细胞悬液,在妻子前臂内侧皮内注射6~8点,每点0.2mL,24~48小时观察局部反应,并定期进行实验室检查,测定HLA抗体的产生。

六、护理

(一)先兆流产和复发性流产

以保胎为主。

（1）应用黄体酮或中成药保胎，还可应用维生素 E 以利于胚胎发育。

（2）避免盲目保胎。染色体异常的胚胎占流产的 $50\%\sim60\%$，及时 B 超监测胎儿发育情况，若胚胎发育不良，流产不可避免，应终止妊娠。

（3）护理措施。①休息，禁止性生活和不必要的妇科检查，以减少刺激。②提供精神支持，安定情绪，使家属和患者保持镇静，增强保胎信心。③禁洗肠，便秘者可用开塞露等直肠用药。④遵医嘱给予对胎儿无不良反应的适量镇静剂、孕激素、宫缩抑制剂、中药等。⑤随时评估患者阴道流血及腹痛情况，若流血量超过月经量，阴道有排出物及时报告医生，保留排出物留送病理检查。⑥宫颈松弛患者，做好宫颈环扎术的术前、术后护理，并协助生活护理。⑦提供饮食指导，促进食欲。⑧妊娠不能再继续者，及时做好终止妊娠的各项准备。

（二）难免流产、不全流产及完全流产

（1）难免流产：诊断明确后，尽早使胚胎及胎盘组织完全排出，及时行刮宫术或引产术，对妊娠物仔细检查，确认是否完全，并送病理检查。

（2）不全流产：①诊断明确，立即刮宫，并送病理检查；②不全流产和难免流产往往出血多，应注意全身状况，必要时输液、输血；③术后应用抗生素预防感染。

（3）完全流产：如确诊为完全流产，一般不需特殊处理。

（4）护理：做好终止妊娠的准备。①做好外阴冲洗，以清除宫腔内容物为主，预防感染和出血。②阴道出血多者，遵医嘱做好血常规、化验、输血、输液准备，必要时观察并记录生命体征。③遵医嘱及时送手术室清宫。④术后严密观察阴道出血及子宫收缩情况，督促患者定时排尿，以免影响子宫收缩。⑤注意外阴清洁，阴道出血干净前禁止坐浴，遵医嘱及时给予宫缩剂及抗生素。

（三）稽留流产

死胎可引起凝血功能障碍，机化的胎盘组织与宫壁粘连，处理较困难，可造成严重出血。应及时促使胎儿、胎盘排出。

（1）处理前注意检查血常规、血小板计数及凝血功能，并做好输血准备。

（2）遵医嘱给予雌激素药物，以促进子宫肌层的敏感性，促使胎盘分离。

（3）凝血功能异常者，需尽早使用肝素、纤维蛋白原及输新鲜血、新鲜冰冻血浆等，待凝血功能改善后再行刮宫。

（四）流产合并感染

多发生于阴道流血时间长，宫腔内残留妊娠产物或有不洁宫内操作。此时除有流产症状外，常有全身感染中毒症状与体征。处理原则为：

（1）出血不多时，应用广谱抗生素 2～3 日控制感染后再刮宫。

（2）出血量多时或经应用大量抗生素后仍未能控制感染时，则在继续静脉滴注抗生素及输血的同时，用卵圆钳将宫腔内容物夹出以控制出血，切不可用刮匙全面搔刮宫腔，以免造成感染扩散。术后继续应用抗生素，待感染控制后行刮宫，彻底清除宫腔内容物。

（3）流产合并严重感染，发生败血症、脓毒症休克时应积极纠正休克、控制感染。若感染严重或腹盆腔有脓肿形成，应进行手术引流，必要时切除子宫。

（4）护理。①做好床边隔离，防止交叉感染。②密切观察血压、脉搏、体温及尿量变化，病

情严重者,要做好特护记录。③遵医嘱做好各项化验及术前准备工作,如血培养、宫腔培养和药物敏感试验。④遵医嘱使用抗生素静脉点滴,并观察疗效及不良反应。⑤警惕脓毒症休克的先兆,注意观察恶露的量、颜色、气味,异常时应及时汇报医生,积极处理。⑥嘱患者采取头高位,以利于阴道分泌物的排出,使炎症局限。⑦遵医嘱及时给予各种药物治疗。

(五)健康教育及出院指导

(1)为流产患者提供心理支持:耐心倾听患者的叙述,解答患者的疑问。由于失去胎儿,患者可能出现愤怒、沮丧、悲伤等情绪,鼓励患者说出心理的不适,帮助她们为再次妊娠做好准备。

(2)加强保胎患者的健康教育,讲解流产的可能原因,使患者精神愉快、情绪稳定、配合治疗。

(3)加强营养,增强机体抵抗力。

(4)遵医嘱及时正确服用药物,注意体温、阴道出血情况及分泌物的气味,保持外阴清洁,出现异常及时就诊。

(5)术后禁止性生活1个月;月经恢复来潮干净后3～7天复查,由医生检查子宫恢复情况;并根据具体情况及复查结果指导其何时恢复性生活。

(6)指导避孕。流产后如计划再妊娠应间隔半年以上,孕后认真进行产前检查;复发性流产者应进行产前遗传检查,寻找流产原因,确定是否可以妊娠,并根据结果决定下次妊娠的时机,必要时孕中期行产前诊断。

第六节 妊娠高血压综合征

一、定义

妊娠高血压疾病(简称妊高征),是妊娠期妇女所特有而又常见的疾病,以高血压、水肿、蛋白尿、抽搐、昏迷、心肾衰竭,甚至发生母子死亡为临床特点。妊娠高血压综合征按严重程度分为轻度、中度和重度,重度妊娠高血压综合征又称先兆子痫和子痫,子痫即在高血压基础上有抽搐。

二、病因和发病机制

(一)病因

免疫学和分子生物学等基础医学研究进展虽对先兆子痫的病理生理改变有一定了解,但其真正病因与发病机制仍不明,根据流行病学调查先兆子痫的发病与下列因素有关。

(1)年龄≤20岁或＞35岁的初孕妇。

(2)种族差异如美国非洲裔或西班牙裔多高于白人。

(3)家族遗传因素家族中有高血压病史者。

（4）有原发高血压肾炎、糖尿病等病史者。

（5）营养不良贫血、低蛋白血症者。

（6）体型矮胖,体重指数＞0.24kg/m² 者。

（7）精神过分紧张或工作强度压力大者。

（8）羊水过多,双胎巨大儿,葡萄胎者。

（二）发病机制

1.免疫学说

妊娠是成功的自然同种异体移植,妊娠维持有赖于母儿间的免疫平衡,一旦免疫平衡失调即可引起免疫排斥反应而导致先兆子痫。

（1）先兆子痫与人类白细胞抗原（HLA）的相关性:有研究发现先兆子痫患者的 HLA-DR4 抗原明显高于正常孕妇,HLADR4 在妊娠期高血压疾病发病中的作用可能为:①直接作为免疫基因,通过免疫基因产物如抗原影响巨噬细胞呈递抗原;②与疾病治病基因连锁不平衡;③使母胎间抗原呈递及识别功能降低,导致封闭抗体产生不足,最终导致妊娠期高血压疾病的发生。

（2）先兆子痫时细胞免疫的变化:妊娠时 Th 减少而 Ts 明显增高,使 Th/Ts 比值不平衡,不足以维持正常母—胎免疫关系和保护胎儿免受排斥,重度先兆子痫患者 Ts 减少接近非孕妇水平,同时功能降低,而 Th/Ts 比值上升,说明先兆子痫时母—胎免疫失衡,防护反应减弱。

（3）先兆子痫时免疫复合物（IC）变化:先兆子痫时子宫静脉中滋养细胞,大量进入母循环与母抗体形成 IC 明显增多,并在患者肾脏与胎盘处沉积 IC,使胎盘附着处血管受损致胎盘血流障碍,IC 沉积在肾小球基底膜使其通透性增加,大量蛋白漏出 IC 沉积于全身各脏器血管内激活凝血与纤溶系统而致 DIC。

2.胎盘缺血学说

正常妊娠时,固定绒毛滋养细胞沿螺旋动脉逆行浸润,逐渐取代血管内皮细胞,并使血管平滑肌弹性层为纤维样物质取代,使血管腔扩大血流增加,以更好营养胎儿这一过程称血管重塑,入侵深度可达子宫肌层的内 1/3,先兆子痫时滋养细胞入侵仅达蜕膜血管,少数血管不发生重塑这现象称胎盘浅着床,导致早期滋养细胞缺氧影响胎儿发育。

3.血管调节物质的异常

血浆中有调节血管的调节因子,如血管内皮素（ET）及血栓素（TXA$_2$）共同调节血管收缩,一氧化氮（NO）及前列环素（PGI$_2$）、心钠素（ANP）一同参与血管的舒张。PGI$_2$ 与 TXA$_2$,维生素 E（有抗过氧化物活性）与脂质过氧化物,ET 与 ANP 的比值随之升高,在先兆子痫时上述比值反而下降,增加的 TXA$_2$、过氧化物、ET 等,加重血管内皮的破坏,诱发血小板凝聚并对血管收缩因子敏感,血管进一步收缩,血管内皮进一步破坏,导致凝血与纤溶失调,故重度先兆子痫患者多有 DIC 的亚临床或临床表现。

4.遗传学说

从临床观察可知有先兆子痫家族史的孕妇,其先兆子痫的发生率明显高于无家族史的孕妇,在遗传方式上目前多认为先兆子痫属单基因隐性遗传。单基因可来自母亲胎儿,也可由两基因共同作用;但多因素遗传也不能除外。

5.营养缺乏学说

近年来认为钙缺乏可能与先兆子痫发病有关,妊娠期每天补充 2g 钙先兆子痫发病率可从 18% 下降至 4%,其作用可能是补充钙调节了先兆子痫时肾对钙的吸收障碍,但也有学者观察到即使对轻度先兆子痫补钙 2g/d 后,仍不能阻止其发展为重度先兆子痫。

三、临床表现

(一)病史

详细询问患者于孕前及妊娠 20 周以前有无高血压、蛋白尿和(或)水肿与抽搐等症候;既往有无原发高血压、慢性肾病、肾上腺疾病等继发高血压;本次妊娠经过有无异常。

(二)体征

妊娠 20 周以后出现以下情况。

1.高血压

测血压,如有升高需休息 0.5～1 小时再测。WHO 专家认为血压升高需持续 4 小时以上才能诊断,但在紧急分娩或低压≥14.7kPa(110mmHg)时虽休息不足 4 小时也可诊断。过去以血压 17.3/12kPa(130/90mmHg)为升高现改为 18.7/12kPa(140/90mmHg)以便与国际接轨,同时对血压较基础血压升高 4/2kPa(30/15mmHg)但仍低于 18.7/12kPa(140/90mmHg)者均不做异常诊断,因为 North 等及 Levine 做的 5700 例以上前瞻性研究证实血压上升但仍低于 18.7/12kPa(140/90mmHg)者,母儿结局无异常故现已不列为诊断标准。

2.蛋白尿

应留清洁中段尿检查,如 24 小时尿蛋白≥0.3g 则为异常。

3.水肿

妊娠期可有生理性水肿,如经休息后未消失者为病理性水肿,踝及小腿有可凹性水肿以"+"表示;水肿延至大腿以"++"表示;水肿延及外阴及腹壁以"+++"表示;"++++"表示全身水肿或伴腹水,如水肿不明显但每周体重增加超过 0.5kg 者,应注意有无隐性水肿,由于引起妊娠水肿的因素多,发生率高,没有特异性故现国际上已不作为诊断先兆子痫的特征。

四、辅助检查

(一)血液检查

(1)正常妊娠期血细胞比容(HCT)<0.35,先兆子痫时可>0.35,提示血液浓缩。

(2)血小板计数<$100×10^9$/L 而且随病情加重而呈进行性下降。

(3)重度先兆子痫若尿中大量蛋白丢失致血浆蛋白低白蛋白/球蛋白比例倒置。

(4)血中尿酸、肌酐和尿素氮升高提示肾受损;谷丙转氨酶(ALT)升高和纤维蛋白原下降提示肝受损;心肌酶谱异常表示心脏受累。

(5)重度先兆子痫可出现溶血表现为红细胞形态改变,血胆红素>20.5μmol/L,而 LDH 的升高出现最早若出现 DIC 则有相应改变。

(6)对子痫患者应查血电解质和血气分析可了解有无水电解质代谢紊乱和酸碱平衡失调。

（二）尿液检查

根据尿蛋白异常程度来确定病情严重程度。尿比重若＞1.020,提示有血液浓缩;若固定在1.010左右表明有肾功能不全。先兆子痫患者尿镜检多为正常,若有多数红细胞和管型应考虑为急性肾衰竭或肾本身有严重疾患。

（三）眼底检查

视网膜小动脉可以反映全身脏器小动脉的情况。视网膜动静脉管径比正常为2∶3,妊高征时为1∶2,甚至1∶4。严重者伴视网膜水肿渗出和出血甚至视网膜剥脱。

（四）心脑监测

对重度先兆子痫患者做心电图和脑电图检查可及时发现心脑异常,对可疑有颅内出血或脑栓塞者应做CT(或MRI)检查有助于早期诊断。

（五）B超检查

定期B超检查观察胎儿生长发育可及时发现FGR并可了解羊水量和胎盘成熟度,羊水量减少如羊水指数(AFI)≤5cm胎儿发育小于孕周,子宫动脉、脐动脉血流高阻均提示胎儿缺氧,应积极处理。

（六）胎心监护

自孕32周后应每周行胎心监护了解胎儿情况。若无激惹试验(NST)或缩宫素激惹试验(OCT)结果可疑者应于3天内重复试验,临产患者若宫缩应激试验(CST)异常,提示胎儿缺氧,对产程中宫缩不耐受应及时做剖宫产终止妊娠。

（七）胎肺成熟度

胎肺成熟是胎儿出生后能否存活的基本条件,胎肺是否成熟对先兆子痫的处理影响较大,了解胎肺成熟度适时终止妊娠有利于减少孕产妇并发症和减少因早产所造成的围生儿死亡。目前常做羊膜腔穿刺抽取羊水,做羊水振荡试验(FST)和羊水卵磷脂/鞘磷脂比值(L/S)测定等,如胎肺成熟可终止妊娠。

根据病史及临床体征基本可做出先兆子痫的诊断,但须通过上述各项检查才能确定全身脏器受损情况及有无并发症,以确定临床类别及制订正确处理方案。

五、治疗

先兆子痫治疗原则:镇静、解痉、降压、利尿、适时终止妊娠。处理的目的是预防抽搐,预防脑出血和重要脏器损伤,权衡母亲和胎儿状况,决定分娩时机。

（一）轻度子痫前期（37周前）的期待治疗

(1)观察病情变化,加强产前监测;每周实验室检查血、尿常规,肝肾功,LDH;定期24小时尿蛋白测定。

(2)监测胎儿状况,每周2次NST;每周1次AFI或BPPS;每3～4周超声评估胎儿生长情况。

(3)在37～39周分娩。

（二）子痫前期治疗

(1)休息,左侧卧位(每日≥10小时),以减轻右旋子宫对腹主动脉与下腔静脉的压迫,增加回心血量,改善肾及胎盘血流,增加尿量。

(2)间断吸氧。

(3)监护母胎情况。

(4)注意饮食,摄入充足蛋白质、蔬菜,补足铁与钙剂。应避免过多食盐,但不必严格限制,以免低钠血症使产后易发生循环衰竭。

(三)镇静

主要用于精神紧张,睡眠欠佳,重度子痫前期及子痫患者。

(1)地西泮 2.5mg 睡前口服,或 10mg 肌内注射,或静脉缓慢注射。

(2)巴比妥类药:①异戊巴比妥(阿米妥)250mg 肌内注射或静脉缓慢注射;②硫喷妥钠 0.5~1g,静脉缓慢注射,但须注意喉痉挛。

(3)冬眠合剂:有利于抑制子痫抽搐,哌替啶 100mg,异丙嗪 50mg,氯丙嗪 50mg,共 6mL 溶于 5%葡萄糖注射液 500mL 静脉滴注,紧急时可用 1/3~1/2 量肌内注射或溶于 5%葡萄糖注射液 10mL 静脉缓推 5~10 分钟,不良反应是减少肾、子宫胎盘血流,有母儿肝损害,仅用于硫酸镁效果不佳者。

(4)苯巴比妥、异戊巴比妥、吗啡不良反应:胎儿呼吸抑制(6 小时内)。

(四)解痉

主要应用硫酸镁,作用机制为抑制神经末梢与肌肉接头处 Ca^{2+} 和乙酰胆碱的释放,阻断神经肌肉接头间的信息传导,使骨骼肌松弛,降低中枢神经系统兴奋性,抑制抽搐的发生,降低机体对血管紧张素的反应,刺激血管内皮细胞合成前列环素,抑制内皮素合成,从而缓解血管痉挛,解除子宫胎盘血管痉挛,改善母儿间血氧交换及围生儿预后。

1.用法

静脉注射 25%硫酸镁注射液 16mL(4g,15~20 分钟)继之滴注,速度为 1~3g/h。25%硫酸镁注射液 20mL(5g)+2%利多卡因 2mL,臀肌深部注射,总量 25~30g/d。

2.不良反应

部分患者有发热、烦躁、出汗、口干、恶心、心悸、乏力等反应,如 Mg^{2+} 浓度高,则可以抑制呼吸降低肺功能增加肺水肿机会,并抑制子宫收缩延长产程,增加产后出血量及产后出血率。

3.注意事项

血 Mg^{2+} 在 2~3.5mmol/L 为有效治疗浓度,达 4~5mmol/L 浓度时膝腱反射消失,达 6mmol/L 浓度时呼吸抑制以后因缺氧而心搏停止甚至死亡,故每次用药前应做以下检查:①膝腱反射必须存在;②呼吸每分钟不少于 16 次;③尿量每小时不少于 25mL;④必须准备 10%葡萄糖酸钙 10mL 在出现 Mg^{2+} 中毒时应静脉注射 5~10 分钟解毒用。

(五)降压药物

降压药是用于控制重度先兆子痫、先兆子痫及子痫的过高血压,一般在收缩压≥21.3kPa(160mmHg)或舒张压≥14.7kPa(110mmHg)时为避免脑血管意外、胎盘早剥才使用,避免降压过快,以防止发生意外。

(1)肼屈嗪:效果确切,可增加心排血量,脑肾血流亦增加,并有益于子宫胎盘血流灌注,但对于心力衰竭者不宜使用。用法:每次口服 10~20mg,2~3 次/天或 40mg+5%葡萄糖注射液静脉滴注。

(2)拉贝洛尔:为 α、β 肾上腺素能受体阻滞药,剂量为每次 50~100mg,口服,3 次/天,对子痫患者可用 10mg 静脉滴注,如 10 分钟后血压下降不理想,可再静脉注射 20mg,待血压稳定后改口服。

(3)甲基多巴,兴奋血管运动中枢的受体,抑制外周交感神经,用法:250mg 口服,3 次/天。

(4)硝苯地平:为 Ca^{2+} 通道拮抗药,抑制 Ca^{2+} 内流,松弛血管平滑肌,剂量为 10mg 口含或口服,3~4 次/天。大剂量如 40~80mg 可抑制宫缩,与 Mg^{2+} 同用时有协同作用。

(5)尼莫地平:为 Ca^{2+} 拮抗药,能有效调节细胞内 Ca^{2+} 水平,对脑血管有选择性扩张并改善脑缺氧。大剂量可使升高的血压降低,剂量为 20~60mg,口服,3 次/天,子痫时可以 0.5mg/h 的速度静脉注射 1 小时后 1~2mg/h 静脉滴注,血压控制后改口服。

(6)硝普钠:为强效血管扩张药,它释放出 NO 直接扩张血管,其代谢产物硫氰化盐使组织缺氧,代谢性酸中毒脑水肿对母儿均不利,只能短期用,产前用不应超过 24 小时,剂量 10mg 溶于 5% 葡萄糖注射液 100mL 中以 0.5~0.8μg/(kg·min)速度滴注逐渐加量至血压满意。

(7)酚妥拉明(苄胺唑啉):为 α 肾上腺素能受体阻滞药,剂量为 10~20mg 溶入 5% 葡萄糖注射液 100~200mL,以 0.1mg/(kg·min)速度静脉滴注。

(六)扩容与利尿

重度先兆子痫时,血浓缩与低血容量是主要病理生理变化之一,扩容可纠正血浓缩,疏通微循环,改善脏器因灌注不足的缺氧,但毛细血管渗透性增加,易使血管内液流出血管外导致组织器官水肿,不恰当的扩容易发生肺与脑水肿,提倡在解痉基础上扩容,在扩容基础上利尿。

1.扩容

适用于 HCT>0.35,全血黏度比值在 3.6~3.7,血浆黏度>1.6,中心静脉压<7cmH$_2$O 或尿比重>1.020,有心肾衰竭时禁用。扩容药物分胶体和晶体两大类,常用制品有:人血白蛋白、全血、血浆等。

2.利尿

适用于全身性水肿、急性心力衰竭、肺水肿、水容量过多或伴有潜在肺水肿者。近年认为先兆子痫患者有效血容量已存在不足,利尿将加重血液浓缩与水电解质紊乱,但对重度先兆子痫、心力衰竭伴肺水肿,可疑早期急性肾衰竭和子痫脑水肿者,使用快速利尿药如呋塞米或 20% 甘露醇注射液脱水利尿及降颅压仍为重要治疗措施。但在利尿时须注意血液有无浓缩,应在扩容基础上利尿,不恰当地使用利尿药或高渗液,将进一步减少有效血容量,加重母儿病情,影响胎盘血流灌注;产后由于自然利尿作用,3~4 天后细胞外液将明显减少。

(七)促胎肺成熟

对妊周<34 周的孕妇可肌内注射地塞米松 5mg;1/12 小时,共 4 次或羊膜腔内注射地塞米松 10mg 1 次,以促进胎儿肺成熟。

(八)终止妊娠

先兆子痫是妊娠所特有的疾病,终止妊娠后病情可好转,故以对母儿最小的损伤适时终止妊娠是从根本上治疗先兆子痫。

(1)终止妊娠指征:轻度先兆子痫,病情控制满意应在妊 39~40 周终止妊娠。

重度先兆子痫伴脏器损害者其终止妊娠指征。①经过积极治疗 24～48 小时无明显好转。②妊娠 36 周以上经治疗好转。③妊娠＜36 周尤其是发生早于 34 周的重度先兆子痫,采取非手术治疗时需权衡母儿的利弊,经积极治疗后无好转,重度子痫前期或经积极治疗 24～48 小时病情无好转或子痫控制 2 小时后,通常需要尽快终止妊娠。胎儿肺未成熟应用地塞米松促肺成熟后终止妊娠,此期间密切监测母病情与胎儿状态,如发现异常即使用地塞米松,未达 24 小时终止妊娠也有效,在病情允许的情况下可在使用糖皮质激素 48 小时后终止妊娠。

(2)终止妊娠方式:依据病情与宫颈条件而定引产与阴道分娩,宫颈条件成熟(Bishop≥5 分)可人工破膜加缩宫素静脉注射引产,临产后注意监测产妇与胎儿,重度先兆子痫患者产程中需静脉滴注硫酸镁以防止子痫,第一产程应使孕妇保持安静,适当缩短第二产程可做会阴侧切或产钳助产,防治产后出血,如产程中出现异常应及时剖宫产终止妊娠。对以下情况应剖宫产结束分娩:①病情严重有较重脏器损害或不能耐受产程刺激者;②子痫抽搐频繁或昏迷多种药物难以控制者;③宫颈条件不成熟而急需终止妊娠者;④并发症及产科情况如胎盘早剥 HELLP 综合征或前置胎盘第一胎臀位头盆不称者;⑤胎盘功能减退胎儿窘迫者;⑥麻醉方式以持续硬膜外麻醉最安全。

(3)产后 24～48 小时硫酸镁及镇静药等的使用不宜中断,术后镇痛不能忽视,以免发生子痫,需防治产后出血。

六、护理

(一)常规护理
患者要注意劳逸结合,保证充分睡眠,尽量卧床休息,休息及睡眠时取左侧卧位,以增加回心血量,维持正常的子宫胎盘血液循环。昏迷患者按昏迷护理常规护理。

(二)专科护理
1.做好心理护理和生活护理

安慰患者,让孕妇了解妊娠、分娩的一般常识,减少生活压力及不良刺激,解除对分娩的恐惧心理。保持床单干净、整洁,环境安静舒适,确保患者身心得到充分休息。

2.输液的护理

根据病情调节输液速度。子痫患者应尽快建立有效的静脉输液通道,采取双路或三路输液,尽快控制抽搐。使用硫酸镁治疗时,注意滴速。

3.临产的护理

患者出现有规律的子宫收缩,腹部阵痛,阴道出血,多为临产,应按临产护理常规护理。

4.子痫的护理

(1)子痫患者应绝对卧床休息,减少声、光、触动等刺激,保持室内绝对安静和空气流通。室内关大灯开小灯,帘幔遮光。治疗及护理操作尽量轻柔,相对集中,减少干扰。

(2)取下义齿,并放置缠以纱布的压舌板,以防咬伤唇舌。

(3)保持呼吸道通畅,头偏向一侧,防止误吸和窒息。

(三)病情观察

1.生命体征的观察

应严密监测并记录患者血压、脉搏、呼吸、神志的变化,如血压居高不降或持续上升,应防止子痫的发生。如发现面色苍白,心慌气促,咳粉红色泡沫痰,应警惕发生心力衰竭。

2.自觉症状的观察

随时询问患者有无头痛、头晕、眼花、呕吐、恶心等症状,如出现上述自觉症状,说明病情在发展。血压可能在上升,应防止发展为先兆子痫或子痫。

3.水肿的观察

坐位或卧位时抬高下肢,勿穿过紧的裤、袜,衣着宽松,避免盘腿而坐,以利于增加静脉回流,减轻水肿。每天空腹测体重1次,及时发现隐性水肿,记录24小时出入量,及时检查尿蛋白。

4.药物疗效及不良反应的观察

使用解痉降压药物后,应观察疗效,如血压是否有下降,是否平稳;使用利尿药后,尿量是否增加,水肿是否好转;使用硫酸镁过量会使呼吸及心肌收缩功能受到抑制,危及生命,故对使用硫酸镁的患者应定时检查膝反射、呼吸、尿量,如出现膝反射消失,呼吸<16次/分,尿量<600mL/24h(<25mL/h)等中毒现象,应立即停药,并静脉推注10%葡萄糖酸钙10mL解救。

(四)健康教育

(1)饮食:患者应进高蛋白饮食,补充从尿中丢失的蛋白质,如瘦肉、鱼、动物内脏等。勿食过咸、腌制的食物以及方便食品和速冻食品。多食富含维生素、铁、钙的食物。水肿严重者,进低盐饮食。盐的摄入量不超过6g/d,减轻水、钠潴留。

(2)胎儿监护:教会患者自测胎动每天3次,每次1小时。发现胎动过多或过少及时报告。吸氧每天2次,每次30分钟。观察有无阴道出血、腹痛、早产、胎盘早剥等,防止胎儿缺氧和新生儿窒息。

(3)定时产前检查:妊娠28周后,每月检查1次。32周后,每半个月检查1次。36周后,每周检查1次。定期行B超检查,监测胎盘功能及胎儿宫内发育情况。定期检测蛋白尿、血压、水肿的变化。

(4)每周测量1次血压和进行1次肾功能检查,以了解身体康复的情况。剖宫产术后严格避孕1～2年。

第七节　子痫

一、定义

子痫是妊娠期特有的疾病,为妊娠高血压综合征最严重的阶段,临床表现除高血压、蛋白尿、水肿外,在先兆子痫的基础上突然出现胸闷、剧烈头痛、视物模糊、抽搐或昏迷等,同时易并发心、肾衰竭。在子痫发作前大都有先兆子痫的症状和体征,但也有无任何警告征象而突然发病的病例。子痫可发生在产前、产中和产后 7 天内。很多病例产前、产时在医生的严密监视下被认为已度过危险期,但产后遇到冲动或兴奋刺激时突发抽搐、昏迷。另外,子痫抽搐可重复发作,重复次数越多,预后越差。是孕产妇和围生儿死亡的主要原因之一。

二、病因与发病机制

(一)病因

目前不十分清楚,一般认为与下列因素有关。

(1)子宫、胎盘缺血缺氧,引起血管痉挛,血压上升或与肾素—血管紧张素—前列腺素系统的平衡失调有关。

(2)与胎盘某些抗原物质的免疫反应有关,如母体血浆的 IgG 和补体均低下,组织不容性增高。

(3)根据流行病学调查总结出本病的诱因有精神因素、年龄大小、体形、外界气温变化及遗传因素等。

(二)发病机制

为全身小动脉痉挛,导致各脏器缺血和缺氧。由于小动脉痉挛,造成管腔狭窄,周围阻力增大,血管内皮细胞损伤,通透性增加,体液和蛋白质渗漏,表现为血压升高、蛋白尿、水肿和血液浓缩等。全身器官组织因缺氧受到损害,严重时脑、心、肝、肾及胎盘等的病理组织学变化可导致抽搐、昏迷、脑水肿、脑出血、心和肾衰竭、肺水肿、肝细胞坏死及被膜下出血、胎盘绒毛退行性变、出血和梗死,胎盘早剥以及凝血功能障碍而导致 DIC 等。

三、临床表现

(1)在重度妊高征的基础上(少数也可能是轻度妊高征)突然发生抽搐,抽搐前有剧烈头痛或上腹疼痛、眼花等症状。

(2)典型的子痫发作分为 4 期。①侵入期:开始两眼球固定,口角及面部肌肉颤动,头扭向一侧,持续数秒钟。②强直期:全身及四肢肌强直,双手紧握,双臂屈曲,两腿内旋,牙关紧闭,迅速发生强烈抽动。③阵挛性搐搦期:上、下腭猛烈地一开一闭,眼睛及其他肌肉也轮流痉挛,如不加保护,舌可被咬伤出血,甚至身体翻动跌落在地。呼吸暂停,面色青紫,口吐泡沫,持续约 1 分钟。④静止期:抽搐停止,全身肌肉松弛,呼吸渐恢复,深而有鼾声,面色恢复,进入昏迷状态,可伴有大、小便失禁。昏迷时间不定,轻者可能立即清醒,重者一次昏迷尚未醒又接着下一次抽搐,甚至可连续发作数十次。发作前后测量血压可上升达 200/160mmHg,呼吸加快,体温也可上升,尿少或出现血尿。

四、辅助检查

(一)血液生化检查

血液的黏稠度及血细胞比容升高;尿酸、尿素氮和血脂升高;二氧化碳结合力降低;纤维蛋白原和血小板计数下降;PT、PTT 延长;试管法凝血时间异常;血 3P 试验可阳性;肝、肾功能测定也可出现异常。

（二）尿液检查

尿蛋白定量≥5g/24 小时，镜检可有红细胞、白细胞和（或）管型。

（三）眼底检查

视网膜小动脉痉挛，视网膜水肿、渗出，视网膜剥离，有絮样渗出物、出血等。

（四）其他检查

如心电图、超声心动图、胎盘功能、胎儿成熟度检查等，可视病情而定。

五、治疗

（1）协助医生控制抽搐。

（2）专人护理，防止受伤。

（3）减少刺激，以免诱发抽搐。

（4）密切监护。

（5）为终止妊娠做好准备。

六、护理

护士应掌握解痉、降压、利尿、扩容等药物的作用、剂量、用法、不良反应等。在执行医嘱的过程中，除做到准时、准量投药外，还应熟知不良反应的表现及抢救措施。

（一）应用硫酸镁时应注意

（1）尿量每天需多于 600mL（每小时不少于 25mL）。

（2）膝腱反射存在。

（3）呼吸不少于 16 次/分。

（4）无心律不齐。

具备以上条件时，可继续用药。观察硫酸镁中毒症状：恶心、呕吐、头胀、全身发热感、疲乏、嗜睡、说话含糊不清，出现以上症状时应减慢滴速或停止使用。应备葡萄糖酸钙，一旦出现呼吸抑制即按医嘱用 10% 葡萄糖酸钙 10mL 静脉缓注，以缓解镁离子中毒。

（二）应用静脉滴注降压药时应注意

注意血压变化，最好用血压监护仪，每 10～15 分钟测血压 1 次，使血压保持在 130～140/90～100mmHg。如血压≤130/90mmHg 时，应停用静脉降压药，避免血压骤降至过低。

（三）应用催眠药物时应注意

必须卧床休息，专人护理，防止直立性低血压突然摔倒发生意外。

（四）应用利尿剂时应注意

注意患者有无倦怠、腹胀、心音低钝等低血钾表现，并注意观察有无脉搏增快等血液浓缩、血容量不足的临床表现。

第八节 产后出血

一、定义

产后出血(PPH)是指胎儿娩出后 24 小时内阴道分娩者出血量≥500mL、剖宫产分娩者出血量≥1000mL;严重产后出血是指分娩后出血量超过 1000mL。产后出血是分娩期的严重合并症,是目前我国引起孕产妇死亡的首位原因。

二、病因及发病机制

主要原因有子宫收缩乏力、胎盘因素、软产道裂伤及凝血功能障碍。

(一)子宫收缩乏力

子宫收缩乏力是产后出血最常见的原因。胎儿娩出后,子宫平滑肌的收缩和缩复对肌束间的血管起到有效的压迫作用,因此任何影响子宫肌收缩和缩复功能的因素均可引起子宫收缩乏力性出血。常见因素有:

1.全身因素

产妇精神过度紧张,对分娩恐惧;体质虚弱或合并全身性疾病等。

2.产科因素

产程延长使体力消耗过多;前置胎盘、胎盘早剥、妊娠期高血压、宫腔感染等,可使子宫肌水肿或渗血,影响收缩。

3.子宫因素

子宫肌纤维过分伸展(如多胎妊娠、羊水过多、巨大儿);子宫肌壁损伤(剖宫产史、肌瘤剔除术后、产次过多等);子宫病变(子宫肌瘤、子宫畸形、子宫肌纤维变性等)。

4.药物因素

过多使用镇静剂、麻醉剂或子宫收缩抑制剂。

(二)胎盘因素

1.胎盘滞留

胎盘多在胎儿娩出后 15 分钟内娩出,若 30 分钟后胎盘仍不排出,将导致出血。常见原因有膀胱充盈、胎盘嵌顿、胎盘剥离不全。

2.胎盘植入

胎盘植入指胎盘绒毛在其附着部位与子宫肌层紧密连接。胎盘植入常见原因如下。

(1)子宫内膜损伤,如多次人工流产、宫腔内感染等。

(2)胎盘附着部位异常,如附着于子宫下段、宫颈或子宫角部,因此处内膜菲薄,使得绒毛易侵入宫壁肌层。

(3)子宫手术史,如剖宫产术、子宫肌瘤剔除术、子宫整形后。

(4)经产妇子宫内膜损伤及发生炎症的机会较多,易引起蜕膜发育不良而发生植入。

3.胎盘部分残留

胎盘部分残留指部分胎盘小叶、副胎盘或部分胎膜残留于宫腔,影响子宫收缩而出血。

(三)软产道裂伤

软产道裂伤后未及时发现,可导致产后出血。常见于阴道助产、巨大胎儿分娩、急产、软产道静脉曲张、外阴水肿、软产道组织弹性差而产力过强等情况。

(四)凝血功能障碍

任何原发或继发的凝血功能异常,均能造成产后出血。原发血小板减少、再生障碍性贫血、肝脏疾病等,因凝血功能障碍可引起手术创伤处及子宫剥离面出血。胎盘早剥、死胎、羊水栓塞、重度子痫前期等产科并发症,可引起 DIC,从而导致子宫大量出血。

三、临床表现

(一)症状

产妇面色苍白、出冷汗,口渴、心慌、头晕,尤其是子宫出血潴留于宫腔及阴道内时,产妇表现为怕冷、寒战、打哈欠、懒言或表情淡漠、呼吸急促甚至烦躁不安、昏迷。软产道损伤造成阴道壁血肿的产妇会有尿频或肛门坠胀感,且有排尿疼痛。

(二)体征

血压下降,脉搏细数。子宫收缩乏力所致出血者,胎盘娩出后阴道流血较多,子宫轮廓不清,触不到宫底,按摩后子宫收缩变硬,停止按摩又变软,按摩子宫时阴道有大量出血。胎儿娩出后数分钟出现阴道流血,色黯红,应考虑胎盘因素。血液积存或胎盘已剥离而滞留于子宫腔内者,宫底可升高,按摩子宫、挤压子宫底部刺激宫缩,可促使胎盘和瘀血排出。胎儿娩出后阴道持续流血,且血液不凝,应考虑凝血功能障碍。胎儿娩出后立即发生阴道流血,色鲜红,应考虑软产道裂伤。软产道裂伤或凝血功能障碍所致的出血,腹部检查宫缩较好,轮廓较清晰。

四、辅助检查

(一)实验室检查

检查产妇血常规、出凝血时间、凝血酶原时间、纤维蛋白原测定等结果。

(二)测量生命体征与中心静脉压

观察血压下降情况,若改变体位时收缩压下降>10mmHg,脉率增加>20 次/分,提示血容量丢失 20%～25%;呼吸短促,脉细数,体温开始可低于正常,随后也可增高,通过观察体温变化识别感染征象。中心静脉压测定结果低于 $2cmH_2O$ 提示右心房充盈压力不足,即静脉回流不足,血容量不足。

(三)B 超检查

可见宫腔内残留血块。

五、治疗

治疗原则为针对原因迅速止血、补充血容量,纠正休克及防治感染。

（一）一般治疗

迅速建立静脉通道,排空膀胱,可留置导尿管,备血。

（二）药物治疗

应用宫缩药加强子宫收缩,纠正宫缩乏力引起的出血。

1.缩宫素

按摩子宫的同时,肌内注射缩宫素 10U,然后将缩宫素 10～30U 加入 10％葡萄糖注射液 500mL 内静脉滴注,以维持子宫处于良好收缩状态。

2.麦角新碱

宫体或肌内直接注射麦角新碱 0.2mg(心脏病、高血压患者慎用),麦角新碱可引起宫体肌肉及子宫下段甚至宫颈的强烈收缩,前置胎盘胎儿娩出后出血时应用效果较佳。

3.前列腺素类药物

上述药物应用后效果不佳,可采用 $PF_{2\alpha}$ 250μg 经腹或直接注入子宫肌层或米索前列醇 200～600μg 肛门用药,可使子宫肌层发生强烈收缩而止血。

（三）手术治疗

1.人工剥离胎盘术

胎盘剥离不全或粘连伴阴道出血,应人工徒手剥离胎盘。残留胎盘胎膜组织徒手取出困难时,可用大号刮匙清除。胎盘嵌顿在子宫狭窄环以上者,可在静脉全身麻醉下,待子宫狭窄环松解后用手取出胎盘。

2.阴道、宫颈裂伤修补术

软产道裂伤出血时,应及时准确地修补、缝合,可有效止血。

(1)宫颈裂伤:宫颈裂伤时应在消毒下暴露宫颈,直视下观察宫颈情况,若裂伤浅且无明显出血,可不予缝合并不做宫颈裂伤诊断,若裂伤深且出血多则需用肠线或化学合成可吸收缝线缝合。缝时第 1 针应从裂口顶端稍上方开始,最后 1 针应距宫颈外侧端 0.5cm 处,以减少日后发生宫颈口狭窄的可能性。若裂伤累及子宫下段经阴道难以修补时,可开腹行裂伤修补术。

(2)阴道裂伤:缝合时应注意缝至裂伤底部,避免遗留无效腔,更要避免缝线穿过直肠,缝合要达到组织对合好及止血的效果。

(3)会阴裂伤:按解剖部位缝合肌层及黏膜下层,最后缝合阴道黏膜及会阴皮肤。

3.盆腔血管结扎术

主要用于子宫收缩乏力、前置胎盘及 DC 等所致的严重产后出血而又迫切希望保留生育功能的产妇。

(1)结扎子宫动脉上行支:消毒后用两把长鼠齿钳钳夹宫颈前后唇,轻轻向下牵引,在宫颈阴道部两侧上端用 2 号可吸收缝线缝扎双侧壁,深入组织约 0.5cm,如无效应迅速开腹,结扎子宫动脉上行支,即在宫颈内口平面距宫颈侧壁 1cm 处,触之无输尿管始进针,缝扎宫颈侧壁,进入宫颈组织约 1cm,两侧同样处理,若见到子宫收缩则有效。

(2)结扎髂内动脉:经上述处理无效,可分离出髂内动脉起始点,以 7 号丝线结扎。结扎后一般可见子宫收缩良好。此法可保留子宫,在剖宫产时易于实行。

(3)介入髂内动脉栓塞术:在 X 线显像辅助下,经股动脉穿刺,将介入导管直接导入髂内动脉或子宫动脉,有选择性地栓塞子宫的供血动脉。选用中效可溶解的物质做栓塞剂,常用明胶海绵颗粒,在栓塞后 2～3 周可被吸收,血管复通。若患者处于休克状态则应先积极抗休克,待一般情况改善后才行栓塞术,且应行双侧髂内动脉栓塞以确保疗效。

4.子宫切除术

应用于难以控制并危及产妇生命的产后出血。在积极输血补充血容量的同时施行子宫次全切除术,若合并中央性或部分性前置胎盘应施行子宫全切术。

(四)其他治疗

1.按摩子宫

助产者一手置于宫底部,拇指在前壁,其余 4 指在后壁,均匀有节律地按摩宫底;也可一手握拳置于阴道前穹隆,顶住子宫前壁,另一手自腹壁按压子宫后壁使宫体前屈,双手相对紧压子宫并做按摩,按压至子宫恢复正常收缩,并能保持收缩状态为止。按摩时应注意无菌操作。

2.填塞宫腔

应用无菌纱布条填塞宫腔,有明显局部止血作用。一般多用于剖宫产时产后出血的处理。具体方法为:术者一手在腹部固定宫底,另一手持卵圆钳将无菌不脱脂棉纱布条送入宫腔内,自宫底由内向外填塞。12～24 小时后取出纱布条,取出前应先肌内注射宫缩药。宫腔填塞纱布条后应密切观察生命体征及宫底高度和大小,警惕因填塞不紧,宫腔内继续出血而阴道不流血的止血假象。

3.补充血液制品

对于凝血功能障碍引起的产后出血,要及时补充足够的凝血因子、纤维蛋白原、血小板等血液制品。

六、护 理

(一)常规护理

为产妇及其家属提供心理支持,宣传并指导产褥期康复的技巧。产妇发生大失血后虽然得救,但因垂体缺血可能出现席汉综合征,面临体力差,生活自理有困难等问题。面对上述情况,尽量给产妇及其家属提供解释的机会,鼓励产妇说出内心的感受并参与出院计划的讨论。针对产妇的具体情况,指导其如何加强营养,有效地纠正贫血,逐步增加活动量,以促进身体的康复。出院后,指导产妇及其家属注意继续观察子宫复旧及恶露情况,发现异常情况及时就诊。护士要使产妇及其家属明确产后检查的时间、目的、意义,使产妇能按时接受检查,以核实产妇心身康复情况,解决哺乳中的问题,调整产后指导计划,部分产妇分娩 24 小时后,于产褥期内发生子宫大出血,被称为晚期产后出血,多于产后 1～2 周发生,也可迟至 6～8 周甚至于10 周发病,应予以高度警惕,以免导致严重后果。

(二)专科护理

1.重视预防

(1)妊娠期:加强孕期保健,定期接受产前检查,及时识别并治疗高危妊娠,如妊高征、肝炎、贫血、巨大儿、羊水过多等,有产后出血史的孕妇应提前入院。

（2）分娩期：临产后，护士继续为孕妇提供精神心理护理，维持孕妇的正常营养及水电平衡，防止产程延长，避免孕妇衰竭状态，必要时给予镇静剂以保证孕妇的休息。第二产程注意科学接生，严格执行无菌技术，指导孕妇正确运用腹压，适时适度做会阴侧切，胎儿娩出要缓慢，胎盘娩出后立即肌内注射或静脉滴注缩宫素，以加强子宫收缩，防止产后出血，必要时注射麦角新碱 0.2mg，进一步促进子宫收缩。准确测量出血量，仔细检查胎盘、胎膜是否完整，软产道有无裂伤。如有裂伤应逐层缝合。

（3）产后期：产后 2 小时内，产妇仍留在产房接受监护，因 80% 的产后出血发生在这一阶段。严密观察产妇的生命体征，子宫收缩，阴道出血及会阴伤口情况。若产后出血较多应及时查找原因以便及时处理，督促产妇及时排空膀胱以免影响子宫收缩致产后出血。对可能发生产后出血的高危孕妇，分娩时注意保持静脉通道，充分做好输血和急救的准备。

2.协助医生执行止血措施

遇到发生产后大出血情况，医护人员必须密切配合，统一指挥。在确定原因的同时，争分夺秒进行抢救。

（1）子宫乏力性出血：应立即按摩子宫，同时注射宫缩剂以加强子宫收缩，腹部持续按摩子宫，清除宫腔积血。如果按摩止血效果不理想时，及时配合医生做好子宫次全切除术的术前准备。

（2）软产道裂伤：止血的有效措施是及时准确地修补缝合。若为阴道血肿，补充血容量的同时，切开血肿，清除血块，缝合止血。

（3）胎盘因素：根据不同情况做出处理，如胎盘剥离不全、粘连、滞留均可徒手剥离取出，胎盘部分残留，徒手不能取净时，则用大号刮匙刮取残留组织，胎盘已经剥离而嵌顿，若是膀胱充盈所致，应行导尿术后按摩子宫轻压宫底，促使胎盘娩出。若是胎盘植入，则需做好剖腹切开子宫探查的术前准备。

（4）凝血功能障碍：若观察发现出血不凝，会阴伤口出血不止等，立即通知医生，同时抽血做凝血酶原、纤维蛋白原、3P 试验等，急配血备用。

（5）做好失血性休克的防治措施：失血多甚至休克者，注意为其提供安静的环境，保持平卧吸氧、保暖，严密观察并详细记录患者的意识状态、皮肤颜色、血压、脉搏、呼吸及尿量。大量失血后观察产妇伤口情况及严格会阴护理。观察子宫收缩情况，按医嘱给予抗生素预防感染。

第九节　晚期产后出血

一、定义

产妇在分娩 24 小时后到 6 周内所发生的子宫大量出血，为晚期产后出血。大部分晚期产后出血出现在产后第 6 天到第 10 天，又称为延迟的产后出血或继发性产后出血。

二、病因与发病机制

(一)胎盘碎片残留

胎盘碎片残留是最常见的原因,其胎盘碎片多为小片。由于滞留的胎盘碎片可在产褥期由子宫排出,使子宫的静脉与血管窦再开放,而有血量不等的出血。

(二)胎盘附着部位的伤口复旧不全

胎盘附着部位的伤口复旧不全指胎盘附着处的凝血块剥落,使血管窦再开放,亦可因胎盘碎片残留或子宫内膜炎所致。

(三)蜕膜的异常滞留与分离

正常情形下胎盘由蜕膜的海绵层分离,分裂线呈不规则状,但某些较厚的地方蜕膜可能会残留、坏死,则可能为产后出血的原因。

(四)局部伤口复发性出血

产道撕裂伤口的局部感染导致缝合线与凝血块脱落,会阴切开与其他裂伤缝合处的伤口出血。

三、临床表现

其症状大致与原发性产后出血相似,但一般不像原发性出血那样凶猛,具体表现如下。

(1)子宫收缩疲乏,按摩后症状仍无改变。

(2)突然大量的鲜红色阴道出血。

(3)子宫复旧不全的征象,如持续性血性恶露、白带、不正常的血块、骨盆或直肠不适感及背痛。

(4)子宫内膜炎的征象,如体温升高、子宫压痛感。

四、辅助检查

(1)血常规:了解感染与贫血情况。

(2)宫颈分泌物培养。

(3)B超检查:了解宫腔内有无残留胎盘组织以及子宫切口愈合情况。

(4)病理检查:确诊胎盘残留或蜕膜残留。

五、治疗

晚期产后出血应加强支持疗法,并给予足量广谱抗生素、子宫收缩剂及中药治疗。纠正贫血、补充血容量及抗感染的同时,给予子宫收缩剂、手术治疗。最初均以抗生素、缩宫素保守治疗。紧急时可用栓塞子宫动脉等措施处理。

六、护理

(一)常规护理

(1)做好心理护理。

(2)饮食应易消化,富含营养。

(二)专科护理

(1)建立良好的静脉通路,做好输血准备工作,遵医嘱给予止血药或宫缩药。

(2)协助医生采取止血措施。遵医嘱应用抗生素预防感染。

(3)病情平稳后,鼓励下床活动,活动量应逐渐增加。

第十节　功能失调性子宫出血

一、定义

正常的月经周期为 24～35 天,经期持续 2～7 日,平均失血量为 20～60mL。凡不符合上述标准的均属异常子宫出血。功能失调性子宫出血简称功血,是妇科的常见疾病。它是由于调节生殖的神经发生内分泌功能紊乱造成的异常子宫出血,而全身及内外生殖器官无器质性病变存在。表现为月经周期不规律、经期长短不一、经量不定或过多甚至大出血。功血可分为无排卵性和排卵性两类,其中无排卵性最为多见,主要发生在青春期及更年期,排卵性则多见于生育期妇女。

二、病因

常见的病因有精神紧张、情绪变化、代谢紊乱、气候和环境骤变、过度劳累、营养不良及全身疾病的影响,使卵巢功能失调、性激素分泌失常,致使子宫内膜失去正常的周期性变化,出现一系列月经紊乱的现象。

三、临床表现

(一)无排卵性功血

好发于青春期和绝经过渡期,主要表现为月经周期或经期长短不一,出血量异常。有时先有数周或数月停经,然后有大量的阴道流血,持续 2～3 周或更长时间,不易自止。也有长时间少量出血,但淋漓不尽。经期无下腹痛,常伴有贫血,妇科检查无异常。

(二)有排卵性功血

较无排卵性功血少见。多见于生育期,有排卵功能,但黄体功能异常。一般表现为月经周期正常或缩短,经期延长。黄体功能不足时,月经周期可缩短至 3 周,且经期前点滴出血。子宫内膜不规则脱落时,月经周期正常,但经期延长达 9～10 天,且出血量较多,经量增多大于 80mL。

四、辅助检查

辅助检查包括妇科检查和全身检查,以排除生殖器官及全身性器质性病变。

(一)诊断性刮宫

简称诊刮。其目的一是止血,二是明确子宫内膜病理诊断。

(二)超声检查

经阴道 B 型超声检查,可了解子宫大小、形状、宫腔内有无赘生物、子宫内膜厚度等。

(三)宫腔镜检查

在宫腔镜直视下,选择病变区进行活检可诊断宫腔病变,如子宫内膜息肉、子宫黏膜下肌瘤、子宫内膜癌等。

(四)其他检查

基础体温测定、激素测定、妊娠试验、宫颈细胞学检查、凝血功能测定等。

五、治疗及护理

让患者采取平卧位休息,吸氧,注意保暖;安抚患者不要紧张,安静,减少氧耗。出血量多的患者立即开放静脉,保持输液管道的通畅,加强病情观察,如患者的意识、面色、生命体征、阴道流血情况。

(一)药物治疗

功血的一线治疗是药物治疗。常用性激素止血和调整月经周期。出血期间可辅助应用促进凝血和抗纤溶药物,促进止血。

1.止血

对大量出血患者,要求性激素治疗 8 小时内见效,24～48 小时出血基本停止。96 小时以上仍不止血,应考虑更改功血诊断。

无排卵性功血的青春期及生育期患者以止血、调整周期、促排卵为主;急性大量出血时,首先用大剂量雌激素反馈止血,短期内修复创面止血,血止后服用维持量。然后用人工周期或促排卵药物。大量雌激素止血对存在高凝或有血栓性疾病的患者禁忌使用。

更年期患者以制止出血、减少经量、调节周期、防止内膜病变为治疗原则;可以雌激素与孕激素合用,止血效果优于单一药物;也可单纯应用雌激素,适用于急性大量失血时;还可单纯应用孕激素,也称药物刮宫,停药后短期即有撤退性出血。

排卵性功血较少见,应以恢复黄体功能为治愈目标。

2.手术治疗

(1)刮宫是立即有效的止血措施。适用于急性大出血或存在内膜癌高危因素的功血患者。生育期和更年期患者都可以采用刮宫术止血,刮出的子宫内膜送病理检查,可以明确诊断,排除器质性病变,尤其是肿瘤。

（2）子宫内膜切除术：适用于药物治疗无效、不愿或不适合行子宫切除术、无生育要求的患者，但术前必须有明确的病理学诊断，以免误诊和误切子宫内膜。

（3）子宫切除术：经药物治疗效果不佳、无生育要求的患者，了解了所有治疗功血的可行方法后，可由患者及其家属知情选择。

（二）病情观察和支持疗法

贫血者应补充铁剂、维生素 C 和蛋白质，严重贫血需输血。流血时间长者，给予抗生素预防感染。

（1）观察并记录患者的生命体征及出入量，嘱患者保留会阴垫及内裤等以便准确估计出血量。对出血多者，要绝对卧床休息，遵医嘱做好配血、输血、止血等工作，维持患者正常的血容量。如发生出血性休克时，积极配合医生抗休克治疗。

（2）加强营养，进食高蛋白质、高热量、富含铁和维生素 C 的饮食，如动物肝、鸡蛋、红枣、绿叶菜，尽可能在短期内纠正贫血；患者卧床休息期间，嘱其注意多食粗纤维食物，保持大便通畅。

（3）保证充分休息，避免劳累，适当限制活动及探视时间。合理安排日常生活，协助生活护理，减少增加疲劳的因素。嘱患者注意轻微活动，活动后如有头晕一定要扶物蹲下或坐下，防止摔伤。

（4）预防感染：严密观察体温、脉搏、血白细胞计数等，注意会阴清洁，预防逆行性感染，指导患者垫消毒卫生巾，勤换内衣裤等。

（三）药物治疗的护理

（1）遵医嘱协助患者按时服药。正确使用激素类药物，如雌激素、孕激素，按时按量给药，防止漏服或随意停药，并观察疗效及不良反应。大剂量雌激素口服治疗时会出现恶心、呕吐、头昏、乏力等不良反应；严重者可加服维生素 B_6 或甲氧氯普胺等。

（2）告知患者坚持服用药物维持量，停药后 3～5 天会发生撤退性出血；如果治疗期间发生阴道出血，应及时通知医生或护士，必须立即进行处理。

（四）健康教育及出院指导

（1）向患者讲解功血发生的原因，耐心解答患者提出的问题，消除心理顾虑，使患者积极配合治疗。

（2）向患者解释病情及相应的治疗计划，写出书面的用药方法及时间表，提醒患者按时服药，避免漏药；强调擅自停药或不正规用药的不良反应。

（3）阴道流血期间，禁止盆浴和性生活。

（4）定期随访，注意有无慢性贫血的发生，出血多随时急诊救治。

（武素芸）

第十四章　儿科急症

第一节　小儿腹泻

一、定义

小儿腹泻,又称为腹泻病,是由多病原、多因素引起的以大便次数增多伴性质改变为主要表现的一组疾病,也可伴有发热、呕吐、腹痛等症状。腹泻严重时患儿可出现不同程度的水、电解质、酸碱平衡紊乱,是儿科最常见疾病之一。6个月以内的婴儿,出生后不久即出现腹泻,仅表现大便次数增多,患儿食欲好,生长发育正常,当增加辅食后,大便次数可自行好转,这类腹泻称为生理性腹泻,多见于母乳喂养儿。小儿腹泻发病年龄以6个月~2岁婴幼儿多见,一年四季均可发病,但夏秋季发病率最高。

二、病因及发病机制

(一)易感因素

1.婴幼儿消化系统特点

婴幼儿消化系统发育不完善,胃酸和消化酶分泌不足且活性低,患儿消化道的负担较重,易引起消化功能紊乱。

2.婴幼儿防御能力较差

婴幼儿血清免疫球蛋白及胃肠道SIgA较低,易出现肠道感染引起腹泻。

3.人工喂养

母乳中含有SIgA、巨噬细胞及粒细胞等免疫因子,有抗肠道感染作用,人工喂养患儿不能从中获得,易出现肠道感染引起腹泻。

(二)感染因素

1.肠道内感染

(1)病毒感染:寒冷季节婴幼儿腹泻80%由病毒感染引起。其中轮状病毒是病毒性肠炎最主要病原,其次为星状和杯状病毒、柯萨奇病毒、诺沃克病毒、冠状病毒等。

(2)细菌感染:以可致泻的大肠杆菌为主要病原,包括致病性大肠杆菌、产毒性大肠杆菌、侵袭性大肠杆菌、出血性大肠杆菌和黏附性—集聚性大肠杆菌。其他细菌有空肠弯曲菌、沙门氏菌、金黄色葡萄球菌等。

（3）真菌感染：婴儿以白色念珠菌多见，其他包括曲菌、毛霉菌等。婴幼儿长期应用广谱抗生素引起肠道菌群失调或激素引起免疫功能的降低，易发生肠道真菌感染导致腹泻。

（4）寄生虫感染：以阿米巴原虫、蓝氏贾第鞭毛虫、隐孢子虫多见。

2.肠道外感染

如中耳炎、上呼吸道感染、泌尿系感染、皮肤感染或急性传染病等疾病的病原菌直接感染患儿肠道引起腹泻。

（三）非感染因素

1.饮食因素

由于喂养不当，包括喂养次数、食量、种类的改变太快，给予过多脂肪类、纤维素类食物或高果糖的果汁，均可引起腹泻。部分患儿对牛奶、豆类或某种食物过敏也可引起腹泻。

2.气候因素

由于天气突然变冷或天气过热，导致腹部受凉或消化酶分泌降低均可导致腹泻。

三、临床表现

（一）症状与体征

1.大便次数增多、性质及气味改变

根据腹泻轻重每日排便数次至数十次不等。呈黄色或黄绿色稀水便、蛋花汤样便，可混有黏液、泡沫或奶瓣，严重患儿可伴有少量血便。大便气味可出现腥臭味或酸味。

2.腹泻伴随症状

患儿腹泻时可伴恶心、呕吐或溢乳，食欲减退等。

3.全身中毒症状

由肠道内感染所致腹泻，可出现全身中毒现象。表现为体温低热或高热、烦躁、精神差或嗜睡等。

4.电解质紊乱

（1）代谢性酸中毒：主要表现为呼吸深快、精神萎靡、嗜睡、面色苍白、口唇樱红。

（2）低钙血症：主要表现为手足搐搦、惊厥等。

（3）低钾血症：多随酸中毒的纠正，出现低钾血症。主要表现为全身乏力、反应迟钝、哭声低、吃奶无力、肌张力低下等表现。

5.脱水

严重腹泻患儿可出现脱水，表现为消瘦，体重不增或降低。脱水程度的判断见表14-1。

（二）小儿腹泻分型

1.按病程分类

（1）急性腹泻：腹泻病程＜2周。

（2）迁延性腹泻：腹泻病程2周～2个月。

（3）慢性腹泻：腹泻病程＞2个月。

2.按病情分类

（1）轻型腹泻：多由饮食及肠道外感染引起。一般无全身症状，精神尚可，失水不明显，主要为胃肠道症状,偶有伴随症状,恶心、呕吐等,大便次数每日 10 次左右,量少,呈黄色或黄绿色稀糊状伴有奶瓣或泡沫。

(2)重型腹泻:多为肠道内感染引起。表现为严重的胃肠道症状,常伴呕吐,严重者可见咖啡渣样液体,大便次数每日多至数十次,量多,多呈水样便或蛋花汤样便伴有少量黏液或血便。除此之外还可出现明显脱水、电解质紊乱及全身中毒症状。

表 14-1 脱水程度判断

脱水程度	轻度	中度	重度
失水占体重比例(%)	<5	5~10	>10
精神状态	正常	烦躁或萎靡	昏睡或昏迷
前囟眼窝下陷	不明显	较明显	明显
皮肤干燥	略有	明显	极显
皮肤弹性	稍差	差	极差
眼泪	有	少	无
尿量	稍少	少	极少或无

四、辅助检查

(1)血液检查包括血常规及血生化检查。白细胞总数及中性粒细胞增多提示细菌感染;淋巴细胞计数增多提示病毒感染;嗜酸性粒细胞增多提示有寄生虫感染或接触过敏原。血清钠的浓度提示脱水性质,根据血钾、血钙、血镁浓度提示患儿是否出现电解质紊乱。

(2)粪便检查包括便常规、便隐血、便培养。肠炎患儿大便可见红细胞、白细胞;消化不良或脂肪泻可见脂肪滴;便隐血可了解患儿大便是否出现便血;便培养可检验出致病菌。

五、治疗

(一)调整饮食

除严重呕吐患儿外,均可继续进食。母乳喂养患儿继续母乳喂养,暂停辅食,人工喂养患儿可喂米汤或稀释的牛奶或其他代乳品,少食多餐,病毒性肠炎患儿可以改喂免乳糖配方奶。随病情的好转,逐渐从流食、半流食过渡到正常饮食。

(二)对症处理

纠正水电解质紊乱及酸碱失衡。

1.脱水

口服补液盐(ORS)用于腹泻预防轻、中度脱水。轻度脱水给予 50~80mL/kg,中度脱水给予 80~100mL/kg。静脉补液治疗,适用于重度脱水、呕吐及腹泻严重的患儿,需补充累积损失量、继续损失量及生理需要量。

2.电解质紊乱

及时纠正低钾、低钙和低镁血症。

3.代谢性酸中毒

纠正酸中毒,静脉补充碱性溶液,首选碳酸氢钠溶液。

（三）止泻治疗

应用微生态制剂补充肠道菌群,蒙脱石散保护消化道黏膜。

（四）控制感染

根据病原菌选择适宜抗生素进行治疗。

六、护理

（一）常规护理

腹泻患儿存在消化功能紊乱,根据患儿病情,合理安排饮食,达到减轻胃肠道负担,恢复消化功能的目的。轮状病毒感染使小肠双糖酶尤其是乳糖酶活性降低,导致乳糖不耐受,所以首先应从饮食中除去乳糖,采用去乳糖奶粉、豆奶粉、发酵酸奶、豆浆、米汤。有些患儿是由于对牛奶中蛋白质过敏而腹泻,可选用豆类婴儿配方乳粉。开始出现腹泻后,应给消化道以适当的休息,轻型腹泻患儿,停止喂养不易消化的脂肪类食物并减食至平时半量左右 4～6 小时,重型腹泻患儿 6～13 小时。呕吐、腹泻严重时暂禁食,以利肠道休息。一般在补充累积损失阶段可暂禁食 4～6 小时,母乳喂养者可适当限制哺乳次数或缩短每次哺乳时间。腹泻次数减少后,给予清淡少渣、少纤维素、易消化、低脂肪流质或半流质饮食,如粥、面条、脱脂牛奶、米汤等。禁食生、冷、硬、粗纤维含量高的饮食,可食大蒜、葱,鼓励喝乳酸杆菌多的饮料。少量多餐,随着病情稳定和好转,逐渐增加食量,如能适应,不必过分限制饮食,对食欲差的患者应鼓励进食,逐步过渡到正常饮食。

（二）专科护理

1.根据病情补充液体

(1)口服补液:用于轻、中度脱水及无呕吐或呕吐不剧烈且能口服的患儿,鼓励患儿少量多次口服补液盐(ORS)。

(2)静脉补液:建立静脉通路,保证液体按计划输入,特别是重度脱水者,必须尽快(30 分钟内)补充血容量。新生儿合并肺炎、重度营养不良、先天性心脏病的脱水患儿,应严格掌握输液速度,及时调整滴速,以防输液过快导致心力衰竭或肺水肿等并发症。每日补钾:总量静脉滴注时间不应短于 6～8 小时,补钾浓度应小于 0.3%,严禁直接静脉推注;每小时巡回记录输液量,必须根据病情调整输液速度,了解补液后第 1 次排尿时间,以估计疗效;观察有无发冷、发热等输液反应,并及时给予处理;应严格实行无菌技术操作;输液部位定时更换,不能过久,以免静脉炎发生。

(3)正确记录 24 小时出入量。

2.严格消毒隔离,防止感染

按肠道传染病隔离,无分室条件时应做好床边隔离,对患儿餐具、奶具及时消毒,护理患儿前后要认真洗手,防止交叉感染。

3.臀部护理

选用柔软布类的尿布,勤更换,每次便后用温水清洗臀部及会阴部(女孩应自前向后冲洗),然后用柔软毛巾吸干水分,不宜擦拭,防止皮肤擦伤。局部皮肤发红,涂植物油、消毒鱼肝油、5%鞣酸软膏或40%氧化锌油并按摩片刻,促进局部血液循环。出现臀红用烤灯照射每天2次,每次15~20分钟,烤灯距照射部位25cm,防止烫伤。肛门处皮肤潮红、水肿或溃疡,在积极治疗腹泻同时配合用蜂蜡治疗肛门溃烂。若已发生糜烂,可先用3%温硼酸水或1:5000高锰酸钾溶液轻轻擦洗,然后用消毒软纱布吸干,涂氧化锌鱼肝油或氧化锌糊剂,以减少大便对局部的刺激,利于愈合。避免使用不透气塑料布或橡皮布,防止尿布皮炎发生。保持床单位、尿布清洁,防止上行性泌尿系统感染及臀部感染。感染性腹泻应注意消毒隔离。

(三)病情观察

1.监测体温变化

体温过高应给予患儿多饮水、擦干汗液、减少衣服、头枕冰袋等物理措施,控制患儿体温在37.5℃以下,以减少消耗。腹泻患儿往往易脱水,加之饮食控制,易畏寒,若出现四肢厥冷,体温不升,可用热水袋保暖,但使用时注意不要烫伤。做好口腔及皮肤护理。

2.监测代谢性酸中毒表现

当患儿出现呼吸深快、精神萎靡、口唇樱红、血pH及二氧化碳结合力下降时,应及时报告医生及使用碱性药物纠正。

3.观察低血钾表现

低血钾常发生于输液后脱水纠正时,当发现患儿全身乏力、不哭或哭声低下、吃奶无力、肌张力低下、反应迟钝、恶心呕吐、腹胀,听诊发现肠鸣音减弱或消失,心音低钝;心电图显示T波平坦或倒置、U波明显、ST段下移和(或)心律失常,提示有低血钾存在,应及时补充钾盐。

4.判断脱水程度

通过观察患儿的神志、精神、皮肤弹性、前囟,眼眶有无凹陷,末梢循环情况,机体温度及尿量等临床表现,估计患儿脱水的程度,同时要动态观察经过补充液体后脱水症状是否得到改善。

5.注意大便的变化

观察记录大便次数、颜色、性状、量,做好动态比较,若发现大便黏胨、腥臭、脓样或含血丝时,应立即留取标本送检。

6.观察患儿呕吐和排尿情况

若呕吐频繁、呕吐物为棕黄色黏液且伴有腹胀,可能为麻痹性肠梗阻,与毒血症或低血钾有关;若尿量减少,甚至无尿且面色苍白或发绀、四肢发凉、血压下降,提示为休克,须立即给予抗休克处理。

(四)健康教育

(1)应该给患儿家长讲述小儿保健及喂养方面的知识,告知家长尽量采用母乳喂养,不要在夏季断乳,如果必须人工喂养,应该给患儿家属讲述注意事项。

(2)添加辅食要适时、适量,不宜过饱或进食不容易消化的食物,培养小儿的良好卫生习惯也是十分重要的,应勤给小儿洗手、剪指甲等,注意饮食卫生。

(3)不要长期给孩子滥用抗生素,避免菌群失调导致肠炎。天气变化时,要及时给小儿增加衣物,按时进行疫苗接种。

第二节　小儿惊厥

一、定义

惊厥是小儿神经系统最常见的症状,是儿童时期常见的急症与重症,是急诊室的一个复杂事件,尤以在婴幼儿多见,6岁以下的发生率为4%～6%,较成人高10～15倍。其特征是患儿的行为改变,由皮层神经元异常过多活动所致,临床出现肢体节律性运动(抽搐)或伴随昏迷。又称"抽搐",俗名"抽风"或"惊风",表现为阵发性四肢和面部肌肉抽动,多伴有两侧眼球上翻、凝视或斜视、神志不清,有时伴有口吐白沫或嘴角牵动、呼吸暂停、面色青紫等,与受累脑组织的部位和范围有关,发作时间多在3～5分钟,有时反复发作,甚至呈持续状态。有些抽搐具有潜在危及生命风险。一般短暂的抽搐几乎对大脑没有明显影响,越来越多的证据证明重复、短暂惊厥发作对儿童早期有持续作用效应,任一持续很久的惊厥都会损伤脑组织,因此长程抽搐尤其是癫痫持续状态则可能导致永久神经系统损害。

二、病因

婴幼儿大脑皮层发育未臻完善,其发育的早期是易损期,表现为兴奋性活动为主,分析鉴别及抑制功能较差,故容易发生惊厥;神经纤维髓鞘还未完全形成,绝缘和保护作用差,受刺激后,兴奋冲动易于泛化;免疫功能低下,血脑屏障功能差,各种感染后毒素和微生物容易进入脑组织;某些特殊疾病如产伤、脑发育缺陷和先天性代谢异常都是造成婴幼儿期惊厥发生率高的原因;各种原因所致脑细胞功能紊乱,神经元兴奋性过高突然大量异常超同步放电,通过神经下传引起骨骼肌的运动性发作,可以是脑干、脊髓、神经肌肉接头和肌肉本身的兴奋性增高,可以是体内电解质改变,也可以是情绪改变(如癔症)。惊厥任何季节均可发生。

(一)根据有无发热

小儿惊厥可伴发热也可不伴发热。

高热惊厥是指小儿在呼吸道感染或其他感染性疾病早期,体温升高>39℃时发生的惊厥,并排除颅内感染及其他导致惊厥的器质性或代谢性疾病。发生率在3%左右,各年龄期(除新生儿期)小儿均可发生,以6个月至4岁多见,单纯性高热惊厥预后良好,大约30%会复发,其中半数会有第三次发作,发作时间越早,越可能复发,复杂性高热惊厥预后则较差。凡热性惊厥的患儿,发病年龄、发热程度、惊厥发作时间及惊厥发作形式等不具备单纯性高热惊厥特点时,就可考虑为复杂型高热惊厥,年龄多<6个月或>6岁。全身性惊厥持续的时间多在15分钟以上,低热时也可出现惊厥,发作形式可以是部分发作或全身性发作,在同一次疾病过程中(或在24小时内)惊厥发作1次以上,惊厥发作后可有暂时性麻痹综合征等异常神经系统体征。热退后1～2周做脑电图仍可有异常,伴有癫痫家族史患儿或第一次高热惊厥前即有脑部器质性病变者较易发展为癫痫。

不伴有发热者,多为非感染性疾病所致,除常见的癫痫外,还有水及电解质紊乱、低血糖、药物中毒、食物中毒、遗传代谢性疾病、脑外伤和脑瘤等。

(二)根据有无感染区分病因

惊厥的原因按感染的有无可分为感染性及非感染性两大类;并可按病变累及的部位进一步分为颅内病变与颅外病变。

1.颅内感染

见于脑膜炎、脑炎和脑脓肿等。病毒感染可致病毒性脑炎、乙型脑炎;细菌感染可致化脓性脑膜炎、结核性脑膜炎和脑脓肿;真菌感染可致新型隐球菌脑炎等;寄生虫感染如脑囊虫病、脑型疟疾、脑型血吸虫病和脑型肺吸虫病。小婴儿宫内感染(TORCH 感染)、巨细胞病毒感染也可以出现惊厥。

2.颅外感染

脓毒症、重症肺炎、急性胃肠炎、中毒型细菌性痢疾、破伤风、百日咳及中耳炎等急性严重感染,由于高热、急性中毒性脑病及脑部微循环障碍引起脑细胞缺血、组织水肿可导致惊厥。

3.颅内疾病

常见于颅脑损伤(如产伤、脑外伤)、颅脑缺氧(如新生儿窒息、溺水)、颅内出血(如晚发性维生素 K_1 缺乏症、脑血管畸形)、颅内占位性疾病(如脑肿瘤、脑囊肿)、脑发育异常(如先天性脑积水)、脑性瘫痪及神经皮肤综合征、脑退行性病变(如脱髓鞘脑病、脑黄斑变性)和其他如各种脑病(如胆红素脑病)、脑白质变性等。

4.颅外疾病

癫痫大发作、婴儿痉挛症、代谢异常(半乳糖血症、糖原病和遗传性果糖不耐受症等先天性糖代谢异常;尼曼-匹克病、戈谢病、黏多糖病、脑白质营养不良等先天性脂肪代谢紊乱;苯丙酮尿症、枫糖尿病、组氨酸血症及鸟氨酸血症等先天性氨基酸代谢失调病;铜代谢障碍如肝豆状核变性)、中毒(儿童误服毒物、一氧化碳、有机磷农药、有机氯杀虫剂、灭鼠药、金属铅与汞、毒蕈、曼陀罗和苍耳子)、食物(白果、苦杏仁)、药物或药物过量(阿托品、樟脑、氯丙嗪、异烟肼、类固醇、氨茶碱和马钱子等)、水电解质紊乱(严重脱水、低血钙、低血镁、低血钠和高血钠)、急性心功能性脑缺血综合征、高血压脑病(急性肾炎、肾动脉狭窄等)、Reye 综合征、脑或脑膜白血病、撤药综合征、红细胞增多症、维生素 B_1 或维生素 B_6 缺乏症、癔症性惊厥和肝肾衰竭等。

(三)根据部位区分病因

小儿惊厥可为局灶性和全身性发作。并按照意识状态可有意识正常和意识丧失两种情况。单纯局灶性发作没有意识改变,复杂局灶性发作患儿有意识改变,包括凝视或斜视、咂嘴、走神及吃衣角等。全身性多为癫痫发作。

(四)根据病程区分病因

急性症状性惊厥多伴发热,首先需要考虑脑膜炎;低血糖可引起急性惊厥,血钠异常与惊厥有关,低血钙和低血镁可导致肌肉痉挛;头部受伤时 15% 可发生创伤性惊厥,冲击性惊厥多发生在创伤后 1 小时内;出血性和缺血性中风都可表现为惊厥,许多药物可引起惊厥(包括麻醉药、抗生素、抗胆碱药、抗痉挛药、抗抑郁药、抗心律失常药、抗组胺药、抗精神药物、抗肿瘤药物和 β 阻滞剂等),撤药惊厥常发生在停药 48 小时内。

远期症状性惊厥发作主要由先天性脑畸形、神经皮肤异常引起,也可继发于新生儿脑梗死、缺氧缺血性脑病或新生儿脑膜炎。

（五）根据年龄区分病因

可以分为新生儿惊厥和儿童惊厥。

新生儿惊厥发生概率高，症状无特异性，呼吸暂停、持久的注视分离、咀嚼或肢体运动可能是唯一表现。儿童惊厥需要确定其发作类型。

三、临床表现

意识突然丧失，同时急骤发生全身性或局部性、强直性或阵挛性面部、四肢肌肉抽搐，多伴有双眼上翻、凝视或斜视。由于喉痉挛、气管不畅，可有屏气甚至青紫。部分小儿大小便失禁。发作时间可由数秒至数分钟，严重者反复多次发作，甚至呈持续状态。惊厥止后多入睡。新生儿可表现为轻微的局部性抽搐，如凝视、眼球偏斜、眼睑颤动，面肌抽搐、呼吸不规则等，由于幅度轻微，易被忽视。

四、辅助检查

必要的化验和检查根据需要选择进行。

（1）血、尿、便常规。

（2）血生化检查：血糖、血钙、血钠、血镁、血尿素氮、血肌酐等。

（3）脑脊液检查。

（4）其他检查：眼底检查、脑电图、头颅 X 线片、脑 CT、磁共振成像（MRI）等。

五、治疗

（1）及时有效控制惊厥，防止窒息和惊厥性脑损伤。

（2）病因治疗：尽快找出原发病因及时治疗。

（3）对症处理：如氧气吸入、药物治疗、降温、降颅压等。

（4）促进脑细胞的修复治疗。

六、护理

（一）常规护理

（1）将患儿平放于床上，取头侧位。保持安静，治疗操作应尽量集中进行，动作轻柔敏捷，禁止一切不必要的刺激。

（2）保持呼吸道通畅：头侧向一边，及时清除呼吸道分泌物。有发绀者供给氧气，窒息时施行人工呼吸。

（3）控制高热：物理降温可用温水或冷水毛巾湿敷额头部，每 5～10 分钟更换 1 次，必要时用冰袋放在额部或枕部。

（4）注意安全，预防损伤，清理好周围物品，防止坠床和碰伤。

（5）协助做好各项检查，及时明确病因。根据病情需要，于惊厥停止后，配合医生作血糖、血钙或腰椎穿刺、血气分析及血电解质等针对性检查。

(6)加强皮肤护理:保持皮肤清洁干燥,衣、被、床单清洁、干燥、平整,以防皮肤感染及压疮的发生。

(7)心理护理:关心体贴患儿,处置操作熟练、准确,以取得患儿信任,消除其恐惧心理。说服患儿及家长主动配合各项检查及治疗,使诊疗工作顺利进行。

(二)专科护理

1.用药护理

(1)观察止惊药物的疗效。

(2)使用地西泮、苯巴比妥钠等止惊药物时,注意观察患儿呼吸及血压的变化。

2.预见性观察

若惊厥持续时间长、频繁发作,应警惕有无脑水肿、颅内压增高的表现,如收缩压升高、脉率减慢、呼吸节律慢而不规则,则提示颅内压增高。如未及时处理,可进一步发生脑疝,表现为瞳孔不等大、对光反射消失、昏迷加重、呼吸律不整甚至骤停。

第三节 异物

一、定义

异物可以是任何物质,只要其体积大小适当,均可被小儿吞入消化道,吸入呼吸道,塞入耳道、鼻腔、直肠、膀胱或阴道内。按异物的位置、梗阻的程度、异物能引起的组织反应而产生各种症状,临床上时常表现为梗阻、穿孔和刺激征。常需急诊取出异物,特别是呼吸道异物,是小儿常见的危重急症,多见于5岁以内小儿,病情程度取决于异物性质和气管阻塞的程度,重者可造成窒息,甚至死亡。

二、病因与发病机制

(1)小儿在口中含物玩耍,不慎吞入食管、吸入气管或吞入胃肠道中。

(2)小儿磨牙未长出,咀嚼功能不完善,喉的保护功能不健全。硬的食物不能嚼碎,勉强吞咽容易吸入气管中或因进食时大笑、不能克制的咳喘引起的异物吸入。

(3)小儿在玩耍或因好奇将异物塞入外耳道、鼻腔、直肠,女孩经尿道塞入膀胱、阴道等处。

(4)因创伤进入软组织的异物如缝针、玻璃片、针灸或肌内注射时断针或在测体温时肛表断裂或完整的肛表被遗留在体内。

三、临床表现

(一)外耳道异物

可有耳痛、耳鸣或听力障碍。耳镜检查可发现。

（二）鼻腔异物

多有一侧性鼻塞，鼻涕带血含脓，有臭味。做耐心细致的鼻腔检查常可见异物，多嵌顿于下鼻甲与鼻中隔之间。

（三）咽、食管异物

颈部可有肿胀压痛，可有咽痛、吞咽困难、唾液外溢等。存留较大异物时可出现呼吸困难。经详查口咽部，再做间接喉镜或鼻咽部检查或观察 1～2 天可以确诊。

（四）气管异物

可出现刺激性咳嗽、吸气性呼吸困难、声音嘶哑及喉鸣等，可听到"拍击音"，可直接做喉镜或支气管镜检查。

（五）支气管异物

常表现为阵发性痉挛性咳嗽，若植物性异物存留于支气管内，可有高热、咳嗽、咳痰等炎性症状。容易误诊为肺部一般炎症。

（六）胃肠道异物

大多不引起任何症状，能顺利地由肠道经肛门排出。少数带有棱角或尖刺的异物可引起腹痛、肠道出血等。但很少发生胃肠穿孔，因此临床常无腹膜炎症状。

（七）直肠异物

可发生便秘症状，肠壁损伤可引起直肠出血，进行直肠指检可以发现异物，检查者有时可用手指将其挖出。

（八）软组织异物

可有触痛或压迫症状，位置表浅者可扪及。

四、治疗

（一）外耳道异物

1.细小的异物

用生理盐水将其冲洗出来。

2.圆球形的异物

用小钩从异物后钩出。切勿用镊子夹取，以免将异物推向深部。

3.昆虫

先在黑暗处将电筒放在耳边，使虫子见光爬出。无效时用酒精滴入耳内，使其溺死，再用耳镊取出。

（二）鼻腔异物

用手指压紧无异物的鼻孔，用力擤鼻。无效时：①平卧头低位；②0.1％肾上腺素溶液滴入患侧鼻腔；③圆形质硬异物，用一弯钩自前鼻孔伸入，经异物上方伸至异物后面，然后向前钩出；也可将回形针拉开，将小回开口处捏合，手持大回，以小回伸入鼻腔钩取异物；④有黏膜肿胀和溃疡者，取异物后用 0.5％呋麻滴鼻剂滴鼻腔。

（三）咽异物

(1)咽部喷 2％利多卡因做表面麻醉。

(2)喉镜下用长弯钳钳取。

(3)钳取尖锐的异物后应用抗生素。

(四)喉、气管、支气管异物突发窒息的紧急处理

(1)叩背胸部挤压法适用于＜1岁的患儿。①患儿背部朝上,头低于肩胛线,注意不应呈倒立位。用右手掌跟部冲击患儿肩胛之间4～5次,方向向前、向下。②患儿面部朝上,用右手示指、中指冲击患儿胸骨下段4～5次,方向同上。③清除患儿口鼻部的异物或分泌物。④如患儿无呼吸,立即给予复苏(面罩加压吸氧)。上述四步循环4～5次。

(2)挤压腹部法适用于＞1岁的患儿。①患儿骑坐于医护人员的两腿上,背朝医护人员,用两手的示指和中指放在患儿剑突和脐连线的中点,快速向上向内冲击压迫,手法宜轻柔,重复6～10次。②检查患儿口腔,清除其内分泌物或异物。③无自主呼吸者,给予面罩加压呼吸。

(3)准备好气管插管用物,协助气管插管。

(4)若上述处理仍未解除窒息,准备好气管切开包。

(5)紧急情况下,在家长同意下可用大号针头穿刺环甲膜,以争取时间。

(6)如异物为液体凝胶类,应立即电动吸痰。

(7)保持静脉通路通畅,以便应用药物。

(五)气管、支气管异物无窒息时的处理

(1)避免剧烈活动、剧烈哭吵,避免肺部叩击、吸痰。

(2)尽早胸透或摄片。

(3)抽血做凝血酶谱、乙肝三系、艾滋病病毒抗体测定。

(4)纤维支气管镜、气管镜术前禁食、禁水4～6小时,术前0.5小时肌内注射地西泮0.1～0.3mg/kg,阿托品0.01～0.03mg/kg。

(六)食管异物

(1)食管镜直视下将异物取出。

(2)禁止用吞咽食物的方法将异物推下或用手指盲目挖取。

(3)尖锐的异物已发生局部感染者先用抗生素,再行手术。

(七)胃肠道异物

(1)照常进食,检查排出的粪便有无异物。

(2)对停留在某一部位达5天而毫无移动的异物或并发胃肠穿孔、梗阻或溃疡出血者,手术取出。

(八)直肠异物

(1)直肠内注入植物油使其自行排出。

(2)肛门镜直视下取出异物,嵌塞性异物扩张肛门括约肌后钳取。

五、护 理

(一)外耳道异物

(1)细小的异物,用生理盐水将其冲洗出来。

（2）圆球形的异物，用小钩从异物后钩出。切勿用镊子夹取，以免将异物推向深部。

（3）昆虫先在黑暗处将电筒放在耳边，使虫子见光爬出。无效时用乙醇滴入耳内，使其溺死，再用耳镊取出。

（4）观察有无耳鸣、听力减退、耳痛、昆虫爬行引起的骚动感。

（5）观察外耳道和黏膜有无损伤或炎症。

（二）鼻腔异物

用手指压紧无异物的鼻孔，用力擤鼻。无效时：①平卧头低位；②0.1%肾上腺素溶液滴入患侧鼻腔；③圆形质硬异物，用一弯钩自前鼻孔伸入，经异物上方伸至异物后面，然后向前钩出；也可将回形针拉开，将小回开口处捏合，手持大回，以小回伸入鼻腔钩取异物；④有黏膜肿胀和溃疡者，取异物后用 0.5%呋麻滴鼻剂滴鼻腔；⑤观察有无一侧性鼻塞、鼻涕带血含脓、有臭气，阻塞严重的有无头昏、头痛等鼻窦炎症状；⑥观察鼻前庭有无红肿及血脓性分泌物；⑦观察鼻黏膜有无肿胀及溃疡。

（三）咽异物

（1）咽部喷 2%利多卡因做表面麻醉。

（2）喉镜下用长弯钳钳取。

（3）钳取尖锐的异物后应用抗生素。

（4）观察有无吞咽困难、疼痛及咽部异物感。

（5）鱼刺类异物观察有无刺伤咽部而并发感染症状，如疼痛加剧、发热、颈部肿胀和压痛等现象。

（6）尖锐的异物，观察有无脓肿形成。

（四）喉、气管、支气管异物突发窒息的紧急处理

（1）叩背胸部挤压法适用于<1 岁的患儿。①患儿背部朝上，头低于肩胛线，注意不应呈倒立位。用右手掌跟部冲击患儿肩胛之间 4～5 次，方向向前、向下。②患儿面部朝上，用右手示指、中指冲击患儿胸骨下段 4～5 次，方向同上。③清除患儿口鼻部的异物或分泌物。④如患儿无呼吸，立即给予复苏（面罩加压吸氧）。上述四步循环 4～5 次。

（2）挤压腹部法适用于>1 岁的患儿。①患儿骑坐于医护人员的两腿上，背朝医护人员，用两手的示指和中指放于患儿剑突和脐连线的中点，快速向上向内冲击压迫，手法宜轻柔，重复 6～10 次。②检查患儿口腔，清除其内分泌物或异物。③无自主呼吸者，给予面罩加压呼吸。

（3）准备好气管插管用物，协助气管插管。

（4）若上述处理仍未解除窒息，准备好气管切开包。

（5）紧急情况下，在患儿家长同意下可用大号针头穿刺环甲膜，以争取时间。

（6）如异物为液体凝胶类，应立即电动吸痰。

（7）保持静脉通路通畅，以便应用药物。

（8）观察面色、口唇有无发绀，有无呼吸暂停、吸气性呼吸困难、三凹征、喉鸣、声嘶、吞咽困难及咯血症状。

（9）观察有无阵发性强烈的咳嗽、憋气、呕吐等症状，以及与身体活动的关系。

(10)观察有无异物刺激和感染引起的炎症反应,如分泌物增多、咳嗽加重或出现高热等。

(11)钳取异物后观察有无喉水肿并发症,一旦出现予镇静药、激素、抗生素治疗。

(五)气管、支气管异物无窒息时的处理

(1)避免剧烈活动、剧烈哭吵,避免肺部叩击、吸痰。

(2)尽早进行 X 线胸透或摄片。

(3)抽血做凝血酶谱、乙肝三系、艾滋病病毒抗体测定。

(4)纤支镜、气管镜术前禁食、禁水 4～6 小时,术前 0.5 小时肌内注射地西泮 0.1～0.3mg/kg、阿托品 0.01～0.03mg/kg。

(六)食管异物

(1)食管镜直视下将异物取出。

(2)禁止用吞咽食物的方法将异物推下或用手指盲目挖取。

(3)尖锐的异物已发生局部感染者先用抗生素,再行手术。

(4)观察有无咽下困难、咽下疼痛及异物横于食管感,有无唾液增多现象。

(5)观察体温、颈部有无肿胀。

(6)观察有无食管穿孔的并发症,如疼痛加剧。

(七)胃肠道异物

(1)照常进食,检查排出的大便有无异物。

(2)对停留在某一部位达 5 天而毫无移动的异物或并发胃肠穿孔、梗阻或溃疡出血者,手术取出。

(3)观察腹痛的部位、性质、腹膜刺激征,有无呕血、便血。

(4)查找每次排出的粪便有无异物,直至找到异物为止。

(八)直肠异物

(1)直肠内注入植物油使其自行排出。

(2)肛门镜直视下取出异物,嵌塞性异物扩张肛门括约肌后钳取。

(3)观察有无便秘及便血。

(4)查找大便有无异物。

(李惠娟)

参考文献

[1]傅一明.急救护理技术[M].北京:科学出版社,2021.

[2]贾丽萍,王海平.急救护理技术[M].北京:科学出版社,2021.

[3]金静芬.急诊护理专科实践[M].北京:人民卫生出版社,2021.

[4]孟庆义.急诊护理学[M].北京:人民卫生出版社,2020.

[5]狄树亭,万紫旭.急危重症护理[M].2版.北京:人民卫生出版社,2020.

[6]曹小平,曹钰.急诊医学[M].北京:科学出版社,2020.

[7]王振杰,何先弟,吴晓飞.实用急诊医学[M].4版.北京:科学出版社,2020.

[8]徐凤玲.危重症护理技术操作规范[M].合肥:中国科学技术大学出版社,2020.

[9]邵小平,杨丽娟,叶向红,等.实用急危重症护理技术规范[M].2版.上海:上海科学技术出版社,2020.

[10]李丽,虞玲丽.急危重症护理查房[M].北京:化学工业出版社,2020.

[11]史铁英.急危重症护理救治手册[M].郑州:河南科学技术出版社,2019.

[12]兰超,李莉.急诊ICU手册[M].郑州:河南科学技术出版社,2019.

[13]赵伟波,苏勇.实用急诊科护理手册[M].北京:化学工业出版社,2019.

[14]金静芬,刘颖青.急诊专科护理[M].北京:人民卫生出版社,2018.

[15]胡爱招,王明弘.急危重症护理学[M].4版.北京:人民卫生出版社,2018.

[16]郭梦安.急诊护理学[M].北京:中国医药科技出版社,2018.

[17]李映兰,李丽.急诊护理学[M].长沙:中南大学出版社,2018.

[18]郭梦安.急诊护理学[M].北京:中国医药科技出版社,2018.

[19]刘芳,杨莘.神经内科重症护理手册[M].北京:人民卫生出版社,2017.

[20]张波.急危重症护理学[M].4版.北京:人民卫生出版社,2017.

[21]吕静.急救护理学[M].北京:中国中医药出版社,2016.

[22]许健瑞,雷芬芳,李青.急诊护理学[M].2版.北京:北京大学医学出版社,2016.

[23]张海燕,甘秀妮.急危重症护理学[M].北京:北京大学医学出版社,2015.

[24]姜平,姜丽华.急诊护理学[M].北京:中国协和医科大学出版社,2015.